관리에 관한 부문을 제공해 주신 문상식 교수님께 감사를 드린다.
업관리를 배우는 보건의료분야전공 학생들이 세계보건기구와 우리나
에서 추진하는 일차보건의료를 비롯한 보건사업관리의 개념과 실제에
성이 이 책을 통해서 알게 되는 계기가 되기를 바란다.

저자 일동

NEW 보건사업관리

문상식 · 최만규 · 김창태 · 박종영

보문각

문상식 한양여자대학교 보건행정학과

최만규 고려대학교 보건정책관리학부

김창태 동의대학교 의료경영학과

박종영 대전대학교 병원경영학과

NEW 3판
보건사업관리

제3판 발행 2024년 3월 25일
초 판 발행 2017년 7월 15일

지은이 문상식·최만규·김창태·박종영
펴낸이 이호동
발행처 보문각
블로그 http://bomungak.blog.me/
e-mail bomungak@naver.com
주소 서울시 서초구 바우뫼로7길 8
등록번호 302-2003-00085
전화 02)468-0457
팩스 02)468-0458

값 26,000원

ISBN 978-89-6220-465-0 93510

사업관리 중 행정
끝으로 보건사
라 보건복지부 등
대한 내용과 중요

우리나라는 비교
다. 그러나 노령인구
입하게 되었고 노령인
었다.

한편 국민소득의 증가
세에 따른 만성퇴행성질환
있다. 2008년도 건강보험환
주요 만성질환이 차지하는 진
로 보인다.

이러한 만성질환 등 고비용
국민의 건강실천을 도모하기 위해
고 만성질환 예방을 위한 식이, 운
게 되었다. 또한 일선 보건소를 중심
보건교육사의 국가자격증도 신설하게

앞으로 보건교육사가 일선에서 수행
을 담은 보건사업관리학은 보건교육사가
할 과목이다. 그동안 배워온 공중보건학과
나 예방보건의료중심의 일차보건의료와 보
독립적으로 취급한 과목이 신설되었다는데

이 책은 세계보건기구가 1978년 알마아타에
을!'이라는 일차보건의료의 기본 이념을 존중하
건강증진법을 기초로 한 보건사업과 그 관리의 전
건의료국가시험원에서 제시한 보건사업관리의 출

책을 편집하면서 보문각 이호동사장님의 각종 자
건기구에서 발간한 일차보건의료 등의 각종자료의 심

| 목 차

PART 1 보건사업관리의 이해

제1장 보건사업

제2장 보건사업의 관리

Contents

PART 2 보건의료체계의 이해

제3장 보건의료체계

Contents

PART 4 보건사업의 운영체계

제7장 보건사업의 실행 및 질 관리

제8장 주민참여

Contents

Contents

PART 7 건강증진사업과 보건교육

제14장 건강증진사업

Contents

제15장 보건교육과 건강증진

PART 1

보건사업관리의 이해

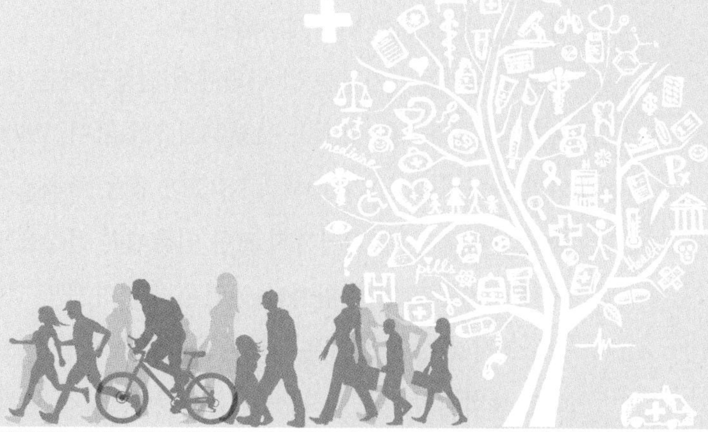

제1장 보건사업

Ⅰ 일차보건의료

1. 배경

알마아타 선언에 따르면 일차보건의료(Primary Health Care, PHC)가 등장한 배경은 다음과 같다(Baum, 2007).

첫째, 건강은 인간의 기본권이라는 인식이 널리 받아들여지고 이에 따라 건강에 대한 사회적 책임이 강조되고 있다. 둘째, 가진 자와 가지지 못한 자의 격차가 크다. 셋째, 전 세계 인구 중 많은 사람들이 여전히 양질의 보건의료서비스를 이용하지 못하고 있다. 넷째, 보건의료체계가 사회·경제개발과 유리되어 있다. 다섯째, 보건의료자원이 나라마다 사정이 다르고 한 국가 내에서도 불균등하게 분포되어 있다. 여섯째, 기존의 시설중심과 임상중심의 의료운영은 전인구의 보건의료문제를 해결하는 데 비효율적이며 의료에 드는 비용 또한 비싸게 지불된다.

이에 세계보건기구는 각 나라에서 진행되어온 보건의료사업의 경험을 종합하여 일차보건의료라는 접근방법을 모색하게 되었으며, 1978년 9월 6일부터 12일에 걸쳐 구소련의 알마아타에서 WHO와 UNICEF 공동 주최로 세계 134개국의 정부대표 및 관계자들이 참석하여 "2000년까지 모든 인류에게 건강을(Health for all by the year 2000, HFA)" 기조로 한 알마아타 선언을 천명하게 되었다. 이 회의에서 건강은 인간의 기본권으로서 건강의 증진은 사회개발의 으뜸가는 목표로 추구되어야 하며, 이 목표를 달성하고 사회정의를 구현하는 중요한 전략으로서 일차보건의료를 제시하였다.

2. 기본이념과 목표

일차보건의료의 기본이념은 사회정의 정신의 구현과 형평의 원칙이다. 이 기본이념에 따라 한정된 소수의 사람에게 최상의 보건의료를 제공하는 것을 지양하고 다수의 사람들에게 양질의 보건의료를 제공하고자 한다. 일차보건의료는 모든 사람들이 수용 가능하고 비용지불이 가능한 방법으로 이루어져야 한다.

또한 사람들이 살고 있는 지역이나 일하고 있는 직장의 가까운 곳에서 많은 사람들에게 양질의 의료를 제공하며, 일상생활에 보건과 관련된 문제를 해결할 수 있는 능력을 함양시키고 개인이나 지역사회의 잠재력개발과 자립도를 높이는데 주안점을 둔다. 이처럼 일차보건의료의 목적은 개인이나 지역사회의 자립도를 제고시키며, 궁극적으로 사회적, 경제적으로 생산적인 삶을 영위할 수 있게 하는 데 있다.

일차보건의료란 필수적인 보건서비스를 지역사회와 각 개인과 가족이 받아들일 수 있고 경제적으로도 감당할 수 있는 수준에서 그들이 전적으로 참여하여 골고루 활용할 수 있도록 하는 실질적인 접근방법이다.

일차보건의료는 단순히 예방적 진료나 간호만을 의미하는 것이 아니고, 개인 · 가족 및 지역사회를 위하여 건강증진, 예방, 치료 및 재활 등의 서비스가 통합된 기능으로서 제도적으로는 주민이 보건의료체계에 처음 접하게 되는 관문이며, 기능적으로는 예방과 치료가 통합된 포괄적 보건의료를 의미한다.

일차보건의료의 9가지 기초 보건서비스는 다음과 같다.

① 주요 보건문제와 그 예방 및 관리방법에 대한 교육
② 식량공급의 촉진과 적절한 영양의 증진
③ 안전한 식수의 공급과 기본적 위생관리
④ 가족계획을 포함한 모자보건사업
⑤ 주요 전염병에 대한 예방접종
⑥ 지역풍토병의 예방과 관리
⑦ 흔히 발생할 수 있는 질병과 외상의 적절한 치료
⑧ 필수 의약품의 공급
⑨ 심신장애자의 사회 의학적 재활(알마아타 선언 이후에 추가)

표 1-5 기초보건의료와 일차보건의료와의 차이점

구분	전통적인 기초보건의료	일차보건의료
대상	환자	지역사회
접근법	질병중심, 질병치료, 치료중심 접근법, 임상증상 접근법	건강유지, 건강증진, 예방, 치료, 재활의 통합접근법, 원인추구적 접근법
관계	제공자와 소비자 관계	동반자 관계
팀 개념	팀 개념 희박	팀 접근법 강조
협조	의료인력 간의 협조	부문 간 협조
개발	전문 의료인력의 개발, 의료기술개발, 의약품 개발	인간개발, 사회경제개발, 지역사회개발, 건강증진 및 질병예방방법 개발
목표	질병의 치유, 건강의 회복	개인 및 지역사회의 잠재력개발, 문제해결 능력의 함양
주체	의료전문직	지역사회 주민

이와 같이 일차보건의료는 서비스의 내용면에서나 접근면에서 기존의 보건의료와 다른데 주요한 차이점을 요약하면 표 1-5와 같다.

일차보건의료는 단순히 진료만을 뜻하는 것이 아니고 인구집단의 건강 그 자체를 취급하며 지역사회개발과 역량증진에 그 초점을 두고 있다(Minkler, 2005). 그리고 보건사업에 관한 의사결정방법이 기존의 하향식(top-down) 접근에서 현장으로부터의 상향식(bottom-up) 접근으로 변화되면서 민주주의와 지방자치의 정신이 뿌리내리기 시작했으며 주민중심의 역량증진(capacity building)이 중요해지고 있다(Minkler & Wallerstein, 2003).

3. 일차보건의료의 접근방법

일차보건의료의 의미에 대해서는 각 나라의 정치적 이념과 문화적 배경, 그리고 사회경제적 맥락에 따라 의견을 달리하고 있지만 일차보건의료가 갖고 있는 기본 철학과 접근방법은 모두 동일하다. 그 접근방법이나 일차보건의료 정신의 실제 적용방법은 다음과 같다.

1) 건강증진과 예방에 중점을 둔다

일차보건의료의 활동범위가 건강증진, 예방, 치료 및 재활의 총괄적인 보건의료 서비스를 포함하고 있으나, 대상주민의 건강증진과 질병예방을 위한 서비스 제공이 무엇보다도 중요하며 이것이 사업의 중심이 되어야 한다.

2) 적절한 기술과 인력을 사용한다

일차보건의료는 주민이 일상생활을 하면서 접하게 되는 보편적이고 경미한 각종 문제들을 신속하게 처리해 주고, 그렇지 않은 문제는 차상급기관에 의뢰하여 해결하고 추후관리를 철저히 하면 되기 때문에 일차수준의 문제해결에 필요한 기술의 활용이 필요하다. 따라서 이러한 문제를 해결할 수 있는 수준의 적절한 인력이 활용되어야 한다.

3) 원인을 추구하는 접근방법을 사용한다

어떤 문제가 발생하면 외부에 나타난 현상만 치료하는 것이 아니고, 그 문제를 발생시킨 원인을 찾아 문제를 규명하고, 문제의 근저를 제거하는 방법을 채택하여야 한다. 즉, 문제의 뿌리를 뽑을 수 있도록 접근하는 원천봉쇄적인 접근방법이다. 예를 들면, 열이 난다고 하면 해열제만 투여할 것이 아니고 열이 나는 원인을 찾아 제거해야 한다.

4) 지역사회참여를 유도한다

지역사회참여는 각 개인과 가족이 그들 자신의 건강과 복지뿐만 아니라 지역사회의 건강문제와 복지문제 해결의 책임을 지며, 그들 자신과 지역사회의 발전에 기여할 수 있는 능력을 개발시키는 것이다. 지역사회참여는 일차보건의료사업에 있어 가장 중요하며 핵심적인 요소이다.

5) 부문 간의 협조와 조정이 필요하다

지역사회 보건상태는 많은 보건외적 요소들에 의해 영향을 받는다. 따라서 보건문제의 해결과 효과적인 보건사업의 추진을 위해서는 지역사회 활동과 조직을 통해서 보건 및 보건관련 여러 부문 간의 조정과 협조가 필수적이다.

6) 자조 · 자립정신을 바탕으로 한다

주민 스스로가 문제를 파악하고 그 문제를 해결할 수 있도록 능력을 배양시켜 주어야 하고, 보건의료전문가들은 옆에서 도와주는 것이지 그들 자신의 문제를 그들을 대신해서 해결해 주어서는 안 된다. 따라서 잠재력과 자립도를 개발하고 극대화하는 데 노력해야 한다. 자기 건강은 자기가 지키고, 자기 지역은 자기 스스로 개발하고 가꾸어야 한다는 신념과 철학을 심어 주어야 한다.

7) 지역 특성에 맞는 보건사업을 추진한다

지역 주민의 보건의료 요구에 기초하여 그 지역 특성에 맞는 보건의료사업을 추진하여야 하며 보건개발 뿐만 아니고 지역사회개발에 역점을 두어야 한다.

4. 알마아타 선언 이후의 일차보건의료

알마아타 선언 이후 1986년 세계보건기구는 "2000년까지 모든 인류에게 건강을"이라는 목표를 달성하기 위해 그간의 여러 나라에서의 일차보건의료에 대한 경험과 이론적 발전을 바탕으로 하여 지역보건체계의 개념을 새로운 전략으로 제시하였다.

1) 지역보건의료체계의 새로운 전략

일반적으로 보건학 측면에서의 지역 혹은 지역사회는 한 마을, 한 도시라는 지리적, 행정적 경계에 제한받지 않고 보건 분야에서의 공동 관심사와 이에 대한 공동 대책에 따라 규정된다. 그러나 지역보건의료체계에서는 그 기본 단위를 community가 아닌 district로 사용하여 지리적, 공간적 한계선을 보다 명확히 하고 있다.

여기서 '지역'이란 완전한 조직 구조를 갖춘 지방행정 구역 중 가장 말단의 단위를 말한다. 지역의 크기나 자율성의 정도는 국가에 따라 다소 다르지만, 5만 내지 30만 정도의 인구가 거주하고 지리적으로 밀집되어 있어서 지역 내 모든 장소를 당일에 접근할 수 있는 거리에 있어야 하며, 보건 및 그에 관련된 문제와 사회 · 경제개발상의 장애요인을 올바로 이해할 수 있을 정도만큼은 작고, 각종 사업의 기획 · 관리를 위한 기술적,

관리적 기법을 시행할 수 있을 만큼은 커야 한다고 정의하고 있다. 우리나라의 경우 시 · 군 · 구 단위를 지역으로 보면 타당할 것이다.

세계보건기구는 지역보건의료체계를 다음과 같이 정의하고 있다.

① 일차보건의료에 기초한 지역보건의료체계는 상당 수준의 자체적으로 충족할 수 있는 국가보건체계의 한 부분이다.
② 이는 도시와 농촌지역을 막론하고 행정적, 지리적으로 명확히 구획되는 지역 내에 거주하는 한정된 인구집단으로 구성되어 있다.
③ 이 체계에는 지역 내에서 보건의료를 제공하는 정부, 사회보장기구, 비정부조직, 민간부문 및 전통의료 제공자 등 모든 기관과 개인이 포함된다.
④ 지역보건의료체계는 가정, 학교, 직장 및 지역사회의 건강에 영향을 미치거나 기여하는 상호 연관된 수많은 보건 및 기타 관련 부문들로 구성되어 있다.
⑤ 지역보건의료체계는 자가 치료와 모든 종류의 보건요원 및 보건의료 시설에서부터 제1차 의뢰수준 병원과 적당한 검사실과 기타 진단적 보조 및 물자 공급 등의 지원 서비스까지 포함한다.
⑥ 이러한 모든 부문과 기관들이 건강증진, 예방, 치료 및 재활의 모든 포괄적 보건의료 활동을 수행할 수 있도록 유도하는 기능을 가진 보건지도관에 의해서 이 모든 구성요소들은 잘 조정되어야 한다.

2) 지역보건체계의 특성

지역보건체계의 기본 특성은 다음과 같다.

① 형평성 : 지역 내 각기 다른 인구집단의 보건의료 필요에 따라 보건의료 활동이 공평하게 배분되어야 한다.
② 접근성 : 보건의료 시설에 대한 접근이 용이해야 한다.
③ 건강증진 및 예방 : 건강증진 및 예방사업에 중점을 두어야 한다.
④ 부문 간 활동 : 보건 및 기타 관련된 부문 간 활동이 서로 유기적으로 연계되고 이러한 연계활동이 강화되어야 한다.
⑤ 지역사회참여 : 건강증진을 위해서는 가정이나 지역 내 공식, 비공식 조직 등을 포

함, 지역사회의 효과적인 참여가 필요하다.

⑥ 지방분권 : 지방분권은 지역에 책임을 부여함과 동시에 주도권을 부여하므로 국가 보건정책을 지역의 실정에 맞게 수정 · 보완하여 집행하는 것이 필수적 요소이다.

⑦ 보건사업의 통합 : 수직적 관계를 맺고 있는 여러 보건사업을 통합적으로 운영함으로써 사업의 효율성을 높일 수 있다.

⑧ 보건활동들의 조정 : 공공 및 민간 부문의 여러 기관들이 수행하는 여러 보건활동들을 지역단위로 조정할 수 있는 적절한 조직구조가 필요하다.

이와 같은 지역보건의료체계의 본질적 특성은 일차보건의료의 기본 특성이나 접근방법에 대부분 포함되어 있는 내용들이다. 지금까지의 일차보건의료는 소위 풀뿌리 수준의 하부 기초 단위에 중점을 두어 지역사회 참여를 유도하고 그 지역 특성에 맞는 보건의료사업을 통합, 조정하여 소규모 단위의 보건개발과 사회개발에 역점을 두어 왔다.

그러나 지역보건의료체계란 일차보건의료의 확대 발전된 개념으로서 지역이라는 지리적, 행정적으로 규모가 큰 공간 내에서 하나의 독자적인 체계를 구축하여 그 안에서 모든 총괄적인 보건의료 활동을 전개해 나가는 접근 방법이다.

일차보건의료는 공평성과 모든 사람을 위한 건강의 원칙을 실현하기 위한 사업을 통해 달성되는 것이었다. 한편, 건강은 일상생활의 현장에서 만들어지며 부문들의 활동과 결정에 의해 영향을 받는다. 모든 사람을 위한 건강의 원칙에서 나왔던 건강의 증진을 위한 협력은 현재도 여전히 중요하다.

건강증진을 위한 오타와 헌장은 이런 생각을 더 발전시켜 건강을 증진시키기 위한 활동이 건강한 공공 정책을 수립하고, 협력적인 환경을 창조하고, 지역사회 활동을 강화하고, 개인적 기술을 개발하며 보건 서비스의 방향을 재설정하는 것이라고 주창하고 있다.

3) 건강도시의 생활 터 접근법

도시화는 고용기회, 교육 및 사회경제발전의 기회를 가져오기도 하지만 한편으로는 수많은 건강의 문제들을 초래해왔다. 이러한 도시의 역기능 현상으로서 주민생활과 연관하여 나타날 수 있는 광범한 건강문제를 나열하면 다음과 같다.

① 주택부족과 주거위생문제

② 생활 오물 및 오수처리
③ 공기, 하천 및 지표오염을 포함한 공해
④ 식수 및 생활수 부족
⑤ 각종 안전사고와 이로 인한 사망률 상승
⑥ 보건의료서비스의 부족
⑦ 정신건강문제
⑧ 각종 사회병리 현상의 유발
⑨ 기타 질병의 발생, 전파 및 유행의 촉진

특히 도시에 거주하는 사회경제적 취약계층의 경우에는 다음과 같은 문제에 노출될 가능성이 더 높다.

① 저소득, 제한된 교육, 불충분한 식사, 인구과잉과 비위생적인 조건 등과 같은 경제적인 문제에 기원을 두고 있는 건강 위해요인
② 도시의 산업화, 오염, 교통 혼잡, 스트레스, 정신장애와 같은 인공적인 도시환경과 관련된 건강 위해요인
③ 사회적 불안정성과 불확실성의 결과인 알코올과 약물남용, 매춘, 아동노동, 정신적 스트레스 등과 같은 건강 위해요인

결국 이런 도시화에 따른 도시지역 주민들의 건강문제를 통합적으로 해결하는 방법으로 건강도시프로젝트가 제기되었다.

4) 일차보건의료의 평가와 문제점

1998년 세계보건기구가 발간한 한 권의 보고서는 그동안 이루어진 일차보건의료 사업을 평가하고, 이 전략이 21세기의 새로운 보건문제를 해결하기 위한 접근방법으로서도 의미를 가질 수 있는지를 진단하면서 사업을 추진하는 과정에서 드러난 일차보건의료에 대한 몇 가지 잘못된 이해를 교정할 필요성을 언급하고 있다(WHO, 1998).

첫째, 일차 보건의료(primary health care)는 단지 지역사회에 근거한 보건의료만을 의미한다는 오해이다. 지역사회에 근거한 보건의료(community-based public health, CBPH)는 일차보건의료에서 요구되는 다양한 수준에서의 접근 전략 중 하나

임은 분명한데, 국가차원의 노력, 전문보건의료부문과 보건의료기관이 모두 필요하다는 것이다. CBPH가 보건의료구조, 보건의료기관의 지원과 기초적인 자원배분의 변화가 없다면 HFA(Health for All)의 실현을 위한 지속적인 발전 전략이 되기는 어렵다.

둘째, 일차보건의료는 보건의료체계에서 개인과 지역에 기초적인 보건의료서비스만 제공하는 일차의료 수준(level)을 의미한다고 보는 것 역시 잘못된 이해이다. 일차의료라는 개념이 일차보건의료라는 개념과 종종 혼동되는데 그 결과 일차보건의료가 일반의나 개원의, 보건간호사 등의 지역보건의료 인력이 제공하는 서비스의 유형과 혼용되고 있다. 일차보건의료는 보건의료서비스의 유형이나 복잡성에 따른 것이 아니라, 인류 모두의 건강을 위한 전략 즉, 접근방법으로 이해해야 한다.

셋째, 일차보건의료는 의사에게 진료를 받을 수 없는 가난한 나라의 가난한 사람을 위한 것이라고 보는 것이다. 이는 일차보건의료의 접근방법이 주로 저개발국(less-developed country)의 경험으로부터 생겨났고, 일차보건의료의 발전으로 비약적인 성공을 가져온 예가 중국이었기에 그러한 오해가 생겨난 것이다.

그러나 알마아타 선언에서 제시한 원칙은 부유하고 기술적으로 진보한 사회에 더 큰 편익을 주고 있는 것도 사실이다. 선진국은 감염성 질환이 대부분 통제되었고 만성질환 위주로 국민들의 질병 분포가 바뀌는 역학적 전이(epidemiological transition)를 거쳤는데, 그러한 만성 질환은 개인의 생활습관이나 라이프스타일에서 기인하는 바가 크다.

따라서 일차적으로 개인 스스로의 건강 관리(self-managed health care)와 역량 증진(empower-ment)이 요청된다. 동시에 문제 해결을 위해 의료뿐만 아니라 교육, 복지 등 여러 부문이 공동으로 노력해야 하는 부문 간 협력이 요구되는데 이때 일차보건의료가 효과적인 전략이 될 수 있다.

넷째, 흔히 발견되는 일차보건의료에 대한 오해는 일차보건의료를 농촌지역에만 적용하는 보건의료개념으로 보거나 간단하고 낮은 기술수준, 제한적인 수준의 지식과 훈련을 받은 보건의료 인력이 제공하는 서비스이기 때문에 의사, 병원, 현대적인 의료기술과는 상치되는 개념으로 보는 견해이다.

일차보건의료에서는 자원배분의 형평성을 강조하고, 이에 따라 항상 가난한 사람에 대한 관심을 표명하게 된다. 따라서 의료에서 상대적으로 소외되고 있었던 농촌주민들에게 우선적으로 관심을 기울일 수밖에 없는데, 일차보건의료의 개념이 수립될 당시에 대부분의 인구는 농촌지역에 거주하고 있었기 때문이다.

일차보건의료는 실제 예방 가능한 질병의 대부분이 기초적인 의료의 부족으로 발생하고 있음에도 불구하고 국민의료비의 80%가 국민의 20%가 이용하는 병원에서 소비되고 있는 자원 배분의 불균형을 시정하려는 움직임으로 나타났다. 또한 일차보건의료가 첨단기술에 반대되는 개념으로 보였던 것은 첨단기술이 종종 높은 비용과 관련되어 있기 때문이었다.

그러나 일차보건의료에서도 기술의 가치를 높이 평가하는데, 특히 보편적인 문제를 해결하기 위해 사용되는 비용-효과적인 기술을 높이 평가할 뿐 아니라 병원이나 타 전문 의료체계, 그리고 지원서비스체계의 역할을 중요하게 본다.

마지막으로 일차보건의료는 비용이 적게 든다는 생각도 잘못된 견해이다. 1970년대 저개발국가의 보건의료체계를 만드는데 있어 낮은 비용을 우선적으로 고려할 수밖에 없었다. 그러나 '값싼'기술은 점차적으로 비용-효과(cost-effectiveness)라는 개념으로 바뀌고 있다.

따라서 일차보건의료가 값싼 비용을 선호한다는 오해는 일차보건의료가 의료기술의 비용-효과성에서 비롯된 것이므로 시정되어야 하며 오히려 현대 의료의 문제를 해결하기 위한 다양한 질 관리 노력에 깔려있는 비용-효과성의 개념을 선도한 것으로 이해되어야 한다.

5) 일차보건의료의 개혁과제

2008년 일차보건의료를 위한 알마아타 선언 30주년을 맞이하여 세계보건기구는 '이제, 더 나은 일차보건의료를(PHC, Now more than ever)'이라는 제하의 보고서를 발간하였다. 이 보고서는 현재의 보건의료제공이 지니고 있는 문제점을 다음과 같이 진단하였다(WHO, 2007a).

① 보건의료상의 필요가 낮은 부유한 계층이 대부분의 보건의료자원을 소비하고 있지만 정작 보건의료 필요가 높은 저소득층은 의료자원으로부터 소외되어 있는 역진료 현상

② 사회적 보호와 비용 지불 면에서 서비스 이용시점에서 본인이 부담해야 하고 이로

표 1-6 일차보건의료운동의 강조점 변화

일차보건의료 초기 실행전략		일차보건의료 개혁을 위한 현재의 관심
필수 의약품을 포함, 기본 보건서비스를 가난한 농민들에게 확대 보급	⇨	누구나 보건의료서비스를 이용할 수 있고 건강을 사회적으로 보호할 수 있도록 현 보건의료시스템을 변혁하고 규제
모성과 아동의 건강에 집중	⇨	모든 지역사회주민의 건강문제를 다룸
일차적으로 전염병과 급성질환 등 일부 선별적 질환에 집중	⇨	위험요인과 모든 질환의 범위에 대해 국민의 기대와 필요에 부응 종합적으로 대처
마을단위에서 위생, 식수, 예방 및 보건교육의 개선	⇨	보다 건강한 생활습관을 장려하고 사회적, 환경적 위해가 건강에 미치는 효과를 경감시킴
자원봉사자, 지역사회 비전문 보건요원을 위한 간단한 기술	⇨	기술과 의학에 대한 접근성을 높이고 적절한 이용을 촉진하는 보건요원 팀
지역자원의 동원수단으로서의 참여와 지역보건위원회를 통한 보건센터의 관리	⇨	정책토론과 책임성 기제의 확보 등 시민사회의 제도화된 참여
정부가 재정을 부담하고 서비스를 제공하는 중앙집중화된 하향식 관리	⇨	세계화와 지속가능한 다원적 보건의료시스템 운영
점증하는 희소자원 관리에 대한 수요와 규모축소	⇨	보편적 이용을 위해 보건의료 자원의 확대를 도모
쌍방향의 지원과 기술보조	⇨	국내외 차원의 연대와 경험의 공유
병원에 대한 안티 테제	⇨	모든 수준의 포괄적 대응에 대한 조정자
저렴하고 간단한 비용만을 투자	⇨	일차보건의료는 상당한 투자가 필요하나 다른 대안과 비교할 때 비용 대비 더 나은 가치를 제공

인해 위기국면을 맞을 수 있는 가능성이 있으며 1억 이상의 인구가 의료비 지출로 인해 경제적 파국을 맞고 있는 빈곤의 원인으로서의 의료

③ 지나친 전문화로 인해 파편화된 의료

④ 시스템 설계의 문제로 안전성이 위협받고 있는 의료

⑤ 잠재력이 높은 예방과 건강증진분야는 경시되고 고비용의 치료에만 치중하는 자원배분 방향이 잘못 선정된 의료

이러한 다섯 가지를 현재의 보건의료제공이 가지는 문제점으로 진단하고 일차보건의료를 위해 다음 세 가지 분야의 개혁과제를 제시하고 있다.

첫째, 보편적 보건의료제공을 지향한다. 보건의료시스템이 건강형평성과 사회정의 실현 및 배제의 종식에 기여할 수 있도록 일차적으로 보편적 접근성과 사회적 건강보호에 역점을 두도록 개혁한다.

둘째, 사람들의 필요와 기대에 부응하는 한편 사회적으로 적합하고 변화하는 사회에 적응할 수 있도록 보건의료서비스를 조직화한다.

셋째, 보다 건강한 지역사회를 보장할 수 있도록 일차의료와 공중보건활동을 통합한다.

5. 일차보건의료와 보건사업

일차보건의료는 알마아타 선언 이후로 많은 굴절과정을 겪었고 도전과 비판에 직면하였기에 많은 사람들이 일차보건의료는 실패했다고 말한다. 2008년 세계보건기구가 인정하듯이 최소한 건강의 형평성과 관련해서는 2000년까지 인류의 건강목표를 달성하지 못한 것은 사실이다. 이는 개발도상국가만의 현상이 아니라 비교적 형평성 보장에 강하다고 알려진 영국의 국가보건서비스 NHS(national health services) 제도하에서도 건강 불평등은 확대되었다.

그러나 보건사업을 담당하는 사람들의 입장에서 일차보건의료는 그 성공과 실패를 논의할 문제가 아니며 일차보건의료는 보건사업의 원리로서 여전히 유효하다. 이는 앞에서 살펴 본 바대로 구체적 현실의 지형 속에서 우리의 역량만큼 제도화된 형태로 보건의료체계가 변화되었고, 여러 국가의 보건사업을 규율하는 제도 속에 일차보건의료가 반영되었기 때문이다.

앞으로도 세계보건기구는 일차보건의료가 단순한 수사(修辭)가 되었든, 실제 사업원리가 되었든 일차보건의료라는 전략과 접근방법의 깃발을 내리지 않을 것이다. 일차보건의료는 또 다른 생존형식을 가지고 일차보건의료가 실패했다고 주장하는 사람들의 생각과 실천 속에도 살아남아 있다.

이들이 일차보건의료가 실패했다고 주장하는 것은 이상적 형태의 일차보건의료가 실패했다는 것이며 미완(未完)의 기획을 완성하기 위해 다양한 보건학적 실천 속에 하나의 대안적 보건사업의 형태로 일차보건의료는 여전히 영향을 미칠 것이다.

일차보건의료가 오늘날 보건사업의 원리이자 준거로서 작동하기 위해서 지난날의 한계에 대한 성찰과 대안적 사업의 개발은 중요하다. 일차보건의료는 오늘날 지역사회개발, 파트너십, 그리고 주민참여 전략에 녹아들어 여전히 그 실천적 의미를 찾아가는 중이다.

6. 우리나라의 일차보건의료

우리나라에서 조직적이고 체계적인 지역사회보건사업이 이루어진 것은 1969년에 선교사이자 외과의사인 시블리(John Sibly)가 거제군에서 실시한 지역사회 보건개발사업이 최초이다. 또한 의과대학을 중심으로 지역사회의학 및 일차보건의료의 개념을 도입하여 농촌의 보건의료문제를 해결하기 위한 시범사업을 실시하였다. 정부차원에서의 일차보건의료종합사업은 세계보건기구와 유엔아동구호기금에서 재정지원을 받아 면(面) 단위의 일차보건의료사업 구축을 위한 국가 기본망으로 활용되었고 보건요원의 통합보건사업을 시범적으로 개발하였다. 알마아타 선언에 앞서 1977년부터 한국보건개발원이 강원도 홍천군, 전라북도 옥구군, 경상북도 군위군 지역에서 일차보건의료 시범사업을 실시하였다.

1978년 알마아타 선언 이후 세계보건기구의 지원과 국내의 관심으로 일차보건의료 도입에 대한 논의가 활발히 진행되어 1980년 12월 31일 「농어촌 등 보건의료를 위한 특별조치법」이 제정되어 일차보건의료사업에 대한 법적 근거가 마련되었다. 이에 근거하여 보건진료원(CHP, community health practitioner)이란 일차보건의료 인력이 양성되어 농어촌의 의료취약지역에 설치된 보건진료소(PHP, primary health post)를 통해 본격적인 일차보건의료사업을 수행하게 되었다. 그 후 세계보건기구의 권고에 따라 지역보건법(구 보건소법)에 의한 보건소를 중심으로 일차보건의료에 기초한 지역보건의료체계를 구축하는 한편 모자보건사업, 학교보건사업, 산업보건사업, 도시영세지역 보건사업, 그리고 건강도시 프로젝트 등에 일차보건의료 접근법이 적용되었다.

Ⅱ 보건사업의 개념

특정한 목적을 달성하기 위해 계획적으로 수행되는 일련의 활동 또는 그 계획을 흔히 사업으로 통칭하고, 건강수준의 향상과 그 결정요인의 변화를 목적으로 계획된 사업을 보건사업이라 한다. 건강의 결정요인은 다양하며 이를 변화시키려는 활동을 수행하기 위해서는 여러 가지 자원이 요구된다.

보건사업은 인력, 물자 등을 포함한 여러 자원들을 유기적으로 결합한 조직을 필요로 하며 이러한 조직을 통한 활동은 대개 특정한 인구집단의 건강과 그 결정요인의 변화를 목적으로 실행된다. 따라서 보건사업은, "건강을 돌보는 일을 자신의 사명이자 일차적 목적으로 삼는 조직이 특정 인구집단의 건강수준과 그 결정요인을 변화시킬 목적으로 계획하여 수행하는 활동 또는 그 계획"으로 요약해서 정의할 수 있다.

윈슬로(Winslow)는 공중보건 입장에서 본 보건사업이란 "공중보건의 목표인 질병예방, 수명연장, 건강증진을 달성하기 위해 여러 자원을 활용하면서 수행되는 조직적인 활동이다."라고 정의하였다. 이러한 정의에 담겨있는 의미들을 보다 구체적으로 살펴보자.

1. 건강의 정의와 결정요인

앞에서 보건사업은 건강의 결정요인을 변화시키는 것을 목적으로 한 사업이라고 정의하였다. 따라서 건강과 그 결정요인을 명확하게 파악하는 것은 보건사업의 근원적 목적을 이해하고 대상 및 전략을 결정하는 데 있어 매우 중요하다.

1) 건강의 개념

가장 널리 알려진 건강의 현대적 정의는 1946년 세계보건기구의 창립을 준비하면서 합의를 보았던 것으로 지금도 세계보건기구 헌장 전문에 명시되어 있다.

> 건강은 단순히 질병이나 불구가 없는 상태가 아니라 육체적, 정신적 그리고 사회적으로 완전한 안녕의 상태이다. 확보할 수 있는 가장 높은 수준의 건강을 누리는 것은 인종, 종교, 정치적 신념 혹은 경제 및 사회적 조건에 대한 구별 없이, 모든 인간의 기본권 가운데 하나이다(세계보건기구 헌장 전문).

이 정의는 건강을 질병이나 손상이 없는 상태로 이해하던 과거의 소극적인 건강모형을 넘어서 인류가 추구해야 할 이상적 목표로 삼을 수 있도록 건강 개념을 적극적으로 확장함과 동시에 이러한 건강을 누리는 것을 인간의 기본권으로 천명함으로써 건강을 위한 적극적이고 사회적인 노력의 필요성을 인식하는 전기가 되었다.

어떤 의미에서는 기존의 공중보건학 원리를 새로운 상황에 맞게 발전시킨 신공중보건학의 등장이 이 개념에 뿌리를 두고 있다고 볼 수 있다. 세계보건기구의 건강에 대한 새로운 정의는 보건사업의 원리들에 많은 영향을 미쳤다.

건강이란 신체적으로나 정신적으로 질병이 없는 상태이다. 고대의 건강 개념은 인간과 생활환경의 조화였으나 근대 이후 데카르트의 심신이원론 등으로 인해 마음과 몸을 별도로 보기 시작했고 건강과 불건강의 관념이 고착화되었다. 그러나 19세기부터는 심신의 안녕이 모두 건강의 요소에 포함되었다. 오늘날의 건강개념은 질병이 없는 소극적 상태가 아닌 인간의 행복과 주변 환경과의 조화, 사회적 관계를 모두 포괄하는 방향으로 규정된다.

학자들은 다양하게 건강을 정의했는데 파슨스는 건강을 각 개인이 사회적 역할과 임무를 효과적으로 수행하는 최적 상태로 보았고, 버나드는 외부환경 변화에 대해 내부환경의 항상성이 유지되는 상태를 건강이라고 정의했다. 반면, 두보스는 원하는 대로 움직이고 기능할 수 있는 능력을 건강이라고 규정했다.

2) 건강의 결정요인

이러한 건강의 정의에 따라 건강수준을 유지하거나 향상시키기 위한 사업을 구상하기 위해서는 건강을 결정짓는 제 요인들에 대한 이해가 필요하다. 20세기에 들어서서 1960~70년대까지 건강현상을 설명하는 모형으로 주류를 점해 왔던 것은 세균과 박테리아 등 단일 병인론에 근거를 둔 생의학(biomedicine)적 모형이었다. 그러나 1960~70년대를 거치면서 건강의 결정요인(determinants of health)에 대한 다양한 대안적 모델들이 출현하기 시작했다.

(1) 라롱드 보고서

건강결정요인에 대한 인식을 전환시켰던 중요한 계기 가운데 하나는 1974년 캐나다 보건부가 발표한 라롱드 보고서(Lalonde Report)였다. 이 보고서는 건강수준이 의료시스템이나 생물학적 요인뿐 아니라 개인의 행태와 환경에 의해 결정된다는 사실을 보여줌으로써 편협한 생의학적 시각을 극복하는데 크게 기여함과 동시에 세계보건기구가 천명한 건강개념을 구체적으로 실행에 옮기는 데 도움을 주었다.

그림 1-1 건강의 영역 모형

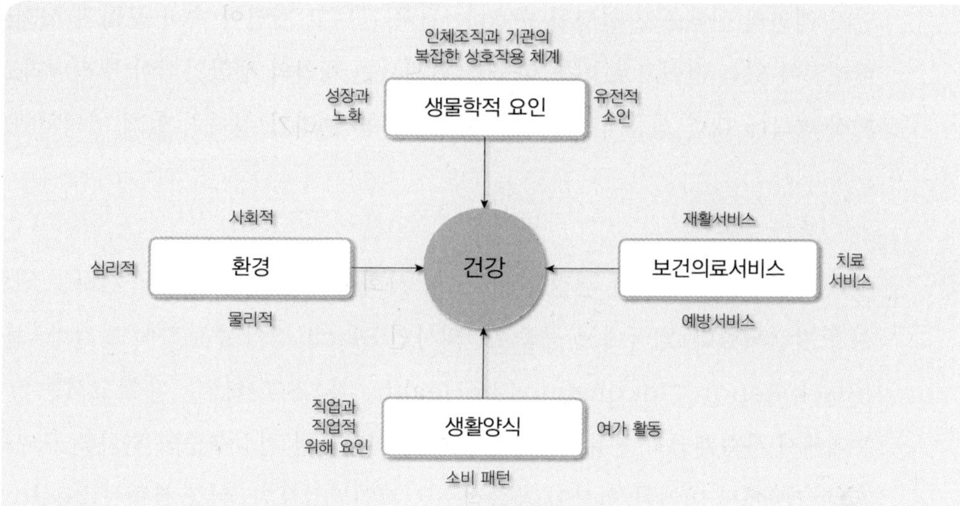

이 보고서는 건강에 영향을 미치는 4가지 결정요인에 의해서 건강이 형성된다는 건강의 영역 개념을 제시하였고(그림 1-1) 캐나다 정부가 의료서비스 제공자 중심의 보건정책을 보다 폭넓은 국민건강증진정책으로 이행하게 하는 계기를 만들었다. 아울러 건강을 결정하는 요인들의 비중에 대한 연구가 미국을 포함한 전 세계 국가로 확산되면서 각국의 보건정책 방향이 재설정되었고 보건사업을 확대하는 전기가 마련되었다.

표 1-1 건강의 영역 이론에 따른 결정요인의 비중
보건정책을 위한 역학적 모형

단위 : %

결정요인 \ 모형	사망률로 환산한 건강에 영향을 미치는 요인의 비중		
	Dever 모형	CDC 모형	McGniss 모형
생활양식	43	53	34
환경	19	21	21
생물학적 요인	27	16	28
보건의료 제공체계	11	10	17

그러나 라롱드 보고서는 건강 결정요인으로서 개인의 행태에 높은 비중을 부여함으로써 건강수준을 향상하기 위한 교육적이고 행태적인 접근을 사회환경적 접근보다 중

시한다는 비판을 받았다. 그럼에도 불구하고, 개인이 취하는 건강과 관련된 생활양식이 단지 개인의 선택으로 설명될 수 있는 것이 아니고 개인이 속한 문화와 사회적 환경에 배태되어 있는 것이므로 이를 바꾸기 위해서는 개인의 생활양식이 뿌리내리고 있는 사회적 맥락에 대한 심층적인 이해가 필요하다는 논리가 설득력 있게 제시되었다.

(2) 블랙 보고서

1980년대부터 건강의 결정요인으로서 사회적 환경과 요인을 중시하는 일련의 보고서가 발간되었다. 영국에서 공중보건의사인 Black 경이 주도하여 발간한 「블랙리포트(Black Report : Inequalities in Health)」가 그 효시였다. 이 보고서는 영국의 공식통계에서 사회계급의 분류기준으로 쓰이는 직업군별 건강수준의 격차를 보여주었다. 이후의 조사에서 이러한 현상이 계속적으로 확인되었으며, 건강 불평등(health inequality)은 사회적 지위, 소득, 인종, 성별 등에 따라 다양하게 존재하였다.

(3) Epp 보고서

1986년에는 캐나다의 보건복지부 장관인 Jake Epp이 흔히 "Epp보고서"로 알려진 「모두를 위한 건강을 달성하기(Achieving Health for All : A framework for health promotion)」를 발간하였는데 이 보고서에서 Epp은 건강수준의 향상을 위해 사회적 환경, 권력과 통제, 적응기술, 사회정의, 주택, 교육, 시민사회가 중요하다고 강조하였다.

아울러 이 보고서는 제1차 건강증진 세계대회에서도 발표되어 건강증진정책의 영역과 내용을 결정하는데 반영되었다. 이 대회에서 채택된 "오타와 헌장"에서는 그동안 규명된 건강결정요인에 근거하여 건강증진활동의 영역으로서 공공정책의 형성, 지리적 환경의 창출, 지역사회 활동의 강화, 개인기술의 개발, 보건의료체계의 재설정을 요구하였다.

2. 다양한 측면에서의 보건사업 개념

1) 논리모형

사업은 산출을 내기 위한 일련의 조직 활동의 집합체로 정의된다(Swiss, 1991). 보건사업은 영어의 프로그램(programme)을 우리말로 옮긴 것인데, 프로그램은 계획된 활동들의 목록, 미래행동의 계획, 그리고 배열하다의 의미를 가지고 있다. 보건 프로그램을 포함하여 모든 프로그램은 일차적으로 계획된 활동의 틀이라는 의미를 가진다.

모든 계획된 활동은 목적 지향적이다. 보건사업이 의도하는 궁극적 목적은 인구집단의 건강수준 향상이며 이 궁극적 목적을 위해 특정집단의 건강 결정요인을 변화시키기 위한 보건사업별 목적과 목표를 가지게 된다(Minkler & Wallerstein, 2003). 이는 보건사업에 대한 세계보건기구의 지침에서도 잘 드러나고 있다.

> 보건사업은 아동의 건강 향상이나 인구집단에 대한 안전한 식수의 공급 등과 같이 '정해진 목표를 달성하기 위해' 수행되는 일련의 상호 연관된 활동들을 의미한다. 보건사업은 각 나라의 사회경제적 조건이나 역학적 상황에 따라 달라진다. […] 나라마다 국가 전체를 포괄하는 보건사업종합계획이 필요한데 이를 위해서 수치화된 특수한 목표, 관련된 표적 집단이 설정되어야 하고 인력, 기술, 물리적 시설, 장비와 재료, 평가 방법, 예산, 행동 일정 등 모든 것들의 적절한 상호관련성을 보장하기 위한 방법이 요구된다(WHO, 2007a).

단기 또는 장기간에 걸쳐서 목적을 상실하지 않고 의도된 활동을 일관성 있게 수행하기 위해서는 기획이 필요하다. 기획은 특정한 활동을 '의도적으로 수행하기 위한 계획'이란 점에서 그 의도를 체계적으로 정리하여 보여줄 수 있는 논리모형을 필요로 한다.

논리모형은 '만약 …라면, (그렇다면) …일 것이다 (if, then)'라는 일련의 조건부 문장을 가설로 사용한다. 사업의 의도를 표현하는 방법 중 흔히 쓰이는 것은 체계이론의 논리모형으로 1970년대에 보건부문에 체계이론이 소개되면서 이 이론에 따른 보건사업의 기획이 확립되기 시작하였다. 체계이론을 논리모형으로 정리하면 특정 보건사업은 다음과 같은 형식으로 표현될 수 있다.

어떤 보건사업의 수행을 위해 a, b, c라는 자원이 투입된다면, 이를 통해 m, n, o의 활동을 할 수 있을 것이다. 그리고 만약, m, n, o라는 활동이 이루어진다면, 그에 따라 x, y, z라는 결과를 가지게 될 것이다.

어떤 보건사업이나 프로젝트이건 간에 활용 가능한 투입요소로서의 자원과 그 자원을 이용하여 수행할 수 있는 활동들을 통해 얻을 수 있는 기대결과의 형식으로 기술하는 것이 논리모형이다. 우리는 모든 보건사업에서 그 사업이 작용할 것이라고 가정하는

그림 1-2 보건사업/보건프로젝트의 논리모형

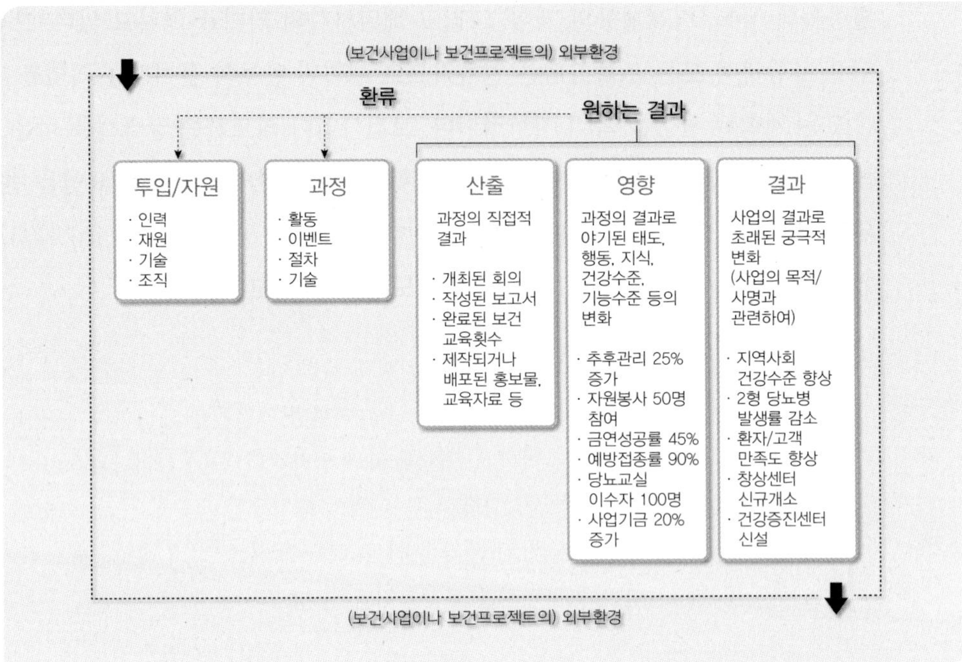

논리모형을 제시할 수 있다. 이런 점에서 보건사업의 기획은 그 자체로 하나의 논리모형을 도출하는 과정이라고 할 수 있다.

2) 조직모형

사업은 그 사업의 수행을 자신의 일차적 목적으로 하는 조직에 의해서 수행된다. 의도된 목적과 계획에 따른 활동이 실제로 이루어지기 위해서는 인적 물적 자원이 의도적으로 결합한 공식적인 조직을 필요로 한다. 건강을 돌보는 일을 자신의 사명이자 일차적인 목적으로 삼는 조직을 보건조직이라 하는데, 보건사업은 보건조직의 핵심적 활동이다.

보건조직은 수천 명이 결합되어 있는 대규모 조직일 수도 있으며 한 국가 전체의 건강문제를 다루는 보건의료시스템이나 보건부처럼 포괄적 목표를 가진 조직일 수도 있다. 그러나 대부분의 보건사업은 특정한 목적을 가진, 보다 작은 규모의 조직에 의해서 수행된다.

목적지향적인 활동으로서의 보건사업은 보건정책을 실현하는 수단이기도 하다. 한 국가시스템이나 지역보건부서의 차원에서 보건사업은 해당 국가나 지역사회의 보건정책을 실현하는 도구이자 수단이며, 여기에서 보건정책은 보건사업의 방향과 목적을 나타낸다.

해당 조직에서 보건사업은 그 조직의 사명을 구현하는 정책의 실현수단이다. 보건문제의 해결수단으로서의 보건사업은 인구집단을 하나의 단위로 하여 지역사회수준에서 한 가지 건강문제에 초점을 맞추거나 건강문제 전반을 겨냥하여 이루어지는 조직된 활동으로서 예방서비스를 포함한 건강관리서비스의 제공을 위한 조직과 그 내용 모두를 일컫는다.

3) 보건시스템의 활동모형

세계보건기구는 보건사업을 '일련의 상호 연관된 활동들'로 정의하고 있다. 이는 보건사업이 하나의 독립적 활동이 아니라 서로 관련성을 가지는 여러 활동들의 묶음임을 의미한다. 인구집단의 건강결정요인은 매우 다양하기 때문에 이를 변화시키기 위한 활동 역시 다각적으로 이루어져야 한다.

이러한 다각적 활동들의 결과가 보다 상위의 목적인 인구집단을 위한 건강수준의 향상이라는 방향으로 모아지기 위해서는 각 활동의 통일성과 연관성이 확보될 수 있도록 조정되어야 한다.

한편, 건강수준의 향상이라는 목적은 단기간의 활동에 의해서 달성되기 어렵기 때문에 지속적인 노력이 요구된다. 궁극적으로 보건사업의 지속가능성은 건전한 보건시스템에 토대를 둘 때 비로소 마련된다 (Shediac-Rizkallah & Bone, 1998).

보건사업은 건강문제가 지속되는 한 영속적으로 이루어지며 이에 따라 특정 인구집단이나 지역의 보건문제에 대해 지속적으로 책임을 지는 기관이나 조직 등 체계적 보건시스템에 의해서 수행되는 활동이다.

보건사업은 대개 장기간에 걸친 다양한 활동들의 결합으로 이해되는데 이 점에서 보다 특수한 목적 하에 단기간에 집중적으로 이루어지는 활동인 보건 프로젝트와 구별된다. 이러한 영속성을 지니는 활동은 보다 특수하고 단기적인 과제를 가지는 활동들로서 세계보건기구는 보건사업을 보건정책-보건사업-보건프로젝트로 위계화하여 제시한 바 있다.

보건사업의 전제가 되는 보건시스템은 보건프로젝트들이 해당 지역의 보건문제 전체의 해결과 유리되어 분절적으로 이루어지는 것을 방지하고 대개 여러 단기적 보건프로젝트의 결합으로 이루어지는데, 이러한 보건프로젝트들은 통합성을 가지며 인구집단은 지속적으로 다양한 보건문제에 직면한다.

공중보건시스템은 인구집단에게 지속적으로 발생하는 보건문제를 해결하기 위해서 발전되어 온 제도적 틀이다. 보건사업은 이 보건시스템을 통해서 운영되고 작동되는 것을 필요로 한다.

즉 보건시스템을 바탕으로 한 보건사업은 전체적인 정책적 방향과 부합되어야 하며, 특수한 보건문제를 단기간에 해결하기 위한 활동으로서의 보건프로젝트는 보건사업 안에서 해당 인구집단의 전체적인 보건문제해결을 위한 사업의 단위이면서 다른 사업과 유기적으로 통합되어야 한다.

4) 인구집단을 대상으로 한 보건활동모형

전통적으로 보건문제를 해결하는데 동원되어 온 수단은 임상의학적 접근방법과 공중보건학적 접근방법으로 대별해 볼 수 있다. 임상의학은 질병에 걸린 개인을 대상으로 전문 의료 인력이 진단과 치료서비스의 제공에 주안점을 두었던 반면, 공중보건학은 이와는 다른 접근방법을 취했다.

즉, 19세기 영국의 감염병관리에서 그 전형적인 모습을 찾아볼 수 있는데 공중보건학적 접근은 인구집단을 대상으로 질병의 예방과 건강의 관리를 위해 불결한 환경관리, 상 · 하수도시설의 정비, 감염병환자의 격리 등에 집중했다.

보건문제의 해결 수단으로서 이러한 활동을 흔히 개인을 대상으로 한 의료서비스나 의학적 개입과 구분하여 보건사업이라고 한다. 보건관리에 있어서 접근 방법의 차이는 임상의학적 개입과 보건학적 접근 간에 다양한 차이를 만들어 낸다(표 1-2).

보건사업은 인구집단 전체를 대상으로 한다는 점 외에도 그 인구집단에 영향을 미치는 환경요인을 고려한다는 점에서 민간이 이러한 활동을 주도하기 어렵다. 따라서 보건사업은 중앙정부나 지방정부의 역할로 규정되어 공공보건사업의 형식으로 이루어지는 것이 일반적이다. 이 역시 보건사업이 공중보건과 유사한 측면이라고 할 수 있다. 어떤

표 1-2 보건사업에 있어서 임상의학적 접근과 보건학적 접근의 비교

	임상의학적 접근	보건학적 접근
대상	사람 환자로서의 개인	사람과 환경 집단을 강조
수단	의학기술의 적용	의학기술을 포함, 건강관리를 위한 모든 수단을 동원
자원	시설, 장비, 정보, 예산 인력 : 의료인, 의료보조인력	시설, 장비, 정보, 예산 인력 : 총체적 기획과정이 필요하므로 행정인력 등이 중시됨
기획	조직 내부의 부분적 기획	필수적 요소

점에서 공중보건은 목적과 대상에 초점을 맞춘 용어이고 보건사업은 그 일, 즉 수단에 초점을 맞춘 용어이다.

그러나 보건사업이 반드시 공공보건사업일 필요는 없으며 민간도 보건사업의 주체가 될 수 있다. 중요한 것은 보건사업은 인구집단의 건강을 보살피는 영속적 활동으로서 그 활동이 통합적이고 지속적으로 이루어지기 위해서는 그러한 영속성에 어울리는 책임의 주체로서의 보건시스템을 필요로 한다는 점이다.

건강을 위해 사용되는 비용 중에서 95%는 질병을 치료하는데 필요한 의료 관련 비용이며 예방과 건강증진 관련 비용은 5%에 지나지 않는다. 미국 정부가 조사한 바에 의하면, 개인이 지출한 일년 평균 의료 비용은 3,007달러인데 반하여 예방 및 보건에 사용된 비용은 34달러에 지나지 않았다(U.S. Public Health Services, 1994).

적은 비용으로 더 쉽게 더 많은 사람들의 질병을 예방하고 건강을 증진시킬 수 있는 비용-효과적인 방법이 바로 보건 프로그램의 의의이다. 보건 프로그램의 의의와 중요성을 정리하면 다음과 같다(전국대학보건관리학교육협의회, 2013).

첫째, 복잡한 사회일수록 건강을 신체와 정신적인 건강뿐만 아니라 삶의 여러 측면을 반영하는 사회적, 지적, 영적 건강과 Wellness를 포함하는 광의적 의미로 이해한다. 이에 따라 건강에 대한 요구가 다양해지고 심화되고 있다. 따라서 오늘날 현대사회가 요구하는 건강 개념을 재정립하고 이에 대응하는 보건 프로그램 개발이 필요하다.

둘째, 현대인의 건강을 결정하는 요인 중에서 가장 큰 영향을 미치는 보건행태에 대해 알아본다. 즉, 오늘날 보건문제의 근원인 건강행태 기전을 밝히고 이에 따라 프로그램을 개발한다.

셋째, 건강을 증진시키기 위해 보건행태 변화를 목표로 하는 보건교육이 어떤 중심

역할을 하는지 이해한다. 즉, 보건교육과 건강증진 개념을 함께 이해한다.

넷째, 보건 프로그램 기획을 위한 체계적인 구성과 내용, 세팅, 절차를 이해한다. 요구사정, 프로그램 기획, 수행과 평가를 논리적으로 설계한다.

다섯째, 프로그램 수행의 결과물로 대상 인구집단의 건강행태 변화와 라이프스타일의 차이에 대해 살펴보고 문제점을 진단한다.

Ⅲ 보건사업의 분류

1. 서비스제공의 통합 정도에 따른 분류

보건사업은 서비스 제공의 통합 정도에 따라 수직적 보건사업과 수평적 보건사업으로 나누어 볼 수 있다. 수직적 보건사업은 범주형 보건사업(categorical program), 독립 보건사업(stand-alone program), 선택적 일차보건의료(selective PHC) 등 여러 용어로 불리는데, 기존의 보건시스템과 독립된 별도의 독립적 조직이 단일 질환이나 보건문제에 집중하여 수행하는 보건사업을 말한다.

이에 반해 수평적 보건사업은 포괄적 보건사업(comprehensive health program), 통합보건사업(integrated program), 포괄적 일차보건의료(comprehensive PHC) 등으로 불리는데 주민들의 보건문제를 통합된 보건시스템을 통해서 동시에 해결하고자 하는 접근방법을 말한다(Atun, Benenett & Duran, 2008).

수직적 보건사업과 수평적 보건사업을 나눌 때, 단일한 보건문제나 질환에 대한 집중 여부로 이를 구분하기도 하나 이를 나누는 보다 본질적인 측면은 각 사업이 통합성을 갖춘 보건시스템에 의해서 제공되는 종합적 서비스의 일환으로 이루어지는가의 여부에 있다. 여기서 통합은 여러 차원에서 논의될 수 있다(Mills, 1983).

가) 수직적 보건사업

- 중앙 집중화된 보건시스템
- 일시적 유행 질환이나 희귀질환

- 지역이나 보건기관의 수준에서 관리능력이 낮은 경우
- 높은 서비스를 제공하여 단기적인 효과를 강조하는 경우
- 기금의 제공자가 많은 경우
- 몇 가지 핵심적인 질환이나 사업에 국한된 선택적 프로그램
- 기술적으로 복잡한 개입
- 보건서비스에 대한 낮은 이해
- 국가적 국제적으로 제한적인 우선순위를 가지는 문제의 해결

나) 수평적 보건사업

- 강력하면서도 분권화된 보건시스템
- 풍토병(endemic conditions)
- 국가와 지방 행정 및 관리능력이 높은 경우
- 장기적 서비스의 강화와 지속성이 강조되는 경우
- 외부 재원을 획득하기 어려운 경우
- 여러 질환과 활동을 포괄적으로 해결해야 하는 경우
- 기술적으로 간단한 사업
- 보건서비스의 사용빈도가 높은 경우
- 지역적 필요에 대한 반응과 주민참여의 필요성이 높은 경우
(Victora, Hanson, Bryce & Vaughan, 2004)

1) 단일 보건사업 내의 통합

먼저 단일 보건서비스 내에서의 통합이다. 이러한 서비스 통합 유형은 영유아 예방접종을 위해 방문한 어머니에게 가족계획 상담서비스를 함께 제공한다든지 하나의 치료 프로토콜 안에서 아동의 여러 질환을 동시에 진료하도록 하는 세계보건기구의 IMCI 등이 대표적이다.

이와 같이 통합을 강조하는 경우 이를 패키지 프로그램이라고 부르기도 하는데, 이 용어는 세계은행의 1993년 세계개발보고서가 제안한 것으로 몇 개 영역의 공중보건서비스와 임상의료서비스를 통합적으로 제공할 필요성에 따라 고안되었으며 세계보건기

구의 모자보건부분에서는 이러한 통합적 접근방법을 권장하고 있다(Atun, Benenett, & Duran, 2008; WHO, 2010). 그런데 보건사업의 종류는 상황에 따라 달리 판단되어야 한다는 주장도 있다.

2) 넓은 범위의 보건사업 내 통합

다음은 보다 넓은 보건부문 내의 통합이다. 인구조절을 담당하고 있는 부문과 위생관련 사업을 담당하고 있는 부문 간의 협력과 통합이 그 예이다. 때로는 다 부문 간 전략, 다 부문 건강도시운동처럼 보건부문과 기타 부문의 통합도 있다. 이것은 일차보건의료를 기반으로 여러 보건사업을 포괄적으로 통합한 것이다.

표 1-3 수직적 보건사업과 통합 보건사업의 장단점

수직적 보건사업	통합적 보건사업
〈장점〉 • 사업 참여자들에게 동기를 부여할 수 있는 목적과 목표를 명확히 설정할 수 있다. • 사업에 요구되는 활동을 위한 운영기획을 통해 서비스 제공을 효율적, 효과적으로 할 수 있다. • 성과관리를 통해 높은 질을 보장할 수 있다. • 사업의 산출과 결과가 제한적이므로 모니터링을 통해 문제를 발견하고 해결하기 쉽다. 〈단점〉 • 자원을 제한된 범위의 문제에 집중하므로 포괄적인 보건 시스템을 개발하는데 장애가 된다. • 사업의 지속성이 재원의 제공자에게 달려 있고 이들의 정책변화에 취약하다 • 일반 보건서비스와 독립적으로 제공되고, 지역 보건당국보다는 외부로부터 예산이 통제되고 목표가 설정된다. • 보건 시스템의 중앙 수준에서 결정된 많은 과제, 훈련 프로그램, 보고체계 등 일선 보건조직에 과도하게 부과될 수 있다. • 개입이 상부로부터 이루어지기 때문에 지속적인 정치적 지원이나 지역사회의 지원을 확보하기 어렵다. • 시간이 경과함에 따라 비용-효과성이 떨어진다.	〈장점〉 • 국가 보건정책이나 지역적 필요에 맞추어 제공할 서비스의 범위를 선택할 수 있다. • 보건시스템을 구성하는 여러 부분의 투입요소들을 통합적으로 활용함으로써 다차원적 건강 개념에 맞는 사업을 전개할 수 있다. • 인력 등 자원의 다목적 활용이 가능하고 이에 따라 일정한 투입으로 보다 많은 산출을 얻을 수 있다. • 지역의 현황에 따라 영역별 보건서비스를 기획하고 관리할 수 있으며, 적절한 정치적, 부문간 및 지역사회 참여를 도모할 수 있다. • 새로운 활동을 개발하고 재난에 대응할 수 있는 역량의 확보가 가능하다. • 이용자의 필요에 보다 쉽게 대응할 수 있고 이를 통해 시간을 절약할 수 있음과 동시에 맞춤형 서비스가 가능해 지고 서비스의 연속성continuity을 제고하고 이를 통해 이용자들의 편의와 만족도를 높일 수 있다. • 건강문제에 보다 전인적인 접근을 할 수 있고 개인과 지역사회의 건강필요에 초점을 맞출 수 있다. 〈단점〉 • 적절한 우선순위 선정이 어렵다. • 사업의 목적과 목표, 산출 및 결과를 명확하게 정의하고 이에 근거하여 적합한 사업의 수단을 선택하기 어렵다. • 핵심적 사업 영역에서 단일 목적을 가진 사업이 도달할 수 있는 수준의 산출목표를 달성하지 못할 수도 있다. • 불확실성이 크므로 적합한 설명과 확인이 이루어지지 않으면 보건 서비스 종사자의 불만족의 원인이 될 수 있다.

또, 통합은 기능적 차원과 구조적 차원에서 논의될 수 있다. 기능적 차원의 통합이란 동일한 목적을 달성하기 위해 독립적인 행정기구나 기능들이 함께 어우러져 전체로서의 통합된 사업을 추진하는 운영방식을 말한다.

이러한 기능적 차원의 통합이 가능하기 위해서는 그 바탕에 구조적, 조직적 차원의 통합이 요구된다. 일정한 영역의 보건서비스를 단일한 행정단위나 적절한 조정이 이루어지는 여러 기구들을 통해서 제공할 수 있는 하부구조가 그러하다(WHO, 1996).

수평적 보건사업은 공공재원으로 운영되는 보건시스템에 의해서 서비스가 제공되며 흔히 포괄적 일차보건의료라는 용어로 쓰인다. 이에 반해 수직적 보건사업은 보건시스템에 완전히 포함되지 않은 특수한 개입에 의해 선택적으로 집중하는 서비스 제공방식이다.

수평적이라 함은 지역사회의 전체의 보건문제를 함께 다루어 간다는 의미와 더불어 일차보건의료에서 제시하는 국가의 책임, 부문 간 협조, 지역사회주민참여 등이 포함된다.

수직적 보건사업에서는 지역사회 여러 부문들 간의 통합보다는 상부와 하부의 통합이 중시된다. 이때 상부란 사업에 필요한 재원을 제공하는 국제기구나 중앙정부 등의 조직이다. 이들은 지역사회의 보건문제 해결에 책무성(accountability)을 가진 상시조직으로 보건시스템이나 보건문제를 외부에서 통제할 수 있다(Minkler, 2005).

2. 인구집단에 대한 접근전략의 종류

보건사업은 특정한 인구집단의 건강문제를 대상으로 하기 때문에 사업의 대상이 되는 인구집단을 어떻게 구분하는가는 중요한 문제이다. 인구집단에 대한 접근전략은 크게 고위험집단전략과 전인구집단전략으로 나뉜다.

1) 고위험집단전략(High-Risk Strategy)

국가가 국민의 건강을 향상시키기 위해서는 고위험집단을 대상으로 임상적 개입 이상의 노력이 필요할 수 있다. 그 이유는 의학적 접근이 주로 아픈 개인들의 필요에 기반하기 때문이다(Rose, 1992).

이 관점은 의학과 의료의 중요한 사명을 반영하고 있지만 일차적으로 사람들이 질병에 이환되는 것을 예방하는데 있어 국가가 해줄 게 거의 없다는 제한성을 가지며 의료

접근성에서의 불평등과 예방 서비스와 치료서비스의 질과 관련된 쟁점을 간과해 왔다.

개별 보건의료서비스는 유전적, 행동적, 사회적, 환경적 요인과 같은 건강결정요인 중에서 가장 설명력이 작은 부문이다(IOM, 2000; McGinnis et al., 2002). 이를 보완하기 위해 국가와 부문 간 공중보건시스템은 보건정책과 활동의 새로운 전략을 찾아내고 검토해야 한다.

고위험집단전략은 전통적이면서도 자연적인 보건의료적 접근방법으로 인구집단의 정규분포(normal distribution)에서 일정 범위 이상을 벗어난 집단을 분리하여 관리하는 것이다. 즉, 선별검사를 통해 고위험 임신, 저출산 체중아, 고혈압 환자 등 고위험집단의 개인에게 특수한 예방수단을 적용하는 것이다.

이 전략의 장점은 개인에게 적용하기에 적합하다는 점이다. 기침을 하거나 호흡기능에 결함이 있는 흡연자에게 금연을 지도하고 고혈압 환자에게 염분섭취를 제한하라고 권고했다면 그 환자에게 타당한 권고이다. 그리고 선별검사로 혈중 콜레스테롤이 높은 사람을 발견하여 식이요법을 권장했다면 이는 적합한 조치이다. 고위험군에 대한 근거기반 전략(evidence-based approach)과 예방적 개입(preventive intervention)은 인구집단의 건강증진을 위해 폭넓게 요청된다.

그러나 개인에게는 적절한 수단의 부재, 낮은 참여 동기, 자원사용의 어려움, 낮은 비용효과성, 이익에 비해 위험이 큰 경우, 일시적 · 제한적 완화효과 같은 문제들이 실천적 장애(practical barrier)로 작용할 수 있다. 뿐만 아니라, 개인의 식이 조절, 금연, 운동 및 기타 건강한 생활양식의 촉진과 같은 행태 변화(behavioral changes)는 사회적 규범으로 인해 제한을 받기도 한다. 예컨대, 친구들과 먹는 것을 달리하면 단순히 불편한 차원을 넘어서 괴짜나 건강염려증 환자로 취급될지도 모른다. 청소년들이 흡연을 시작하는 것(smoking initiation)도 또래들의 비공식적 규범에 영향을 받는다(Jung & Chung, 2013).

고위험 집단을 대상으로 한 보건사업 전략은 대부분의 예방적 보건사업이나 건강증진사업이 이러한 접근에 토대를 두어왔다. 특정한 위험요인을 중심으로 예컨대 고혈압관리사업, 당뇨관리사업 등은 모든 인구집단을 대상으로 하기보다는 고혈압이나 당뇨환자처럼 심혈관질환의 고위험집단을 대상으로 이루어지는 경우가 많다. 그러나 전체 인구집단의 혈압수준을 낮춘다거나 혈당수준을 낮추는 것을 목표로 사업을 진행할 수도 있다.

2) 전인구집단전략(Population Strategy)

전인구집단전략은 질병 발생률에 영향을 미치는 위험요인을 인구집단의 평균에 가까운 바람직한 방향으로 이동시켜 질병 발생률을 낮추려는 전략이다.

(1) 전략의 특징

전인구집단전략은 특정 질병의 근본적 원인을 제거하기 위한 시도인데 전체로서의 인구집단에 대한 접근이라 기대 이상의 잠재력을 가질 수 있다. 예컨대, 프래밍험 연구에 따르면 혈압분포를 10*mmHg* 낮추면 고혈압으로 인한 지역사회의 사망률을 30% 가량 줄일 수 있는데 이는 인구집단전략의 강점을 보여준다. 인구집단전략은 건강증진의 측면에서 '정상'과 '비정상'에 대한 사회적 규범을 형성하여 개인의 행동변화를 촉진하는 데도 도움이 된다.

그러나 특정사업을 인구집단에 기반하여(population-based) 실시하였을 때, 전체 인구집단이 얻는 이득에 비하여 그 사업에 참여한 개인이 얻는 혜택은 적을 수도 있다. 예컨대, 디프테리아 예방접종 백신이 도입되었을 때, 한 명의 어린이가 디프테리아에 걸리지 않게 하기 위해 수백 명이 백신을 맞아야 하는 딜레마가 발생할 수 있다.

(2) 소득과 건강수준과의 관계

소득이 수명에 미치는 영향은 절대적 빈곤수준에서는 매우 크게 나타나지만 일정정도의 생활수준을 넘어서면 기울기가 완만해 진다. 소득이 높아질수록 단위 소득의 증가가 수명에 미치는 효과는 감소한다. 이러한 현상은 한 국가 안에서는 물론 국가 간의 비교에서도 일관되게 나타나며, 소득 이외의 사회경제적 지표인 직업계층에 따라서도 확인할 수 있다. 예컨대, 잉글랜드와 웨일즈의 15~64세 남성의 종사상 지위별 표준화 사망률은 이러한 경향을 잘 보여준다(표 1-4).

한편, 다음의 소득수준과 기대여명 곡선으로부터 이끌어낼 수 있는 중요한 결론은 소득의 분포가 한 사회의 평균수명에 분명한 영향을 미친다는 것이다(그림 1-3).

영국의 건강활동지역 프로젝트는 건강을 위한 활동의 하나로 취약지역을 선정하고 해당 지역의 건강문제를 자체 선정하여 10년 이상 지속적으로 건강형평성을 제고할 수 있는 활동을 전개한다. 미국의 'Healthy People 2010'은 건강불평등의 해소를 주요

표 1-4 잉글랜드와 웨일즈의 15~64세 남성의 종사상 지위별 표준화 사망률

사회 계급 \ 년도	1931	1951	1961	1971	1981*	1991*
I. 전문직	90	86	76	77	66	66
II. 관리직	94	92	81	81	76	72
III. 정규 사무직 및 숙련 육체노동자	97	101	100	104	103	100
IV. 준숙련 육체노동자	102	104	103	114	116	116
V. 비숙련 육체노동자	111	118	143	137	166	189

* 20~64세에 한함

한 아젠다로 선정하였고, 우리나라의 '국민건강증진종합계획 2010' 역시 이 사업의 궁극적 목적 가운데 하나로 건강형평성의 제고를 건강수명의 연장과 함께 양대 목표로 선정한 바 있다.

인구집단의 건강을 이해하고 이를 향상시키는 것은 이러한 인구집단관점과 더불어 건강과 관련된 생태학과 생물학적, 행태적, 물리적 및 사회적 환경 요인들 간의 상호관련성을 이해하는데 달려 있다. 그런데 전체 인구집단을 대상으로 한 보건사업 전략은 사

그림 1-3 소득수준과 기대여명

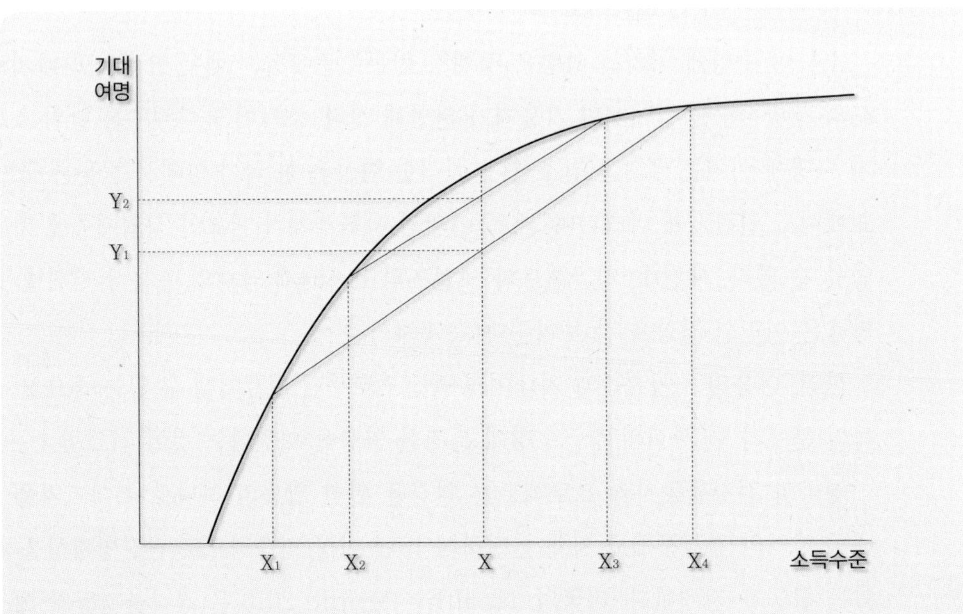

회 전체적으로 보면 총량적으로 매우 큰 편익을 얻을 수 있지만 이를 개인적으로 평균해서 보면 편익은 크지 않다. 따라서 개인 차원에서는 이러한 프로그램에 대해서 선호하지 않을 가능성이 높아진다. 이를 예방의 역설이라고 한다. 따라서 이러한 딜레마를 극복하는 방안을 계속 고민할 필요가 있다.

3) 인구집단 세분화의 기준

(1) 생애주기(life cycle)에 따른 기준

보건사업의 대상 인구집단을 구분하는데 가장 보편적인 방법은 생애주기에 따른 구분이다. 이는 생애주기에 따라 인구집단이 가지는 질병의 위험도나 처하는 환경이 다르기 때문이다. 생애주기 사업은 크게 영 · 유아(0~6세) 및 모성의 모자보건사업, 청소년 보건사업, 20~64세까지의 성인보건사업, 65세 이상의 노인보건사업으로 나뉜다.

특히 영유아 및 노인집단은 다른 생애주기에 비해 건강상 취약집단(vulnerable populations)으로 분류되므로 집중적인 건강관리의 대상이 된다. 영 · 유아 보건사업, 모성보건사업, 또는 이 둘을 포함하는 모자보건사업은 대부분의 국가에서 필수 보건사업에 포함된다. 그 이유는 영아사망률(infant mortality rate)이 한 국가의 건강한 인구재생산을 위해 가장 우선적으로 관리되어야 하는 분야이기 때문이다.

한편, 선진국의 경우 고령사회(aged society)로 진입함에 따라 노인보건사업의 중요성이 커지고 있다. 평균적으로 한 평생 지출하는 의료비의 2/3 이상을 노인이 되어서 지출하기 때문에 고령사회로 갈수록 인구집단의 건강관리와 국민의료비 통제가 더 어려워지기 때문이다.

(2) 환경특성에 따른 기준

보건사업의 대상으로서 인구집단을 선정하는 또 다른 기준은 특정 인구집단이 얼마나 특별한 건강위험 조건에 놓여 있는지 여부이다. 학교보건사업과 산업보건사업이 이러한 보건사업의 전형적 예다. 특수대상을 겨냥한 보건사업들은 몇 가지 특성을 가지고 있다.

먼저, 학교보건사업이나 산업보건사업은 보건소 등 보건기관을 중심으로 이루어지는 일반적인 보건사업과는 달리 별도의 체계를 가지고 있다. 또, 지역사회에 분산되어 거주하는 다른 보건사업의 대상과는 달리 학교나 사업장에 밀집되어 있어 집단적으로 접근하기 쉽다. 서비스 제공 면에서도 거주지역이 아니라 학교나 산업장 등 현장을 중심으로 이루어진다. 이들은 대개 부문 간의 협조가 요청되는 사업영역이기도 하다.

가) 학교보건사업

학교보건사업의 대상은 교직원과 학생들인데, 우선 학생들은 생애주기 상의 동일한 시기를 지나고 있으며, 공통된 조건의 학교환경에 노출되며, 건강행태 역시 집단적으로 이루어진다는 점에서 독특한 특성을 지닌다. 따라서 발육과 균형 잡힌 영양섭취가 중요하고 이 연령대에서 문제가 될 수 있는 위험 건강행태인 음주, 흡연, 약물 남용, 성 관계 등은 선별적 관리가 필요하다. 이러한 문제들을 종합적으로 관리하기 위해서는 생의학적 접근보다는 사회심리적 요인을 고려한 보건교육이 더 중요할 수 있다.

나) 산업보건사업

산업보건의 측면에서 노동자들은 대개 청 · 장년기에 속하는 사람들로서 생물학적 생애주기로 볼 때 특별히 건강위험도가 높은 시기를 경과하고 있는 것은 아니나, 이들이 근로에 종사하는 사업장의 환경이나 작업행태가 건강문제의 중요한 결정요인이 될 수 있다. 근로현장은 사업장의 특성상 집단적 접근이 용이하기 때문에 작업환경에 대한 집중적인 관리를 통해 건강관리의 목표를 효과적으로 달성하는데 도움이 된다.

(3) 기타 기준

인구집단은 성, 거주 지역, 결혼상태, 직업 등 기타 분류기준에 따라서도 나눌 수 있다. 한편, 최근에 공공보건활동의 전략을 개발하는데 사회마케팅(social marketing)이 활용되고 있는데, 이는 보건사업의 소비자인 주민을 각자의 욕구(needs)에 따라 동질적인 하위 집단으로 세분화(segmentation)하고 세분화된 집단 중에서 표적 집단으로 선정하여(targeting) 맞춤형 서비스를 제공하는 것이다. 이때 주민인 소비자를 세분화하는 기준으로는 인구학적 특성 외에도 지리적 특성, 심리적 변수, 행태적 변수 등이 활용된다.

지역사회주민은 지역 보건사업의 대상이기도 하지만 보건사업의 주체이기 하다. 최근에는 보건사업에 있어서 후자의 측면이 강조되어 2011년 미국 워싱턴에서 열린 제139회 미국공중보건학회 연례회의(American Public Health Association Annual Meeting)에서 보건학이 이제 지역사회기반 보건(community-based public health)으로 나가야 함을 강조하였으며, 실제로 보건 연구자가 지역주민과 함께 하는 지역사회기반참여연구(Community-Based Participatory Research, CBPR)가 널리 활용되고 있다(Israel et al., 2005; 정민수 등, 2008). 따라서 사회마케팅을 포함하여 지역사회주민을 대상으로 보건사업을 할 때, 보건사업의 주체이어야 할 주민을 보건서비스의 일방적 소비자로 대상화하지 않도록 유의해야 한다.

한편, 특수한 보건문제를 가진 동질적인 집단을 조사를 통해 선별해 내는 것과 이 집단에 효과적으로 접근하는 것은 다른 문제이다. 인구집단을 분류할 때는 세분화된 하위대상에 접근이 가능한지 고려해야 한다. 집단이 동질적이라도 전국적으로 분산되어 있으면 보건사업의 대상으로 삼기에는 대상 집단에 대한 접근이 어려워 사업의 실현가능성이 낮아진다. 그리고 태도나 신념과 같은 심리행태적 변수를 이용하여 특정 인구집단을 선별하는 경우 사업대상이 분명하게 특정되지 않아서 캠페인을 통해 구체적으로 보건서비스를 제공하기 어려운 경우도 있다.

Ⅳ 보건사업과 공중보건

보건문제의 해결방법과 전략으로서의 보건사업은 공중보건과 유사하다. 이런 점에서 보건사업의 가장 핵심적 원리는 공중보건학이라고 말할 수 있다. 그러나 공중보건학은 시대의 변천에 따라서 그것이 담아내는 내용과 수단 등이 변화되어 왔다. 여기에서는 이를 간단히 살펴보고자 한다.

고대로부터 현대에 이르기까지 공중보건실천 활동의 6가지 주요한 접근방법은 국제적 협약보다는 중요한 전기가 되는 사건들에 의해서 정의되었다. 이러한 접근방법은 ① 사회구조의 중재를 통한 건강보호로서의 공중보건 ② 위생개혁운동에 의한 독특한 공중보건 원리의 형성 ③ 감염관리로서의 공중보건 ④ 예방의학으로서의 공중보건 ⑤ 일차보건의료로서의 공중보건 및 ⑥ "신공중보건"-건강증진으로 나누어볼 수 있다.

1. 공중보건의 접근방법

1) 건강보호

건강보호시대의 이정표는 개인과 공동체의 건강을 보호하기 위한 인간행동에 대한 강제적 규제였다. 이 시기에 공중보건활동으로서의 강제적 규제는 대개 종교적, 정치적, 문화적 및 검역활동을 통해 사회의 지배엘리트들이 중재하였다. 손 씻기 규칙, 나병환자에 대한 신학적으로 규정된 검역(예 : 구약의 레위기 13장[1]), 그리고 1346년 베니스와 마르세이유에서 발생한 흑사병에 대한 사회적 대응 등이 이러한 공중보건 접근방법의 예이다.

2) 위생개혁운동

장기(miasma) 시대는 부분적으로 공중 보건에 대한 산업혁명의 부정적인 영향의 결과로서 영국에서 가장 먼저 진화하였다. Edwin Chadwick의 대영제국 노동인구의 위생조건에 대한 연구보고는 불결한 환경 조건이 건강에 미치는 막대한 영향력을 보여줌으로써 1848년에 제정된 영국 공중보건법의 형성을 촉진했다. Chadwick의 보고서는 영국의 위생조건의 추이와 사망률 및 경제적 수준의 변이를 관련지은 데이터와 함께 영국의 환경조건을 자세히 기술함으로써 현대 역학과 감시의 기초를 놓았다.

대부분의 질병은 일차적으로 더러운 환경의 결과라는 채드윅의 견해는 틀린 것으로 입증되었지만 공중의 건강 보호에 대한 그의 접근방법 대부분은 160년이 경과한 지금도 다를 바가 없었다. 예컨대 한 때 서구에서 거의 박멸된 뎅기열(Dengue fever)은 식수 공급, 쓰레기처리, 위생 등이 제대로 이루어지지 않는 상황에서 도시의 급속한 성장이 일차적 원인이 되어 남아메리카 대륙에서 창궐하고 있다.

---

1. "사람의 피부에 무엇이 돋거나 딱지가 앉거나 색점이 생겨서 그 피부에 문둥병같이 되거든 곧 제사장 아론에게나 그 자손 중 한 제사장에게로 데리고 갈 것이요."

3) 감염관리

1882년 결핵의 원인에 대한 자신의 이정표적인 연구에 뒤이어 Robert Koch는 질병의 기생적 본성을 보여 주기 위해서 다음과 같은 세균론 가설의 검증이 필요하다고 제안하였다. 즉, "유기체는 특정 질병에 이환된 조직에서 특징적 형태와 배열로 지속적으로 존재함을 보여야 하고, 그 행태상 질병의 원인으로 가정되는 유기체가 분리되어 순수배양을 통해 자람을 보여야 하며, 순수 배양된 유기체가 질병을 일으킨다는 점을 실험적으로 보여야 한다."

감염관리 시대는 콜레라와 같은 감염성 질환의 병인론적(etiological) 이해를 촉진했다. 이러한 이해를 통해 대도시에 공급되는 식수의 여과사업을 촉진시켰고 소화기 감염의 이환율과 이로 인한 사망률을 획기적으로 감소시켰다. 나아가 세균학(bacteriology)의 진보는 전염성 질환관리를 위한 현대적 수단인 예방접종의 과학적 기초를 제공했다.

4) 예방의학

감염관리 시대에 뒤 이은 예방의학의 시대는 몇 가지 점에서 이전 시대와 구별된다. 첫째, 모기와 같은 질병의 매개체 개념을 적절하게 이해했다. 둘째, 모든 미생물이 위험하지는 않으며 일부는 건강한 신체기능에 필수적이라는 점을 인식했다. 셋째, 최적의 건강수준에 영양결핍(예 : 요오드와 비타민)이 미치는 영향을 밝혀냈다. 공중보건활동이 학동기 아동, 임산부, 노인 등 '고위험' 인구집단에 중점을 두게 된 것도 이 시기의 일이었다.

1948년 영국에서 국가보건서비스가 확립됨으로써 예방의학 시대의 원리들이 마련되었다. 국가보건시스템의 핵심 전문가들이었던 의사들은 보건정책의 이슈들에 대한 정치적, 대중적 인식을 형성할 수 있는 능력을 강화하고 이를 통해 예방의학의 원리들이 확산되는 것을 촉진했다. 또한 이 시기에 전문적인 의학적 관점이 핵심 정치인과 정책결정자의 관점으로 통합되는 전기가 마련되었다.

5) 일차보건의료

1978년 알마아타 선언을 통해 정식화된 일차보건의료 시대의 핵심적 요소는 다음과 같다.

① 일차보건의료의 핵심적 측면으로서의 전 지구적 협력과 평화
② 일차보건의료는 실행되는 국가와 지역사회의 특수한 상황에 적합하게 이루어져야 한다는 점에 대한 인정
③ 보건의료는 보다 광범위한 사회적, 경제적 개발을 반영한다는 점에 대한 인식
④ 건강증진과 질병예방 전략에 대한 강조와 더불어 국가 보건전략의 골간으로서 일차보건의료의 제시
⑤ 건강수준의 형평성 달성
⑥ 건강을 증진하는데 모든 부문의 참여 등이다.

6) 건강증진 : 신공중보건

건강증진 시대는 1986년 제1차 건강증진 세계대회에서 채택된 오타와 헌장을 기점으로 시작되었다. 이 헌장은 사람들에게 보건정보와 교육을 제공하여 삶의 기술들을 강화함으로써 특수한 질병들을 촉진하는 요인들과 관련하여 건강한 선택을 할 기회를 증가시킬 필요성에 대해 합의하였다. 그리고 이 헌장은 건강증진정책이 다각적이면서도 보완적인 방법들 즉, 입법적, 재정적 수단 및 조직적 변화를 결합해야 할 필요성을 인정했다. 선언은 이러한 방법들을 ① 건강한 공공정책의 수립 ② 지지적 환경의 조성 ③ 지역사회활동의 강화 ④ 개인적 기술의 개발 ⑤ 보건서비스의 방향 재설정 등 크게 5가지 영역으로 분류하여 제시하였다.

1990대 초반까지 공중보건학계는 오타와 헌장의 원리에 근거하여 건강증진의 틀이 신공중보건사업에 기반해야 한다는 점을 일반적으로 인정했다. 그러나 건강증진의 틀을 분석해 보면 이전 시대의 전통이 짙게 배어 있어서 신공중보건에서 무엇이 새로운가에 대한 질문이 제기될 수밖에 없었다. 이러한 질문에 답하여 이전 시대의 유산들과 건강증진 혁신은 신공중보건이 지식의 진보, 인권에 대한 관심의 증진과 보건에 대한 새로운 위협에 따라 탄생되었다는 점에서 "새롭다"는 관점을 받아들였다.

2. 공중보건의 과제

건강증진이라는 용어는 보건교육과 건강수준의 향상을 위해 행태적 환경적 변화를 촉진하기 위해 고안된 조직적, 정치적, 경제적 개입을 말한다. 건강증진은 일반적으로 보건교육, 예방 및 건강보호의 3가지 핵심적 영역으로 이루어진다.

1) 검역활동

검역활동(quarantine inspection)은 건강보호를 위한 다양한 실천들이 신공중보건학으로 통합되어온 좋은 예이다. 검역은 감염병의 전파를 차단하기 위한 수단으로서 질병에 이환된 개인의 활동을 제한해 왔는데, 낙인을 강화하고 개인의 자율성을 억누르는 전통적 활동에서 이제는 보다 인간적이고 낙인이 덜 찍히는 방법으로 대체되었다. 더욱이 과학과 법률의 진일보는 공중보건과 관련하여 인간에게 미칠 수 있는 위험을 구체화하였고 이에 따라 보다 엄밀하게 표적 집단을 선정하는 것이 가능해졌다. 또한 세계보건기구의 국제보건협약(International Health Regulations) 7조는 일정한 지역사회에서 감염병 유행의 종식을 선포해야 하는 시점에 대한 명확한 지침을 제공함으로써 질병의 유행이 발생한 지역에서 감염자에게 영속적인 낙인이 찍히는 것을 방지할 수 있는 길을 열었다. 이러한 개선책들은 모두 감염병 이환으로 인한 인권침해 요소를 경감시키고 검역대상이 된 개인과 집단의 자발적인 순응을 높일 수 있도록 도왔다.

신공중보건학에서는 검역에 있어서 개인의 자율성 또한 강화되어 왔다. 예컨대 호주의 2003년 개정 검역법은 건강상의 이유로 호주에서 검역대상이 된 사람들은 앞으로 독립적인 의학적 사정을 요구할 권리를 가지며 이에 따라 임의적 구금으로부터 보호받을 수 있도록 했다. 흡연의 제한과 같은 최근의 공중보건활동들을 효과적으로 수행하기 위해서 입법을 활용하는 것은 장기설 시대의 유산이다.

환경보호를 위해 중앙 집중화된 권력이 개입하는 것 또한 채드윅의 정책과 크게 다르지 않다. 건강의 악화는 특정한 생물학적 요인보다는 환경과 사회적 요인들에 기인한다는 관점은 오늘날 건강의 사회적 결정요인에 대한 기초를 제공하고 있다. 그러나 환경위생은 법률적인 관점에서 보면 전적으로 정부의 책임이라고 본 채드윅의 시대와는 달리 오늘날에는 개인과 지역사회 집단, 정부가 그 책임을 공유하는 것으로 본다. 현재 대부분의 정부기관은 쓰레기 폐기 등의 환경위생 서비스에 대해 개인과 지역사회에 책임을 부과하며 환경보호법률을 위반한 경우에는 엄격한 벌칙이 적용된다.

2) 신공중보건의 문제들

감염관리 시대를 거치면서 감염병에 대한 미생물학적 기반과 병인론의 이해가 향상됨으로써 근거기반(evidence-based) 공중보건활동은 필수가 되었다. 이러한 진일보를 통해 예방접종에 대한 과학적 기반이 마련되었다. 아울러, 신공중보건학에서는 예방접종률을 높이기 위한 핵심적 수단으로서 사회마케팅과 설득이 법률적 강제보다 우위에 놓이게 된다. 감염병 시대와 예방의학의 시대에 통용되었던 법률적 강제에 의한 접근방법은 예방접종에 대한 반대세력의 치열한 로비를 헤치고 나아가야 했다. 흥미로운 사실은 현재의 "소비자 참여"전략에 대해서 반대가 전혀 없는 것은 아니라는 점이다. Robert Koch보다는 덜 했지만 Edwin Chadwick은 그들이 채택한 "단일 원인"교리에 완고하게 집착했다. Towering은 결국 그들의 영향력이 너무 커서 새로운 지식의 빛을 비추어 그들의 이론에 내장된 오류를 교정하기 위한 노력은 복합적일 수밖에 없었다.

현재 건강증진 전문인력들 간의 수평적 관계와 다학제적 접근의 특성, 그리고 건강에 대한 사회적 결정요인(social determinants of health)의 개념은 전반적으로 수용되고 있으며 이를 통해 그 엄격한 적용이 야기할 수 있는 잠재적인 부정적 영향을 감소시켜 왔다. 예방의학 시대의 의사들은 현대 공중보건학에 지대한 영향을 미친 역학, 통계학, 약학, 영양학, 세균학 및 병리학의 영역에서 혁신을 이루어냈다. 그 시대에 역점을 둔 것은 고위험 집단(high-risk population)이었는데 이러한 접근방법은 오늘날에도 수감자나 취약계층의 전반적으로 낮은 건강수준을 해결하기 위한 노력을 새롭게 조망하는데 기여하고 있다.

그러나 오늘날의 건강증진은 예방의학 시대보다는 사회적 결정요인에 보다 많은 주의를 기울이고 있다. 나아가 예방의학시대를 특징 지웠던 공중보건 분야에서의 의료전문직 지배는 공중보건의사들과 사회학, 보건경제학, 건강증진 전문가들의 다학제적인 방법으로 대체되고 있다. 건강증진 시대는 일차보건의료 시대의 연장선상에 있다. 비록 알마아타 선언의 핵심개념은 오타와 헌장과 중복되기도 하지만, 알마아타 선언은 주로 개발도상국가에 중요한 이슈를 강조한 반면 그러한 이슈들이 오타와 헌장에서는 부수적 이슈로 제시되었다. 역설적인 것은 개발도상국가에서 알마아타 선언의 실행을 평가하기 위해 세계보건기구가 지명한 기술적 전문가들은 그 기본 틀이 비현실적이라고 평가하면서 그 대신 선택적 접근방법을 제안했는데 현재 세계보건기구가 승인한 건강증진의 핵심원칙들(역량강화, 형평성, 협동, 참여 등)은 훨씬 더 모호하다는 비판을 받고 있다(Baum, 1998; Wills, 1998).

3. 공중보건의 혁신

건강증진을 위해 더 엄격하고 적절한 틀을 제시함으로써 과거의 틀을 대체하고 보편적 승인을 획득하는 것과는 달리 오늘날 건강증진은 "정당성의 위기"를 맞고 있다. 비평가들은 건강증진을 알마아타 선언이 옹호한 것처럼 오랜 사회적 · 경제적 · 정치적 변화의 필요성으로부터 도출된 기능주의적인 개념으로 간주한다. 이러한 비판에 대해 건강증진부문의 리더들은 핵심적인 활동가들과 이전 시대의 모든 핵심적 개념들을 "총체적 공중보건" 접근전략이라는 우산 아래 통합하려 시도해 왔다. 그러나 이것은 그 입장을 강화하는데 도움을 주기보다는 오히려 일반적으로 승인된 정의나 철학적 근거의 부재, 건강증진이 신공중보건학인가의 여부에 대한 일치된 견해가 없는 것에서 드러나는 것처럼 지배적인 패러다임과 건강증진의 사명을 얼룩지게 해왔다.

결국 지배적 패러다임과 공중보건이 공통의 경계 안에 있던 이전 시대와는 달리 현재 대부분의 나라들은 공중보건과 건강증진시스템을 병행해서 운영하고 있다. 신공중보건은 건강한 조건을 확보하기 위한 전략의 새로움이 아니라 건강증진의 논의가 우리 시대의 공중보건상의 위협을 해결하고자 채택한 핵심적 독트린이다. 신공중보건 시대는 건강 패턴의 변화와 보건지식의 발전에 따라 지배적 공중보건의 틀이 되었다. 현재 공중보건이론가들과 평론가들은 건강 불평등과 테러리즘 같은 주요한 현대 공중보건의 위협을 효과적으로 설명하는 데에 대한 확신을 가지고 있지 못하다.

오늘날 건강증진의 틀을 개혁하고 새로운 건강 위험들에 잘 대처하기 위해서는 몇 가지 관점을 고려해야 한다.

첫째, 현대 공중보건의 철학적 근거를 정의하여 공중보건의 기능을 보다 효과적으로

그림 1-4 신공중보건사업을 위한 건강한 공공정책 모형

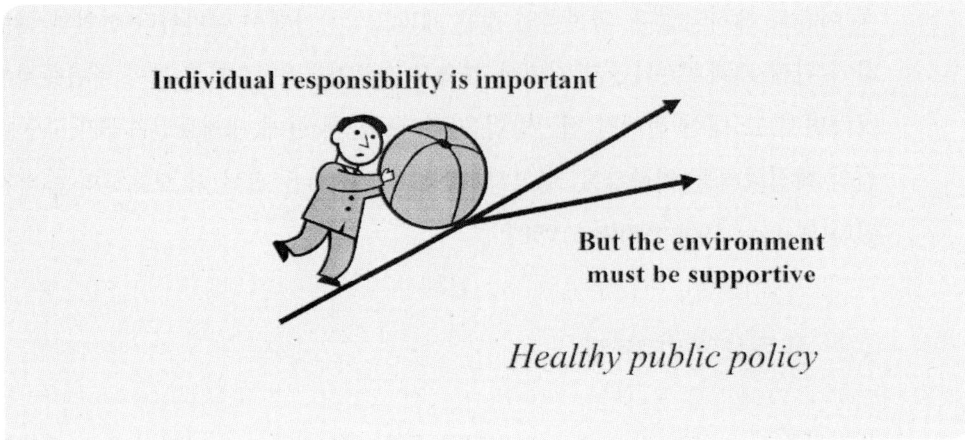

모니터링 할 수 있도록 촉진하는 한편, 공중보건에 대한 재원조달이 보다 안정적으로 이루어질 수 있는 기반을 확립할 필요가 있다.

둘째, 누가 공중보건 활동가이고 전문가인지 정확하게 결정할 필요가 있다. 이는 활동가의 역할과 책임을 분명히 하여 내적 통합성을 촉진하기 위함이다. 비록 2002년부터 2007년까지의 건강증진과 보건교육에 대한 국제연합의 전략 방향은 보건정책과 건강증진이 중복된다는 점을 시사하고 있지만 신공중보건학은 역학과 공중보건의학 등 이미 확립된 전문분야보다 사회변화에 그 가치를 덜 부여하고 있다. 공중보건의 활동가들과 전문가들은 이전시대에는 위계적 구조 위에 있었지만 이제는 최전선에 서서 이끌어야 한다는 점을 인식해야 한다.

셋째, 일차보건의료시대 이전에 "전지구적"이라고 인식되어 온 공중보건의 특성들은 주요한 제국주의 국가들의 영역 바깥의 실재보다는 그 제국주의 국가들의 관점을 반영하고 있기 때문에 부정확하다. 전지구적 공중보건의 수단으로서 일차보건의료의 실패는 진정한 전지구적 공중보건의 틀을 개발하는데 있어 난관을 드러내고 있다. 국제적 틀로서의 건강증진 패러다임은 비교적 동질적인 사회경제적 맥락에 있는 서구의 풍요로운 사회에서의 사전연구를 통해 성공적이라고 입증된 것들로서 제3세계 국가들에서는 잘 작동되지 않는다. 공중보건은 반드시 서로 다른 사회적 질서와 국민성의 문제에 포괄적으로 적용되어야 한다. 일차적으로 민족적, 지역적 문화의 역사 안에서 권력의 구

조와 사회경제적 개발을 설명함으로써 특수한 공중보건 패러다임의 적합성이 보다 명확해져야 한다.

마지막으로, 건강증진 패러다임의 기능주의적 지향성을 견지한다면 21세기에 사람들의 건강한 조건을 보장할 수 없을 것이다. 세계는 빈곤, 전 지구적 불평등, 신종질환들, 지속적인 갈등처럼 신공중보건보다 훨씬 근본적인 공중보건의 틀을 요구하는 난제들을 갖고 있다.

결과적으로 역사적, 구조적 틀을 통해 현대 공중보건활동가들이 지역적으로 활용 가능한 실천적이고 비용효과적인 방법을 통해 질병을 예방하고 생명을 구할 수 있는 보다 탄력적인 근거를 제시하여야 한다. 동시에 전염성 있는 건강위협에 대해 전 지구적인 예방책을 가능할 수 있게 해야 한다. 이러한 틀이 일차보건의료나 건강증진의 시도가 실패로 끝난 것처럼 전 세계를 망라하여 획일적으로 실행될 필요는 없을 것이다. 이러한 것들이 새로운 공중보건이 해결해야 할 과제들이다.

제2장 보건사업의 관리

I 보건사업의 관리 및 행정의 개념

1. 관리의 의의

관리(management)는 여러 부분에 두루 적용되는 용어이다. 건강관리, 질병관리, 병원관리, 보건관리, 의료인력관리, 보건정보관리, 보건사업관리 등 보건 분야에서 관리는 매우 보편적이고 긴요한 활동임을 알 수 있다.

관리는 흔히 '필요한 자원을 획득하고 적정하게 배분하는 수단이자 동시에 이를 통해 업무가 수행되는 과정'으로 정의된다. 이와 같이 폭넓게 정의되는 관리는 질병에도 적용될 수 있다. 고혈압관리, 만성질환관리, 결핵관리 등의 용례에서 확인할 수 있듯이 질병의 관리는 전통적으로 사용되는 진단 및 치료의 범위를 넘어서 개인 또는 집단이 이환될 위험이 있거나 이미 이환된 질병을 대상으로 질병의 예방과 치료 및 재활과 관련된 포괄적인 해결방안을 모색하고 적용하는 계획적인 활동이다.

그러나 일반적으로 관리는 조직이나 사업을 대상으로 한다. 앞서 언급한 질병관리의 경우에도 대개 그 관리의 요소에 관련된 조직이나 사업이 포함된다. 이를 대상으로 하는 관리는 미리 설정된 목표를 달성하기 위해 인적 자원, 물적 자원, 자본, 기술, 정보를 활용하여 행해지는 과정의 상호작용이며 기획, 조직, 통제, 조정이라는 기능의 집합으로 정의된다.

관리과정이 제대로 수행되지 않을 경우 목적과 목표가 불명확해지고 계획되지 않은 활동이 이루어지므로 자원이 비효율적으로 활용되고 불필요한 비용이 발생할 수 있다. 관리의 핵심적 목적은 자원의 활용이 효율적이고 합리적으로 이루어지도록 하는 것이다.

관리는 특정 결과를 달성하기 위해 자원을 활용하는 기능, 활동, 행동의 연속으로서 일련의 과정이며 서로 밀접하게 관련되어 있는 기획, 조직, 통제, 조정 등 여러 기능을 통해 작용된다. 그리고 관리는 사회적 특성을 가지는데 관리기능을 수행하기 위해서는 상호작용하는 인적 자원을 필요로 하고 이러한 인적자원은 사회적 관계로 구성된 집합체를 형성한다. 관리는 하나의 과정으로서 동적이며 상호작용하는 과정과 이에 대응되는 활동들이 항상 변화한다는 의미를 가지고 있다.

보건관리는 인구집단의 건강을 유지하고 증진하기 위하여 제한된 자원을 우선순위에 따라 배분하고 그 활용의 효과와 효율을 극대화하기 위한 합리적인 과정과 활동으로 정의할 수 있다. 특히 양질의 공공 보건관리를 위해서는 다양한 지식과 역량이 필요하다. 보건행정에 대한 일반적 지식뿐 아니라 건강증진(health promotion)과 역학(epidemiology)에 대한 전문지식, 공정성에 대한 이해, 조직행동, 인적자원, 재무 및 예산관리, 보건사업의 기획과 운영 및 평가, 지역사회의 조직화 등에 대한 특수 지식을 필요로 한다.

2. 행정과 관리의 개념 비교

관리와 유사한 개념으로 널리 쓰이는 개념으로 행정(administration)이 있다. 조직을 대상으로 하는 관리라는 용어는 기업 조직에서는 '경영'으로 번역되어 널리 사용되었다. 조직이 있는 한 관리는 반드시 필요한 활동임에도 불구하고 행정이라는 용어는 기업조직의 관리에 배타적으로 적용되다가 1930년대 미국의 대공황 때 매니지먼트에 대한 회의가 퍼져나가면서 공공분야와 병원조직 등에서 관리라는 용어 대신 행정이라는 용어가 널리 사용되기 시작했다.

행정의 영어 표현인 'administration'의 라틴어 어원적 의미는 '~에게(to)'를 의미하는 'ad'와 '봉사하다(serve)'의 의미를 가지는 'mini-strare'가 결합된 것으로서 이는 ① 자발성, ② 무대가성, ③ 요구권의 존재를 포함한다. 이는 관리의 영어 표현인 management가 직접적 통제를 의미하는 'manus'를 어원으로 하는 것과 대조적이다. 이러한 다양한 정의로부터 행정은 본질적으로 지시에 따르고 서비스를 한다는 것을 의미하는 반면 관리는 일차적으로 결과의 성취, 다음으로는 달성되어야 할 결과에 대한

표 2-1 행정과 관리의 비교

구분	행정	관리
활동의 본성	조직의 목적과 정책 결정 예술로서의 관리	정책의 집행 과학으로서의 관리
관심영역	가치	사실
지향	목적 지향적	수단 지향적
기능의 유형	결정 기능	실행 기능
주요 기능	기획, 조직화	동기부여, 통제
의사결정범위	조직 전체에 대한 의사결정	정해진 범위에서의 의사결정
권위의 수준	상위	하위

관리자의 개인적 책임을 의미하게 되었다.

이처럼 행정과 관리는 다른 의미를 가지며 두 용어 모두 공공부문에 적용될 때도 마찬가지이다. 공공행정은 공중에 봉사하는 활동과 공무원이 다른 사람들이 결정한 정책을 수행한다는 것을 의미한다. 이는 정책을 행동으로 옮기고 사무를 관리하는 절차에 관심을 가진다. 관리는 행정을 포함하지만(Mullins, 1996), 효율을 극대화하여 목표를 달성하기 위한 조직도 포함하며 결과에 대한 책임도 포함한다. 공공행정은 과정, 절차와 적정성에 관심을 가지지만 공공관리는 그 이상을 의미한다. 단순히 지시에 따르는 대신 공공관리자는 결과의 달성에 역점을 두고 그에 대한 책임을 진다(Hughes, 2003; Mullins, 1996).

따라서 행정은 국민의 사회적 욕구를 충족시키기 위한 정부의 활동 또는 노력을 지칭하는데 알맞은 용어이다. 이로 인해 위에서 제시된 관리의 정의에 부합되는 활동이 공공부문에서 행해질 때 행정이라는 용어가, 민간부문의 조직이나 활동을 대상으로 하는 경우 관리나 경영이라는 용어가 선호된다.

그러나 정부 이외의 조직이 수행하는 관리활동에도 행정이라는 용어가 쓰이기도 하며 정부의 활동에 이를 적용하는 경우에는 공공행정이라는 용어를 사용함으로써 두 개념을 구분하기도 한다. 보건 분야의 경우, 보건행정은 공공기관이나 사적기관이 사회복지를 위해 공중보건의 원리와 기법을 응용하는 것으로서 보건의료의 기술적 측면과 일반 행정적 측면의 조화와 협조를 통해 국민건강증진의 목표를 달성해 가는 제 과정으로 정의된다.

그림 2-1 직위에 따른 행정과 관리 역할의 비중

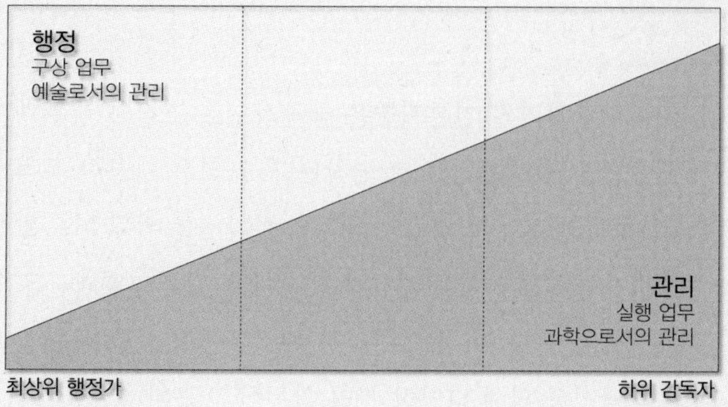

그러나 행정과 관리는 서로 다른 기능과 역할을 뜻하는 개념으로 쓰이기도 한다. 이렇게 보는 입장은 넓은 의미의 관리 안에 좁은 의미의 행정과 관리가 포함된다고 본다. 이러한 관점에서 보면 행정은 보다 철학적이고 조직의 가치와 철학에서 비롯되는 목적을 지향하는 반면, 관리는 가치와 철학을 실현하는 과학이나 기술로 이해되며 이런 점에서 수단 지향적이라고 할 수 있다.

기능면에서는 행정이 주로 결정기능을 가지고 기획과 조직화의 역할을 담당한다고 가정되는 반면 관리는 집행기능을 가지며 조직화된 인력의 동기부여와 통제역할을 담당하는 것으로 가정된다.

의사결정면에서 행정은 조직전반에 대한 의사결정을, 관리는 행정에 의해 정해진 범위 안에서의 의사결정을 담당한다. 이에 따라 위계적 관료조직에서는 상급관리자는 행정의 기능을 주로 담당하고 하위 관리자는 관리기능을 주로 담당한다고 본다.

그러나 이러한 관리와 행정 간의 구분은 명확하지 않으며 혼용해서 쓰기도 한다. 또, 활동의 본성과 역할 면에서 관리와 행정을 명확히 구분한다고 하더라도 모든 관리자에게는 행정과 관리의 역할이 동시에 기대되며 단지 직위에 따라 그 비중의 차이가 가정될 수 있을 뿐이다.

Ⅱ 보건사업관리의 기능

위에서 정의된 관리의 기본기능은 궁극적으로 조직의 생존과 조직의 목적달성을 위해 조직 활동을 지휘하는 것으로 귀착된다. 조직은 다양한 목적으로 만들어진다. 예컨대 주주자본주의 제도에서 기업의 목적은 투자자를 위해 이윤을 창출하는 것이다. 학교의 목적은 학생들에게 지식을 전수하는 것이다. 보건의료기관은 인간의 건강상 필요 충족을 그 목적으로 한다. 조직은 이러한 목적을 중심으로 필요한 자원이 결합된 유기체로서 목적의 달성을 위해 다양한 관리 활동이 요구된다.

이러한 활동에는 직무의 기획과 수행, 자원의 확보, 인력의 개발과 동기부여, 외부환경 변화에 적응하고 변화를 도모하는 활동 등이 필요한데 이들은 관리의 기본기능에 따른 세부기능이라고 할 수 있다. 이러한 관리의 세부기능의 어떠한 측면을 강조하는가는 조직과 관리를 바라보는 관점에 따라 달라지기도 하며 이는 다양한 관리이론의 부침과 궤를 같이한다.

1. 관리의 기능

Zuckerman과 Dowling은 보건의료부문의 관리 기능을 조직구조의 설계, 조직구성원에 대한 지도, 사업전략의 구축이라는 세 가지 핵심 활동영역으로 구분하여 제시하였는데 이를 보건사업의 관리에도 적용해 볼 수 있다. 이러한 핵심 기능들이 하나의 폐쇄된 사슬구조 선상에 있는 것은 세 기능이 상호작용하는 연관된 기능임을 보여주고 있다.

또, Longest는 이러한 핵심 영역의 관리기능이 원활하게 수행될 수 있도록 촉진하는 네 개 영역의 관리기능 즉, 의사결정, 조직 내외의 의사소통의 촉진을 위한 커뮤니케이션, 사업의 질 관리, 사업의 마케팅 영역을 추가하여 이를 보건사업의 관리모형으로 제시하였다. 다음에서 여섯 가지의 관리영역에 대해서 간략하게 살펴보고자 한다.

그림 2-2 관리의 핵심기능과 촉진기능

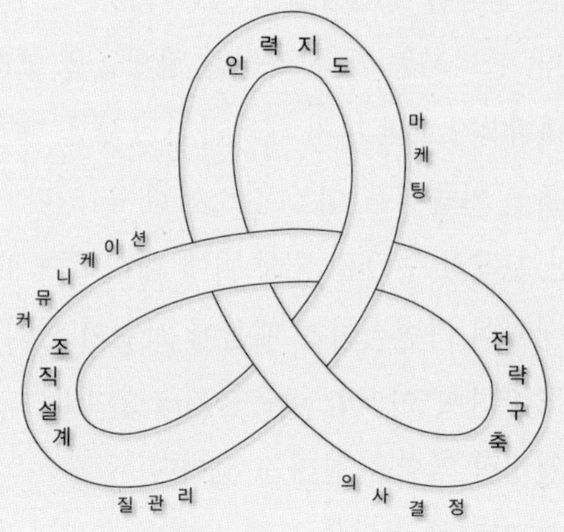

1) 관리의 핵심기능

(1) 전략 수립

전략 수립은 관리자가 사업을 통해 원하는 결과를 산출하고자 수행하는 활동을 말한다. 사업마다 그 복잡성에는 차이가 있을 수 있지만 모든 사업의 관리자는 관리기능의 일부로서 전략 수립에 관여한다. 전략수립 활동을 통해 관리자는 자신이 관리하는 사업이 외부환경의 도전을 이겨내고 기회를 활용하는데 도움을 받을 수 있다.

전략수립의 목적은 사업의 목표를 설정하고 그에 따른 결과를 성취하는데 필요한 감독, 지원 및 관리 활동을 아우르는 근거로서 통합적인 틀을 만드는 것이다. 효과적 전략수립을 통해 사업이 원하는 결과를 달성하는데 필요한 인력과 기타 자원들 간의 관계를 수립하기 위한 설계활동의 근거가 형성된다. 뿐만 아니라 좋은 전략은 관리자가 결과를 달성하는데 기여하는 다른 조직구성원들의 리더로서 활동하는데 활용할 수 있는 청사진을 제공한다.

전략수립은 보건사업의 성공에 관건이라 할 수 있는데 여기에는 몇 가지 이유가 있다. 첫 번째 이유는 전략을 통해 사업이 원하는 '결과'에 집중할 수 있게 된다는 점이다. 좋은 전략은 의도하는 산출, 영향 및 결과를 보여줌과 동시에 이를 달성할 수 있는 수단을 제시한다. 이를 통해 전략은 사업에 참여하는 모든 사람들의 활동이 공통된 목표를 지향할 수 있도록 조정하고 통합하는데 기여한다.

두 번째 이유는 전략이 보건사업이 직면하는 다양한 불확실성을 제거하는데 도움을 준다는 점에 있다. 관리자는 예측 가능한 상황들을 고려한 체계적인 방법과 기획을 동원하여 미래를 내다봄으로써 미처 대비하지 못했을 때 발생할 수 있는 우연적 요소들로 인해 사업이 좌초될 가능성을 대폭 감소시킬 수 있다. 불확실성을 완전히 제거하는 것은 불가능하지만 전략의 수립을 통해 이에 대비하는 것은 가능하다. 다시 말하자면, 사업이 추진되는 상황이 가변적이기 때문에 사업이 변화하는 상황에 적응하고 유연하게 대처하는 것이 중요하며 이러한 예측불가능성이라는 조건 속에서 사업이 성공하려면 전략의 수립이 결정적 역할을 한다는 것이다.

세 번째 이유는 전략의 수립을 통해 사업의 효과와 효율성을 높일 수 있다는 점이다. 전략이 수립되어 있기에 우발적 활동들이 조정하여 통합된 노력으로 전환시킬 수 있게 된다. 전략은 좌충우돌과 시행착오로 점철된 활동에 마침표를 찍고 물 흐르듯 활동이 전개될 수 있는 길을 예비한다. 주먹구구식 판단을 대체하여 신중한 의사결정이 이루어질 수 있는 것도 효과적인 전략이 수립되어 있을 때 가능하다. 그 어느 때보다도 보건사업의 효과와 효율성에 대한 관심이 높아지고 있는 상황에서 전략 수립의 가치 또한 이에 비례하여 높아지고 있는 것은 당연하다고 할 수 있다.

네 번째 이유로 전략수립이 가지는 중요성은 관리자가 수립된 전략을 통해 사업이 추구하는 결과를 평가하고 통제할 수 있게 된다는 점에 있다. 통제가 가능하려면 실제 얻어진 결과와 미리 결정된 의도된 결과를 비교하고 원하는 결과가 달성되지 않았을 때 이를 개선할 수 있어야 한다. 좋은 전략은 실제로 이루어진 사업의 결과와 비교할 수 있는 결과를 제시하여야 한다.

(2) 구조의 설계

설계는 관리자가 사업의 논리모형을 구상하고 이를 상황의 변화에 맞도록 재편성하는 활동을 말한다. 설계활동을 통해 관리자는 사업 수행에 필요한 인력과 기타 자원들 간의 의도된 관계의 패턴을 구상하고 사업과 외부환경과의 관계를 설정한다. 이 외부환경에는 사업의 담당 팀이 소속된 보다 큰 조직도 포함된다.

사업의 논리모형을 통해 관리자는 사업을 수행하는데 필요한 조직구조를 설계하고 조직화할 수 있게 된다. 이러한 활동에는 사업에 필요한 투입요소와 자원들을 조합하는 활동이 포함된다. 인적 자원은 모든 사업에서 가장 핵심적 자원이기 때문에 개별 인력의 배치를 결정하고 배치된 인력을 하나의 조직단위로 통합하여 작업그룹이나 팀, 기타 사업의 하부 조직단위로 편성하는 것은 관리자의 설계활동에서 가장 중요한 부문이다. 각 직무를 수행할 인력의 수나 유형은 사업을 어떻게 하부단위로 쪼개고 특수한 사업영역으로 구획할 것인가에 의해서 결정된다.

사업의 규모가 커지면 직무그룹들을 과나 다른 유형의 부서로 묶고 각 직무그룹들이나 부서들을 어떻게 통합, 조정할 것인가를 결정하는 활동이 설계활동에 포함된다. 경우에 따라서는 각 직무그룹들과 사업을 담당하고 있는 부서가 속해 있는 상위조직과의 관계를 어떻게 설정할 것인가를 결정해야 한다. 예를 들면, 보건소의 보건사업 관리자는 지역사회 보건소의 단위 보건사업을 보건소 전체의 보건사업이나 광역자치단체의 보건계획과 어떤 관련성을 가지도록 배치해야 하는가의 문제를 해결해야 한다.

인적 자원과 기타 자원 간의 관련성의 패턴을 결정하는 활동을 사업의 조직설계라고 한다. 또 설계된 조직의 틀에 필요한 직위로 인력을 배치하고 유지하는 특수 업무영역을 직무배치라고 하는데, 이는 보건사업을 조직하는데 있어 핵심적 요소가 된다. 이러한 인력의 배치에는 급여를 제공하는 정규, 비정규 인력뿐만 아니라 자원봉사인력의 활용도 포함된다. 이 중 자원봉사인력은 조직구조의 틀 안에서 이해될 수 있지만 다른 측면에서는 보다 넓은 의미의 사회자본의 관리라는 측면에서 이해해 볼 수도 있다.

최근에는 보건사업의 중요한 수단 가운데 하나로 지역주민의 역량강화와 이를 위한 조직화 활동이 중요한 영역으로 등장하고 있다. 이와 관련하여 보건사업의 관리자는 주민의 역량강화를 위한 조직화의 유형, 그에 따른 조직의 구조와 그 형성과정 및 기전에 대해서 이해하고 이를 활용할 수 있어야 한다. 이를 위해서는 기존의 폐쇄적 조직구조의 틀과 통제의 개념을 벗어나 민주주의에 입각한 보다 유연하고 개방적인 사고의 틀이 필요하다.

(3) 사업관계자의 지도

지도는 관리자가 사업의 성과에 기여하는 사람들에게 영향력을 행사하는 과정을 말한다. 관리의 지도기능은 앞에서 살펴 본 전략의 수립, 구조의 설계라는 두 관리기능과는 독립적으로 사업의 성패를 좌우하는 핵심영역이다.

지도활동을 통해 관리자는 사업에 관련된 사람들이 사업의 논리적 모형이 제시하는 공통의 비전을 공유하고 그 모형의 성공을 위해 노력할 수 있도록 자극을 부여한다. 관리자는 리더로서 사업이 살아남아 의도된 경로를 통해 기능을 수행하고 원하는 성과를 달성하도록 사업이 수행되는데 영향을 미칠 수 있는 다양한 의사결정과 행동에 역점을 둔다. 지도 기능에는 사업에 관련된 인력들이 사업에 기여할 수 있도록 동기를 부여하는 역할도 포함된다.

관리자가 성공적으로 지도 기능을 발휘하는 것은 어떠한 환경에서도 쉬운 일이 아니다. 다양한 이해 관계자들의 욕구를 충족시켜야 할 필요성이 있는 경우에 어려움은 가중된다. 사업의 고객이나 대상자들이 필요로 하거나 선호하는 바는 서로 다를 수 있으며 동일한 대상자의 경우에도 이러한 필요와 선호가 시간과 상황에 따라 가변적이라는 점도 고려해야 한다. 모든 사업대상자의 필요와 선호가 조화를 이루도록 사업을 이끄는 것은 매우 어려운 도전적 과업이다.

2) 관리의 촉진기능

관리의 핵심기능을 수행하는 과정에서 관리자는 의사결정과 커뮤니케이션 활동에 참여한다. 이와 아울러 사업의 성공을 위해 요구되는 관리기능으로서 질 관리와 마케팅의 중요성이 점차 강조되고 있다. 이러한 활동을 사업의 성공적 수행을 위한 촉진요소로 분류할 수 있는데 핵심적 관리기능과 밀접한 관련성을 가지고 있다.

(1) 의사결정

의사결정 활동은 모든 관리기능에 그 일부로 포함되어, 핵심 관리기능을 촉진하는 요소로 작용한다. 관리자는 전략을 수립하는 과정에서 사업의 논리 모형에 따라 원하는 결과인 목표를 설정할 때, 사업의 논리 모형이나 조직설계를 변경할 때 의사결정을 해야 한다. 이러한 설계 변경이 요구되는 상황 뿐 아니라 결과, 수단, 과업, 기술, 사람 등의 변수를 조정하기 위한 지속적 의사결정을 요구하는 역동적 맥락 안에서 관리 활동이 수행된다는 점을 고려한다면 사실 상 관리 자체가 의사결정의 연속이라고 할 수 있다.

의사결정을 단순화해 보자면 결국 두 가지 이상의 대안들 가운데 하나를 선택하는 과정이다. 사업의 관리과정에서 직면하는 무수한 선택은 크게 두 종류로 나누어 볼 수 있다. 그 하나는 문제해결 의사결정이고 또 다른 한 가지는 기회 의사결정이다. 문제해결 의사결정은 이미 발생한 문제나 앞으로 발생할 것으로 예상되는 문제를 해결하기 위한 의사결정이다. 기회 의사결정은 전형적인 간헐적 의사결정으로서 사업의 의도된 결과 달성을 앞당길 수 있는 기회요인이 출현할 때 그 필요성이 제기된다.

대개 의사결정을 다룰 때 드러나는 문제에 대해 기계적으로 의사결정방법론을 적용한다. 그러나 의사결정은 기계적인 업무가 아니다. 위험을 동반하며 판단력에 도전을 던지는 일이다. 중요한 것은 문제에 대한 해답이 아니라 '문제에 대한 이해'다. 나아가 효과적인 행동을 결정하기 위해 비전, 에너지, 자원을 총동원하는 것이라는 점을 인식하는 것이 중요하다.

(2) 커뮤니케이션

의사결정 활동과 마찬가지로 커뮤니케이션 활동 역시 관리자가 세 가지 핵심 관리기능을 수행하는 전 과정에 스며들어 있는 관리기능이다. 관리자가 자신의 아이디어와 선호를 효과적으로 결합하고 의사소통을 할 수 있다면 사업을 지도하는데 있어 중요한 장점으로 작용한다.

사업의 조직구성원 등 사업의 관계자들이 논리 모형의 설계와 조직설계에 참여시키는 경우를 가정해 보자. 이 경우에 커뮤니케이션이 가지는 중요성은 무엇보다도 크다. 이 설계의 영향을 받을 사람들에게 그 내용과 의도를 이해시켜야 하고 이를 위해 설계의 구체적 사항들에 대한 효과적인 커뮤니케이션이 필요하기 때문이다. 커뮤니케이션은 사업의 전략을 개발하고 사업의 내부와 외부의 이해당사자들과 이 전략을 공유하는데 있어 필수적이다.

커뮤니케이션은 아이디어, 의도 및 정보를 송신자로부터 수신자에게 전달하는 활동이다. 커뮤니케이션 과정이 효과적으로 이루어지려면 수신자가 전달된 아이디어와 의도나 정보를 송신자가 의도하는 바대로 이해해야 한다. 보건사업의 관리자는 두 가지 수준의 커뮤니케이션에 대해서 관심을 가져야 한다. 그 하나는 사업을 수행하는 내부의 이해관계자와의 커뮤니케이션이며 다른 하나는 보건사업과 외부환경에 속한 이해관계자와의 커뮤니케이션이다.

(3) 사업의 질 관리

보건사업을 성공적으로 관리하는데 있어 관리자는 사업의 질 관리에 깊숙이 개입되어 있다. 사업을 통해 서비스를 제공받는 사람들에게 서비스의 질이 중요하다는 점이야 새삼 언급할 필요가 없지만 관리자는 사업 내부의 관계자들에게도 질 관리가 중요하다는 점을 인식시킬 필요가 있다. 지속적으로 질 향상을 위해 노력하는 환경에서 일하는 조직구성원들이 그렇지 않은 집단에 비해 직무만족 수준이 더 높았다는 연구결과는 질 관리가 사업내부의 관계자들에게 미치는 중요성을 잘 보여준다.

총체적 질(TQ, total quality) 관점에서의 보건사업의 질 관리는 사업의 고객에 대한 강조, 지속적 질 향상 노력, 팀워크의 강화 등 세 가지 원리로 구성된다. 고객에 대한 강조는 고객의 필요와 욕구를 규명하고 이를 충족시키기 위한 서비스를 개발하여 제공하는 것을 의미한다. 지속적인 질 향상은 서비스가 제공되는 과정을 평가하고 보다 나은 방법을 찾아내기 위해 끊임없이 노력하는 것을 의미한다. 마지막으로 팀워크가 강조되는 이유는 질은 사업에 관련된 모든 사람들의 집단적 책임이라는 점 때문이다.

(4) 마케팅

사업과 외부환경의 경계는 관리자에게 중요한 영역이다. 관리자는 이 경계를 효과적으로 가로지르기 위해서 마케팅을 활용한다. 마케팅의 목적은 사업의 목표를 달성하기 위해 관련된 타인들과 자발적으로 가치의 교환이 이루어지도록 하는 데 있다.

이는 그 궁극적 목표는 같을지 모르지만 판매와는 구별되는 활동으로서 판매는 보다 많은 생산물을 팔아야 한다는 생산자의 필요에 집중하는 반면, 마케팅은 구매자나 공중의 필요에 집중한다는 점에서 다르다.

활동의 대상으로 해야 할 외부환경에 속한 타인들에게는 사업의 직접적인 대상자로서의 환자나 고객 뿐 아니라, 그 환자나 고객에게 영향을 행사할 수 있는 사람들도 포함되어야 한다. 환자나 고객과의 교환은 대부분의 사업이 성공하는데 결정적 요소로서 유료로 이용하는 사업의 경우에는 사활이 걸린 문제이기도 하다.

사업의 성공에는 환자나 고객 외에도 환자나 고객을 의뢰하는 의사나 기타 보건의료 공급자들과의 자발적 교환도 중요한 역할을 한다. 지역사회 보건소에서 고혈압 환자를 대상으로 하여 운동교실을 운영하는 경우를 생각해 보면 이러한 교환의 의미를 이해할 수 있을 것이다. 보건소 관할지역의 의료기관과 계약 관계가 수립되어 이들이 진료하는 고혈압 환자에게 보건소의 운동교실을 소개해 준다면 보건소는 효과적으로 지역사회 고혈압 환자에게 접근할 수 있다.

이러한 고객의 범주에 잠재적인 사업의 조직구성원이나 자원봉사자, 사업을 담당한 단위가 소속되어 있는 조직 등도 포함된다. 마케팅은 이들과의 교환을 지원하고 촉진하는 수단이다.

Ⅲ 보건사업관리자의 역할과 자질

앞서 열거한 관리기능은 이 기능의 수행자인 관리자의 역할 수행을 통해 실현된다. 여기에서 역할이란 '특정한 직위에 있는 사람들이 수행할 것으로 기대되는 전형적이고 관행적인 일련의 행동들'로 정의할 수 있다. 운동 경기에 임하는 선수들이 점하는 포지션에 따라 역할이 정해져 있는 것처럼 관리자 역시 조직 내에서 정해져 있는 자신의 역할을 수행하게 된다.

보건사업의 관리자 역할 역시 관리자에게 요구되는 일반적 역할의 틀을 크게 벗어나지 않을 것이라는 점에서 다른 부문에서 수행된 관리자 역할에 대한 연구결과를 참고할 수 있다. 다음에 제시할 Mintzberg의 관리자 역할 모형은 보건부문에 한정된 관리자

그림 2-3 관리자의 역할

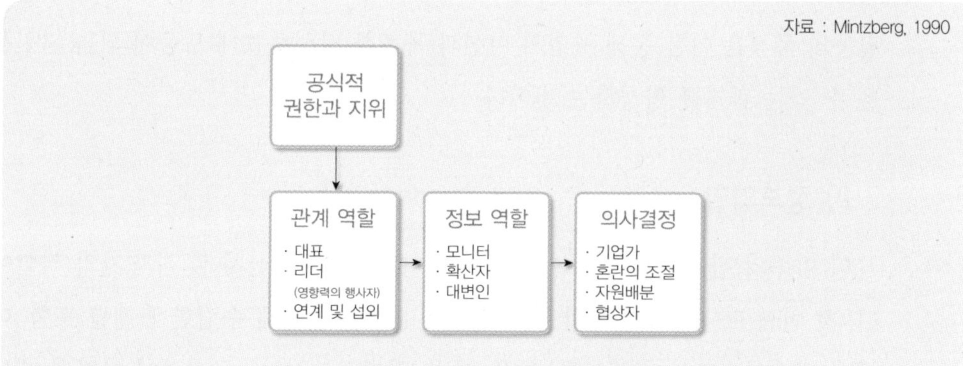

의 역할을 규명할 목적을 가지고 있던 것은 아니지만 보건사업의 관리에도 유용하게 적용될 수 있는 내용이다.

Mintzberg는 조직의 관리자들이 소속된 조직 내에서 수행하고 있는 역할의 내용과 빈도를 분석한 후, 그가 관리자이기 때문에 관리활동을 수행하는 동안 담당하게 되는 특정 패턴의 행동들을 찾아내어 관리자의 역할모형으로 제시하였다. 이러한 역할은 조직이 그에게 부여한 공식적인 권한과 직위에서 비롯되는 것으로 관계역할, 정보역할, 의사결정역할 등 세 가지 역할로 대별된다.

1. 관리자의 역할

1) 관계역할

Mintzberg는 조직의 대표, 영향력의 행사자나 리더, 연계 및 섭외의 담당자로서 수행하는 관리자의 역할을 관계역할로 분류하였다. 대표역할이란, 예컨대 관리하는 사업에 포함된 운동교실 수료식에서 행하는 축하연설, 보건사업조직 지소의 개소식에 조직의 대표로 참여하는 것 등 공식적이고 상징적인 역할을 수행하는 것을 의미한다. 흔히 관리자를 조직의 얼굴이라고 하는데 이는 관리자가 수행하는 이러한 대표역할에 기인한다.

관리자는 성과를 높이기 위해 부하 직원들에게 동기부여가 부여되도록 지원하거나 격려함으로써 그 영향력을 행사한다. 또, 자신이 직접 모범적 행동을 보임으로써 그러한 영향력을 행사할 수도 있다. 연계 및 섭외역할은 관리자가 사업을 수행하는 내부인력들이나 외부의 이해관계자와 공식, 비공식적으로 접촉하는 것을 말한다. 연계나 섭외활동의 목적은 이를 통해 사업의 미션과 목표를 달성하는데 도움이 되는 지원을 제공받을 수 있는 관계를 형성하는 것이다.

2) 정보역할

이 범주의 관리자 역할로는 정보의 모니터, 정보 확산자 및 대변자의 역할이 포함된다. 첫 번째 모니터 역할이란 관리자가 연계활동을 통해 수립한 관계를 포함, 다양한 관계의 네트워크로부터 정보를 수집, 선별, 평가하고 이에 근거하여 어떻게 행동해야 하는지 선택하는 활동이다.

두 번째 관리자가 정보의 확산자 역할을 수행하기 위해서는 정보에 대한 접근성과 확보한 정보에 기반하여 조직이 수행해야 할 활동을 선택하는 능력을 필요로 한다. 관리자는 누구에게 어떤 경로를 통해서 해당 정보를 조직의 안팎으로 확산시킬 것인가를 결정한다.

세 번째 정보역할은 대변자 역할로서 이는 관리자가 조직의 대표라는 점과 관련되어 있다. 관리자는 대변자로서 조직내외의 이해관계자들에게 사업에 대한 정보를 전달한다.

3) 의사결정역할

세 번째 범주의 관리자 역할은 의사결정 역할로서 기업가, 혼란의 조절자, 자원의 배분자, 협상자의 역할 등이 여기에 포함된다. 기업가로서의 역할이란 관리자가 사업의 성과를 향상시키는데 필요한 변화의 주창자와 설계자가 된다는 의미이다. 이 역할을 통해 관리자는 변화의 촉진자로서의 역할을 수행한다.

혹자는 기업가는 사업을 기획하고 관리하는 관리자의 역할을 벗어나 말하는 기업가가 아닌 기업가를 진정한 기업가 상으로 정립할 필요성이 있다고 주장하는데 이는 자본주의 사회의 초기에 새로운 사업을 일구어낸, Weber가 기업가로 정의한 전통적 기업가 상을 현대적 의미로 소생시킨 개념으로 여기에서 말하는 기업가로서의 역할에 가장 부합되는 이미지라고 할 수 있다.

혼란의 조절자로서 관리자는 일상적 업무수행과정에서 발생하는 다양한 혼란요인들을 어떻게 조절할 것인지 결정한다. 사업의 관리자는 조직구성원, 규제 관청, 경쟁자의 행동 등에 의해서 발생한 혼란요인들을 처리해야 한다. 때로는 혼란요인이 눈덩어리처럼 불어나서 업무수행을 할 수 없을 정도로 핵심 조직원들을 짓누르는 경우도 있다. 따라서 문제나 이슈 등의 혼란요인을 잘 조절하는 능력은 관리의 성공에 결정적 요소이다.

자원의 배분자로서 관리자는 인력과 기타 자원을 여러 대안적 활동으로 배분해야 한다. 자원이 제한되어 있을수록 자원배분을 위한 의사결정은 어려워지고 그 중요성도 커진다. 협상자 역할을 통해 관리자는 조직원, 공급자, 규제관청, 고객이나 환자와 거래한다. 이를 위해서 관리자는 협상을 통해 추구해야 할 결과나 목표의 수준을 결정하는 것뿐 아니라 협상 과정에서 이용할 적절한 수단과 기법을 선택해야 한다.

지금까지 살펴본 다양한 관리자 역할은 관리의 기능과 마찬가지로 명확히 구분될 수 없으며 서로 밀접한 관련성을 가지고 있다. 사실, 이러한 역할 하나하나는 한 몸의 일부이다. 관리자는 이러한 역할의 산술적 합, 그 이상의 역할을 수행하는 성과를 낼 수 있다. 즉, 서로 연계된 각각의 역할이 제대로 수행될 때 시너지효과를 낸다는 것이다. 예컨대 관리자가 협상자 역할을 제대로 수행하면 혼란요인들의 발생을 예방하거나 더 잘 조절할 수 있게 된다. 정보역할은 의사결정 역할 수행의 토대가 되므로 정보역할을 잘 수행하면 의사결정의 질을 향상시켜 조직의 성과를 높이는데 기여한다.

2. 관리자의 자질

관리자가 자신에게 요구되는 관리기능에 따른 관리자의 역할을 제대로 수행하기 위해서는 다양한 기술과 능력을 보유해야 한다. Katz는 관리자가 효과적으로 일하기 위해 활용하는 기술을 임상적 자질, 개념적 자질, 인간관계 자질 세 가지로 유형화하여 제시하였다. 또, Longest 등은 Katz모형에 정치적 능력, 상업적 능력 및 거버넌스 능력을 추가하여 다음과 같이 총 여섯 가지 관리 기술과 능력이 보건사업의 관리자에게 필요하다고 제시하였다.

- 개념적 자질
- 기술적 자질(관리기술과 임상기술)
- 인간적 자질(대인관계 및 협력)
- 정치적 자질
- 상업적 자질
- 거버넌스 자질

1) 개념적 자질

관리자는 어떠한 조직에서든 그들이 수행하는 사업이 보다 큰 맥락에서 차지하는 위치와 역할을 정의하고 그 의미를 부여함으로써 비전을 제시해야 한다. 이는 사업을 수행하는 단위가 속해 있는 전체 조직의 관점에서뿐 아니라 보다 큰 사회적 관점에서 자신들이 수행하는 활동의 위치와 역할을 규정하는 것을 의미한다.

예를 들면 지역사회 보건소의 금연클리닉의 운영자는 지역 보건소가 지역보건의료계획에서 설정한 건강증진 목표나 국가가 국민건강증진 종합계획의 차원에서 수립한 목표의 달성과 관련하여 자신들이 수행하는 사업의 의미와 역할을 규정할 수 있어야 한다.

개념적 자질의 한 사례를 들면 일본의 한 소도시 보건소 담당자가 방문자들에게 자기 업무를 설명하면서 보건소 사업의 각 영역이 지역의 보건문제로부터 시작하여 도출되고, 보건사업의 기획에 있어 주민협의체의 합의과정 등을 소개하고 담당사업을 통해 일본의 국가보건계획인 '건강일본 21'의 목표를 달성한다는 인식 등의 개념과 사업에 대한 자부심과 헌신성을 예로 들 수 있겠다.

관리자가 개념적 능력을 보유하고 있다면 사업내부의 복잡한 상호관계를 시각화시킬 수 있는데 이러한 관계는 사업을 수행하는 사람들 간의 관계뿐 아니라 사업이 조직의 다른 단위나 조직의 외부와 관계도 맺을 수 있다.

즉, 개념적 능력이 있는 관리자는 자신이 관리하는 사업과 다양한 외부 이해관계자들의 관련성을 규명하고 이해하는 한편 이들 간의 상호작용을 시각적으로 잘 보여줄 수 있다. 개념적 능력을 통해 관리자는 사업에 내재되어 있는 문화, 역사적으로 형성된 가치, 신념 규범 등을 이해하고 그 미래를 시각적으로 보여줄 수 있다.

2) 기술적 자질

기술적 능력을 구성하는 관련 지식과 기술은 해당 사업의 관리뿐 아니라 구체적 활동의 지휘에 있어서도 필요하다. 보건사업에는 보건교육, 건강검진, 물리치료 등 직접적인 임상 서비스의 시행이 포함된다. 따라서 관리자는 이와 관련된 임상적 지식과 기술을 보유하고 있어야 한다.

또 새로운 서비스나 시설의 기획, 사업의 예산 개발과 같은 활동이 사업성공을 위해 결정적이라는 점을 고려하며 기획이나 예산의 수립과 관련된 관리기술이 관리자에게 꼭 필요한 기술적 능력으로 요구된다. 임상과 관리영역의 지식을 활용하거나 적용하는데 필요한 지식과 기술 역시 보건사업 관리자에게 요구되는 측면이다.

3) 인간적 자질

성공적인 관리를 위해 관리자가 보유해야 할 중요한 속성으로 관리자가 조직의 사명과 목표를 달성하는데 도움이 되는 방향으로 다른 사람들을 지도하는데 있어 필요한 사람들 간의 상호작용과 관계를 다루는 지식과 기술을 들 수 있다. 대인관계 능력에는 다른 사람들과 효과적으로 상호작용하는데 활용할 수 있는 지식과 기술이 포함된다.

이를 통해 관리자는 조직구성원들에게 보다 높은 수준의 동기를 부여하고 갈등을 효과적으로 관리할 수 있다. 이른바 조직구성원들에게 '꼴통'취급을 받는 관리자가 성공적 관리를 추진하기란 매우 어려운 일이다. 그런 인물이 직장상사로 있으면 부하직원들이 제대로 업무를 완수하기는커녕 직장에 가기도 싫어질 것이다.

한 조사연구 결과에 따르면 보건서비스에 있어서 대인관계능력이 가장 중요한 성공요인으로 평가되고 있는데, 이는 조직의 목표를 달성함에 있어서 관리자의 대인관계능력이 얼마나 큰 비중을 차지하는지를 짐작하게 한다.

사업이 확장됨에 따라 전통적인 대인관계 자질의 핵심요소에 새로운 자질들이 추가적으로 요구된다. 이러한 능력에 협력이 포함되는데, 이를 통해 여러 사업들 간의 시너지를 유발할 수 있는 상호관계를 구축할 수 있다. 대상 집단에게 보다 나은 서비스를 제공하기 위해서 여러 사업들의 통합운영이 모색되는 경우 이러한 능력이 가지는 중요성이 드러난다.

이를 위해 관리자는 특정한 목적을 달성하기 위해 사업과 다른 조직단위들 간에 신뢰관계를 구축하고 다른 단위와 효과적으로 파트너십을 형성하는 능력을 보유할 필요가 있다. 이는 효과적인 제휴와 연대관계를 형성하는 능력과도 관련되어 있다.

모든 관리자들에게 필수적인 공통분모는 인간적 자질이다. 이러한 인간적 자질은 근래에 들어와 더 강조되는 경향이 있다. 오늘날 많은 관리자들도 그들의 가장 중요한 자질이 사람들과 협조하여 일을 해 나갈 수 있는 능력이라는데 동의하고 있다.

인간적인 자질에는 다른 사람들과 함께 일하거나 다른 사람들을 이끌면서 일을 하는 것이 포함되므로 관리자들은 조직구성원들이 왜 현재의 방식대로 행동하는가를 이해하며 장래의 행동을 예측하고, 그들의 행위를 바람직하게 변화시키고 관리할 수 있는 효과적인 방안들을 찾는데 관심을 두어야 한다.

그림 2-4 관리자의 지위와 그에 상응하는 역량

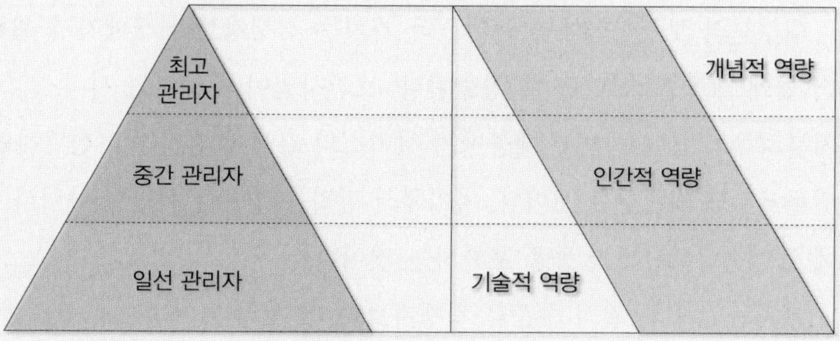

4) 정치적 자질

정치적 능력은 공공정책이 사업 수행에 미치는 영향에 대한 정확한 평가와 아울러 중앙정부와 지방정부 수준에서 공공정책형성에 영향력을 행사하는 이중의 능력으로 정의된다. 관리자는 공공정책의 형성과정에 다각도로 영향력을 행사할 수 있다.

예컨대 정책이 수립되어야 하는 정책문제를 정의하는데 도움을 줄 수 있고, 특정 정책문제에 대한 해결책의 수립에 대한 자문에 응할 수도 있으며, 정책형성과정을 통해 해결책을 도출하는데 필요한 정치상황을 조성하는데 영향력을 행사할 수도 있다.

보건사업의 관리자는 그들이 일상적으로 다루고 있는 문제이기 때문에 특정한 보건문제를 가장 먼저 파악할 수 있는 위치에 설 때가 많다. 또, 자신이 수행하는 보건사업을 가능한 해결책을 평가하기 위한 일종의 시범사업으로 간주한다면 실행가능한 문제해결책을 규명해 내는데 중요한 역할을 수행할 수도 있다.

관리자는 특정 보건 분야의 특정 이슈와 관련하여 자신이 가진 지식과 전문가로서의 입지에 근거하여 입법안을 제출할 수도 있고 관련 청문회에서 발언 기회를 얻을 수도 있다. 조례나 특정 조직의 규칙의 제정에 있어서도 유사한 역할을 수행할 수 있다.

5) 상업적 자질

상업적 능력은 구매자와 판매자 간에 경제적 교환이 발생하는 가치 창조적 상황을 만들어내고 이를 운영하는 능력을 의미한다. 보건 서비스에서 가치는 특수한 의미를 가진다. 즉, 구매자와 판매자 모두 질과 가격 모두를 동시에 고려할 것을 요구한다. 가치는 가격으로 나눈 질이다.

대부분의 보건사업에서 서비스의 가치는 경쟁자보다 구매자가 원하는 질적 수준을 더 높게 제공할 수 있을 때 창출된다. 보건사업이 제공하는 서비스의 이용자가 자신이 지불하는 비용에 비해서 제공받는 서비스의 질이 떨어진다고 판단하면 그 서비스는 주민들로부터 외면당할 것이다. 여기에서 말하는 비용은 돈만이 아니라 그 서비스의 이용에 들이는 시간, 노력 등을 포함하는 것이다.

가치는 동일한 질적 수준을 경쟁자보다 더 저렴한 가격으로 산출할 수 있을 때 만들어진다. 보건사업의 상업적 성공은 해당 조직의 생존에 필수적이라고 할 수 있다. Karl Marx는 이를 '목숨을 건 도약'이라고 불렀는데, 이러한 목숨을 건 도약의 성공은 관리자가 상업적 능력을 보유할 때 가능해진다.

6) 거버넌스 능력

사업을 담당하고 있는 단위가 보다 큰 조직의 일부로 소속되어 있을 때 이 조직을 관장하는 이사회나 최고위층 관리자는 해당사업과 다른 사업을 아울러 함께 책임을 진다.

그림 2-5 관리대상의 차이에 따른 관리자 능력의 상대적 배합

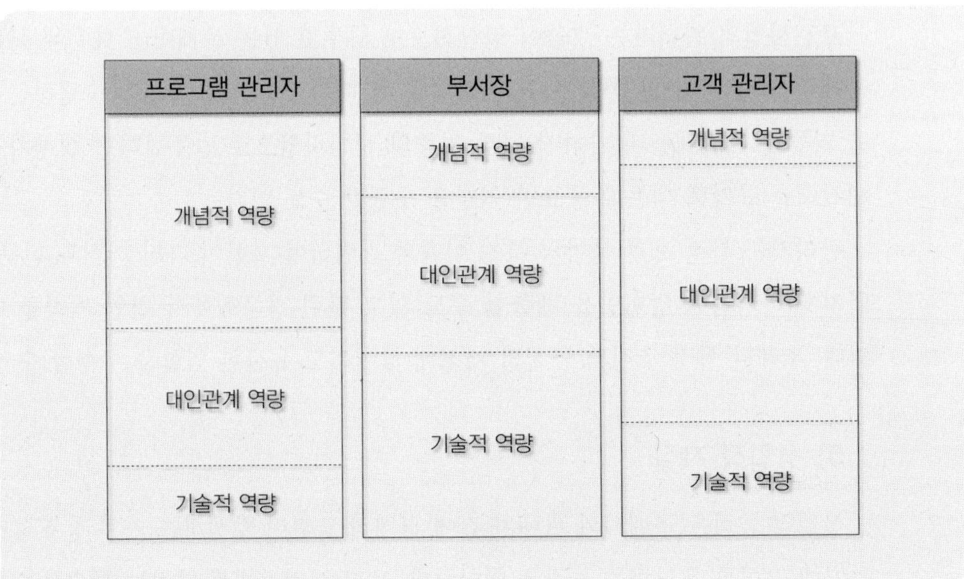

그런 경우라면 관리자가 거버넌스 능력의 필요성을 거의 느끼지 못한다. 그러나 보건사업이 독자적으로 운영되는 경우라면 관리자 스스로가 이 기능을 담당해야 하기 때문에 관리자의 거버넌스 역할이 매우 중요해진다.

관리자는 최고층 관리자와 더불어 사업의 명확한 비전을 수립하고 그 비전의 실현을 지원하는 문화의 조성, 비전 실현을 위한 자원의 배분, 외부환경의 다양한 도전에 직면하여 조직을 지도하는 것, 다양한 이해관계자들에 대한 적절한 책임을 위해 필요한 조치를 취하는 역할이 요구된다.

최근에 보건사업의 경우에도 지역사회연계가 강조되고 있고, 지역사회의 다양한 자원을 확보하고 지역사회의 이해관계자와 파트너십을 형성하여 일하는 것이 보건사업의 성공에 결정적 요소로 작용하는 경우가 늘고 있다. 이에 따라 보건사업을 책임지고 있는 담당자에게 전통적 의미에서의 거버넌스를 넘어 일반 지역사회와 협력해서 일한다는 의미에서의 거버넌스 협치(協治)를 위한 자질이 더욱 더 중요한 요소로 요구되고 있다.

지금까지 살펴본 내용 중 많은 부분은 영국 공중보건학회가 좋은 보건사업실천의 덕목으로 제시한 내용이기도 하다. 현대 경영학의 한 효시를 이룬다고 평가되는 드러커는 관리의 기법은 기업 조직에서 가장 화려하게 꽃 피었지만 이를 다른 분야로 적용하기 위해서는 일차적으로 해당분야의 제 원리에 근거해야 한다고 말한다. 이는 사업을 담당하는 조직의 사명과 목적을 분명히 해야 한다는 강조사항이다.

우리는 무엇을 해야 하는가? 현대사회의 핵심에 있는 조직들은 겉으로 효율적으로 보이는 기업을 모방해서는 안 되고 마땅히 국가는 국가다워야 하고 학교는 학교다워야 하며 병원은 병원다워야 한다고 일생을 통해 강조했다. 이를 염두에 둔다면 보건사업의 관리를 위해서는 관리의 기법에 앞서 보건사업의 바탕이 되는 제 원리에 대한 고찰이 일차적으로 이루어져야 한다.

Health Service Management

PART 2

보건의료체계의 이해

제3장 | 보건의료체계

제4장 | 사회보장과 의료보장

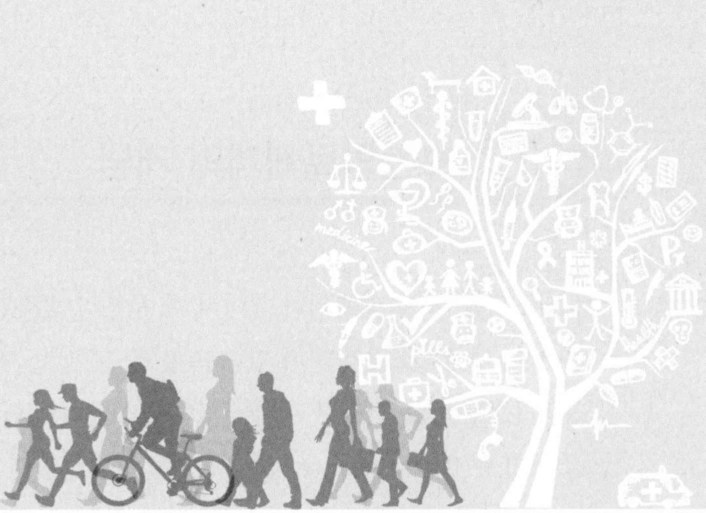

제3장 보건의료체계

보건의료에 관리 개념을 적용하려면 그 대상인 보건의료를 보다 체계적으로 이해하기 위한 분석틀이나 이론적 방법론을 적용해야 한다. 관리는 흔히 기업이나 의료기관 같은 조직을 그 대상으로 한다. 조직을 이해하고 발전시키기 위해 힘써 온 조직이론들의 역사는 곧 관리이론의 역사이기도 하다.

다양한 조직이론 가운데, 연구와 관리 대상의 부분과 전체를 총체적으로 이해하는 한편 그 대상을 둘러싸고 있는 환경을 역동적으로 이해하는데 도움을 주는 유용한 분석틀 가운데 하나로 시스템 이론(system theory)이 널리 활용되어 왔다.

흔히 조직을 생명체 또는 유기체에 비유하는데, 시스템 이론은 생명체나 보건의료와 같이 상호작용하는 다양한 구성요소를 가지고 환경적 요인의 영향을 받아 발전하는 복잡한 대상으로서 일종의 유기체로 이해하고 관리하는데 많은 도움을 주어왔다. 이 시스템 이론을 통해 발전된 체계의 개념을 적용하여 보건의료를 하나의 시스템으로 이해한 것이 보건의료체계(health care system)라고 할 수 있다.

I 보건의료체계의 개념

시스템은 “서로 연관되어 있어서 한 부분의 변화가 다른 부분의 변화를 초래하게 되는 여러 구성요소들의 의미 있는 결합”을 말한다. 시스템을 단순히 요소들의 집합으로 정의하기도 하나, 특정한 관계에 있는 요소들의 집합이나 특정한 속성을 가진 요소들의 집합, 또는 일정한 관계를 맺는 특정한 속성을 가진 요소들의 집합만을 시스템으로 정의하는 것이 일반적이다. 서로 다른 시스템은 각 시스템을 구성하는 요소들과 시스템의 고유한 속성 및 관계로 이루어진다. 사회 시스템을 예로 들어보면 각 사회 시스템은 사람이나 조직, 제도, 문화, 물리적 기반 등을 포함한 사회의 구성요소를 가지게 될 것이고, 사회 시스템의 속성으로 고유한 사회적 관계가 존재하게 된다. 이렇듯 시스템은 특정한 목표를 달성하기 위해 해당기능의 수행에 필요한 요소들의 집합으로 정의될 수 있다.

시스템은 환경과 끊임없는 상호작용을 통해 존재한다. 먼저, 시스템은 환경으로부터 다양한 영향을 받는다. 보건의료의 경우, 보건의료 시스템의 합법성, 존재이유, 목표, 기능, 규모와 조직 등은 모두 환경에 의해 결정된다. 환경으로부터 필요한 자원을 공급받아야 하는 것은 시스템으로 파악되는 대상이 생명체이건 조직체이건 모두 동일하다. 역으로 시스템은 그 기능을 통해 환경에 다양한 작용을 가하기도 한다.

모든 시스템의 요소들은 고유한 관계로 서로 연결되어 있다. 예를 들면, 가정이라는 시스템은 부부관계나 부모-자식관계 등으로 연결되어 있고 직장에는 동료 사이의 관계나 상사와 직원의 관계 등이 존재한다. 생명체 내부를 들여다보면 동화작용과 이화작용, 유전과 돌연변이 등의 기능을 둘러싸고 생명체를 이루는 여러 요소들은 복잡한 관계망을 형성하고 있다. 이러한 관계들 중 시스템을 구성하는 요소들이 놓여 있는 위치, 범위, 분포상태 등을 분포관계 또는 시스템의 구조라고 한다.

한편, 활동들 사이에 이루어지는 관계를 시스템의 기능이라고 한다. 이런 점에서 '시스템은 고유한 구조와 기능의 총체'라고 할 수 있다. 시스템의 기능은 세 가지 측면에서 이해될 수 있다. 첫째, 시스템으로 들어가는 일정한 투입요소를 시스템의 전 과정을 통해 산출로 전환하는 기능이다. 둘째, 각 요소의 상호작용에 의해서 생기는 효능의 총체이다. 보건의료 시스템의 경우에는 시스템적으로 이루어지는 건강증진활동 전부가 해당된다. 셋째, 환경과의 관계에서 표현되는 시스템의 작용 기능이다. 보건의료시스템은 환경을 인간의 건강에 유리하도록 조성하고 환경과의 작용에서 생긴 건강문제를 해결하기 위해 다양한 활동을 수행하는 과정에서 환경에 작용을 가하는 시스템 활동을 한다.

시스템은 다양한 하위 시스템으로 구성되는데, 이것은 시스템 전체가 기능을 수행하기 위해 필요한 세부 기능단위들로서 모두 그에 해당되는 구조를 가지고 있다. 보건의료의 경우 의료 인력을 양성하는 기능을 담당하는 구조, 필요한 재원을 조달하기 위한 의료보험조직이나 체계와 구조, 만들어진 의료자원이 엮여서 의료서비스를 생산하는 의료서비스 제공체계와 같은 구조 등을 하위 시스템으로 가지게 된다.

시스템은 투입 → 과정 → 산출이 연속적으로 이루어지는 체계이다. 따라서 이를 '투입-산출모형'이라 부르기도 한다. 투입-산출모형에서 투입은 시스템이 목표로 하는 산출을 생산하기 위해 필요한 자원, 시스템의 구조 등 시스템이 기능하는데 요구되는 필요요소 모두를 일컫는 말이다. 과정은 앞서 말한 첫 번째 의미의 시스템 기능을 다른 말로 표현한 것이라 보면 된다. 산출은 시스템 활동과 기능의 결과이다.

시스템이 지속적으로 유지되기 위해서는 또 다른 메커니즘이 필요하다. 해당 시스템에 부과된 목표와 산출을 끊임없이 비교하여 투입의 양을 조정하고 과정을 개선해 가는 자기조절활동이 필요하다. 시스템 이론은 한 나라의 보건의료체계를 이해하고 이에 근거하여 정책을 수립하는데도 널리 이용되고 있지만 보건사업의 기획과 평가에 있어 논리적 모형으로 광범위하게 활용되고 있다.

1. 보건의료시스템이란 무엇인가

시스템의 핵심적 요소는 '기능'과 '구조'이다. 세계보건기구는 보건의료시스템을 '건강을 증진하고, 회복을 도모하며, 유지시키기 위한 활동의 총체'로서 정의하고 있다. 보건의료는 그 일차적이고 궁극적인 목적을 국민건강의 증진에 두고 있는 사회적 기능의 총체라는 말이다. 이렇게 총체적인 기능을 수행하는 단위로서의 보건의료시스템이 무엇인지 이해하기 위해 Aday(1998)가 투입-산출모형에 따라 제시한 보건의료시스템 연구모형을 참고할 수 있다(그림 3-1).

투입요소는 크게 생산요소인 자원과 필요(또는 수요)로 이루어진다. 여기서 자원은 보건의료의 기능을 수행하기 위한 구조라 할 수 있다. 보건의료시스템의 투입요소 중 생산요소로서 필요로 하는 주민들이 이용할 수 있도록 보건의료자원이 존재하고 있어야 하며(가용성) 그 밖에 조직, 재정이 필요하다. 보건의료를 필요로 하는 위험요인을 보유한 인구집단은 또 다른 투입요소를 구성한다. 환경보건서비스 영역에서는 환경 자체가 중요한 활동의 대상이자 투입요소이다. 보건의료를 둘러싸고 있는 환경은 시스템 그 자체와는 구별되어야 하지만 환경요인이 보건의료시스템이 대상으로 하고 있는 인구집단에 작용하여 보건의료시스템의 투입요소의 상태를 규정한다는 점에서 투입요소로 볼 수도 있다.

보건의료시스템이 기능을 수행하는 과정은 여러 요소들이 결합하고 상호작용하는 것을 말한다. 보건의료의 경우 이를 흔히 보건의료의 제공이라고 하며 이용자의 측면에서 보면 보건의료의 이용이 된다. Aday의 모형에서 보듯이 보건의료에 대한 '접근이 실현된다.'는 표현을 쓰기도 한다. 환경보건시스템의 경우라면 건강에 불리하거나 유리하게 환경과의 상호작용이 이루어지는 것을 과정으로 볼 수 있다.

산출은 하나의 시스템이 과정을 통해 생산하는 모든 것을 말한다. 시스템의 산출은 일반적으로 중간 산출과 최종 산출의 2가지 유형으로 구성된다. 이 중 중간 산출은 최종 산출을 위해 생산되고 소비되는 서비스를 말한다. 보건의료 시스템과 같이 서비스가 그 중간 산출이 되는 경우, 과정과 중간 산출을 구분하기 어렵다. 최종 산출은 중간 산출을 통해 생산되는 시스템의 궁극적 목적과 관련된 결과를 말한다.

보건의료 시스템은 국민의 건강을 증진시킬 목적으로 그 중간 산출인 보건의료 서비

그림 3-1 보건의료체계의 투입-산출모형과 연구 분야

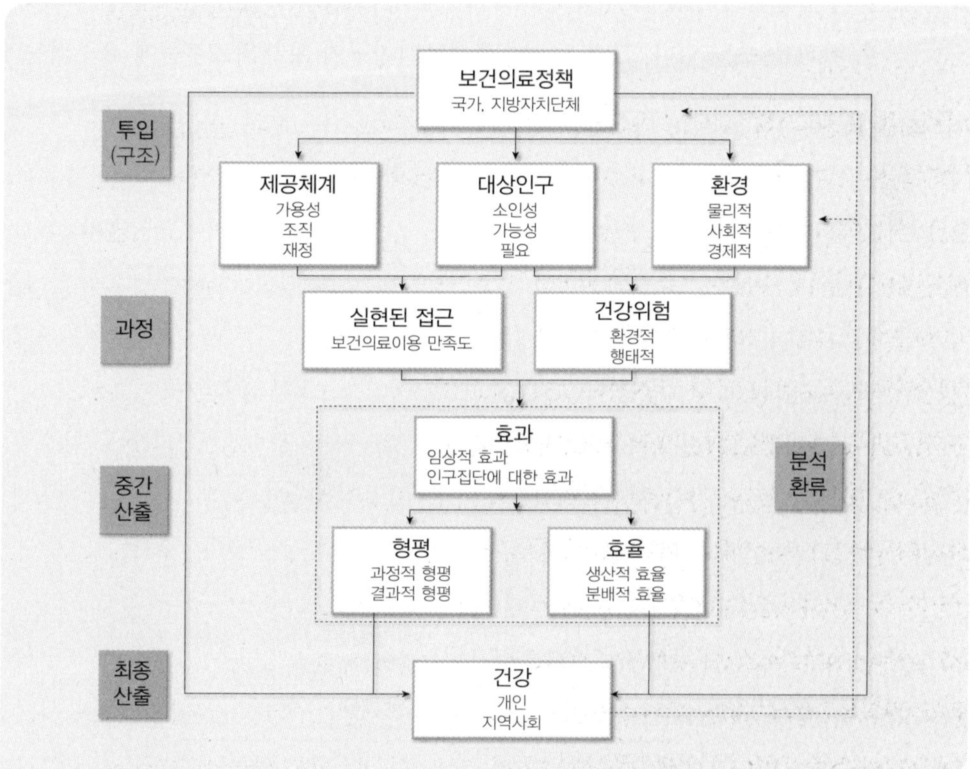

스를 생산한다. 이를 통해 궁극적으로는 개인과 지역사회의 건강이라는 보건의료시스템의 결과를 생산한다. Aday의 모형에서 중간산출 오른쪽 상자 안에 제시된 효과, 형평, 효율은 중간산출로서의 서비스가 갖추어야 할 바람직한 목표를 보여주고 있다.

환류는 해당 시스템과정의 결과인 산출물을 시스템에 기대되는 목표와 비교분석하고 그 차이와 문제를 파악하여 그 이전 단계를 조절하는 기능이다. 한 나라의 보건의료시스템은 이러한 환류기능으로서 목표와 산출을 모니터링하기 위한 정보시스템을 갖추고 있어야 한다.

Ⅱ 보건의료체계의 구성요소

보건의료시스템은 국민의 건강을 증진하기 위한 기능을 수행하기 위해 필요한 요소들의 집합인 구조를 가지고 있다. 이를 좀 더 세분해서 하위 시스템과 그 기능을 중심으로 살펴볼 수도 있다. 그림 3-2는 세계보건기구가 보건의료부문에 요구되는 역할을 잘

그림 3-2 국가보건의료체계의 구성요소와 연관성

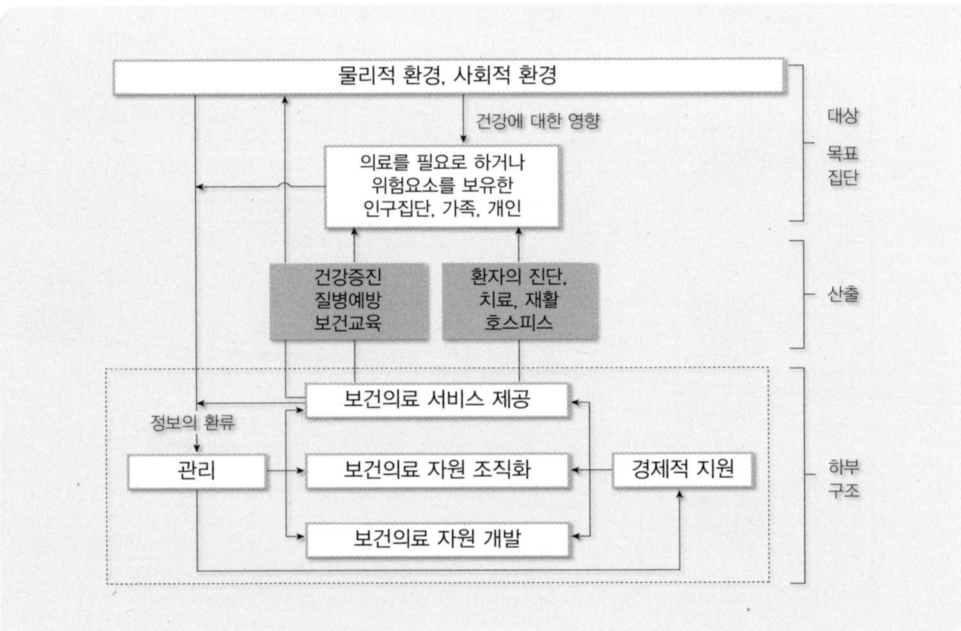

수행할 수 있도록 각 나라의 보건의료제도의 방향을 재설정할 필요가 있음을 주장하면서 그 기초적인 밑그림을 그리기 위한 도구로서 제시한 것이다. 이러한 두 가지 접근방법을 결합해서 보건의료시스템을 보다 입체적으로 이해할 수 있다.

먼저, 이 그림은 한 나라의 국가보건의료체계가 하부구조(infra-structure)를 가지고 있음을 보여준다. 그림의 점선 안에 제시된 하부구조를 구성하는 부분들의 종합적인 활동을 통해서 보건의료서비스를 필요로 하는 대상 주민들에게 관련서비스를 유기적으로 제공한다.

이러한 활동은 크게 대인서비스와 환경보건활동으로 구분된다. 대인서비스는 건강한 사람들을 대상으로 하는 건강증진, 질병예방, 보건교육과 건강상의 문제를 가지고 있는 집단을 대상으로 한 진단, 치료, 재활 및 호스피스 등을 포함한다.

이런 일련의 서비스를 제공하고 활동을 전개함과 동시에 물리적, 사회적 환경이 건강에 바람직한 영향을 미침으로써 궁극적으로 건강을 증진하는 것이 보건의료시스템의 목적이며, 이러한 목적 하에 조직되는 일련의 활동을 제공하기 위한 구조가 보건의료체계이다. 이 하부구조를 아래에서 좀 더 자세히 살펴보겠다.

1. 보건의료 자원의 개발

보건의료체계가 그 기능을 수행하기 위해 서비스를 생산하는 데 필요한 생산요소들을 보건의료자원이라고 하는데 인력, 시설, 물자, 지식과 기술 등이 이에 포함된다. 보건의료자원으로서의 인력은 보건의료서비스를 생산하는 사람들을 말한다. 의사, 간호사, 약사, 보건기사, 행정요원 및 기타 관련인력 등 의료법상의 의료인이나 보건의료기본법상의 보건의료인 등이 그 대표적 예이다.

이러한 인력이 기능을 수행하는 공간인 보건의료시설에는 의료법상의 의료기관 즉, 의원, 치과의원, 한의원, 조산원, 병원, 요양병원, 종합병원 등이나 지역보건법 상의 보건지소나 보건소, 보건의료원, 모자보건법 상의 모자보건센터 등이 있다.

인력과 시설을 통해 보건의료체계의 기능을 수행하는데 필요한 물자에는 보건의료장비, 약품 기타 소모품과 재료가 모두 포함된다. 이와 아울러 각 인력이 필요한 기능을 수행하는데 필요한 지식과 기술도 보건의료자원에 포함되며 이를 생산하는데도 일정한 재정과 시간이 필요하다.

보건의료자원의 개발이란 의료 인력의 양성, 시설의 건립, 약제나 장비의 생산, 연구를 통한 지식생산 등 필요한 자원을 생산하는 것을 의미한다.

2. 자원의 조직적 배치

보건의료체계 내의 다양한 자원들을 보건의료 활동으로 전환시켜 서비스를 산출하는 기본적 단위로서 기능을 수행하도록 하기 위해서는 일정한 유형의 사회적 조직이 필요하다. "구슬이 서 말이라도 꿰어야 보배"가 되듯이, 개발된 보건의료자원이 의료서비스를 산출하거나 보건사업 기능을 수행하기 위해서 자원들이 적절한 기능적 연관성에 따라 구조적으로 묶여야 한다.

이러한 활동에는 목적의 달성을 위해 이를 세부적으로 담당할 단위를 결정하고 각 단위에 책임과 권한을 부여하는 활동, 세분화된 단위들이 서로 통합되어서 총체적 목적달성을 위해 일할 수 있는 의사소통의 경로를 만들고 조정하는 활동 등이 있는데 이렇게 자원을 체계적으로 배열하는 기능을 조직화라고 한다.

자원의 조직화란 서비스를 생산할 수 있는 기본단위로서 하나하나의 보건의료기관을 개설하는 것이라고 할 수 있다. 자원의 조직화는 의료서비스의 직접적 생산주체인 의료기관의 조직화와 한 나라의 보건의료제공체계 전체를 대상으로 한 조직화를 생각해 볼 수 있다.

한 나라의 보건의료자원의 조직화는 대개 중앙정부가 담당하고 있으며 지방이나 지역의 경우에는 지방정부가 담당하는 경우가 많다. 의료기관 조직화의 기능은 지방정부나 중앙정부가 직접 수행하는 경우도 있고 의료보험 보험자가 가입자에게 의료서비스를 제공하기 위해서 수행하는 경우도 있다.

우리나라의 경우에는 주로 의사 개인이나 의사가 중심이 된 민간자본이 의료기관의 조직자로서의 역할을 담당해 왔다. 특수한 영역의 경우에는 보건복지부 이외의 중앙 행정부서가 이를 담당하는 경우도 있다. 예컨대 국공립 의과대학부속병원의 조직화는 교육부가, 직업병에 이환되거나 산업재해를 당한 노동자를 돌보는 의료기관의 조직화는 고용노동부가 담당한다.

3. 보건의료 서비스 제공

보건의료서비스를 생산하려면 각 자원들을 생산단위인 보건의료기관으로 배치해야 한다. 그러나 지역이나 국가 등으로 하여금 필요로 하는 서비스를 생산하기 위해서는 이와는 다른 측면에서의 조직화가 필요하다. 즉 보건의료서비스를 생산하는 각 단위 보건의료기관을 특정한 원리에 따라 구분하고 정렬해야 한다.

이렇게 한 나라의 국민 건강을 돌보기 위해 필요한 서비스 생산단위들의 조직화된 체계를 국가보건의료제공체계라 할 수 있다. 생산단위나 조직화된 보건의료자원을 통해 국민의 보건의료와 관련된 필요가 충족되는 과정으로 다양한 서비스가 생산되는 과정이기도 하다. 이러한 서비스에는 1, 2, 3차 보건의료서비스들이 모두 포함되어야 한다.

국민의 요구에 부합되는 보건의료서비스를 효과적으로 제공하기 위해서는 세 가지 수준인 단계화의 의료서비스 간에 지속성이 보장되어야 하는데 이를 위한 구조로서 지역화를 통한 보건의료제공체계가 구축되어 있어야 한다. 1, 2, 3차 의료로 의료서비스의 제공을 단계화하는 것과 의료서비스 제공체계의 구성 원리로서의 지역화에 대해서는 이후에 상술할 것이다.

4. 경제적 지원

자원을 개발하여 조직화하고 지역이나 국가단위로 서비스를 제공하는 체계를 구축하고 관리하는 데는 당연히 비용이 들어간다. 어떤 사회든 비용이 필요한 여러 영역들이 있기 때문에 보건의료체계의 개발과 유지에 소요되는 비용을 마련하기 위해 별도의 기전을 가지고 있지 않으면 이 부문에 소요되는 재원을 마련하기 어렵다.

개인적으로 보자면 보건의료 수요를 예측하기 어렵고 예측이 가능한 필수적 욕구의 해결에 우선순위가 밀리게 된다. 이에 따라 자유 시장경제를 택하고 있는 나라를 포함하여 모든 국가는 보건의료부분에 소요되는 경제적 지원을 위한 체계를 별도로 마련하고 있다.

세계보건기구는 보건의료체계의 경제적 지원을 위한 재정적 원천을 다음과 같이 구분하여 제시하고 있다.

① 공공재원 : 정부의 중앙행정기관, 사회보험으로서의 의료보험기구 등
② 조직화된 민간기관 : 자선단체, 민간의료보험
③ 지역사회의 재정지원 : 기부나 자원봉사활동
④ 외국의 원조
⑤ 개인(의료이용 시 국민이 직접 지불)
⑥ 기타 재원(복권, 기부금 등)

자본주의사회에서 재원은 가장 기본적인 투입요소로서 자원으로 간주할 수도 있다. 그러나 세계보건기구는 경제적 지원으로서의 재원을 보건의료자원이 아니라 일종의 지원요소로 보고 있다. 이는 몇 가지 의미를 가진다. 재원은 그 자체가 보건의료자원은 아니며 일단 보건의료부문으로 투자되어 보건의료자원으로 전환되어야 함을 의미한다.

또, 재원은 보건의료자원의 개발에만 요구되는 것이 아니라 그 조직화와 제공, 나아가 관리와 정책 등의 하위기능을 수행하는데도 필요하기 때문에 재원을 보건의료자원으로 보는 것 보다는 지원요소로 파악하는 것이 더 바람직하다는 의미가 포함되어 있다.

보건의료체계가 제대로 기능하기 위해서는 다양한 지원요소들이 필요하지만 이들 지원요소들 가운데 가장 중요한 지원요소가 경제적 지원과 관리이다.

5. 관리

보건의료체계의 관리기능은 국가보건의료체계가 형평성과 효과성, 효율성을 구현할 수 있도록 조직 · 운영하기 위한 기능단위로서 지도력, 의사결정, 규제, 행정의 네 가지 차원이 중요하다.

보건의료체계 내에 포함되어 있는 사람들과 조직들은 나름대로의 역사와 전통, 목적, 권력구조를 가지고 있다. 따라서 보건의료체계를 바람직한 방향으로 변화시키기 위해서는 기존의 제도적 관성에 따른 저항을 극복하고 사람들이 변화에 대한 적절한 동기를 가지고 목적하는 방향으로 행동할 수 있도록 지도할 필요가 있다. 이를 위해 사람과 조직에게 영향을 미치는 지도력 또한 요구된다.

보건의료체계 내에서 이루어지는 기획, 실행과 실현, 감시 및 평가, 정보지원 등 모든 면에서 적절하고 바른 의사결정이 필요하다. 국가보건의료체계나 지역보건의료체계 전

체와 관련된 의사결정의 경우 대부분 보건복지부 같은 중앙행정기관이나 보건소 등의 지역보건조직이 수행하지만 관리는 보건의료체계 내의 모든 기관이 일상적으로 수행해야 하는 과정이기도 하다.

국가보건의료체계를 건실하게 운영하기 위한 규제는 대개 법적으로 이루어진다. 보건의료인에 대한 면허의 부여, 보건의료기관의 인가, 의약품에 대한 통제 등이 모든 국가에서 이루어지고 있다. 기본적 보건의료서비스를 모든 국민이 권리로서 이용하는 것을 보장하는 한편, 불필요한 낭비를 막기 위해서도 법을 통한 규제가 필요하다.

Ⅲ 보건의료체계의 유형

1. 보건의료 제공체계의 결정요인

세계보건기구가 국가보건의료체계의 기본 골격을 제시했듯이 한 나라의 보건의료체계가 그 기능을 수행하기 위해서는 꼭 필요한 기본요소들이 갖추어져 있어야 한다. 보건의료체계의 기본요소들이 구조적으로 조직되는 과정에 그 나라의 경제, 정치, 문화적 요인들이 영향을 미치기 때문에 각 나라의 보건의료체계는 저마다의 고유한 색채를 띠게 된다.

이러한 보건의료체계는 나름의 장점과 단점을 가지고 있기 때문에 여러 나라의 보건의료체계의 고유한 측면을 살펴보는 것은 적정의료서비스의 요건을 충족시킬 수 있도록 보건의료체계를 개선하는 데 많은 시사점을 줄 수 있다. 이것이 각국의 보건의료제도를 공부하는 목적이기도 하다.

뢰머는 보건의료체계의 형성에 영향을 미치는 요인으로 경제적 요인, 정치적 요인, 문화적 요인을 들었다. 먼저 이 요인들이 보건의료체계에 미치는 영향을 간략하게 살펴보자.

경제적 수준이 다르면 질병의 구조나 부담도 다르다. 가난한 나라에서는 영유아나 아동의 전염병이나 영양결핍이 주요 보건문제이지만 부유한 국가일수록 노인들의 만성질환이 문제가 된다. 질병은 보건의료체계의 기본적 필요 요인이므로 질병부담이 다르면 보건의료 제공체계도 다를 수밖에 없다.

경제적 요인은 기본적 필요 요인뿐 아니라 이를 해결하기 위한 보건의료자원의 수준에도 결정적 영향을 미친다. 인력, 시설, 재료와 지식 등 보건의료자원의 제공 양과 질은 각 나라의 경제적 수준과 밀접한 관련성을 가진다. 인구 대비 의사 수나 병상 수 등 보건의료자원의 공급량은 해당국가의 일인당 국민소득 수준과 관련성이 높다. 이와 아울러 의료자원의 공급량이 풍부한 국가들은 의료 인력이 보유하고 있는 기술, 장비, 병원시설의 안락함 등 의료서비스의 질을 결정하는 요인의 수준과도 연관성이 높다.

여러 나라의 보건의료체계를 살펴보면 경제수준이 비슷하더라도 다른 보건의료 제공체계를 가지고 있는 경우가 많다. 이는 경제수준 이외의 다른 요인들이 한 나라의 제도, 보건의료체계의 형성에 영향을 미치고 있기 때문이다. 이 중 경제적 요인 못지않게 보건의료체계의 특성에 영향을 미치는 요인은 정치적 요인이다. 해당 국가의 민주주의의 수준, 국가권력의 형태와 이데올로기, 권력을 장악하고 있는 정당의 정책 등이 이러한 정치적 요인에 속한다.

정치는 근본적으로 권력의 문제로서 궁극적으로 사회의 부를 누가, 누구를 위해, 어디에, 어떻게 배분할 것인가를 결정하는 가장 중요한 요인이다. 따라서 그 나라 국민들의 가치우선순위의 반영임과 동시에 이에 결정적 영향을 미치기도 하는 정치권력의 형태는 그 나라의 자원배분 원리와 방식을 좌우하게 된다.

미국과 같은 전형적인 자본주의 국가에는 개인의 선택을 중시하는 자유주의 이데올로기가 널리 퍼져 있고, 자원의 배분은 시장에 의존하고 있다. 미국의 주요 정당들이 표방하는 정책도 이를 반영하고 강화하고 있다. 이러한 요인들의 영향으로 인해 일부 빈민과 노인을 위한 의료급여제도를 제외하면 미국에는 공적 의료보장제도가 없다.

이와는 달리 사회민주주의의 영향력이 강하고 이러한 정치이념을 가진 정당이 정권을 장악한 경험이 많은 유럽의 국가들에서는 국민의 건강을 기본권으로 보는 견해가 강하고 기본적 필수재를 사회적으로 해결하는 것을 당연시하고 있다. 주요 정당의 정책도 미시적 수준에서는 다를지라도 큰 틀에서는 이러한 사회적 합의를 근간으로 하고 있다.

경제적, 정치적 요인 외에도 많은 사회적, 환경적 요인들이 보건의료체계의 특성에 영향을 미친다. 이중 사회적 제도와 관습에 영향을 미치는 문화적 요인을 살펴보자. 뢰머는 보건의료체계에 영향을 미치는 주요한 문화적 요인들로 기술발전의 수준, 종교와 종교기관, 공동체의 구조, 언어와 문화적 정체성, 가족구조 등을 들었다.

기술발전은 치료기술, 장비나 약제의 개발 뿐 아니라, 병원제도의 발전 등에 영향을 미친다. 의학의 발전 역시 이와 궤를 같이 한다. 의학기술 뿐 아니라, 교통수단의 발전 등은 보건의료자원에 대한 접근용이성의 수준에 영향을 미치며 정보기술은 보건의료체계 전 영역에 다각도로 영향을 미친다.

종교나 종교기관은 여러 나라에서 국가 보건의료체계가 형성되기 이전부터 보건의료에 깊은 영향을 주었다. 종교기관이 선교활동의 일환으로서 현대적 의료기관을 설립하는 것에서 볼 수 있듯이 종교는 현대사회에서도 여전히 보건의료체계에 영향을 미치고 있다. 유대교는 남자의 할례를 반대하고 로마 가톨릭 교회는 낙태를 강력히 반대한다. 이처럼 종교적 도그마가 특정한 서비스의 보급에 영향을 미치기도 한다. 근대 국가가 대부분 서구의학을 기초로 국가보건의료시스템을 구축한 것은 기독교의 적극적인 선교활동에 힘입은 바 크다.

지역공동체의 구조도 보건의료체계에 영향을 미친다. 거주하는 지역이 도시인가 농촌인가에 따라서 노출되는 건강 위해요소가 다르다. 지역의 산업화의 수준은 인구의 밀집정도, 커뮤니케이션의 양상, 음식물과 식수의 공급 양식, 사람들 간의 관계의 방식 등에 있어서 차이를 보이는데, 이러한 요소들 역시 보건의료체계에 많은 영향을 미친다. 산업화 과정에서 농촌에서 이주한 빈농들이 도시의 외곽에 거주하면서 형성된 도시빈민가는 다양한 보건문제의 온상이다.

우리나라는 모든 국민이 단일한 언어를 사용하고 단일민족으로서의 정체성이 강하지만 다민족 국가나 다양한 언어공동체로 이루어진 국가의 경우에는 언어나 문화적 정체성이 보건의료체계에 영향을 미치기도 한다. 미국의 경우에는 소수 인종을 위한 다양한 보건사업들이 개발되어 지역보건소를 통해 공급되고 있다.

가족의 구조도 보건의료체계에 영향을 미친다. 전통적으로 가족 구성원은 가족의 일원에게 건강문제가 발생하면 일차적 간병인 역할을 담당해 왔다. 산업화와 도시화에 따라 핵가족화가 진행되면 가족이 담당했던 이러한 지지기능을 대신할 다양한 요양시설과 인력이 필요하게 된다.

2. 보건의료체계의 유형분류

1) Fry 분류

널리 사용되어 온 의료체계의 분류 모형은 Fry의 분류이다. 그는 각 나라의 의료체계를 의료기관 선택방식과 의료서비스 제공체계의 특징에 따라서 자유방임형, 사회보장형, 사회주의형 등 세 가지로 유형화 하였다.

자유방임형에 속한 국가들은 의료기관 선택의 자유를 중시하고 서비스의 제공과 자원의 배분을 시장에 맡기는 한편, 국가의 개입은 최소화하는 경향이 있다. 미국이 여기에 속하는 대표적인 국가이다.

사회주의형은 구 소비에트 연방의 보건의료시스템을 대표적인 예로 들 수 있는데, 선택의 자유보다는 형평성을 강조하여 국가가 의료서비스의 제공과 의료자원의 배분을 전담하였다.

사회보장형 보건의료제공체계는 전 국민의료보험제도나 국가보건의료서비스제도를 택하고 있는 독일이나 영국과 같은 나라들이 대표적인 예이다. 이 유형의 국가에서는 자유방임형과는 달리 국민의 기본적 필요 충족을 위해 서비스제공이나 자원의 배분에 국가가 적절하게 개입하는데, 서비스에 대한 국민의 선택권을 보장하기 위해서 노력한다는 점에서 사회주의형과 구별된다.

2) Roemer 분류

가장 널리 이용되는 분류체계는 Roemer가 분류한 보건의료체계의 유형이다. 뢰머는 보건의료체계의 결정요인들 중 계량화하기 어려운 문화적 요인을 제외하고 일인당 국민총생산을 기준으로 한 경제수준과 정부가 보건의료시장에 어느 정도 개입하는가를 기준으로 한 보건정책을 지표로 활용하여, 세계 각국의 보건의료체계를 16가지로 유형화 하였다(표 3-1). 경제수준은 1985년 무렵을 기준으로 일인당 GNP 5,000달러 이상을 부유한 나라, 500-5,000달러 사이에 있는 국가를 개발도상국으로 500달러 미만의 국가를 가난한 나라로 분류하였다.

동시에 보건의료정책에 따라 각 나라를 기업가형, 복지지향형, 보편주의형, 사회주의형의 네 가지로 분류하였다. 이 중에서 기업가형이 자원의 배분과 생산에 있어서 시장에 대한 의존이 가장 크고 사회주의형은 시장에 대한 의존이 가장 적다. 반대로 국가의 개입 정도는 사회주의형이 가장 크고 기업가형은 가장 작다.

국가의 보건의료체계에 대한 개입을 의료서비스의 직접 제공과 그에 필요한 재원의 조달로 나누어 볼 때, 복지지향형 국가들은 대부분 사회보험방식을 통해 재원의 조달만을 사회적으로 해결하는 경향이 강하고 보편주의형 국가는 일반적으로 두 가지 모두를 국가가 책임지며 재원은 소득에 부과되는 세금을 통해 조달한다. 여기서 보편주의라 함은 국민의 지불능력에 따라 서비스를 선택적으로 제공하지 않고 모든 국민에게 동등한 서비스를 제공한다는 의미이다.

표 3-1 보건의료체계의 유형

경제수준	보건의료정책(시장에 대한 개입)			
	기업가형	복지지향형	보편주의형	사회주의형
부유한 나라	미국	독일 캐나다 일본	영국 뉴질랜드 노르웨이	(구, 소련) (구, 체코 공화국)
개발 도상국	대만 필리핀 남아프리카공화국	브라질 이집트 말레이지아	이스라엘 니카라과	쿠바 북한
가난한 나라	가나 방글라데시 네팔	인도 미얀마	스리랑카 탄자니아	중국 베트남
자원부국		가봉	쿠웨이트	

출처 : M.I. Roemer, National Health Systems of the World, Oxford University Press, 1991

3) Fried 분류

경제수준의 분류는 1980년대 중반의 각 국가별 GNP 자료를 이용한 것이어서, 2010년 현재와는 많은 차이가 있다. 또 1980년대 말 동구권 붕괴 이후 구 사회주의 국가들은 정치체제가 바뀌고 경제적으로도 많은 어려움을 겪고 있어서 이러한 분류를 그대로 적용하기는 어렵다. 특히, 중국과 베트남의 경우에는 시장개방 이후 전통적인 사회주의 정책을 포기하고 있으며 경제적으로 빠른 성장을 보이고 있어서 Roemer의 분류는 한계가 있다.

그림 3-3 보건의료 공급유형과 재원조달 기전에 따른 보건의료체계의 유형

보건의료 공급자 / 재원 조달기전	공적 공급자	사적 공급자
공적 재원	A	B
사적 재원	C	D

이에 따라 Fried 등은 Roemer의 분류를 원용하여 새롭게 분류한 보건의료체계 유형분류를 제시하였다. 그들의 모형은 보건의료정책 분류에서 사회주의형을 없애고, 기업가형, 사회보험형, 국가보건서비스형의 세 유형으로 통합하여 분류하는 한편 경제수준에 따른 분류의 경우에는 자원부국형을 없애고 1인당 GDP 수준을 미국달러화를 기준으로 98~1,153달러에 속하는 국가군(매우 가난한 나라들), 1,211~6,956달러에 속하는 국가군(개발도상국), 8,257~33,085달러에 속한 국가군(부유한 나라들)로 나누었다.

이들은 2002년 당시 우리나라를 '기업가형, 부유한 나라들'에 포함시켰다. 또 러시아(구 소련)와 쿠바를 '국민보건서비스형, 개발도상국'에, 중국을 '기업가형, 개발도상국'에 포함시켰다. 특이한 것은 이 모델에서 일본을 영국과 함께 국민보건서비스형의 부유한 나라들에 포함시켰는데 사회보험방식의 재원조달체계를 가지고 있으며 의료서비스의 공급 면에서 70% 가량의 의료기관을 민간이 보유하고 그 행태에 있어서도 영리성을 띄고 있는 일본을 왜 국민보건서비스 모델로 포함시켰는지에 대해서는 특별한 설명이 없다. 또, 전 세계적으로 그 비중은 매우 낮아졌지만 여전히 의미 있는 사회주의형 보건의료체계를 유지하고 있는 쿠바를 국가보건서비스형으로 통합한 것도 쉽게 납득이 되지 않는 유형화이다.

보건의료체계에 영향을 미치는 요인들이 지속적으로 변화하고 있으며 보건의료자원의 조직형태의 분류가 보건의료 제공체계를 유형화하는데 더 큰 도움을 줄 수 있을 것으로 판단된다.

3. 보건의료체계의 유형별 특성비교

이렇게 분류한 보건의료체계의 유형별 장 · 단점을 가장 단순하면서도 아직도 널리 이용되는 Fry의 분류에 따라 살펴보자.

1) 자유방임형

미국을 전형적인 예로 들 수 있는 자유방임형 보건의료체계를 택하고 있는 국가에서는 보건의료서비스에 대한 선택의 자유보장이 핵심적 가치로 간주된다. 선택의 자유에는 환자가 의료기관을 선택하는 문제뿐 아니라 의사가 자신이 개원하거나 봉직할 지역과 의료기관을 선택하는 문제가 모두 포함되어 있다. 이 유형의 국가들은 의료서비스의 제공과 자원의 배분을 시장메커니즘에 맡기고 국가의 개입은 최소화하는 경향이 있다.

이에 따라 지불능력이 있는 의료이용자는 고가의 의료서비스도 구매할 수 있으므로 의료서비스 제공자는 지불능력이 있는 이용자가 선호하는 서비스의 제공에 역점을 두게 되고 고가의 고급의료를 개발하고자 하는 유인을 가지게 된다. 따라서 의료서비스는 고급화되고 의료공급자는 미시적 측면의 질을 중시하는 경향이 나타난다.

반면에 경제적으로 어려운 계층의 사람들은 이런 고급의료서비스를 이용하기 어렵기 때문에 형평성에 심각한 문제가 생겨날 수 있다. 또, 고급의료에 편중되다 보니, 국민의 보건의료상 필요에 따른 포괄성이나 지역 간, 의료자원 간의 균등분포가 이루어지기 어렵다.

의료서비스의 생산비용은 상승하는 반면 많은 국민이 이러한 의료서비스를 이용할 수 없기 때문에 의료비 절감과 국민의료체계 전체의 효율성 면에서 매우 불리하다. 일례로 미국은 국내총생산의 15% 이상을 의료비로 쓰고 있는데, 이는 OECD 가입국가 평균치의 약 두 배에 달한다. 그럼에도 불구하고 세계보건기구의 보고서에 따르면 미국 국민들은 대부분의 유럽국가들 국민들과 비교할 때 평균적인 건강수준이 낮다.

이와는 달리 과거 소비에트 연방과 그 영향권 하에 있던 사회주의 국가들의 경우에는 보건의료체계 운용에 있어 선택의 자유보다는 국민의 기본적 필요를 형평성 있게 제공하는 것을 최고의 가치로 삼았다. 의료서비스의 제공과 자원의 배분을 시장에 맡기지 않고 국가가 국민의 기본적 의료서비스 필요에 대한 계량에 근거하여 계획적으로 생산하여 공급하는 것을 원칙으로 하였다. 그러나 이러한 제도는 의료서비스 공급자가 고급의료를 적극적으로 개발할 동기를 자극하지 못하므로 미국과 같은 고급 의료서비스가 발전하지 못하는 한계를 가지고 있었다.

반면에 국가가 누구에게나 동일한 기본적 수준의 의료서비스를 제공하는 것을 원칙으로 하기 때문에 형평성의 수준을 획기적으로 높일 수 있었다. 자원의 생산, 배분이 국가의 계획에 입각하여 이루어지기 때문에 의료자원을 균등하게 배분하는 것도 가능했다. 아울러 국가적 차원에서 비용절감을 위한 노력을 쉽게 할 수 있다는 장점도 가지고 있었다. 그러나 과거 소비에트 연방의 의료시스템은 동구권의 몰락과 함께 과거로 사라졌다.

2) 사회보장형

Fry가 사회보장형으로 분류한 국가군에는 Roemer의 분류에서 복지지향형과 보편주의형이 모두 포함되어 있다. 나라마다 차이는 있지만 국가보건서비스 형태는 사회주의형에 조금 더 가깝고, 전 국민의료보험 방식은 자유주의형에 더 가깝다고 할 수 있는데, 전반적으로 사회주의형과 자유주의형의 장단점을 혼합하고 있다.

이 유형에 속한 나라들은 의료서비스에 대한 선택을 일정하게 보장하고 있고 이에 따라 공급자는 부유한 사람들만이 이용할 수 있는 고급 의료서비스의 개발에 대한 관심도 가지고 있지만 사회보장의 급여 범위에 제한이 있기 때문에 미국 등 자유주의 국가만큼

표 3-2 보건의료서비스 제공체계 유형별 장단점

주) ++ ; 매우 바람직함, + ; 바람직함, – ; 바람직하지 못함

제공체계의 특성	자유방임형(미국)	사회보장형(영국)	사회주의형(구소련)
의료서비스의 질	++	+	–
의료서비스의 포괄성	–	++	++
의료서비스의 균등분포	–	++	++
선택의 자유	++	+	–
형평성	–	++	++
의료비 절감	–	++	++

출처 : 유승흠, 양재모, 『의료총론』, 1994, p. 438.

의 유인을 가지기는 어렵다.

기본적 보건의료서비스에 대해서는 사회보장의 방식으로 거의 무상에 가까운 비용으로 제공되기 때문에 형평성의 달성 면에서 자유주의형 보다는 우수하다. 또, 국가가 의료인력이나 시설을 거의 전적으로 계획에 따라 배치하는 것은 아니지만 영국과 같은 경우에는 의료취약지역에 근무하는 의사에게는 더 높은 수당을 제공하는 등 국가적 차원의 노력을 통해 의료자원의 균등분포의 문제를 해결하고자 노력해 왔다.

Ⅳ 보건의료전달체계

1. 보건의료전달체계의 개념과 필요성

보건의료서비스를 이용하는 소비자는 경제적인 이유뿐만 아니라 시간적, 공간적인 장벽으로 인해 서비스에 접근하기 어려운 경우가 많다. 이러한 장벽을 없애기 위해서는 국가는 의료서비스의 전달체계를 갖추는 것이 무엇보다도 중요하다. 보건의료전달체계(healthcare delivery system)란 양질의 보건의료서비스를 대상자인 소비자들에게 전달해 주는 통로로서 보건의료서비스를 제공하는 공급자와 소비자 간의 조직적이고 공간적으로 가용한 보건의료자원의 합리적인 배치를 의미한다.

의료전달체계를 통해 보건의료가 필요한 모든 사람에게 보건의료서비스가 제공되며 한정된 보건의료자원의 효율적인 활용을 위해서라도 국가의 의료전달체계 확립은 필연적이라고 할 수 있다. 따라서 의료전달체계의 구축목적은 양질의 보건의료서비스 제공과 효율성을 도모하며 지역 간 의료기관 간의 균형적인 발전을 유도하고 국민의료비 억제 및 의료보장의 재정안정을 도모하는데 있다고 볼 수 있다.

보건의료전달체계는 국민 모두에게 동등한 수준의 보건의료서비스를 동등하게 접근도를 유지하면서 체계적으로 보건의료 소비자에게 제공하기 위하여 병의원의 배치, 기능과 상호관계 등의 보건의료서비스 공급체계를 조직화한다. 이것은 제한된 보건의료자원을 효율적으로 이용하고 모든 국민이 활용하게 함으로써 환자의 종합병원에 대한 집중화를 방지하고 국민의료비 절감과 건강보험의 재정 안정화를 꾀하기 위해서이다.

보건의료기관의 기능과 역할을 효율적이고 효과적으로 수행하기 위해서는 각 기관의 수준에 알맞은 인력, 시설, 장비 등에 적정한 투자가 선행되어야 한다. 왜냐하면 각 보건의료기관마다 규모나 능력이 다르기 때문에 이에 적절한 인적, 물적자원이 투입되어야 한다. 필요 이상으로 투자할 경우 국가적으로 낭비를 초래하고 의료비 상승을 가져오는 문제가 야기된다.

2. 단계화의 개념

인구집단이 필요로 하는 보건의료 서비스의 양과 질 및 그에 따른 자원은 건강수준에 따라 다르다. 질병이 없거나 경미한 건강문제를 갖고 있는 경우 스스로 건강을 관리하거나 전문가의 도움 없이 건강문제를 해결할 수 있다. 그러나 심각하고 복잡한 건강문제를 갖고 있는 이들은 보다 전문적인 서비스와 고도의 기술 및 장비를 필요로 한다. 일반적으로 한 사회가 필요로 하는 의료요구의 대부분은 간단한 의료서비스만으로도 해결할 수 있으며, 입원 및 고도의 의료서비스가 필요한 경우는 전체 의료수요의 극히 일부분만을 차지한다.

아래 그림은 의료서비스 수요의 복잡성에 따른 의료서비스의 기술적 난이도, 서비스 강도, 1인당 비용과 그에 따른 의료서비스 제공체계를 개념화한 것이다(그림 3-4). 간단하고 적은 서비스와 비용만으로도 충족시킬 수 있는 1차 수준의 의료요구가 전체 의료요구의 대부분을 차지하는 반면 난이도가 더 높고 더 많은 서비스와 비용이 소요되는 의료요구일수록 그 크기는 작아진다.

만약 의료서비스를 제공하는데 사용할 수 있는 자원이 무한하고 효율성을 따질 필요가 없다면 최고 수준의 의료서비스 제공기관을 모든 지역마다 더 극단적으로는 개인마다 소유한다면 이용자 측면에서 자신의 의료요구를 시간적, 공간적 제약 없이 이용하는 것이 가능하겠다. 그러나 현실은 자원의 희소성으로 인해 이러한 상태를 실현시킬 수 없다.

즉, 주어진 가용한 자원의 한계 내에서 효과적이고 효율적이며, 사회가 지향하는 가치에 부합하는 보건의료서비스 제공체계를 구축하는 것이 필요하다.

보건의료서비스 제공의 단계화는 한정된 자원을 효율적으로 활용하기 위한 것으로 각 단계별 유기적인 협력과 전문화가 필요하다. 우리나라 보건의료서비스 전달체계에

그림 3-4 의료서비스 수요의 복잡성과 의료서비스 제공체계

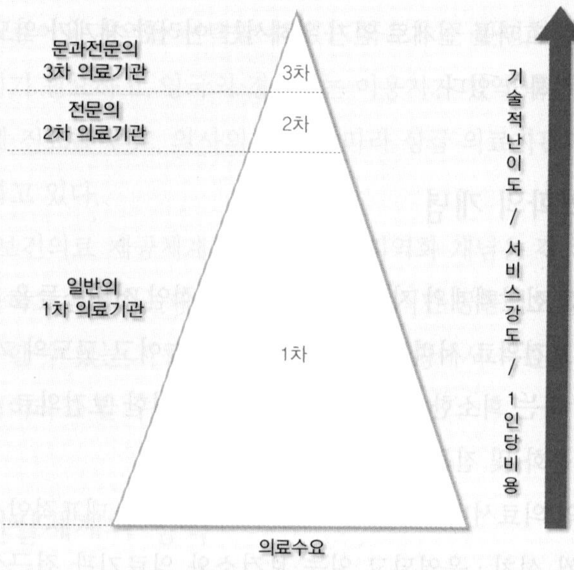

서도 이러한 단계화 개념을 적용하고 있다. 국가 공공보건의료체계에서는 시 · 군 · 구 단위에 보건소(또는 보건의료원, 이하 보건소) 1개소를 설치하고 있으며, 읍 · 면 단위에 보건지소, 그 보다 하위에 보건진료소를 설치하여 운영하고 있다.

의료법에 규정된 의료기관을 개설하는 경우 의원은 관할 시 · 군 · 구청장에게 '신고'하면 되지만, 병원급 이상 의료기관은 시 · 도지사의 '허가'를 받도록 되어 있어 병원급 이상 의료기관 개설에 대한 규제제도를 마련하고 있다. 일부 예외 사항은 있지만 읍 · 면 · 동 소진료권의 주민들은 간단한 의료서비스를 근처에서 제공받고 기본보건의료기관에서 해결하지 못한 문제들은 시 · 군 · 구 단위의 중진료권의 병원급에 의뢰하여 진료를 받도록 한다. 두 번째 의뢰기관인 종합병원이나 상급종합병원의 대진료권 병원은 다양한 전문과목을 갖추어야 하고 아주 특수한 문제가 아닌 한 거의 모든 질병을 해결할 수 있어야 한다.

또한 일부 예외 사항은 있지만 국민건강보험의 요양급여는 원칙적으로 2단계(종합전문요양기관; 2004년 말 현재 전국 42개소)로 구분하여 1단계 요양급여 제공기관을 거친 후 2단계 요양급여 제공기관에서 제공하는 의료서비스에 대해서만 요양급여를 실시

4. 사회보장의 원칙

사회보장에 관하여 국제적으로 가장 널리 인정받고 참조되는 ILO의 사회보장 원칙을 살펴보면,

1) 대상의 보편적 보호원칙

사회보험은 근로자계층만이 아닌 전 국민을 대상으로 하는 제도로 발전해야 한다는 무차별 적용의 원칙이다. 비버리지의 '적용범위의 포괄성 원칙'에 대응되는 개념이다.

2) 비용부담의 공평성 원칙

1952년 제35차 제네바회의에서 채택한 사회보장 최저수준에 관한 조약 제71조는 3개항에 걸쳐 비용부담의 공평성 원칙을 규정하였다.

제1항은 사회보장비용 조달에 있어서 공동부담원칙을 채택하되 보험료 또는 조세, 자산이 적은 자에게 과중한 부담이 되지 않도록 할 것과 피보험자의 경제적 상태를 고려하여 결정하도록 규정하고 있다.

제2항은 보험료에 대한 근로자 부담액의 상한은 피보험자 계층(근로자, 배우자, 자녀)의 보호를 위해서 전체 재원의 50%를 초과해서는 안 되며, 그 나머지는 사용자, 특별세수입, 보조금, 자본수입 등으로 충당되어야 한다고 규정하였다.

제3항은 국가의 사회보장에 대한 책임을 규정하는 것으로, 국가는 정당한 지급에 일반적 책임을 져야하며, 이를 위해 재정의 수지균등원칙을 지키고, 재정균등을 위해 필요한 보험수리적 연구 및 계산을 정기적으로 실시할 것을 규정하고 있다.

3) 보험 급여수준에 관한 원칙

급여 수준은 각 국가별로 자국의 실정에 알맞은 방식을 선택하도록 권고하고 있으며, 이를 위해 급여비례원칙, 급여균일원칙, 가족부양수준원칙의 3가지 원칙을 규정하고 있다.

4) 사회보장제도 성공요건

비버리지는 1942년 '사회보험과 관련 서비스(Social Insurance and Allied

Services)'를 통해 사회보장제도가 성공하기 위한 3가지 전제조건을 다음과 같이 제시하였다.

첫째, 15세 이하(학생일 경우 16세 이하)의 아동수당을 지급할 것

둘째, 모든 주민에게 질병예방, 치료, 작업능력 회복을 위한 포괄적인 보건 및 재활서비스를 제공

셋째, 대량실업을 피할 수 있는 완전고용 실현

5) 사회보험 기본원칙

이와 함께 비버리지는 사회보장의 핵심인 사회보험의 6가지 기본원칙을 다음과 같이 제시하였다.

첫째, 최저생활 보장을 위한 동액급여이다. 이것은 실업이나 폐질로 중단되거나 퇴직으로 종결된 근로소득수준에 관계없이 동일한 보험급여를 제공한다는 원칙이다. 분만과 과부에 대해서는 일시적으로 고액급여를 인정하지만, 실직, 폐질, 퇴직 등으로 인한 소득손실은 그 이유에 관계없이 동액급여를 원칙으로 하는 개념으로 사실상 사회보장에서의 민간보험의 필요성을 인정하고 있다.

둘째, 보험료 균일 갹출이다. 이것은 사회보험 급여가 동액이므로 보험료도 개인적 위험의 크기나 직업의 종류, 사회보험 수혜자의 수입의 많고 적음에 관계없이 동일해야 한다는 원칙이다.

셋째, 사회보장 관장책임의 통일 또는 단일화이다. 이것은 사회보장의 실시에 있어서 비용절약 및 원활한 관리운영을 위해 사회보험 운영기관을 통일해야 한다는 이론이다.

넷째, 보험급여의 적정성이다. 이것은 사회보장 급여가 금액 또는 기간에 있어서 수혜자의 최저생활을 보장할 수 있도록 적정수준이 되어야 한다는 원칙이다.

다섯째, 적용대상과 급여의 포괄성이다. 이것은 사회보장의 대상은 신분, 수입에 관계없이 전 국민을 대상으로 해야 하며, 사고의 포괄성이라는 측면에서 보험자의 면책범위를 넓게 하거나 면책조항을 제한적으로 엄격하게 해석해서는 안 된다는 원칙이다.

여섯째, 피보험자의 계층분류이다. 이것은 사회보험이 지역사회의 다른 계층의 다양한 생활방식을 고려해야 한다는 원칙으로 근로자, 자영자, 주부, 연소자, 퇴직자의 각기 다른 생활양식과 요구에 적합하도록 조정되어야 한다는 것이다.

몇 가지 상이한 점이 있긴 하지만, ILO와 비버리지가 제시하고 있는 사회보장의 원칙들이 공통적으로 제시하고 있는 원칙은 국가(사회)가 책임을 지고, 전 국민을 대상으로 적정한 비용을 부담시키고, 적정한 급여를 보장하는 것이 그 주요 내용이라 할 수 있다.

5. 사회보장의 수단

사회보장을 실현하기 위한 방법으로 널리 활용되고 있는 기전은 크게 사회보험(social insurance system), 공적 부조(public assistance system), 사회복지서비스(social welfare system)로 구분할 수 있다. 각각에 대하여 살펴보면 다음과 같다.

1) 사회보험제도

보험을 이용하여 국민의 질병, 상해, 폐질, 실업, 분만 등의 생활 위협에 공동으로 대처하는 제도이다. 법에 의하여 보험가입을 의무화하고, 급여내용을 규정하며, 보험가입자가 갹출하는 보험료가 주요 재원이다. 다른 방식에 비해 정부의 과대한 재정 부담을 경감시키고, 국민의 주인의식과 참여의식을 촉진시킬 수 있는 장점을 가진다.

사회보험과 민간보험을 구별하는 기준은 보험제도의 목적과 보험가입방식 및 부양성 여부이다.

사회보험이 모든 사회구성원의 최저생활 보장을 목적으로 하는 반면, 민간보험은 개인의 경제적, 의료적 필요에 근거하므로 임의가입을 원칙으로 하며, 국가의 부양성을 전제로 하지 않는다.

사회보험의 경우 수입과 지출의 균형을 맞추는 '수지상등원칙'을 적용하나 보험료만으로는 수지상등을 이룰 수 없는 경우에는 '국가의 부양성 원칙'에 의하여 균형을 도모한다.

보험료 산정방식은 민간보험이 경험률(위험발생 비례요율, 예를 들면, 자동차 사고가 많은 운전자의 자동차 보험료가 증가하는 경우)을 적용하나 사회보험의 경우 집단율(예를 들면, 질병으로 의료이용이 많은 보험가입자라 하더라도 보험료가 올라가지는 않는다)을 적용한다.

보험료 부담은 사회보험의 경우 국가, 사용자 및 피용자가 공동으로 부담하지만, 민간보험은 개인이 전액 부담하며, 민간보험료에는 보험자의 영업이익과 공과금을 충당하기 위한 보험료가 추가된다.

급여수준은 민간보험이 보험료에 비례하는 반면, 사회보험은 개인적 필요에 따른 급여를 실시한다.

우리나라 경우 건강보험, 국민연금, 고용보험, 산업재해보상보험이 이러한 사회보험에 해당한다.

2) 공적 부조제도

스스로 생계를 영위할 수 없는 계층에게 그들이 자립할 수 있을 때까지 국가재정으로 최저생활을 보장하는 제도이다. 대개 자산조사(means test)를 통해 수혜자의 경제 및 생활수준을 파악하여 자격여부를 결정하며, 급여가 시행되는 중에 지속적으로 자격여부를 결정하기 때문에 행정적으로 복잡하고 업무량도 많다. 공적 부조 대상이 된다는 것은 사회적 낙인과 수치심을 불러올 수 있으며, 대상자의 자립의지를 감소시키는 단점을 야기할 수도 있다.

우리나라의 경우 국민기초생활보장제도 및 의료급여제도(국민기초생활보장제도에서 제공하는 다양한 급여의 하나로 규정하고 있음)가 이러한 공적 부조제도에 해당한다.

3) 사회복지서비스

노인, 장애인 등 특정인에게 소요되는 서비스재원을 국가가 부담하여 사회보장 급여를 제공하는 공적 서비스로서 서비스의 내용과 수준은 국가의 경제, 사회, 문화적 여건에 따라 다양하다. 사회복지서비스는 전통적으로 가족이 수행하는 기능이 산업화, 도시화가 진전되면서 사회화되어 이를 지원 · 보완하기 위하여 발달하였다.

사회복지서비스의 주요 대상은 빈곤층, 부녀자, 아동, 노인, 장애인 등으로 이들의 제반 문제를 해결하여 정상적인 사회인으로 복귀시키는데 목적을 두고 있다. 사회보장의 내용을 경제(소득)보장과 비경제적 보장으로 구분할 때, 사회보험과 공적 부조는 전자에, 사회복지서비스는 후자에 해당한다.

Ⅱ 의료보장제도

1. 의료보장 개념

의료보장제도란 전체 국민의 의료를 보장하는 국가제도를 통칭하는 것으로, 국민의 건강권을 보호하기 위하여 필요한 보건의료 서비스를 국가나 사회가 제도적으로 제공하는 것을 말한다. 구체적으로 말하면 건강을 유지 · 증진하기 위하여 의료서비스가 필요할 때, 경제적 부담 없이 누구나 의료를 이용할 수 있도록 보장하는 것이라 할 수 있다.

보험급여의 대상이 되는 사고를 일시적 사고, 영속적 사고, 영구적 사고로 구분할 수 있는데, 일시적 사고는 질병, 부상, 분만 등 일과성인 경우를 지칭한다. 영속적 사고는 불구, 노령 등 지속적인 경우를, 영구적 사고는 사망을 말한다. 일반적으로 불구와 노령은 연금보험의 대상으로 하며, 건강보험은 일시적 사고만을 대상으로 하는데, 그 중 사고발생 원인이 업무와 관련이 있는 경우는 산업재해보상보험의 급여대상이 되며, 교통사고에 의한 경우는 건강보험 급여 대상에서 제외된다.

의료보장이 다루는 범위는 소극적으로는 '의료비의 보장'이라는 관점과 적극적으로는 '의료 그 자체 및 건강의 보장'이라는 적극적인 관점이 있다. 우리나라의 경우, 2003년 제정된 보건의료기본법에 "이 법은 보건의료를 통하여 모든 국민이 인간으로서의 존엄과 가치를 가지며 행복을 추구할 수 있도록 하고 국민 개개인이 건강한 삶을 영위할 수 있도록 제도와 여건을 조성하며, 보건의료의 형평과 효율의 조화를 기함으로써 국민 삶의 질을 향상시키는 것을 기본이념으로 한다."라고 규정하여 국가의 책임을 의료서비스 보장에 국한하지 않고 보건의료를 통한 국민의 행복과 삶의 질 향상 추구라는 적극적인 관점을 반영하고 있다.

의료서비스보장이 아닌 건강보장이라는 측면에서는 보건의료서비스 이외에 개인의 생활습관 및 생활환경에 대한 사회적 개입이 필요하며, 이를 위해서는 보건의료 분야뿐 아니라 환경, 교통, 교육, 경제 등 다른 사회분야에서의 건강한 환경조성을 위한 노력 또한 필수적이다.

의료보장은 한정된 자원을 이용하므로 제도의 효율성 또한 도모하게 되며, 계층 간

필요에 따른 의료이용의 격차가 존재하기 때문에 형평성 있는 의료이용을 추구한다. 일반적으로 의료보장제도는 의료서비스에 대한 접근성을 높여 국민의료비의 과다한 증가를 초래할 수 있기 때문에 적정수준의 의료비를 유지하기 위한 노력도 의료보장의 주요 과제로 부상되고 있다.

과거 복수의 건강보험 조합을 국민건강보험공단으로 관리를 일원화함으로써 관리운영비를 절감하려는 노력이나 빈곤층을 위한 공적 부조 방식의 의료급여제도 운영, 과다한 의료비를 초래하거나 그 효과성이 증명되지 않은 의료서비스를 건강보험 비급여 대상으로 설정, 건강보험심사평가원의 진료비 심사를 통해 진료비의 적정성 평가 등은 이러한 의료보장제도의 과제를 해결하기 위한 노력의 일환이라 할 수 있다.

2. 의료보장 유형

의료보장제도는 크게 건강보험, 공공보건서비스, 공적 의료부조, 공비부담의료로 구분할 수 있다.

건강보험 방식의 의료보장제도를 운영하고 있는 대표적인 나라로는 우리나라와 일본, 독일, 프랑스 등이며, 공공보건서비스를 운영하는 대표적인 국가는 영국(NHS, national health service), 스웨덴(RHS, regional health service)으로 영국의 경우 중앙정부가, 스웨덴의 경우 지방정부가 일반 재정으로 국민들의 의료를 보장한다.

공적 의료부조는 전체 국민이 아닌 빈곤층을 대상으로 국가의 재정 부담으로 의료를 보장하며, 대개 자산조사(means test)를 통해 그 자격여부를 결정한다. 우리나라의 의료급여제도, 미국의 메디케이드(medicaid)가 대표적이다. 일반적으로 공적 의료부조제도는 사회보험 방식의 건강보험, 공공보건서비스 방식, 민간의료보험이 주축을 이루는 의료보장제도 하에서 빈곤층을 대상으로 하는 제도로 활용되고 있다.

공비부담의료제도는 목적에 따라 다양한 형태로 제공된다. 복지, 사회방위, 의료비 부담의 경감을 목적으로 모자보건, 정신보건, 전상자특별원호, 결핵예방, 아동복지, 노인복지, 심신장애자복지를 위하여 국가가 재정을 부담하는 다양한 제도가 이에 해당한다. 우리나라에서 공공보건기관을 통해 무료로 만성정신질환자를 대상으로 제공하는 정신보건서비스, 복지선진국에서 실시하는 아동에 대한 무료예방접종 등이 그 예라 할 수 있다.

동일한 건강보험, 공공보건서비스, 공적 의료부조제도를 운영하고 있다 하더라도 그 대상, 급여 범위, 재원 조달, 관리방법, 보건의료공급체계는 국가사회체제, 사회보장정책의 성격 등에 따라 차이가 있으며 의료보장제도의 성과 또한 다르다.

3. 의료보장제도의 운영과 실제

의료보장의 개념과 원칙이 실제 각 국가에서 제도로 구현되어 운영되는 모습은 다르다. 따라서 의료보장제도의 운영과 관련된 주요 내용들을 이해하기 위해서는 실제 운영되고 있는 여러 국가들의 의료보장제도를 통해 의료보장제도의 주요 특징을 반영하는 적용대상, 급여방법과 범위, 재원조달 및 진료비 지불방법, 관리운영체계, 의료공급체계를 살펴보는 것이 필요하다.

1) 적용 대상

의료보장 적용 대상의 범위는 국가의 이념적 지향과 경제발전 정도에 따라 차이가 있지만, 국민보건서비스의 경우에는 전 국민을 대상으로 하며, 건강보험의 경우 보험료를 부담하는 사람을 그 대상으로 한다.

미국의 의료보장제도는 대개 다른 국가들이 사회보험 또는 국민보건서비스 제도 등 사회보장 방식에 의한 의료보장제도를 운영하고 있는 점을 고려할 때 보편적이지 않은 형태라고 할 수 있다. 미국 의료보장제도의 원칙은 고용에 근거한 의료보장(employment-based insurance)으로, 이는 근로자와 사업주가 복수의 민간보험이 제공하는 프로그램 중 하나에 가입하고, 보험료를 공동 부담하는 형태이다.

즉, 민간보험에 국민 대다수의 의료보장을 맡기고 있다. 직장에 따라 사업주가 부담하는 민간보험 및 민간보험이 제공하는 프로그램은 다양하다. 좋은 직장일수록 급여수준이 높은 민간보험 프로그램을 제공하지만, 열악한 직장일수록 보장되는 급여수준은 낮다. 다만, 빈곤층에게는 메디케이드라는 공적 의료부조 방식의 제도를, 노인 및 장애인에 대해서는 메디케어(medicare)라는 사회보험 방식의 의료보장제도를 운영하고 있다.

우리나라의 경우 의료보장 적용대상은 경제수준의 향상에 따라 비교적 단기간 동안 점진적인 확대를 이루어왔다. 사회보험방식의 건강보험이 도입된 1977년도에는 500인

이상 고용하는 사업장의 근로자를 대상으로 건강보험을 도입하였으며, 농어촌 주민과 도시지역 자영자를 건강보험 대상에 포함시켜 전 국민 건강보험을 실시한 것은 1989년부터이다.

2) 급여방법과 범위

한 국가의 의료보장제도가 제공하는 급여의 범위와 내용은 기본적으로 의료보장 재정과 밀접한 관련을 갖는다. 민간보험의 경우 개인이 지불하는 보험료에 따라 급여수준이 달라지지만, 사회보험의 경우에는 개인이 지불하는 보험료의 크기와 관계없이 필요에 따라 동일한 급여가 제공된다. 의료보장 비용이 무한하다면, 급여수준 또한 무한적으로 확대할 수 있겠지만, 현실적으로 의료보장 비용 조달에는 한계가 있기 때문에 개인이 필요로 하는 모든 의료서비스를 보장하기란 불가능하다.

보험급여의 종류는 기능, 형태, 법적인 강제성에 따라 분류할 수 있는데, 기능별로는 질병이나 사고로 인한 소득손실을 보상하기 위하여 현금으로 지급하는 상병수당, 의료급여(질병이나 사고로 인한 치료와 관련하여 지급하는 요양급여, 요양비, 건강검진, 본인부담액 보상금 등), 질병이나 사고로 사망하는 경우 현금으로 지급하는 장제급여로 분류할 수 있다. 급여형태에 따라 현물급여, 현금급여로 분류하며, 급여에 대한 법적 강제여부에 따라 법정급여와 임의급여로 분류한다. 우리나라 건강보험은 법정급여로 요양급여, 요양비, 건강검진을 제공하고 있으며, 임의급여로 본인부담액보상금과 장제비, 상병수당을 규정하고 있는데 상병수당은 시행되고 있지 않다.

일반적인 재화와 서비스를 구매할 때에는 이용자가 그 가격을 전부 지불하지만, 건강보험 제도에서는 비용의 일부만을 지불하거나 무료로 이용하므로 보험가입자의 도덕적 해이(moral hazard)가 나타날 수 있다. 즉, 건강보험에 가입한 사람은 필요 이상으로 많은 의료이용을 하거나 필요이상으로 값비싼 의료서비스를 요구할 수 있으며, 건강증진을 통해 의료서비스 이용을 하지 않으려는 노력을 게을리 할 수 있다.

따라서 사회보험 방식의 의료보장 제도를 채택하고 있는 대부분의 국가에서는 사회보험 가입자라 하더라도 그 금액에 차이는 있지만, 의료서비스 이용에 따른 소비자의 비용분담(cost sharing)을 요구하고 있다. 이를 통해 불필요한 의료서비스 이용을 억제하고, 보다 낮은 가격의 의료서비스를 찾도록 하며, 의료서비스의 도움 없이 해결할 수 있는 건강문제는 스스로 해결하도록 경제적인 동기부여를 제공한다.

그러나 본인부담은 소득 계층 간 의료이용의 형평성을 저해할 수 있다. 고소득계층은 비용분담수준이 의료이용에 있어서 장애가 되지 않지만, 저소득계층에게는 경제적 부담으로 인해 의료이용을 저해할 수 있다. 과다한 본인부담은 가계의 파탄을 초래할 수 있다.

비용분담방식으로 일정액 공제제(deductibles), 정률제(co-insurance), 급여상한제(limit), 정액부담제(co-payment), 정액수혜제(indemnity)가 있다. 일정액 공제제는 일정한도까지는 이용자가 의료비를 부담하고, 그 이상에 해당하는 의료비만 건강보험 급여 대상으로 하는 제도이다. 정률제는 의료서비스를 이용할 때마다 발생하는 의료비의 일정 비율을 이용자가 부담하는 방식이며, 급여상한제는 일정 한도(상한액)까지는 보험자가 지불하고, 그 이상의 의료비에 대해서는 이용자가 부담하는 방식이다. 정액 부담제는 의료이용의 내용과 의료비의 많고 적음에 관계없이 의료서비스 이용 건당 일정액만을 이용자가 부담하고 나머지는 보험자가 부담하는 방식이며, 정액수혜제는 이용하는 의료서비스 건당 일정액만을 보험자가 부담하고 그 나머지는 이용자가 부담하는 방식이다.

3) 재원조달 및 진료비 지불방법

의료보장 재원의 종류는 공공재원, 준 공공재원, 민간재원으로 분류할 수 있다. 공공재원 및 준 공공재원으로는 일반 조세, 부채, 소비세, 목적세, 사회보험, 복권 등이 있으며, 민간재원으로는 고용주 부담, 민간보험, 기부금, 가계지출, 지역사회 자구노력 등이 있다.

GDP의 약 6.7%를 보건의료에 사용하는 영국은 1996년 국민보건서비스(NHS) 지출의 81.5%를 일반조세에서, 12.2%를 국가보험료로 부담하였다. 미국은 1998년 GDP의 약 14%를 보건의료비로 지출하였는데, 전체 인구의 약 63%가 민간보험에 가입(그 중 약 90%는 고용주를 통한 가입, 나머지는 개별 가입)하고 있으며 전체 보건의료비 중 민간보험이 차지하는 비율은 32%이다. 각각 전체 인구의 약 11%와 10%가 가입되어 있는 메디케어와 메디케이드 보건의료비가 전체 보건의료비에서 차지하는 비율은 각각 15%와 19%이었다.

의료서비스 제공자에게 서비스를 제공한 대가로 지불하는 방식을 진료비 지불방법이라 하며 국가별 또는 한 국가 내에서도 다양한 지불방법이 운영되고 있다. 다양한 지불방법이 활용되고 있는 각 지불방법에 따라 장단점이 있고, 나라마다 의료제도와 문화가 다르기 때문이다.

의료공급자가 의료서비스의 가격을 일방적으로 결정하고 이를 공급자의 임의에 따라 비용을 청구하는 방식 즉, 가난한 사람에게는 비용을 적게 청구하고, 경제적인 여유가 있는 사람에게는 많은 비용을 청구하는 등의 굴신제(sliding scale)라고 하는데, 의료보장제도가 실시되기 이전에 존재하였던 전통적인 방식이다.

의료보장 제도에서 활용되고 있는 진료비 지불방법으로는 행위별 수가제(fee for service), 봉급제(salary system), 인두제(capitation), 건당진료비제(case payment system), 일당진료비제(daily charge, per diem fee), 총액예산제(global budget system) 등이 있다.

(1) 행위별 수가제

의료서비스 공급자가 제공하는 서비스 항목마다 가격을 부여하고, 공급자가 제공한 서비스만큼 진료비를 지불하는 방식이다. 행위별 수가제 하에서는 의료서비스 공급자의 재량권이 크기 때문에 의사들이 선호하는 방식으로 서비스의 양이 극대화되는 경향이 있고, 과잉진료의 가능성이 있어 의료비 증가를 효과적으로 통제하기가 어렵다. 또한 진료비의 청구, 심사, 지불 등의 행정적 절차가 복잡하고 행정업무가 많으며, 수가의 결정과 진료비 심사결과에 대한 이의제기 등 공급자와 보험자간에 마찰요인이 있다. 우리나라 이외에 일본, 프랑스, 미국 등에서 개원 의사에 대한 진료비 지불방법으로 활용되고 있다. 캐나다의 일부 주와 독일에서는 개원의와 보험자가 매년 연간 진료비 총액을 결정하고 진료비 총액의 범위 내에서 공급자들에 대한 진료비 지불은 행위별 수가제를 적용(진료량에 따른 진료비 배분)함으로써 행위별 수가제의 단점을 보완하고 있다.

(2) 봉급제

보험자가 의료서비스 공급자에게 일정액의 봉급을 지불하는 제도로 노동계약을 근거로 한다. 남미 국가들 및 스웨덴의 정부 또는 보험자가 설립한 진료소에서 근무하는 1차

진료의사, 우리나라의 보건소 및 보건지소에 근무하는 공중보건의사가 그 예이다. 봉급제의 적용을 받는 의사는 진료량에 관계없이 보수를 받기 때문에 수입이 안정적이고, 의사들간 경쟁의 소지가 적다. 공급자가 불필요한 의료서비스를 제공할 동기는 적으나 진료가 형식화, 관료화되어 진료 생산성이 저하될 가능성이 크다.

(3) 인두제

일정기간 동안 의료기관에 등록한 사람 수에 비례하여 등록자 1인당 정액진료비를 지불하는 지불방식이다. 공급자들의 경쟁을 유도하고 서비스 질을 확보하기 위하여 피보험자에게 의사를 선택할 권리를 부여하기도 한다.

주로 1차 진료의사에게 적용하는데, 진료비용이 적을수록, 그만큼 공급자의 이익이 증가하기 때문에 공급자로 하여금 예방보건사업에 적극적 관심을 갖도록 동기를 제공하지만, 진료량이 최소화되거나 타 병원으로 진료의뢰가 증가할 수 있는 문제점을 갖고 있다.

이용자 입장에서는 등록기간 동안에는 등록한 의사만을 이용해야 하기 때문에 의료기관 선택권이 일부 제한되지만 동일한 의사에게 지속적으로 진료를 받고, 진료비 지불과 관련된 행정업무가 단순하여 행정비용이 적다는 장점이 있다.

(4) 포괄수가제

건당진료비제(DRG)라고 하며 진료행위가 아닌 단일 질병 건을 토대로 진료비 단가를 설정하여 보상하는 방식으로 진단명 또는 진단명에 관계없이 모든 의료서비스에 대하여 건당 정액 진료비를 책정한다.

우리나라의 경우 4개 진료과 7개 질병군[수정체수술(백내장수술), 편도 및 아데노이드 수술, 항문 및 항문주위수술(치질수술), 서혜 및 대퇴부 탈장수술, 충수절제술(맹장염수술), 자궁 및 자궁부속기 수술(악성종양 제외), 제왕절개분만]의 입원진료에 한해 포괄수가제에 참여하는 의료기관을 대상으로 진단명에 따른 정액진료비를 책정하고 있으며, 미국의 Medicare에서 사용하고 있는 진단명기준 환자군 선불상환제도(DRG; diagnosis related group; prospective payment system)도 그 예이다.

이와 같이 진단명에 따라 사전에 진료비가 책정되어 있으면, 진료원가를 절감할수록 공급자의 수익이 증가하기 때문에, 공급자로 하여금 재원일수 단축, 불필요한 서비스 제공억제 등 경제적인 진료를 하도록 동기를 제공한다. 또한 진료비 청구 및 심사업무가 간소화되기 때문에 행정적인 부담도 감소한다. 반면, 환자에 대한 서비스가 최소화되고 규격화될 수 있으며, 충분한 서비스를 제공하려는 의료진과 비용을 최소화하려는 병원 경영진 간에 갈등이 발생할 요인을 갖고 있다.

이러한 단점을 보완하기 위하여, 미국 Medicare의 경우에는 입원환자의 병원진료비(hospital fee)에 대해서 건당진료비제를 적용하고 있지만, 의사 진료비는 행위별 수가제를 채택함으로써 이해관계가 다른 진료 의사와 경영진간의 상호 견제기전을 마련하고 있다. 그러나 의사진료비와 병원진료비가 분리되지 않은 우리나라의 경우에는 제도적 변화가 없이는 이러한 제도를 도입하기 어렵다.

(5) 일당진료비제

진료 1일당 수가를 책정하는 제도로 진료기간에 따라 진료비 총액이 결정된다. 주로 병원의 입원 진료에 적용되는데, 독일의 경우 보험자가 개별병원과 협의하여 입원 요양비와 병실료의 일당 정액을 결정하여 재원일수 만큼의 진료비를 병원에 지불하고 있다. 독일의 경우 의사진료비와 병원진료비가 별도로 책정되고, 병원 투자비용 전액을 연방정부와 주정부가 부담하고 있기 때문에 일당진료비제는 병원의 경상운영비에 해당한다고 할 수 있다.

(6) 총액예산제

국가 또는 의료보장 조직이 의료기관의 투자 및 운영 예산의 대부분을 예산 방식으로 지급하는 방식이다. 보험자와 병원에 대한 예산이 사전에 결정되기 때문에, 예산의 범위 내에서 재원을 가장 효율적으로 사용하기 위한 계획을 입안할 수 있다. 따라서 입원진료비의 증가를 강력하게 억제할 수 있는 장점을 갖고 있다.

그러나 입원환자 진료비는 대개 입원 초기에 많이 발생하는데, 환자를 많이 받을수록, 진료비용 또한 그에 비례하여 증가하므로 병원이 진료일수를 단축시킴으로써 진료 생산성을 증가시키려는 동기가 발생하지 않는다. 이러한 단점을 보완하는 방법으로는 생산성 향상을 위한 인센티브 제공과 다음 해 예산협정 시 생산성 개선에 대해 보상하는 것이 있다.

진료비 지불방법은 의사 및 의료기관의 경제적 동기를 부여하는 주요 기전으로, 대부분의 국가에서 의료보장의 주요 정책수단으로 활용되고 있다. 이상에 언급된 어떠한 진료비 지불방법도 완전하지 않기 때문에 대부분의 국가는 다양한 진료비 지불방법을 혼합하여 활용하고 있다.

우리나라의 경우에도 일부 질환의 입원 진료에 대하여 건당진료비제를 채택하고 단계별 확대를 계획하고 있으며, 총액예산제 도입에 대한 의견이 제기되고 있는 이유는 현재의 행위별수가제 중심의 진료비 지불제도가 가지고 있는 문제점을 개선하기위한 노력이라고 할 수 있다.

4) 관리운영체계

관리운영주체와 관리운영조직의 다원화 여부에 따라 관리운영체계를 분류할 수 있다. 국민의료서비스를 운영하는 국가들은 정부, 사회보험 또는 민간보험 방식을 운영하며 보험자가 관리운영의 주체이다. 국민보건서비스, 사회보험, 민간보험 방식 모두 국가의 책임과 개입을 인정하고 있으며 다만, 그 정도에 차이가 있다고 할 수 있다.

사회보험 방식의 경우 보험자의 다원화 여부를 두고 많은 논란이 있었다. 이는 단일한 보험자 방식과 복수의 보험자 방식 모두 완벽하지 않고, 장단점을 갖고 있기 때문이다. 대개 의료보험이 단계적으로 확대하는 국가들은 자연적으로 다원화된 체계를 거치게 되는데, 자영자와 임금근로자의 소득구조와 소득파악률이 서로 달라 공평한 보험료 부과체계를 개발하기 어렵기 때문이다. 우리나라의 경우에도 1977년 건강보험 제도가 처음 실시된 이후 복수의 보험자를 허용하는 방식을 채택하였으나 2000년 직장과 지역건강보험이 통합되면서 현재와 같은 단일 보험자(국민건강보험공단) 체계로 전환하였다.

다원화된 관리운영체계로 인해 초래될 수 있는 문제점으로 지적되고 있는 것들은 다음과 같다.

첫째, 위험분산 효과가 제한적이다. 단일 보험자에 비해 상대적으로 작은 복수의 보험자가 존재할 경우 피보험자간 위험분산효과가 작아질 수밖에 없다. 특히 하나의 보험자에 소속된 피보험자들의 소득수준이 유사한 경우 수직적 소득재분배 효과가 제한될 수밖에 없으며, 피보험자들의 소득수준 차이에 따른 보험자간 재정력의 차이가 발생하여 보험조합에 따라 급여차이가 발생할 수 있다.

즉, 부유한 사람들로 구성된 보험자의 경우 급여수준을 높게 설정할 수 있을 정도의 재정력을 갖출 수 있겠지만, 가난한 사람들이 많은 보험자의 경우 부유한 보험자 수준과 동일한 급여를 제공할 수 있는 재정력을 갖추기 어렵게 된다. 이러한 문제점을 극복하기 위하여 다원화된 보험자를 운영하는 일부 국가들에서는 보험료 수입의 일부를 갹출하여 보험자 간 재정력의 불균형을 완화시키기 위한 재정공동사업을 실시하기도 한다.

둘째, 보험자의 규모가 작아지므로 규모의 경제 효과가 제한적이다. 일반적으로 관리운영조직의 규모가 일정 수준에 도달하지 못하면 관리운영비가 증가한다. 따라서 소규모 보험자가 많이 존재할 경우 관리운영의 효율성이 제한적이기 때문에 이로 인한 비용이 증가하게 된다.

셋째, 사회연대와 통합을 저해한다. 한 국가의 국민을 지역별, 직장별로 구분하는 다원화된 관리운영체계는 사회 전체적인 연대와 통합을 저해할 수 있는 구조적 요인을 갖고 있다. 예들 들어, 상대적으로 부유한 피보험자들이 많이 가입된 보험자와 피보험자들은 가난하고 질병이 더 많이 발생하는 피보험자들이 많이 가입된 보험자들에 대한 지원을 반대함으로써, 의료보장의 보편성의 원리를 저해할 수 있다.

즉 자신들의 이익을 향상시키는 관점에서는 합리적인 행동이라고 할 수 있지만, 사회 전체적으로는 보편적이고 형평성 있는 의료보장제도를 시행하는 것을 저해할 수 있다.

단일 보험자 방식을 운영할 경우 위험분산 효과의 극대화, 피보험자를 대표하는 보험자의 영향력 강화, 관리운영비용 절감, 피보험자 자격관리의 편의성 등의 장점을 기대할 수 있다. 그러나 조직이 거대화되면서 관리운영의 효율성이 감소할 수 있으며, 소득파악이 낮은 상황에서는 임금근로자와 자영자간의 형평성 있는 보험료 부과기준을 마련하기 어렵고, 보험료 인상에 대한 저항이 크며, 보험자의 적자 발생으로 정부 재정의 투입이 증가될 수 있는 문제점을 안고 있다.

5) 의료공급체계

의료공급체계는 환자의 의료공급자 선택권, 의료제공의 지역화 및 단계화에 따라 그 구체적인 형태는 국가마다 다르지만, 의료보장제도가 본연의 목적을 달성하기 위해서는 의료서비스를 제공하는 공급체계의 존재가 필수적이다.

주요 국가들의 의료공급체계를 살펴보면, 영국의 1차 의료는 일반의(GP, general practitioner)에 의해 제공되며, 일반의들은 집단개업이나 진료소에 근무한다. 모든 영국 국민은 일반의에게 등록할 권리가 있으며, 일반의 방문은 무료이다. 응급의 경우를 제외한 병원치료는 일반의를 통해 의뢰되며, 환자는 예약과 치료를 위한 금액을 지불할 필요가 없다. 민간보험 가입자는 대기시간이 없이 의료서비스를 이용할 수 있다.

독일의 경우 대부분의 보건의료서비스에 있어서 이용자의 선택권은 자유롭지만, 병원의 진료를 받기 위해서는 개원의사의 의뢰가 있어야 한다. 이 경우 독일의 의료보험인 질병금고(약 750개 이상이 존재하며, 인구의 90% 이상에게 포괄적인 보건의료서비스를 보장)는 의뢰된 환자를 가장 가깝고 적절한 치료를 제공할 수 있는 병원에서 진료를 받을 수 있도록 연계하는 역할을 담당하고 있다.

6) 의료보험 급여 제공 방식

건강보험 급여의 제공방식은 보험자, 피보험자, 의료공급자의 관계에 따라 현금배상형(cash reimbursed type), 직접 서비스형(direct service type), 변이형(variant type)으로 분류할 수 있다.

(1) 현금배상형

피보험자가 자유롭게 의료기관을 이용하고 그에 따른 진료비를 지불한 후 그 영수증을 보험자에게 제출하여 보험급여를 받는 방식이다. 프랑스가 이러한 유형의 제도를 운영하는 대표적인 나라이며 피보험자의 의료기관 선택권을 최대한 보장할 수 있는 반면, 의료공급자에 대한 보험자의 영향력은 매우 미약하고, 의료이용 시 피보험자가 비용을 모두 지불해야 하므로 저소득층의 의료이용을 제한할 수 있다.

(2) 직접 서비스형

제3자 지불방식이라고도 하며, 피보험자가 의료기관을 이용할 때, 진료비를 지불하지 않거나 일부만을 부담하고, 나머지 진료비는 의료기관이 보험자에게 청구하는 방식이다. 우리나라, 독일, 일본 등 사회보험 방식의 의료보험제도를 실시하고 있는 나라들이 보편적으로 채택하는 유형이다.

의료기관이 청구하는 진료비에 대한 심사에 대하여 의료기관과 보험자간에 갈등의 소지가 있지만 의료기관의 의료서비스 질, 양, 비용에 대하여 보험자가 영향력을 가질 수 있다. 피보험자들의 의료기관 선택권이 제한될 소지가 있으나, 의료이용 시 환자 본인부담이 없거나 작아 저소득층 의료이용에 대한 제약이 현금배상형보다 작다.

(3) 변이형

변이형은 보험자가 의료기관을 직접 소유하거나 계약하여 피보험자들에게 포괄적인 의료서비스를 제공하는 유형으로 주로 남미 국가들이 채택하고 있다. 미국의 관리의료, 가장 흔한 형태인 건강유지기구도 여기에 해당한다. 보험자가 의료서비스 공급자를 소유하거나 의료서비스 제공에 대하여 공급자와 계약을 맺기 때문에 의료인과 보험자간의 갈등, 피보험자들의 의료기관 선택권 제한, 의료서비스 제공량의 최소화 등의 소지를 안고 있다.

보험자 또는 정부가 의료공급자에 대하여 진료비를 지불하는 방식에는 병원 진료비와 의사 진료비를 구분하여 지불하는 경우와 구분 없이 지불하는 경우가 있다. 현재 한국의 경우는 병원 진료비와 의사 진료비의 구분이 없이 지불하는 방식을 채택하고 있다.

진료비 지불방법은 의료 공급자의 행태에 중요한 영향을 미친다. 단기적으로는 공급자의 서비스 제공행태와 환자의 의료이용 행태에 영향을 미치고, 장기적으로는 의료인력과 시설의 분포, 제공되는 의료서비스의 양과 질 등에 영향을 미친다.

미국 메디케어 입원 환자들의 경우, 전체 진료비에 대해서는 건당 진료비제를 적용하고 그 중 의사 진료비에 대해서는 행위별 수가제를 적용하기 때문에 충분한 의료서비스를 제공하려는 진료의사와 비용을 줄이려는 병원의 이해관계가 상충되기 마련이며, 이들 간의 균형으로 진료의 적정성이 어느 정도 유지될 수 있는 기전을 갖추고 있다. 만약 의사 진료비와 병원 진료비가 구분되지 아니한 상태에서 건당진료비제도를 도입하게 되면, 진료량이 최소화될 가능성이 더 커지게 된다.

우리나라 건강보험의 경우 일부 질환에 대해 건당진료비 제도를 도입하고 있는데, 의사 진료비와 병원 진료비가 구분되지 않아 구분되는 경우에 비해 진료량이 최소화될 가능성이 더 크다고 할 수 있다. 또한, 정신질환 진료 및 만성신부전증 환자 투석에 대해 정액제를 적용하고 있는 의료급여의 경우에도 건강보험 적용 환자에 비해 진료량이 더

적을 가능성을 갖고 있으며, 실제로 최근의 연구를 통해 건강보험에 비해 낮은 수가와 정액제로 인해 의료급여 정신질환자의 진료량이 건강보험에 비해 낮다고 보고되었다.

이는 의료기관과 진료의사 모두 일정한 진료비 한도 내에서 의료서비스를 제공할 수 밖에 없기 때문이다. 따라서 정액제의 이러한 단점을 보완하기 위해서는 진료의사가 진료비 한도에 구애받지 않고 적절한 치료를 제공할 수 있는 제도의 마련이 필요하며, 그러한 대안의 하나로 병원진료비와 의사진료비를 구분하는 것을 고려할 수 있다. 이와 함께 적정한 수가수준을 제도에 반영하기 위한 노력도 필요하다 하겠다.

민간보험이 건강보험료의 본인일부부담금을 전액 보장할 경우 민간보험 가입자의 의료서비스에 대한 경제적 접근성이 향상될 것이며, 따라서 비급여 의료서비스로 인한 비용부담이 발생하지 않는 의료서비스의 경우에는 과다한 또는 불필요한 의료이용이 발생할 가능성이 높다. 특히 민간보험이 본인일부부담금 뿐만 아니라 비급여 의료서비스에 대한 비용도 보험급여를 할 경우 민간보험 가입자 또는 의료서비스 제공자의 비용의식적인 행태를 기대하기 어렵다.

현재 한국의 의료보장제도는 의료기관 선택이 자유로운 반면 의료서비스 제공자 또는 의료이용자의 적정 의료를 유도하기 위한 제도적 장치(예, 의료서비스 이용 시 불필요한 중복진료를 확인할 수 있는 정보체계, 주치의 제도 등)가 마련되어 있지 않아 동일한 건강문제에 대하여 불필요한 중복진료를 억제하기 어렵다. 또한 민간보험의 경우 국민건강보험과 달리 보험료에 비례하여 보험급여 수준이 높아지기 때문에 높은 민간보험료를 부담할 수 있는 이들이 희소한 의료서비스 자원을 양적, 질적 측면에서 더 많이 이용할 가능성이 높다.

따라서 의료서비스가 필요에 따라 배분되기 보다는 경제적 능력에 따라 배분되는 부분이 증가하고, 의료이용시 가격 부담이 감소하는 민간보험 가입자를 중심으로 의료서비스 비용이 전반적으로 증가하여 자원 배분의 효율성을 저하시킬 가능성이 증가하게 된다.

Ⅲ 한국의 의료보장체계

우리나라의 현행 의료보장체계는 건강보험과 의료급여제도[3]로 이원화되어 있다. 건강보험은 의료급여 수급권자를 제외한 나머지 임금근로자와 자영업자를 대상으로 사회보험 방식의 건강보험을 제공하며, 의료급여 제도는 주로 생활보호수준에 해당하는 국민(빈곤층) 중 일정 기준(부양 의무자 기준 등)에 해당하는 국민을 대상으로 의료를 보장하고 있다.

이렇게 이원화된 제도를 운영하게 된 배경은 사회보험 방식의 건강보험제도 도입이 본격적으로 논의되기 시작한 시기는 1960년대 이후이지만, 빈곤층에 대한 의료서비스 보장을 위한 제도는 그 이전에도 있었으며, 근본적으로 두 제도의 성격이 다르기 때문이다.

1. 의료보장 역사

사회보험 방식의 건강보험 도입에 대한 논의는 1960년을 전후하여 학계와 정부를 중심으로 진행되었다. 1961년 제3공화국 헌법에 사회보장 증진과 국민보건향상에 관한 국가의 보호조항이 신설되었으며, 1962년에 '사회보장제도심의위원회'가 신설되었다. 이 위원회는 사회보장 전반, 노동보험, 건강보험, 공적 부조 및 사회복지의 4개 분야로 조사와 연구를 수행하였는데, 그 결과 1963년 11월에 사회보장에 관한 법률과 산업재해보상보험법이, 같은 해 12월에는 의료보험법이 제정되었다. 산업재해보상보험법은 1964년 7월 1일부터 급여가 실시되었으나, 의료보험법은 제도적 미비[4]로 사문화되다가 1977년에 이르러서야 500인 이상 모든 사업장 근로자를 대상으로 시행되었다.

우리나라 건강보험은 대상자 측면에서 단계적인 확대를 하게 되는데, 이는 1976년 12월 22일에 개정된 의료보험법에 근거하는 것으로 당시 사회 · 경제적 여건이 전체 국민

3. 2001년에 의료보호에서 의료급여로 변경되었다.
4. 당시 사회보장에 관한 법률은 사회보장위원회에 관한 내용 이외에는 핵심적인 내용이 없었고, 의료보험의 경우에도 임의가입 형태로 규정하였다.

을 대상으로 건강보험을 적용하기 어려운 점을 고려한 것이었다.

이후 대규모 사업장의 임금근로자 중심으로 조합방식의 다원화된 건강보험제도[5]를 확대하였다. 자영업자에 대한 건강보험 확대를 위해 1981년 지역건강보험 시범사업을 실시하기 시작하였으며, 1988년 1월부터는 농어촌 지역건강보험을, 1989년 7월부터는 도시지역 자영업자에 대한 지역건강보험을 실시함으로써, 건강보험을 도입한지 12년 만에 전 국민에게 건강보험을 적용하게 되었다. 다원화된 의료보험조합 방식은 2000년 직장건강보험과 지역건강보험이 건강보험으로 통합되면서 단일한 조직의 보험자를 갖게 되었다.

사회보험 방식의 사회보장제도와 달리 '노령, 질병 기타 근로능력의 상실로 인하여 생활유지 능력이 없는 자 등'에 대한 공적 부조방식의 제도는 1961년 생활보호법(1944년 조선총독부에서 시행한 조선구호령을 폐지하면서 제정)으로 생계보호, 해산보호, 상장보호, 생활보호 급여와 함께 의료보호를 규정함으로써 공적 부조 방식 의료보장제도의 시초가 된다.

1977년 별도로 의료보호에 관한 내용을 규정하는 의료보호법을 제정하였지만 의료보호제도가 시행된 해는 1979년 이후부터이다. 의료보호법은 1999년 생활보호법이 국민기초생활보장법으로 개정되면서 2001년 의료급여법으로 개정되었다.

법 개정으로 많은 내용이 변경되었지만 그 중 가장 큰 변화 중 하나는 과거 시혜적 제도로 인식되던 생활보호 및 의료보호제도에 권리의 개념을 도입한 것이다. 이는 최저생활 및 기본적인 의료를 보장하기 위해 국가가 제공하는 급여에 대한 수급권을 인정하는 것으로 법에서 규정하는 각 제도의 수혜자에 대한 용어도 대상자에서 수급권자로 변경되었다.

〈우리나라 의료보장제도의 연혁〉

1961. 생활보호법 제정
1963. 의료보험법 제정
1965. 한국종합화학 의료보험조합 설립(직장의료보험의 효시)
1970. 의료보험법 1차 개정(전 국민 대상, 강제가입으로 전환)

5. 1997년 보험자수는 373개로 지역의료보험조합 227개, 직장의료보험조합 145개, 공교의료보험조합 1개가 존재하였다.

1977. 직장의료보험 실시(500인 이상 사업장 근로자)
1977. 의료보호법 제정
1979. 의료보호 실시, 공무원 및 사립학교 교직원 의료보험 실시
1981. 100인 이상 사업장으로 확대, 지역의료보험 시범사업 실시(옥구, 홍천, 군위)
1986. 의료부조 실시
1987. 한방의료보험 실시
1988. 농어촌 지역의료보험 실시
1989. 도시지역의료보험 실시(전 국민 의료보험 실시)
2000. 직장과 지역의료보험 조직 통합, 건강보험으로 명칭 변경
2001. 의료급여법 제정(의료보호에서 의료급여로 명칭 변경)
2011. 사회보험 보험료 징수통합(국민건강보험공단)
2015. 간호·간병통합서비스 보험급여 적용
2019. 외국인 지역가입자 당연적용 실시

2. 의료보장제도의 구조

기본적으로 우리나라는 사회보험방식의 의료보장제도를 채택한 국가로 분류된다. 우리나라 국민은 사회보험 방식의 건강보험 또는 공적 부조 방식의 의료급여제도를 통해 의료를 보장받도록 제도가 설계되어 있다. 다만 산업재해와 관련된 질병 또는 손상 및 교통사고로 인한 질병 및 손상은 각각 산업재해보상보험 제도와 민간보험인 자동차보험의 급여대상이 되며, 고의에 의한 손상 또한 건강보험 급여 대상에서 제외된다.

원칙적으로 전 국민을 포괄도록 의료보장제도가 설계되어 있지만, 건강보험의 보험료를 3개월 이상 체납할 경우에는 건강보험의 급여가 제한되기 때문에 의료이용의 비용을 전액 본인이 부담해야 한다.

2022년 현재 의료보장 적용인구 5,293만 명 중 2.8%가 의료급여 수급권자이고 나머지 97.2%는 건강보험 적용인구이다. 건강보험 적용인구는 가입 형태에 따라 직장 가입자 및 피부양자와 지역 가입자(지역 가입자의 경우 피부양자 개념이 없음)로 구분된다. 이러한 구분을 두는 이유는 임금근로자와 자영자에 대한 보험료 부과방법이 다르기 때문이며, 급여범위 및 급여내용에서는 차이가 없다. 2022년 현재 직장가입자 및 피부양자는 3,663만 명, 지역 가입자는 1,477만 명이다.

2014년 비급여 진료비를 제외한 건강보험 적용 총 진료비는 약 26조 4,100억 원으로 그 중 건강보험공단이 부담한 급여비는 약 20조 6,002억 원(총 진료비의 78%)이었다.

3. 건강보험

1) 보험 방식

우리나라는 의료서비스 중 일부 의료서비스(비급여 의료서비스)를 제외한 나머지 의료서비스(급여대상 의료서비스)에 대하여 사회보험 방식의 직접 서비스형 건강보험을 운영하는 국가이다. 의료기관을 이용한 피보험자는 급여대상 의료서비스 비용의 일부(본인일부부담금)와 비급여비용을 부담하고, 급여대상 의료서비스의 비용 중 환자의 본인일부부담금을 제외한 나머지 진료비는 의료공급자(요양취급기관)가 보험자에게 청구하는 방식이다.

2) 건강보험 운영

(1) 적용대상자

의료급여 수급권자를 제외한 국내에 거주하는 국민은 건강보험 적용대상이 된다. 외국인의 경우 외국정부가 사용자인 사업장의 근로자는 외국정부와 합의하여, 공무원 또는 교직원으로 임용 또는 채용된 경우는 직장가입자가 될 수 있다. 국내에 3개월 이상 거주하는(또는 유학, 취업 등의 사유로 3개월 이상 거주할 것이 명백한) 재외국민과 체류자격이 있는 외국인의 경우에는 지역가입자가 될 수 있다. 예를 들어, 이주노동자 중 산업연수 목적으로 국내에 체류하는 경우에는 지역가입자가 될 수 있지만, 불법 체류자가 될 경우에는 건강보험이 적용되지 않는다.

(2) 재정

건강보험의 재정은 수지상등원칙에 따라 수입과 지출이 균형을 이루는 것을 원칙으로 하고 있다. 건강보험의 재정수입원은 보험료, 국고지원금(보험재정국고지원금, 관리재정국고지원금, 담배부담금), 기타로 구성되며, 보험료가 주된 재원이다. 이에 반해 민간보험의 경우 보험자의 수익부분을 고려하여 보험료가 책정되기 때문에 피보험자가 지불한 보험료에 비해 보험자로부터 지급받는 보험급여비가 적을 수밖에 없다.

(3) 보험료

건강보험 보험료는 피보험자가 직장가입자인가, 지역가입자인가에 따라 산정되는 방식이 다르다. 직장가입자의 경우 일정기간 동안 지급받는 보수를 기준으로 등급을 정하여 산정되는데, 해당 등급의 표준보수월액에 보험료율을 곱하여 산정된다. 2016년 1월 1일부터 적용하고 있는 보험료율은 6.12%로 보험료율은 건강보험 재정관련 주요 사항을 심의 의결하는 재정운영위원회에서 의결한 내용을 참작하여 법률로 정하고 있다.

직장가입자의 전체 보험료 중 근로자가 부담하는 몫은 50%이다. 나머지 보험료는 사업주가 부담하는데, 직장가입자가 사립학교 교직원인 경우는 사립학교 운영자가 30%, 국가가 20%를 부담하며, 공무원인 경우는 국가가 50%를 부담한다.

지역가입자의 보험료는 세대 단위로 부과된다. 지역가입자의 경우 임금근로자와 같이 일정한 소득이 발생하지 않고, 소득파악이 어렵기 때문에, 소득, 재산(전월세, 자동차 포함), 세대원의 성별 · 연령 등을 고려하여 산출한 부과표준소득을 기준으로 보험료를 산정한다. 부과표준소득에 따른 보험료 또한 재정운영위원회의 의결을 거쳐 공단의 정관으로 정한다. 지역가입자의 보험료는 직장가입자와는 달리 가입자가 전액 부담하는 것이 원칙이다.

보험료를 3회 이상 체납할 경우에는 보험급여가 정지되며, 급여지급이 정지된 피보험자가 의료기관을 이용할 경우 의료기관은 건강보험 수가를 적용할 의무가 없으며, 환자는 진료비 전액을 본인이 부담해야 한다.

우리나라 국민건강보험법은 보험료 경감조건에 해당하는 일부 피보험자에 대하여 보험료 경감 규정을 마련하고 있는데 그 대상자는 ① 의료기관 이용이 제한되는 도서, 벽지, 군 및 도농복합 형태 시의 읍 · 면 지역 거주자(농 · 어업 종사자) ② 65세 이상 ③ 등록장애인 ④ 국가유공자 등이다.

(4) 보험급여

보험급여란 보험사고가 발생할 경우, 보험자가 피보험자에게 제공하는 혜택을 말한다. 법률적으로 보험자에게 강제하는 '법정급여'와 강제성이 없는 '임의급여'로 구분되며, 급여형태에 따라 현물급여와 현금급여로 구분된다.

현행 국민건강보험법은 요양급여, 요양비, 건강검진을 보험자가 의무적으로 제공할 급여로 규정하고 있으며, 장제비, 상병수당, 본인부담액 보상금은 임의급여로 규정하고 있다.

요양급여는 가입자 및 피부양자의 질병, 부상, 출산 등에 대하여 제공하는 급여로 다음과 같다.

- 진찰, 검사
- 약제, 치료재료의 지급
- 처치, 수술, 기타의 치료
- 예방, 재활
- 입원
- 간호
- 이송

요양급여를 제공하는 기간을 요양급여기간이라고 하며, 1977년 건강보험 시행 당시에는 요양급여 개시일로부터 6개월 동안 적용해오다, 1994년 이후부터 매년 30일씩 급여기간을 확대하여 2000년에는 급여기간을 폐지하였다(급여기간에 제한을 두지 않음).

요양비는 가입자 또는 피부양자가 긴급 혹은 부득이한 사유로 질병, 부상, 출산 등에 대하여 요양기관 이외 장소에서 요양을 받거나 출산을 할 경우 그 요양급여에 상당하는 금액을 가입자 또는 피부양자에게 지급하는 급여이다.

건강보험공단은 가입자 및 피부양자에 대하여 질병의 조기발견과 그에 따른 요양급여를 실시하기 위하여 건강검진을 실시하고 있다. 직장가입자, 세대주인 지역가입자, 40세 이상 지역가입자 및 피부양자를 대상으로 2년에 1회 실시하고 있으며, 사무직이 아닌 직장가입자에 대해서는 1년에 1회 실시하고 있다.

장제비는 가입자 또는 피부양자가 사망한 경우 그 장제를 행한 자에게 25만원을 지급하고 있다. 본인부담액보상금은 매 30일간에 급여대상 진료비가 120만원을 초과한 경우에 그 초과금액의 50%를 지급하고 있다.

장애인 보장구에 대해서는 장애인복지법에 근거하여 별도의 급여를 제공한다. 등록한 장애인이 가입자 또는 피부양자인 경우 보장구 구입 시 공단이 정한 보장구 기준액을 초과하는 경우는 기준액의 80%, 기준액 미만인 경우는 구입액의 80%에 해당하는 금액을 공단이 부담한다.

예를 들어, 휠체어(내구연한 5년) 기준액은 48만 원으로 책정되어 있는데, 등록장애인이 40만 원인 휠체어를 구입하는 경우 32만 원을 공단이 부담하며, 300만 원인 전동휠체어(기준액 209만원, 내구연한 6년)를 구입하는 경우 167만 2천 원(기준액 209만원의 80%)을 공단이 부담한다.

3) 본인부담

간접서비스형 보험제도 하에서는 의료제공자와 피보험자 모두 의료비용을 덜 인식하게 되어, 과잉진료 및 과잉수진의 부작용이 발생할 수 있다. 이러한 문제를 보완하기 위해 현행 건강보험은 의료기관 이용 시 발생하는 진료비의 일부를 이용자가 부담하도록 하고 있다.

대개 의료기관 이용 시 환자가 부담하는 금액은 건강보험이 급여대상으로 하지 않는 서비스에 대한 비용(비급여 진료비)과 급여대상 서비스 비용의 일부를 환자가 부담하는 금액(법정본인부담금)이 포함된다. 특히 병원급 이상 규모가 큰 의료기관일수록 비급여 진료비가 커지는데, 따라서 환자가 부담하는 금액도 커진다. 본인부담수준이 높은 이유는 보험급여가 적용되는 진료비에 대한 본인일부부담과 비급여 서비스로 인한 진료비에 기인한다. 비급여 진료비의 대표적인 예로 상급병실사용료를 들 수 있다. 상급병실을 이용할 경우 기준병실(6인실 기준) 사용료와의 차액은 급여대상에서 제외되기 때문에 전액 환자가 부담해야 한다. 종합병원은 50% 이상의 기본병실(4인 이상 다인실)을 의무적으로 확보하도록 되어 있다. 그러나 그 나머지는 상급병실을 설치하고 있기 때문에 입원환자가 많은 종합병원을 이용할 경우 상급병실을 이용할 수밖에 없는 경우가 많다.

4) 진료비 지불제도와 수가

현행 건강보험이 채택하고 있는 진료비 지불방식은 행위별 수가제로 일부 질환의 입원진료에 대해서는 참여하는 기관을 대상으로 건당진료비제인 포괄수가제를 적용하고 있다. 건강보험 급여대상 수가(요양급여 비용)는 공단의 이사장과 요양급여비용협의회 위원장과의 1년 단위의 계약으로 상대가치 점수당 단가를 정하는 것으로 채결된다. 요양급여비용협의회의 위원은 의약계를 대표하는 단체들의 장으로 구성된다. 우리나라 건강보험 요양급여의 가격은 서비스의 상대적인 가치를 점수화하고, 점수에 단위가격을 곱한 값을 요양급여의 가격(수가)으로 하고 있다. 상대가치점수는 요양급여에 소요되는 시간, 노력 등 업무량과 인력, 시설, 장비 등 자원의 양 및 요양급여의 위험도를 고려하여 산정하는 것으로, 보건복지부장관이 건강보험심의조정위원회의 심의를 거쳐 정하고 있다. 현재 우리나라에서는 행위별수가 뿐만 아니라 7개 질병군에 대하여 적용하고 있는 포괄수가 산정에도 상대가치점수가 활용되고 있다.

원칙적으로 비급여 서비스라 하더라도 의료기관이 환자에게 청구하는 의료보수는 의료기관 개설 신고 또는 허가를 담당하는 관할 자치단체장에게 신고하여야 한다.

5) 진료비 청구와 심사

건강보험 피보험자를 진료한 요양기관은 급여대상 서비스 진료비 중 환자 본인일부부담금을 제외한 비용을 공단으로부터 받는다. 공단으로부터 진료비를 지급받기 위해서는 건강보험심사평가원에 진료비를 청구하여야 하며, 청구된 진료비를 심사한 심사평가원은 요양기관에게 지급할 진료비를 공단에 통보하고 공단은 의료기관에 진료비를 지급한다.

4. 의료급여

의료급여제도는 공적 부조 방식의 의료보장제도로 보장인구 규모로는 2014년 현재 약 2.8% 수준에 불과하지만 다음과 같은 점에서 중요한 의미를 갖는다.

첫째, 의료급여 제도의 도움이 필요한 인구가 많다. 연구결과에 따라 차이는 있지만 최근 연구에 의하면 우리나라 절대빈곤층 인구는 전체 인구의 약 10% 정도로 추정된다. 또한, 고용의 유연화, 낮은 사회보장수준, 예측하기 어려운 경기 변동으로 인해 우리 사회의 구성원 중 극히 일부를 제외하고는 누구든 빈곤해질 수 있는 가능성을 갖고 있다.[6] 현재 의료급여제도가 실제로 제도의 도움을 필요로 하는 빈곤층의 일부에게만 의료급여를 제공하고 있고, 잠재적으로 빈곤화 될 수 있는 사람들을 포함하면, 의료급여의 중요성은 매우 높다.

둘째, 빈곤층의 사회적 안전망 역할을 담당한다. 의료급여제도는 스스로 의료문제를 해결할 수 없는 빈곤층에게 기본적인 의료를 보장하는 제도로 사회적 약자인 빈곤층이 자신의 질병문제 해결을 위해 기댈 수 있는 마지막 안전장치이다.

셋째, 의료급여 수급권자는 건강보험 적용인구에 비해 중증환자의 비율이 높다.

넷째, 인구규모를 고려할 경우 건강보험에 비해 의료급여 진료비의 규모가 크며, 진료비 증가율도 매우 높다.

다섯째, 의료급여 제도는 건강보험에 비해 차별적인 요소를 갖고 있으며, 수급권자에게 사회적 낙인이 될 수 있다. 의료급여 수급권자의 경우 일부 예외를 제외하고는 진료일수가 제한되고, 의료기관 선택에 제한을 받는다. 또한 정신질환 및 만성신부전증 환자의 혈액투석의 경우에는 정액수가제를 적용하고 있다. 이러한 이유는 수급권자와 공급자의 의료이용 남용을 방지하기 위해 마련하고 있다.

1) 의료급여제도 운영

(1) 관리운영체계

의료급여 제도의 주요 관리운영 주체는 중앙정부와 시 · 도 및 시 · 군 · 구 자치단체, 건강보험공단, 건강보험심사평가원이다. 의료급여사업의 기본방향 및 대책 수립, 의료급여기준 및 수가에 관한 사항 등은 보건복지부에 설치된 중앙의료급여심의위원회에서 심의하며, 시 · 도 및 시 · 군 · 구 의료급여위원회는 각 자치단체 수준에서의 의료급여사업 조정에 관한 사항을 심의한다. 의료급여 수급권자 선정과 관리는 시 · 군 · 구(보장

6. 은행원의 경우 과거 안정적인 직업이라고 알려졌었지만, IMF 경제위기 이후 퇴출된 한 은행의 직원 299명을 조사한 바에 따르면 6년 후 퇴출 직원의 절반 이상이 소득이 감소하였으며, 약 15%는 빈곤층으로 추락하였다(동아일보, 2004. 9. 5). 노령으로 인한 빈곤화도 심각한 수준으로 노인인구 10명 중 1명은 의료급여 수급권자로, 의료급여 수급권자가 실제 빈곤층의 약 1/3에게만 급여를 제공하는 점을 고려하면 노인인구 중 빈곤노인의 비율은 이보다 더 높을 것으로 추정된다.

기관)가 담당하며, 급여비용의 지급은 건강보험공단(지급기관), 급여비 심사업무는 건강보험심사평가원(심사기관)이 담당하고 있다.

(2) 의료급여 수급권자

의료급여 수급권자의 대부분은 국민기초생활보장 수급권자이며, 국민기초생활보장 수급권자의 종 구분에 따라 1종과 2종 의료급여 수급권자로 구분된다. 의료급여 수급권자의 대부분이 국민기초생활보장 수급권자가 되어 의료급여 수급권을 갖는 이들이다.

의료급여법에 규정하고 있는 의료급여 수급권자는 다음과 같다.

가) 1종 수급권자

- 국민기초생활보장 수급자 중 18세 미만 또는 65세 이상인 자, 중증장애인, 임산부 등과 근로능력 없거나 근로가 곤란하다고 보건복지부장관이 정하는 자만으로 구성된 세대의 구성원
- 보장시설(사회복지시설)에서 급여를 받고 있는 자
- 병역법에 의하여 병역의무를 이행중인 자
- 보건복지부 장관이 정하는 희귀난치성 질환(51개)으로 6개월 이상 치료를 받고 있거나, 6개월 이상 치료를 요하는 자가 속한 세대의 구성원
- 의료급여 특례수급자 중 보건복지부 장관이 정하는 희귀난치성질환자(107개)
- 기타 이재민, 의상자 및 의사자 유족, 18세 미만 입양아동, 국가유공자, 중요무형문화재보유자, 북한이탈주민 등

나) 2종 수급권자

- 국민기초생활보장 수급자 중 1종 수급권자에 해당하지 않는 자
- 차상위계층 중 18세 미만 아동
- 차상위계층 중 6개월 이상 치료를 받고 있거나 6월 이상 치료를 요하는 자

(3) 재정

의료급여를 위해 국가 및 지방자치단체가 마련하는 재정을 의료급여기금이라고 하며, 중앙정부가 부담하는 국고보조금과 지방자치단체가 부담하는 지방비 출연금이 그

재원이다. '보조금의 예산 및 관리에 관한 법률'에 따라 의료급여 기금의 부담률은 서울의 경우 국고보조금 50%, 지방비출연금 50%이며, 나머지 광역시와 도 지역은 국고보조금 80%, 지방비출연금 20%이다. 자치단체별 부담률은 특별시와 광역시의 구는 부담이 없으며, 일선 시와 군은 각각 지방비출연금의 30%, 20%를 부담한다.

(4) 급여

원칙적으로 급여 범위는 건강보험과 차이가 없으나 급여기간은 2002년부터 365일로 제한하고 있다.[7] 정신질환, 혈액투석, 사회복지법인 외래에 대해서는 정액수가를 적용하고 있어 동일 질환이라 하더라도 행위별 수가제를 적용하는 건강보험에 비해 공급자가 더 많은 서비스를 제공할 동기가 없다. 때문에 공급자가 임의로 건강보험 적용 환자에 비해 더 적은 서비스량을 제공할 가능성이 있다. 최근 연구에 의하면 동일한 정신병원에 입원한 환자라 하더라도 공급자가 제공하는 서비스량이 건강보험 환자가 의료급여 환자보다 더 많은 것으로 조사되었다.

(5) 진료비 지불제도와 수가

의료급여 진료비 지불제도는 행위별 수가제를 원칙으로 하며, 일부의 경우 정액수가제를 적용하고 있다. 1990년 이후 의료급여 수가는 건강보험의 행위별 수가체계와 동일하게 운영하고 있으며, 정액수가를 적용하는 정신질환, 혈액투석, 사회복지법인 외래 수가는 보건복지부가 별도로 산정하여 고시한다. 병원급 이상 의료기관의 경우 의료기관 규모에 따라 수가에 가산율을 적용하고 있으며, 의료급여의 경우 건강보험 가산율의 약 80% 수준을 적용하고 있다.

(6) 진료비 청구와 심사

건강보험과 동일하게 건강보험심사평가원이 진료비 심사업무를, 공단이 진료비 지급업무를 담당한다.

---

7. 정신 및 행동장애(간질 포함) 등 보건복지부장관이 고시하는 질환자에 대하여는 30일을 추가하며, 365일을 초과하여 진료를 받을 필요가 있는 경우에는 담당의사의 소견서를 받아 보장기관에 급여일수연장 승인을 신청하여 승인을 받아야 한다.

2) 문제점과 과제

(1) 적용대상 범위 확대

의료급여 제도의 취지는 빈곤층에게 적절한 의료를 보장하는 것이지만, 실제 의료급여 수급권자 수는 빈곤층의 일부에 불과하다. 우리나라 전체 인구의 약 10%가 빈곤층으로 추산되는 점을 고려한다면, 의료급여 수급권자의 확대가 시급한 실정이다. 의료급여 수급권자가 실제 빈곤층에 비해 적은 주요한 이유 중 하나는 의료급여 수급권자가 되는 주요 경로인 국민기초생활보장 수급권자의 선정기준이 매우 엄격하기 때문이다. 이에 대한 대책으로 수급자 선정기준에 대한 완화와 국민기초생활보장 수급자 선정기준과 관계없이 별도의 의료급여 수급자 선정기준 마련에 대한 필요성이 제기되고 있다.

(2) 급여범위 확대와 종 구분 폐지

의료급여 1종 수급자라 하더라도 상당한 규모로 존재하는 비급여 서비스로 인해 수급권자가 부담하기 어려운 과다한 본인부담금이 발생할 수 있다. 또한 의료급여 2종의 경우 1종과의 차이점은 세대원 중에 근로능력이 있는 자가 있느냐 여부인데, 2종의 경우 사실상 건강보험 환자 수준의 본인부담금을 부담하여야 하므로 진료비로 인한 부담 측면에서 1종보다 더욱 열악한 수준이다. 따라서 현재의 건강보험 및 의료급여의 급여범위가 확대되어야 비급여로 인한 과다한 본인부담을 덜 수 있으며, 제도의 취지에 맞추어 의료급여 1종과 2종의 구분이 폐지되어야 할 것이다.

(3) 급증하는 급여비에 대한 대책 마련

최근 급격한 진료비 증가에 대한 정책적, 사회적 관심이 증가하고 있다.

대상자 특성을 살펴보면, 의료급여의 경우 건강보험에 비해 중증질환자와 노인인구의 비율이 더 많아 건강보험에 비해 더 많은 진료비가 발생할 것으로 추정할 수 있다.

의료급여 수급권자에 대해(특히, 1종의 경우) 본인부담 수준이 건강보험에 비해 낮아 의료남용의 소지가 있다는 이유로 급여일수 제한, 의료기관 제한 등 건강보험에서는 시행하지 않는 제도를 시행하고 있다. 그러나 이러한 의료급여 수급권자들에 대한 차별적 규정은 실제 의료이용이 필요한 이들의 의료이용까지도 억제할 수 있다. 의료서비스의 제공여부를 최종적으로 결정하는 주체가 전문가인 의사에게 있다는 점을 고려할 때, 의료이용 남용에 대한 문제는 수급권자와 공급자 모두를 포함한 대책이 필요하다.

공급자에 대한 정책도 주로 행정적인 접근(감시 강화, 규제, 제한 등) 중심이어서 실효성이 없다는 비판이 제기되고 있다. 최근 이에 대한 대안으로 인두제 도입과 같은 진료비 지불방식의 변경과 의료급여 수급자의 의료이용체계 개선 등이 논의되고 있으며, 수급권자에 대한 사전관리 서비스를 시행하고 있다.

(4) 차별 해소

의료급여 수급권자에 대한 차별은 제도적 차별과 제도운영으로 인해 초래되는 간접적 차별로 구분할 수 있다. 제도적 차별은 건강보험제도와의 차별로서, 의료급여 수급권자에 대한 365일 급여기간 제한, 1차 의료기관 입원 제한, 건강보험에 비해 낮은 의료기관 종별에 따른 수가 가산율, 정신질환 및 혈액투석에 대한 정액수가제 적용, 의료급여 환자에게는 제공하지 않는 건강진단 등이 대표적이다. 간접적 차별은 정액수가제, 낮은 가산율, 의료기관에 대한 진료비 체불 등으로 인한 의료기관의 의료급여 환자 기피, 진료 시 보증금 요구, 건강보험 환자에 비해 적은 서비스량 제공 등이 대표적이다. 이러한 문제점을 해결하기 위해서는 건강보험과 의료급여 환자 의료이용의 차별을 야기하는 요인들을 개선해야 할 것이다.

(5) 요양급여 보장성 수준

건강보험 가입자가 의료기관을 방문하여 의료서비스를 이용할 때 부담해야하는 비용은 건강보험의 보험급여 대상 진료비 중 일부를 환자가 부담하는 비용(본인일부부담금)에 해당하는 금액과 건강보험의 보험급여가 적용되지 않는 진료비(비급여 진료비)로 크게 구분된다.

건강보험의 본인일부부담제는 입원 및 일정 금액 이상의 외래 진료비에 대해서는 정률제 방식을 채택하고 있다. 정률제 방식은 진료비 크기가 증가할수록 환자의 본인일부부담금 또한 증가하는 단점을 가지고 있어 고액 진료비가 발생하는 환자에게 상대적으로 불리한 제도라고 할 수 있다.

이러한 단점을 보완하기 위해 본인일부부담보상제와 본인일부부담상한제를 시행하고 있으나 이들 두 제도 모두 건강보험 급여대상 진료비 중 본인일부부담금을 기준으로 하고 있고, 기준금액이 높아 실제 환자의 과중한 진료비 부담을 경감시키는 효과가 미흡하다. 또한 비급여 진료비의 경우 대개 건강보험의 급여대상 진료비와 비례하여 발생하기 때문에 본인일부부담보상제 또는 본인일부부담상한제의 적용을 받더라도 비급여 진료비로 인한 부담 또한 진료비 규모에 비례하여 증가한다.

따라서 환자의 과중한 치료비 부담을 적정 수준으로 경감시키기 위해서는 현재 건강보험의 급여범위를 확대하거나, 본인일부부담보상제 및 본인일부부담상한제의 기준금액을 낮추는 노력이 필요하다 하겠다.

PART 3

보건사업조직의 관리와 자원관리

제5장 | 보건사업의 조직관리

제6장 | 보건의료자원의 관리

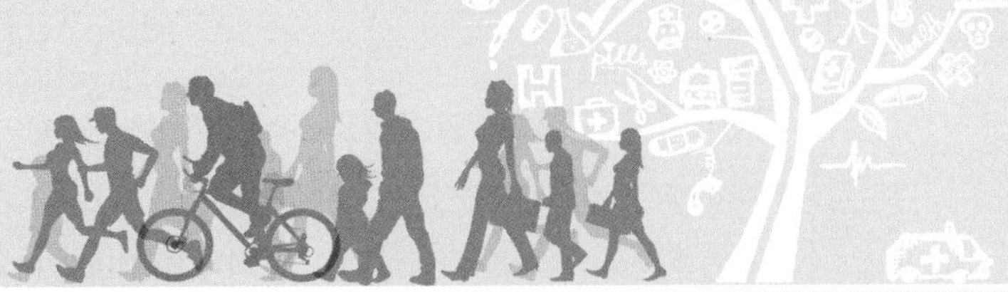

제5장 보건사업의 조직관리

I 보건사업조직의 개요

1. 조직의 개념

우리나라 대부분의 어린아이들은 병원 또는 의원이라는 의료기관 조직의 도움을 받고 태어나며 이들은 자라면서 유치원에서 대학에 이르기까지 교육기관으로부터 교육을 받으며, 또한 학교졸업 후 직장이라는 조직에 들어가 조직의 구성원으로서 역할을 수행한다. 이와 같이 현대조직은 인간의 일상생활에 중추적인 역할을 수행하며 사회적인 목적뿐만 아니라 개인적인 목적을 달성하기 위한 중요한 수단이 되고 있다. 따라서 현대사회에서 개인은 태어나서 죽을 때까지 조직의 영향을 받으며 또 조직과 상호작용하면

표 5-1 조직의 정의

학 자	정 의
베버(Max Weber)	• 특정한 목적을 가지고 그 목적을 달성하기 위하여 구성원 간에 상호작용하는 인간들의 협동집단
바나드(C. Barnard)	• 공동의 목표를 달성하기 위해 노력을 바칠 의욕을 지닌 두 사람 이상의 인간들이 상호 의사전달 하는 집합체
파슨즈(T. Parsons)	• 좀 더 큰 사회의 기능에 공헌하는 특정한 목적을 달성하기 위한 하나의 사회적 단위
에치오니(A. Etzioni)	• 특정한 목적을 달성하기 위하여 의도적으로 만들어진 사회적 단위 또는 인간들의 집합
마치와 사이먼(J. March & H. Simon)	• 인간들의 상호작용의 집합체로서 하나의 사회제도
카츠와 칸(D. Katz & R. Kahn)	• 사회적 체제의 한 종류
박동서	• 일정한 환경 하에서 특정한 목표를 달성하기 위한 분업체계

서 살아간다. 그래서 현대사회를 조직사회라고 하고 현대인을 조직인이라 부르고 있다. 병원조직과 관련된 인력도 병원조직의 경영전략, 제도, 분위기 등에 의해 영향을 받을 수밖에 없다.

조직은 각각 다른 목적과 역할을 지니고 있으며 그러한 조직을 연구하는 학자들의 조직관, 즉 바라보는 시각도 역시 다양하기 때문에 한마디로 정의하기란 어렵다. 표 5-1에 나타난 여러 정의들을 비교해 볼 때 조직은 '공동의 목표를 달성하기 위해 여러 사람들이 상호 협력하는 집단'이라고 해도 무난할 것 같다.

위와 같은 조직의 정의를 바탕으로 조직을 살펴보면 다음과 같은 조직의 특성 또는 속성이 있음을 발견할 수 있다.

가) 공동의 목표

어떤 목적을 이루는데 개인의 힘으로는 불가능하기 때문에 조직을 만든다. 즉 조직을 만든 본래의 목적이 공동의 목표를 달성하기 위해서이다. 조직의 공동목표는 한 사람의 힘이 아닌 여러 사람이 모여 협력해야만 가능하다. 궁극적으로 조직은 어떤 특정한 공동목표를 이룩하기 위한 수단적인 성격을 갖고 있다고 할 수 있다. 얼마 전 국내 S병원은 공동목표를 '모든 환자들이 와서 진료받고싶어 하는 세계 초일류 병원 만들기'로 정하고 추진 중에 있다.

나) 업무의 분업

공동의 목표를 달성하기 위해서는 각자 맡아서 해야 할 업무를 가지고 있어야 한다. 목표의 최종 완성은 이들 각자의 활동결과가 합해져서 이루어진다. 병원이라는 조직도 크게는 진료부서, 간호부서, 진료지원부서, 행정부서 등으로 역할을 분담하고 해당 각 부서는 좀 더 세분화된 과나 팀, 계 단위의 업무로 분업화하여 해당업무를 수행하고 있다.

다) 구성원

예를 들어 병원이라는 조직은 건물도 있고 장비도 있고 의료서비스 절차와 규칙도 있지만 사람이 빠지면 조직이라고 할 수 없다. 건물이나 장비, 규칙 등은 목표달성을 위한 도구일 뿐이지 조직 자체라고는 볼 수 없다. 따라서 조직의 업무를 완수하는 사람이 진정한 주체라고 할 수 있다. 반면 동호회나 학회는 건물이나 장비가 없어도 어떤 목적을 가진 사람들의 모임이므로 조직이다. 즉 조직은 사람이 없으면 구성될 수 없는 것이다.

라) 권한체계

조직 안에서는 사람들에게 일을 부여하고 지시하고 조정하고 통제하는 권한과 지휘체계가 존재한다. 한 예로 병원에는 병원장, 부원장이 있고 실장, 부장, 과장, 계장 등이 조직체계를 구성한다. 분권화된 조직이든 집권화된 조직이든 일정한 권한체계가 존재하기 마련이다.

마) 환경적응

보건행정조직은 생물체와 마찬가지로 사회라는 환경속의 존재이다. 이러한 조직은 하나의 체제로서 그가 놓여있는 환경과 언제나 영향을 주고받는 상호작용을 한다. 예를 들면 병원조직은 환경적응을 위해 환자, 정부, 소비자, 경쟁병원 등과 계속 교류하면서 정보와 의료기술, 의료서비스 등을 공유하기도 하며 그들과 긴밀한 유대관계를 가지면서 생존하고 번영한다. 따라서 조직을 흔히 정태적인 것으로 착각하기 쉬우나 끊임없이 동태적으로 변하고 있다.

2. 보건행정조직의 특성

보건행정조직은 국민건강 향상이라는 목적 달성을 위해 보건의료인력을 비롯한 여러 구성인력들이 일정한 구조와 관리체계 하에서 서로 협동하여 대국민의료서비스 제공, 환자진료, 의학교육, 보건교육 및 건강증진사업, 의학연구, 공중보건활동 등 수많은 사업을 수행하는 사회단위의 하나이다. 따라서 보건행정조직이 가지는 독특한 특성을 살펴보면 다음과 같다.

가) 인간이 주된 서비스 대상

보건행정조직도 다른 조직과 유사한 특성을 많이 갖고 있으나, 가장 독특한 차이는 보건행정조직(특히 병원조직)의 취급대상이 주로 인간이라는 점이다. 이러한 특성은 여러 가지 윤리적 이유 때문에 의료기술의 개발과 적용에 제약요인으로 작용할 뿐만 아니라 보건의료서비스의 전달 과정이 소비자들의 사회적 및 개인적 특성에 의해 영향을 받을 수 있다. 즉 서비스의 내용이 사람에 따라 각기 다를 뿐만 아니라 객관적인 평가가 어렵기 때문에 생산된 의료서비스의 적정관리가 어렵다.

나) 다양한 목표

보건행정조직은 일반 사업조직의 이윤추구 등과 같은 영리조직이 아닌 비영리조직이 대부분이다. 이러한 보건행정조직은 조직의 목표가 다양하다는 특성이 있다. 한 예로 병원은 사회적 역할을 다하기 위한 ① 환자의 진단과 치료, ② 의학 · 의료기술의 연구, ③ 의료인력의 교육과 훈련, ④ 공중보건기능이라는 목표를 수행해야 하는 책임이 있다.

그리고 병원의 이해관계집단의 요구를 수용하기 위해서 ① 환자에게는 양질의 의료를 제공하고, ② 병원직원에게는 직업생활의 질을 보장하며, ③ 경영자에게는 설립목적 달성과 투입자본의 안정성을 보장하면서, ④ 지역사회 또는 국가에 대해서는 의학발전, 의료인공급, 의료제도 개선 등의 임무를 수행해야하는 다양한 목적달성에 이바지해야 한다.

다) 다양한 직종

의료조직은 의사, 간호사, 약사, 의료기사, 일반관리직, 단순노무직 등 다양한 직종이 근무하고 있고, 구성원들의 전문성도 매우 다양하다. 교육 배경, 사회적 지위, 경제적 수준의 차이가 많아 협동적인 분위기 보다는 자기지향적인 성격이 강하다.

특히, 병원조직은 전문직의 권한이 일반 관리직보다 우세한 특성이 있다. 전문직은 자율성을 추구하고 지배적인 태도, 개인주의 성향, 창의성, 자기개발 욕구 등이 강한 반면, 관리직은 절차와 책임소재 등을 중시하는 경향으로 인해 두 집단 간에는 갈등의 소지가 있고 이의 해소가 용이하지 않다.

라) 보건의료서비스 제공자와 소비자의 갈등

보건의료서비스 제공자와 소비자 간에는 대립적, 갈등적 요소가 많이 존재한다. 의료서비스가 응급을 요하고 지체할 수 없는 긴급성 등의 특징이 많으며, 소비자의 무지가 존재하고, 대규모 조직으로 인해 나타나는 관료적 특성 등 여러 가지 구조적 요인에 기인하는 경우가 많다.

마) 상호의존성

보건의료조직의 각 집단들은 상호의존성이 다른 어떤 조직보다 강하다. 환자진료에 있어 의사와 간호사의 협력 및 의존, 간호사와 약사, 의료기사, 원무과, 행정직간의 상호의존성은 업무수행상 필수적이다. 즉 병원의 의료서비스는 착오나 실수에 대한 허용이 용납되기 어렵고 의료서비스 작업들이 상호의존적이며 다양한 전문가집단간의 조화를 필요로 하며 고도의 전문성이 요구되어 진다.

바) 통제와 조정의 어려움

의료조직은 응급성, 위기관리의 특성 등으로 인해 군대조직과 같은 일사분란한 수직체계가 오래전부터 존재하고 있다. 또한 병원은 공식적 명령계통 외에 수평적 협력관계가 동시에 존재하는 매트릭스 조직이기 때문에 병원조직의 구성원들은 전문인들의 특성인 고도의 자율성을 추구하고 민주지향적이다. 따라서 병원관리자는 자율적이면서 통제적이어야 하며, 독재적이면서 민주적이어야 한다는 어려움이 있다.

사) 높은 자본비중

예를 들면 병원은 건물, 설비, 고가의료장비 등 투자비용이 높은 자본집약적 조직이므로 투자 결정에 고도의 전문성이 요구된다. 또한 막대한 시설투자를 하여야 하나 투자회수율은 대체로 낮은 편이다. 높은 자본비중으로 인해 과잉투자가 된 조직은 운영이 힘들게 되고 결국 소비자측에서도 부정적인 영향을 받게 된다. 그리고 대부분의 서비스는 전문적인 보건의료인력의 노동력에 의존하고 있다.

3. 조직의 유형

공공 및 민간조직의 구분 없이 일반적인 조직의 유형을 여러 사람이 제각기 다른 기준에 따라 분류하고 있으나 이는 부분적인 것이지 종합적인 것은 못된다. 하지만 보건행정조직을 이해하기 위한 몇 가지 중요한 의의가 있다고 생각되는 조직의 유형을 살펴보고자 한다.

1) 에치오니(Amitai Etzioni)의 분류

에치오니는 조직구성원들이 조직의 권위에 복종하는 형태를 기준으로 강제적 조직(coercive organizations),공리적조직(remunerative/utilitarian organizations), 규범적 조직(normative organizations)으로 분류하였다.

표 5-2 에치오니의 분류(상하간의 지배복종 관계)

유 형	정 의	조직 사례
① 강제적 조직	조직의 통제수단이 강제적이고 구성원들이 고도의 소외 의식을 가짐	군대, 교도소, 감금정신병원, 강제수용소
② 공리적(功利的) 조직	조직이 구성원에 대하여 임금을 제공하고 구성원은 조직으로부터 지급되는 보상만큼 일한다는 입장	기업, 경제단체, 이익단체
③ 규범적 조직	통제의 원천이 규범적 권한과 도덕적 복종이 부합되어 있는 조직. 지도자의 개인적 영향력 의존, 비공식적 제재가 강함	종교단체, 이념정당, 병원, 가족, 대학

2) 블라우와 스코트(Peter Blau & Richard Scott)의 분류

블라우와 스코트는 조직의 수혜자가 누구인가에 따라 네 가지로 유형화하였다.

표 5-3 블라우와 스코트의 분류(수혜자의 종류)

유 형	정 의	조직 사례
① 호혜적 조직	조직구성원 일반을 위한 상호이익이 가장 중요한 목표인 조직	정당, 노동조합, 이익단체
② 기업조직	소유주가 조직의 수혜자인 조직, 능률성 강조	민간기업, 은행, 보험회사
③ 서비스조직(봉사조직)	고객을 위한 조직으로 조직은 고객과 정기적 · 직접적으로 관계를 가짐	병원, 학교, 사회사업기관, 법률상담소
④ 공익조직(대중복리조직)	공익추구조직으로 일반대중이 수혜자가 되는 조직	행정기관, 소방서, 경찰서

3) 파슨스(Talcott Parsons)의 분류

파슨스는 조직이 어떠한 사회적 필요성을 충족시키는가에 따라 ① 적응(adaptation), ② 목표달성(goal attainment), ③ 통합(integration), ④ 형상유지(pattern main-tenance) 등과 같은 4가지 기능을 주장하였다.

표 5-4 파슨스의 분류(사회기여 종류)

유 형	정 의	조직 사례
① 경제조직	경제적 재화의 생산과 분배에 종사하는 조직(적응기능)	기업, 경제조직
② 정치조직	사회체제의 목표를 수집 · 집행하는 기능과 관련된 조직(목표달성기능)	정당, 정부조직, 정치조직
③ 통합조직	사회구성원의 갈등을 조정하고 안정을 유지하는 조직 (통합기능)	사회복지조직, 경찰, 사법기관
④ 형상유지조직	교육이나 문화활동을 통해 사회의 틀이 오랫동안 유지 되도록 하는 조직(형상유지기능)	학교, 종교집단, 문화단체, 연구소

4) 민츠버그(Henry Mintzberg)의 분류

민츠버그는 조직의 규모와 복잡성의 정도에 따라서 다섯 가지 유형으로 분류하였다.

표 5-5 민츠버그의 분류(규모와 관리의 복잡성)

유 형	정 의	조직 사례
① 단순구조조직	구조가 간단하고 소규모이면서 유동성이 강한 조직	자동차 딜러
② 기계적관료제조직	조직의 역사가 길며 대규모로서 표준화되어있는 안정적 조직	우체국, 항공사
③ 전문적관료제조직	전문가집단이 일하는 대규모 조직	대학, 종합병원, 사회복지기관
④ 대형지부조직(사업부제조직)	고객의 다양성에 대처하기 위해 각 사업부서가 책임을 지고 자율적인 활동을 하는 조직	재벌기업, 대학(여러 캠퍼스)
⑤ 임시특별조직	복잡한 형태이며 대체로 연구개발 조직과 같은 성향의 조직	광고회사, 우주센터

위와 같은 조직유형의 분류에서 우리가 주의해야 할 것은 모든 조직이 위에서 제시한 유형으로 깨끗이 분류가 된다고 하는 것 보다는 실제적으로는 어느 조직이나 위의 유형들이 혼재하고 있다는 것이다. 다만 조직에 따라 정도상의 차이가 있을 따름이라는 것이다. 그러나 바람직한 조직이 되기 위해서는 에치오니의 분류를 참고해서 논의한다면 강제적 조직에 의한 통제보다는 공리적, 규범적 방법에 의해 운영되는 조직이 보다 바람직하다고 볼 수 있다.

Ⅱ 조직의 이론

조직이론을 비판하는 대표적인 학자로 Herbert Simon을 들 수 있는데 그는 조직의 원리라는 것은 마치 격언과 같아서 과학적인 이론의 발전에 도움을 주지 못한다고 비판하였다. 하지만 조직의 원리는 과학적관리론자들에 의해 구체화된 이론으로서 오늘날까지 조직구성의 기본원리로 활용되고 있다. 조직원리란 복잡하고 거대한 조직을 합리적으로 구성하고 이것을 능률적으로 관리하여 조직의 목표를 달성하기 위하여 적용할 일반적이고 보편적인 원칙을 말한다. 이와 같은 조직의 원리는 고전적 조직이론에서 중시하던 이론이다. 일반적으로 제시되는 5가지 조직 원리는 다음과 같다.

그림 5-1 조직의 기본적인 운영원리

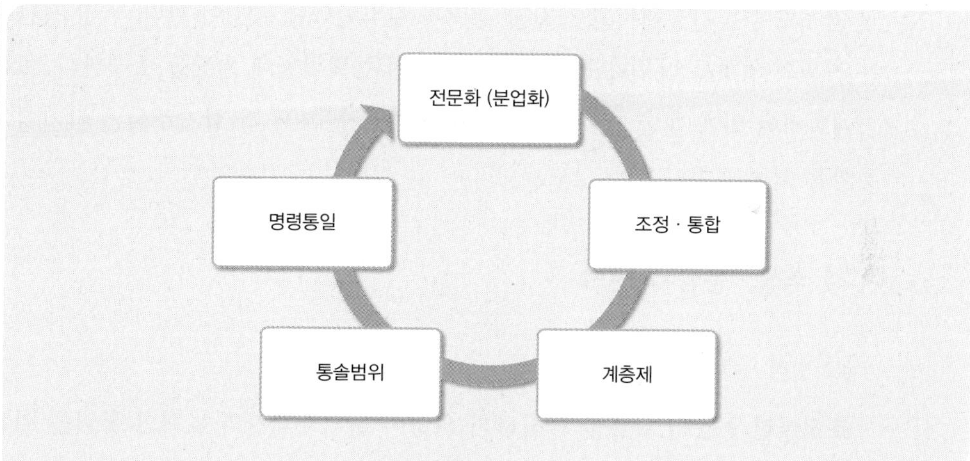

1. 조직의 원리

1) 전문화 · 분업의 원리

(1) 개념

전문화란 업무를 성질별로 구분하여 가급적 한 사람에게 한 가지 업무를 분담시키는 것을 의미하며 분업과 같은 의미로 사용할 수 있다. 보건행정조직은 각 부문별로 전문화되고 있으며 보건행정인력의 전문적 지식과 기술이 요구되고 있다.

(2) 유형

분업의 종류는 수평적 전문화와 수직적 전문화, 일의 전문화와 사람의 전문화 등으로 나눌 수 있다. 수평적 전문화는 각 부처 간의 분업 또는 국별, 과별 분업을 들 수 있으며 일반적 의미의 분업화를 가리킨다. 수직적 분업화는 중앙 · 각 도 · 시 · 군, 또는 서울특별시의 경우 시본청 · 구청 · 동사무소 등을 들 수 있다. 일의 전문화는 업무를 세분하여 반복적이고 기계적인 업무로 단순화시키는 것이며, 사람의 전문화는 사람이 교육과 훈련을 통하여 업무에 대해 전문가가 되는 것이다.

(3) 장 · 단점

전문화 또는 분업의 원칙은 조직전체의 성과를 올리는 가장 중요한 방법이다. 능률적인 업무수행이 가능해지고 시간과 경비가 절약된다는 장점이 있다. 반면 지나친 분업화는 직원의 업무를 너무나 동질화시켜 직원의 능력발전에 지장을 초래한다. 또한 직원을 기계화하여 일에 대한 흥미를 잃게 하며 개인 간, 부서 간 할거주의가 야기되어 조정 · 통합을 어렵게 한다.

2) 조정 · 통합의 원리

(1) 개념

조정이란 공동의 목표를 달성하기 위하여 하위체계간의 노력의 통일을 기하기 위한 과정이라 할 수 있다. 현대 조직사회에서 조직의 규모증대는 응집력의 저하, 업무의 복잡화, 다양화, 이질성의 심화를 가져오고 이에 따라 전문화의 필요성은 증가하나 이와 동시에 할거주의가 야기된다. 이러한 할거주의를 해소하기 위한 방안이 조정 · 통합의 원리이다. 무니(J. D. Mooney)는 조정 · 통합의 원리를 중시하여 조정 · 통합의 원리는 현대조직의 최고 · 제일의 원리라고 하였다.

(2) 조정의 저해요인

조정을 저해하는 요인들로는 업무의 다양화, 이질화, 복잡화와 그에 따른 전문화의 필요성이 증대되고 있고, 조직규모가 점점 대규모화되고 있다는 것이다. 자신이 소속된 기관의 이익만을 중심으로 생각하여 타 조직에 대해 배타적이며 비협조적인 할거주의 현상, 권한책임의 불명확 및 의사전달의 미흡, 정치적 영향력에 의한 파벌 형성, 관리자 혹은 조직구성원의 조정능력 부족 등이 그 원인이 된다.

(3) 조정의 방법

명백한 조직의 목표를 설정하여 관리하여야 한다. 계층제에 의한 방법, 즉 상관의 명령과 중재, 계층제가 갖는 권위를 통해 조정한다. 이해관계 조정을 위해 정책결정 · 기획에 참여시키고 의사전달을 광범위하고 활발하게 할 수 있게 위원회 · 막료기관의 이용이 권장되어야 한다. 또한 지나친 갈등을 예방하고 방지하기 위하여 가급적 각자의 권한과 책임의 한계 및 상호관계를 분명히 규정한다.

3) 계층제의 원리

(1) 개념

계층제란 권한과 책임의 정도에 따라 직무를 등급화시킨 피라미드 구조이며 상하계층 간에 직무상 지휘 · 감독관계에 서게 하는 것을 말한다.

(2) 성격

관료제의 전형이며 조직의 수직적 차원에 적용된다. 명령일원화의 체제이며 조직의 모든 권한과 책임은 형식상 최고관리자에게 귀속된다. 조직규모의 증대, 전문화, 업무의 다양성, 구성원수의 증가는 계층의 수를 증가시킨다. 계층의 수는 뒤에 언급되는 통솔범위의 원리와는 상반관계에 있다. 즉 통솔범위가 넓어지면 계층의 수는 적어지고 통솔범위가 좁아지면 계층의 수는 많아진다. 그리고 계층이 낮을수록 정형적 업무나 구체적인 운영에 중점을 둔다.

(3) 장 · 단점

장점으로는 업무분담 및 권한위임의 통로가 되며, 지휘 · 감독을 통한 질서와 통일성을 확보할 수 있다는 점이 있다. 조직의 통솔 · 통합 · 조정 및 갈등의 해결에 기여하며 내부통제를 확보하는 수단이 된다. 또한 의사소통의 통로, 승진의 통로가 된다.

단점으로는 상하간의 권력불균형이 오히려 근무의욕을 저하시키며 의사전달, 특히 상의하달이 늦거나 제약 또는 왜곡되어 정책결정이나 목표설정에 지장을 초래한다는 점이 있다. 또한 조직구성원의 의견수렴이 어려워지며 새로운 창의성 요구, 문제해결, 위험부담을 수반하는 일은 하기 어려워지며 결국 조직이 생동하지 못하고 항상 위의 최고책임자의 결정에만 의지하게 되어 합리적인 일을 하기 어려워진다. 그리고 조직의 경직화가 일어나고 계층 간의 불신이 가중될 수 있다.

4) 통솔 범위의 원리

(1) 개념

통솔의 범위란 한 사람의 상관이 몇 사람의 부하를 직접 적절하게 감독할 수 있는가를 의미한다. 이는 한 사람의 상관이 무제한적으로 통솔 할 수 없음은 물론 그렇다고 지나치게 적게 감독할 경우 계층의 수가 많아지고 이로 인한 부작용이나 역기능이 초래되기 때문에 적정수의 통솔범위가 중요하다. 이에 관한 연구를 하고 수학적 공식까지 제시한 그레이쿠나스(V. A. Graicunas)는 6인을 적정수로 제시하였다. 이와 같이 한 이유는 책임자가 직접 밀접히 접촉할 수 있어야 감독이 잘 이루어질 수 있다고 생각한 데 있다.

최근 들어 이를 약간 크게 잡아 10인을 적정수로 보는 경향이 있다. Davis는 육체활동의 통솔범위는 10~30명, 정신활동의 통솔범위는 3~6(9)명이 적합하다고 주장하였다. 하지만 Herbert Simon은 통솔범위의 원리는 기계적이며 현실과 유리되고 인간의 적응적 창조력을 무시한 이론이며 이 공식은 마술적인 수에 불과하다고 비판하였다.

(2) 통솔범위의 결정요인

통솔범위의 수는 기계적, 획일적으로 어느 경우나 적용되는 것은 아니고 다음과 같은 사정에 따라 신축성 있게 고려되어야 한다.

① 직무의 성질 : 직무의 내용이 비교적 동질적이고 단순한 것은 감독하기 쉬워 많은 인원을 감독할 수 있다.

② 시간적 요인 : 조직의 창설이 오래된 기관이어서 비교적 관례적인 일을 감독하게 되면 인원수가 늘어 날 것이고 계속 새로운 연구를 많이 요하는 사업이면 사정이 달라진다.

③ 공간적 요인 : 동일 장소에 피감독자가 있지 않은 경우 아무래도 인원수의 제약을 받으나, 최근 교통 · 통신의 발달로 어느 정도 극복하고 있다.

④ 인적요인 : 감독자 자신의 능력과 성격은 물론 피감독자의 전문직업화의 정도가 고려되어야 한다.

이러한 요인에 따른 경험적 조사에 의하면 대체로 하위생산직은 1:20정도이고, 복잡한 사무직의 경우는 1:5 정도로 감소해 가고 있다(박동서, 2002).

5) 명령통일의 원리

(1) 개념

명령통일의 원리란 한 사람의 업무담당자는 언제 어디서나 단일한 명령계통에 따라 바로 직속상관에게만 명령을 받아 복종하여야 한다는 것을 말한다. 가장 피라미드형의 조직을 상징하는 것이라고 할 수 있는데, 이의 이유는 혼란이 야기되지 않고 책임을 분명히 할 수 있기 때문이다. 관료제나 군대조직 등에서 엄격히 적용되는 원리이나 오늘날 조직의 분권화, 권한위임 등으로 인하여 이 원리의 중요성은 상대적으로 많이 약화되고 있는 경향이다.

(2) 장 · 단점

장점으로는 조직구성원들은 누구에게 보고하고 누구로부터 보고를 받는가를 명시해 줌으로써 지위상의 안정감을 제공한다는 점이 있다. 그리고 조직의 위계질서를 확립하여 조정기능을 촉진함으로써 갈등을 해소하는데 도움을 준다. 또한 부하로 하여금 한사람의 상관의 명령에 복종하게 함으로써 통제주체의 단일성과 명확성을 확보하기 쉽고 판단이나 행동상의 잘못에 대한 책임을 명백히 함으로써 부하에 대한 통제를 가능하게 한다.

단점으로는 긴급한 상황에서 상관이 부재 시 업무처리가 불가능하게 하는 등 명령통일을 지나치게 고집하면 조직의 경직화로 환경변화에 신속하고 융통성 있는 적응이 어렵게 된다는 점이 있다. 그리고 명령권이 없는 막료(기능적 전문가, staff officer)들은 명령통일의 원리를 강조하게 되면 그 중요성과 영향력이 약화된다.

2. 조직이론의 전개과정

조직이론은 고전적 조직이론, 신고전적 조직이론, 현대이론의 세 가지 경향으로 구분할 수 있다(황윤원, 2008).

1) 고전적 조직이론

(1) 의의

고전적 조직이론은 산업화가 고조되는 1900년대 초에 등장되어 1930년대에 완성을 본 이론으로 노동의 과학적 관리에 대한 연구를 주된 특성으로 하며 외부환경의 변화에 관심을 두지 않고 조직 내부의 특성만을 분석한 폐쇄체계(closed system) 모형이다. 고전적 조직이론은 조직의 공식적, 합리적 구조에 맞게 조직도를 작성하고, 조직의 합리적 관리를 위해 절약과 능률, 최고관리층에 의한 행정통제에 중점을 두었다. 이러한 고전적 조직이론에 속하는 학파는 테일러(Taylor)가 개척자인 과학적 관리학파, 최고관리자의 기능으로서 POSDCoRB와 조직의 원리를 제시한 귤릭(Gulick)이 대표적인 행정관리학파, 합리적 · 합법적 관료제 이념형을 제시한 웨버(Weber)의 관료제이론 등이 있다.

(2) 고전적 조직이론의 주요특징

① 분업 : 능력을 가장 적절하게 활용할 수 있게 조직구성원에게 일정한 업무를 배분하여 전문화와 능률성을 확보한다.

② 계층적 과정 : 계층적 과정은 조직의 수직적 관계를 말하며, 명령통일, 권한과 책임의 위임 등이 따른다.

③ 구조 : 조직의 여러 구성 요소 간에 효과적인 수직적 관계를 형성 · 유지하는 수단이다.

④ 통솔범위 : 관리자가 효과적으로 감독 할 수 있는 부하의 수가 통솔범위이며, 감독자는 그 부하에 대한 지도상 일정한 한계를 가진다.

(3) 과학적 관리론(scientific management)

과학적 관리론은 경영자였던 테일러(F. W. Taylor)가 최소한의 노동과 비용으로 최대의 생산효과를 확보할 수 있는 경영공학적 방법을 찾아내기 위해 고안한 관리이론이다. 과학적 관리론의 발전은 기업관리의 합리화를 위해 경영학자들에 의해 개발되어 기업생산성 향상에 크게 기여하였다. 이것은 '구상과 실행의 분리'로 유명한데, 구성원들을 기계의 부속품으로 취급하며 기계적 인간관 또는 합리적 경제인관에 기초하기 때문이다.

과학적 관리론의 내용을 보면 개개의 작업을 가장 간단한 요소동작으로 분해하고 각 요소동작의 형태 · 순서 · 소요시간을 시간연구와 동작연구(time and motion study)로 표준화하여 하루의 공정한 작업량, 즉 과업을 설정하고 과업을 기준으로 하는 관리의 과학화를 성취해야 한다는 것이다. 일명 테일러리즘(Taylorism)이라고도 한다.

2) 신고전적 조직이론

(1) 의의

과학적 관리법이 지나치게 인간을 기계시하고, 작업을 세분화함으로써 인간소외, 흥미상실, 인간성의 무시로 인해 작업의 능률저하를 초래한다는 비판에서 제기된 이론이다. 이론이 등장하게 된 배경에는 하버드대학의 메이오(E. Mayo) 교수가 1927년부터 1932년까지 미국 시카고에 있는 서부전기주식회사 호오손 공장실험(Western Electronic Company, Hawthorne Plant Experiment)을 한 것이 계기가 되었다.

그는 이 실험에서 종업원들의 일일 생산량을 결정하는 요인을 찾아내기 위해서 휴식

시간을 달리한다던지, 작업장의 조명 밝기에 여러 단계의 변화를 준다던지 다양한 방식으로 작업조건에 변화를 주었다. 그러나 생산량은 그때마다 비일관된 방식으로 변화하였는데, 이때 메이오 교수는 물리적 환경이 아닌 종업원들이 관찰을 당하고 있으며 관심을 받고 있다는 사실에 따라 작업량이 변한다는 사실을 간파하였다.

이 실험결과를 중심으로 기존의 과학적 관계론이 갖는 한계가 드러났고 호오손 등은 조직구성원이 기계가 아니기 때문에 인간다운 대접과 대인관계 등이 중요하다는 신고전 조직이론을 주창한다. 이것은 조직구성원의 감정과 대인관계를 중시하고, 욕구 · 동기 · 태도를 중심으로 개인간, 집단간, 개인 · 집단과 조직간에 형성되는 사회적 · 심리적 관계를 중요시한다는 점에서 인간관계론(human relations)이라고 불린다.

(2) 인간관계론의 주요 내용

① 사회적 능률과 규범이 생산성을 결정한다. 구성원의 능력은 육체적인 면보다 사회적인 면이 중시된다. 생산성의 수준은 생리적 능력이 아니라 사회적 규범에 의해 정해진다.

② 비경제적 요인의 우월성을 강조한다. 구성원의 동기부여와 만족도의 결정은 비경제적인 보상과 제재가 되어야 한다.

③ 비공식집단 중심의 사기 형성이 중요하다. 구성원은 개인보다 집단의 구성원으로서 행동하거나 반응을 나타내므로 사기는 이러한 소규모집단에 치중해야 한다.

④ 의사소통 · 리더십과 참여의 중요성을 강조한다. 의사소통의 원활화, 민주적 리더십의 발휘, 참여의 확대에 의한 심리적 욕구의 충족은 생산성향상의 기본이다.

(3) 인간관계론 비판

인간관계론은 과학적인 객관적 근거가 부족한 상태에서 종업원의 만족이 높아지면 생산성이 증가한다고 주장하고 있어, 비공식적 조직의 중요성에 너무 치우치고 있다. 또한 인간관계론은 인간의 본성에 대한 가정에 문제를 불러일으키고 있다는 것이다. 즉 경영층이 기본적으로 해야 할 일은 갈등을 제거해서 종업원들이 행복하고 생산적이 되도록 유지하는 것이라는 주장을 함으로써 갈등에 대해 비현실적으로 이상적인 입장을 취하고 있다는 것이다. 과학적관리론이 '인간 없는 조직'이라는 비판을 받고 있는데 비해 인간관계론은 '조직 없는 인간'이라는 비판을 받기도 한다.

3) 현대조직이론

(1) 의의

현대조직이론은 고전적 조직이론과 신고전적 조직이론에서 설명하지 못하는 복잡하고 다양한 동태적 현대조직이론의 필요성에서 나온 이론이다. 하지만 명확하게 어떤 조류를 지정하지 못한 채 다양한 이론이 제시되고 있을 뿐 지배적 흐름은 찾기 어려워 이들을 총칭해서 현대조직 이론이라고 부른다. 이 중에서 체제이론과 상황이론을 살펴보면 다음과 같다.

(2) 체제이론(system theory)

시스템이란 개념이 적용되는 범위는 매우 광범위하다. 은하계 · 태양계처럼 우주생태를 표현하는 경우, 시계 · 자동차 · 컴퓨터처럼 기계적 장치에도 적용되고 다양한 식물이나 동물 · 인간과 같은 유기체 또는 생물에도 시스템개념을 적용할 수 있다. 더 나아가 수많은 개인과 집단으로 구성되는 사회 및 교회 · 병원과 같은 조직에도 적용된다. 시스템은 일반적으로 4가지 속성을 가진다.

가) 목표지향성

어떤 시스템이든 그것이 시스템으로 기능하기 위해서는 목표지향성을 가져야 한다. 생물시스템은 생존과 번식, 인간의 경우는 생존과 안전추구, 소속 및 애정, 존경, 자아실현 욕구 등의 목표를 가진다. 어떤 조직이든 그들의 고유 목표를 지향하고 있다.

나) 환경적응성

시스템은 자신을 둘러싼 환경과 부단한 상호작용을 한다. 사람은 식사나 호흡을 통해 끊임없이 환경으로부터 에너지를 흡수하면서 환경의 영향을 받기도 하며, 반대로 환경에 영향을 미치기도 한다. 조직도 환경과의 상호작용 속에서 적응하지 못하면 생존의 위협에 직면하게 된다. 즉 조직은 환경과의 부단한 상호작용 속에서 환경적응성을 지니는 개방시스템이어야 하며, 환경과 상호작용하면서 동태적인 균형도 유지해야 한다. 시스템이 자신이 소비하는 것보다 더 많이 영향을 받는다면 시스템이 해체되거나 소멸될 수도 있기 때문에 균형을 유지하여야 한다.

다) 분화와 통합성

시스템은 분화와 동시에 통합적인 성격을 갖고 있다. 인간은 골격, 근육기관, 소화기관, 순환기관 등으로 구성되어 있어 여러 개의 하위부분들로 구성되어 있다. 이러한 하위 시스템은 다시 하나의 전체로서 통합되는 속성이 있다. 즉 골격, 근육기관, 소화기관, 순환기관등의 하위 시스템이 제대로 작동될 때 하나의 전체시스템(유기체)으로서의 기능을 하게 된다. 하위 시스템은 자신을 포함하고 있는 전체시스템이 없을 경우에는 존재할 수 없고, 다른 하위시스템과의 밀접한 상호의존성을 토대로 전체시스템으로 통합되는 속성을 가지고 있다.

라) 투입–전환–산출과정

시스템은 외부환경으로부터 투입물을 받아들여 내부변환과정을 거쳐 산출물을 만들어내는 일련의 과정을 거친다. 식물은 빛과 이산화탄소와 물을 투입물로 받아들여 광합성이라는 전환과정을 거쳐 필요한 에너지와 산소라는 산출물을 만들어 낸다. 마찬가지로 병원이라는 조직은 보건의료인력 · 시설 · 장비 등의 투입물을 통해 환자진료와 치료라는 전환과정을 거쳐 의료서비스라는 산출물을 만들어 낸다. 그리고 외부로 배출된 산출물은 피드백(feedback, 출력을 입력 쪽으로 되돌리는 것, 즉 되먹임) 과정을 통해 시스템의 다음번 순환과정을 위한 투입물이 된다. 이를 그림으로 나타내면 다음과 같다.

그림 5-2 체제이론의 기본 모형

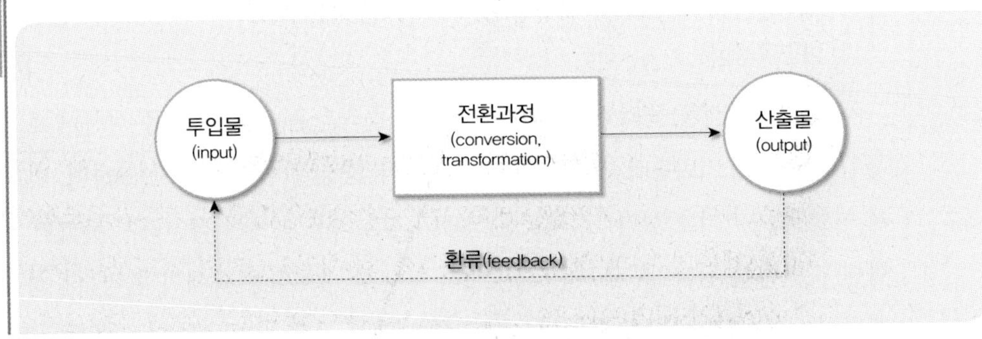

(3) 상황이론(contingency theory)

모든 상황에 맞는 보편적이고 최선의 조직관리 전략은 없다는 전제에서 출발한다. 가장 훌륭한 조직화 전략은 결국 보편적 관리 원칙이 아닌 조직구조와 그것의 환경간의 적합여부에 달려있다는 이론이다. 어느 쪽도 옳지 않고, 어느 쪽도 그르지 않으며, 다만 각각의 상황에 따라 옳고 그르다는 점이다. 상황이론은 상황에 따라 다양한 이론을 적용시킬 수 있으며, 때로는 고전적 조직이론, 때로는 신고전적 조직이론을 적절히 활용해야 한다는 논리로서 독창적이라고 보기 어렵다. 그러나 상황요인을 정확히 분석해서 응용한다면 훌륭한 이론이 될 수 있다.

Ⅲ 조직의 구조

1. 공식적 조직과 비공식적 조직

1) 개념

공식 조직이란 법률 · 규칙이나 직제에 의하여 형성된 인위적 · 제도화된 조직을 말한다. 따라서 공식 조직은 일정한 목표를 달성하기 위하여 인위적으로 만들어진 분업체계이므로 조직의 구성원간의 역할과 권한에 관한 법령이 마련되어 있다. 이에 비해 비공식 집단(informal groups)이란 구성원 상호간의 인간적 관계나 친근성으로 말미암아 자생적으로 형성되는 조직을 말하며 소집단의 성격을 지닌다.

비공식 조직이 발생하는 이유는 무엇인가? 이의 근본원인은 결국 공식적 조직만으로 거기서 근무하는 직원이 당면하는 문제해결 또는 욕구충족이 이루어지지 못하므로 이를 보완하고 해결하기 위한 것이라고 볼 수 있다. 즉 조직의 목표와 개개 구성원의 목표간의 일치가 언제나 이루어지면 가장 바람직하겠으나 실제에 있어서는 이의 일치가 어렵다고 하는 데 원인이 있다. 공식적 조직의 비정서적 측면의 강조, 신축성 결여와 업무처리 지연, 일반적 · 포괄적 성격으로 인해 비공식 조직의 발생은 자연스럽게 발생하기 마련이다.

2) 공식조직과 비공식조직의 비교

공식적 조직과 비공식적 조직의 특징을 보면 표 5-6과 같다.

표 5-6 공식적 조직과 비공식적 조직의 비교

구 분	공식적 조직	비공식적 조직
조직의 생성	• 외면적, 가시적, 인위적, 제도적, 합리적 조직	• 내면적, 불가시적, 자생적, 비제도적, 감정적 조직
목적	• 공적 목적 추구	• 사적 목적 추구
원리	• 능률의 원리가 지배	• 감정의 원리가 지배
질서	• 전체적 질서를 위해 활동(관료제이론)	• 부분적 질서를 위해 활동(자생조직)
성문화 여부	• 합법적 절차에 따른 규범의 작성(성문화)	• 구성원의 상호행위에 의한 규범의 형성(불문화)
관리기법	• 과학적 관리	• 인간관계론
생성의도	• 계층적 조직, 고전적 조직, 관료제 조직	• 자생적 조직
특징	• 영속성, 경직성, 명확성	• 비영속성, 동태성, 불명료성

그림 5-3 공식 조직과 비공식 조직

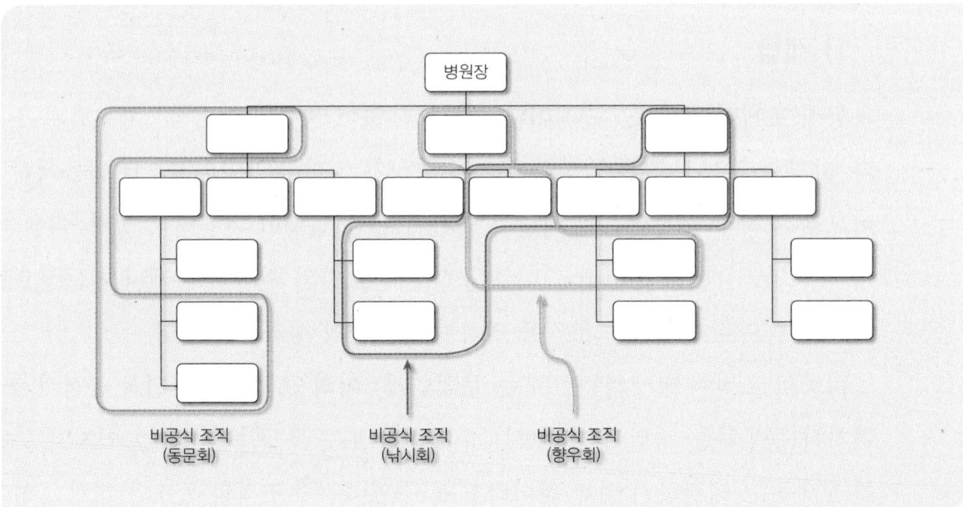

3) 비공식 조직의 기능

비공식적 집단의 구성원들 간의 행동의 특성은 무엇보다 상호간의 의사전달이 활발하다는 것이며, 이의 결과 그들의 귀속감과 일체감을 강하게 한다. 따라서 심리적인 안정감 · 만족감을 안겨주는 것과 동시에 그들의 행동을 규율하는 집단규범이 탄생하고 이의 제약을 받게 된다. 비공식 조직은 순기능과 역기능을 동시에 가지고 있다. 이를 살펴보면 다음과 같다(박동서, 2002; 하상군, 2005).

(1) 순기능

① 공식 조직의 경직성을 완화한다. 공식 조직은 행동과 절차 및 용어에서의 융통성 결여로 구성원의 행태를 제약하게 되나, 비공식 조직에서는 그러한 제약이 없으므로 공식 조직의 경직성을 완화시켜 조직의 환경에 대한 적응성과 신축성을 확보할 수 있다.

② 공식적 리더십을 보완한다. 비공식 조직의 인간관계를 통하여 공식적 지도자의 능력과 명령 및 지시의 결함을 상당부분 보완할 수 있다.

③ 구성원의 심리적 안정감을 형성한다. 구성원의 욕구불만의 배출구가 되고 구성원이 공식 조직에서 갖는 심리적 긴장과 불안을 해소시켜 준다.

④ 공식 조직의 능률성을 제고한다. 구성원 상호간의 협조와 경험의 공유를 통하여 업무의 능률적 수행을 돕는다. 구성원의 현실적 행동규범 확립에 도움을 준다. 구성원들에게 공식 조직의 규범 외에 자발성, 현실성을 지니고 있어 실현가능성이 높은 또 다른 규범을 부과하여 공식 조직의 통합과 일체감 유지에 기여한다.

⑤ 공식적 의사소통의 결함을 보완한다. 공식적 의사전달 방식은 융통성이 없고 속도가 느린 결함을 지니고 있는 바, 이러한 공식 조직의 의사전달을 비공식적 의사전달 방식이 보완해 준다.

⑥ 쇄신적 분위기를 조성한다. 개인의 창의력과 혁신을 고취하는 분위기를 조성하게 한다.

(2) 역기능

① 부분적 불만이 전체화될 수 있다. 공식 조직에서 당한 개인적이고 부분적인 불만을 비공식 조직에서 해소하게 됨으로써 개인적 불만을 전체화시켜 공식 조직을 마비시킬 우려가 있다.

② 공식적 의사소통을 왜곡할 수 있다. 비공식적 의사전달이 왜곡되거나 근거 없는 정보를 유포하여 공식 조직의 지시나 명령이 구성원에게 제대로 전달되지 못하게 되면 공식 조직이 마비된다.

③ 정실개입의 통로가 된다. 비공식적 인간관계의 작용으로 지연, 혈연중심의 정실행위가 발생할 우려가 많다.

④ 이익집단으로 작용할 수 있다. 비공식 조직이 공식 조직을 상대로 압력을 행사하는 이익집단, 압력단체로 작용할 경우 공식 조직은 마비될 수 있다.

4) 비공식 조직의 통제와 한계

비공식적 조직은 공식적 조직을 보완하는 순기능과 그것을 저해하는 역기능을 동시에 가진다. 그러나 이러한 역기능이 있다고 하여 비공식적 조직을 제거한다는 것은 불가능하다. 그러므로 비공식적 조직의 존재를 인정하고 공식적 조직의 목적을 보다 효율적으로 달성하는데 기여하도록 이를 지도하고 통제하도록 하여야 한다.

비공식적 집단에 대한 공식적 조직의 책임자가 이를 외면하거나 불순한 것으로 보아 억제하는 정책을 쓸 것이 아니라 이를 공식적 조직의 목표수행에 가급적 순기능적으로 움직이게끔 유도하여야 한다. 비공식적 조직의 통제방안으로 언급되고 있는 것들을 살펴보면 다음과 같다(박연호 등, 1988; 박동서, 2002; 조계표, 2004).

① 공식적 지도자는 조직 내의 비공식 조직의 실태, 즉 이들의 구성기준 · 목표 · 기능을 파악하여야 한다. 일단 모든 비공식집단의 목표가 공식 조직의 목표와 일치하게끔 이들과 적극적인 의사소통을 하고 참여를 유도하며 조직의 공식목표 달성을 위해 상호 노력하여야 한다.

② 공식적 조직 관리자는 비공식 조직의 존재를 이해해줌으로써 양 조직 간의 대립과 알력을 해소하고 구성원의 불안감을 제거하여야 한다.

③ 직무에 대한 만족감과 공식적 조직에 대한 자부심을 갖도록 관리자는 민주적 리더십과 인간관계적 관리기술을 발휘해야 한다.

④ 비공식 조직이 비강제적 방법으로 통제하기 어려울 정도로 강력할 때는 감독자가 적절한 강제적 조치를 취한다. 즉 직업내용을 변경하거나 구성원에 대한 인사 조

치를 취한다. 예를 들어, 파벌조성의 리더를 다른 조직이나 지역으로 인사이동을 실시하거나 승진을 억제시키는 방법이 있다.

그러나 이러한 비공식적집단의 통제에는 한계가 있다. 첫째, 그것은 조직의 전체적인 관점(공식적 조직)에서 보면 어디까지나 부차적이라는 점이다. 왜냐하면 비공식적 집단은 부분질서에 해당하기 때문이다. 둘째, 비공식적 조직에 대한 통제는 불완전성을 갖는다는 것이다. 왜냐하면 비공식적 조직은 내재적이며 눈에 잘 띄지 않는 조직이기 때문에 그 발견과 통제에 어려움이 따르기 마련이다.

5) 우리나라의 비공식 조직

우리나라는 동창관계, 지연, 혈연, 학연 등 다양한 계기를 통하여 이루어지는 비공식 조직이 실질적으로 공식 조직을 좌우하고 압도하는 경우가 빈번하다. 비공식 조직 또는 유력한 파벌에 속하지 않는 경우에 고위직에의 승진이나 요직담당이 용이하지 않다. 우리나라의 경우 비공식 조직의 순기능보다는 역기능의 비중이 너무 크며 공식 조직의 규범인 법령이나 기능이 비공식 조직의 이익을 위하여 왜곡되고 마비시키는 경우도 많다. 또한 비공식 조직이 응집력이 강하면 인사행정에서 비공식집단을 중심으로 정실주의(patronage system)식의 인사가 많다. 이것은 선거에서 승리한 정당이 선거운동원과 그 정당의 적극적인 지지자에게 승리에 대한 대가로 관직에 임명하거나 다른 혜택을 주는 관행인 엽관제(spoils system)와 같은 말이다.

2. 조직구조의 구체적인 형태

조직구조는 조직을 구성하는 틀을 의미하는데 어느 조직이든 대체로 조직구조는 수직적으로는 계층제를 유지하고 있고, 수평적으로는 통솔범위가 설정되어 있다. 조직구조의 수직적인 관계를 보면 명령통일이 가능하도록 구성되어 있고 수평적으로는 전문성이나 분업에 따라 나누어져 있음을 알 수 있다. 수평적으로는 분업이나 전문성을 기초로 조직구조가 분화되어 있는 만큼 공동의 목표를 추진할 수 있도록 통합조정의 기능도 조직구조에 용해되어 있다. 전통적으로 조직의 대표적인 구조는 계층제였다. 그러나 계층제 조직구조는 환경변화에 적응하는 과정을 거치면서 새로운 모습으로 나타나게 되었다. 이러한 현대적인 의미의 조직으로는 사업조직, 프로젝트 조직, 매트릭스 조직, 네트워크 조직 등 여러 조직구조 모형이 있다(Shortell & Kaluzny, 2003). 여기서는 전통적 조직구조인 라인조직, 라인스탭 조직과 현대적 조직구조인 프로젝트 조직, 매트릭스 조직 등에 대해 설명하고자 한다.

1) 라인조직(line organization)

(1) 개념

라인조직은 전통적 조직구조이다. 라인조직이란 군대식 조직으로서 업무의 결정과 실행을 담당하는 부서들만 있는 조직형태이다. 라인조직은 과업의 분화라든가 부문화가 진전되지 않은 매우 초보적인 조직형태이다. 계선조직이라고도 한다. 오늘날 창업단계에 있는 기업이나 중소기업에서 많이 볼 수 있다. 라인조직에서는 조직구성원들 간의 관계가 가족적이며 서로 협동하며 조직에의 사명감과 일체감을 갖고 목표를 달성하기 위해서 몰입하게 된다.

보통 라인조직의 목표는 비용절감과 같은 효율성의 제고 및 생산성 향상에 두게 된다. 라인조직은 위계질서 및 분업의 원리에 따라서 부서가 나누어지는 분화가 일어나는 동시에 동일하거나 유사한 기능을 한데 모아 통합 관리하는 부문화가 이루어져 좀 더 효율적으로 일하기 위해 기능별(예 : 생산부, 영업부 등)로 조직이 짜여진 형태로 나타난다(신유근, 2009). 라인조직은 명령통일의 원칙, 전문화의 원칙, 통솔범위의 원칙, 권

그림 5-4 라인조직의 한 형태

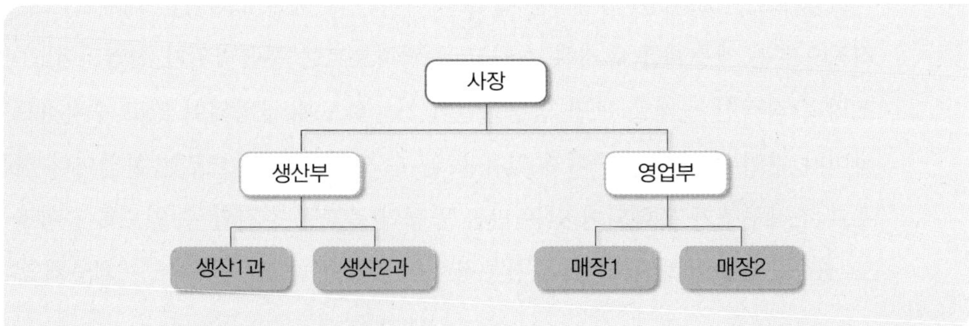

한과 책임의 원칙 등 전통적인 조직원칙이 충실히 지켜지는 조직이다.

(2) 장 · 단점

라인조직의 장점은 신속한 기동성을 가지고 있으며 강력한 추진력을 가지고 있다는 점, 의사결정을 빨리 내릴 수 있다는 점, 조직의 안정성을 확보할 수 있다는 점, 제반경비의 절약을 기할 수 있다는 점, 소규모의 조직에 적합하다는 점, 일사불란한 명령지휘가 가능하여 개별부서의 조정이 용이하다는 점 등을 들 수 있다. 반면, 외부환경변화를 탐지하는 능력에 한계가 있다는 점, 혁신적인 태도를 촉진하는데 한계가 있다는 점, 대규모 조직이 갖출 수 있는 시너지 효과를 기대하기 힘들다는 점, 관리자의 독선적 행위를 배제하기 어려운 점, 직무범위가 광범위한 점, 하급관리자의 의욕상실과 창의력이 결여되기 쉽다는 점 등의 단점이 나타날 수 있다(신유근, 2009; 원융희, 2003).

2) 라인스탭 조직(line staff organization)

(1) 개념

라인(line)은 수직조직을 스탭(staff)은 수평조직을 의미한다. 조직이 성장하여 어느 정도 직원이 많아지게 되면 경영자는 혼자서 내부조직의 일들을 일일이 관여하기가 어려워진다. 즉 조직의 규모가 커질수록 기존의 라인기능만으로는 모든 업무수행이 불가

그림 5-5 라인스탭 조직의 한 형태(기업)

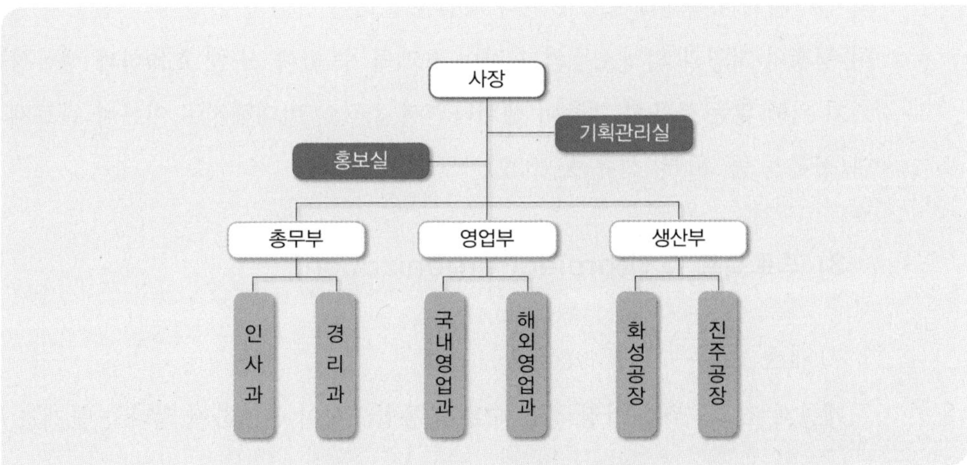

능하므로 라인업무를 지원할 수 있도록 스탭기능이 분화되어 발달하게 된다. 수직조직은 상하 명령복종 관계를 가진 조직의 중심적 구조를 이룬다. 예를 들어, 병원의 병원장-부장-과장-계장-직원 등으로 연결되는 구조이다. 이 구조는 최고관리자를 중심으로 수직적인 권한의 계열이 이루어지고 있으며 앞서 언급한 명령통일, 통솔범위 등 분업구조로 이루어지고 있다.

한편, 수평조직은 수직조직이 목표달성을 위하여 원활하게 기능하도록 지원, 조성, 촉진하는 역할을 하므로 스탭들이 자문, 조정, 정보수집, 기획, 인사, 회계, 홍보, 연구 등의 기능을 수행하는 구조이다. 예를 들면, 병원의 각종위원회, 기획관리실 등을 들 수 있고, 기업에서의 종합조정실, 경영기획실, 비서실 등을 들 수 있다.

라인스탭 조직은 조직이 대규모화되는 초기상황, 경영환경이 안정적이고 확실성이 높은 상황에 효과적인 조직형태이다.

(2) 장 · 단점

이와 같은 라인스탭 조직은 업무수행이 능률적으로 이루어지고 의사결정을 신속하게 하며 강력한 통솔력과 안정성을 확보할 수 있다. 또한 스탭 조직구조는 기관장의 통솔범위가 넓어지고 전문지식을 활용할 수 있으며 객관적 · 합리적 의사결정을 가능케 한다. 라인은 스탭으로부터 유익한 조언과 권고를 받을 수 있고 추진업무에 전념 할 수 있다.

반면, 복잡한 조직에서는 업무량이 과중될 우려가 있고 책임자의 독단적 결정을 초래할 수 있고 유능한 인재를 잃게 되면 조직의 기능이 마비될 수 있다. 또한, 스탭 조직 내의 인사관계가 복잡해지고 권한과 책임을 둘러싼 라인과 스탭 간의 갈등과 알력이 커지며 행정의 지연과 의사소통의 혼란이 초래될 수 있다. 또한 효율성과 생산성을 증대시키기 위해 많은 부문과 계층이 생겨나면서 조직이 비대해지고 이른바 관료제가 촉진된다(신복기 등, 2005; 신유근, 2009).

3) 프로젝트 조직(project organization)

(1) 개념

계층제 조직구조를 가질 경우 수평적 통합조정이 용이하지 않다는 문제는 전문가 조직에서 더욱 심각하게 나타난다. 전문가 조직에서는 상하간의 관계보다는 다양한 전문성을 가지고 있는 동료들 간의 수평적 통합조정이 더욱 중요한 역할을 한다. 이 경우에는 계층제가 조직의 효율성을 떨어뜨리게 되는데 이를 해결하기 위하여 프로젝트 팀이라는 일종의 임시조직을 활용하게 된다. 특정 사안을 해결하기 위하여 부서의 경계를 두지 않고 다양한 전문성을 가진 구성원을 팀으로 조직하여 그 사안이 해결될 때까지 운영하도록 하는 조직을 의미한다. 이때 조직구성원은 수직적이라기보다는 수평적인 관계에서 운영된다.

프로젝트 조직은 전통적인 라인스탭 조직의 보완조직이다. 즉 관련부서 직원들이 어떤 목적달성을 위해 파견되어 구성되는 임시조직으로 프로젝트 팀(project team), 태스크포스(task force, TF)로도 불린다. 프로젝트 조직은 해산을 전제로 하여 임시로 편성된 일시적 조직이며, 신규 · 혁신적 · 비일상적인 과제의 해결을 위하여 형성되는 동태적 조직이다. 따라서 대부분의 프로젝트 조직은 당초 계획한 사업목적이 이루어지면 그 구성원들은 다시 본래 소속되어 있던 부서로 돌아가게 된다.

이러한 형태는 정부에서도 다양한 위원회 형태 또는 사업단의 형태로 운영되고 있다. 만약 청와대 또는 총리실 산하에 위원회를 구성한다면 해당 부처의 국장급이나 과장급, 학계, 연구기관, 시민단체 등으로 구성하여 운영하고 그 결과를 위원장이 대통령이나 총리한테 보고하는 형태를 취한다. 예를 들어, 아래 그림처럼 최근 보건복지부 정책의 핫

그림 5-6 프로젝트 조직의 한 형태

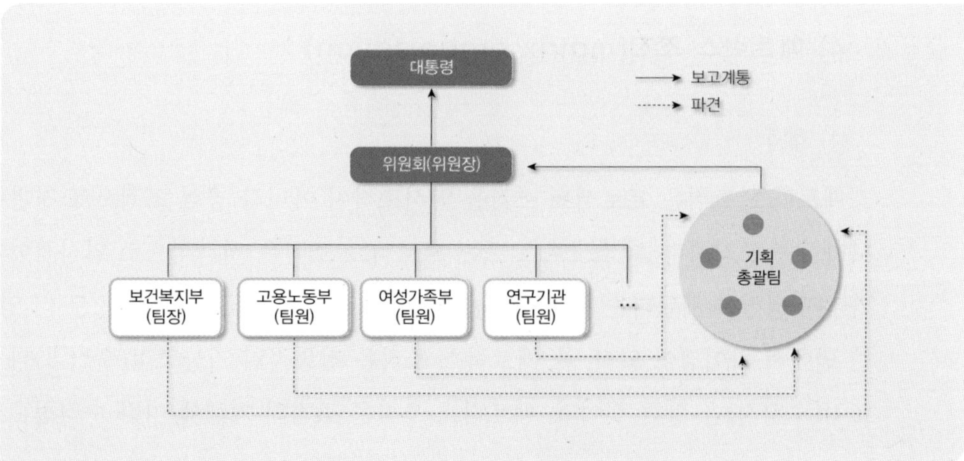

이슈라고 할 수 있는 저출산 문제에 대처하기 위해서 노무현 정부 시절 대통령산하에 '저출산고령사회위원회(기획총괄팀, 저출산대책팀, 노후생활팀, 고령친화산업팀, 인력경제팀을 운영)'를 운영한 예를 들 수 있다(그림 5-6). 본 위원회에 해당되는 관계부처로는 당시 재정경제부, 교육인적자원부, 법무부, 행정자치부, 문화관광부, 농림부, 산업자원부, 보건복지부, 노동부, 여성가족부, 건설교통부, 기획예산처 등이 해당되었다. 따라서 본 위원회를 운영하기 위해 각 팀에는 해당부처에서 파견된 공무원 및 민간위원들로 구성하여 운영하고 있는 형태가 일종의 프로젝트 조직이라 할 수 있다. 프로젝트 조직은 특정 환경에 효과적으로 대응하는데 유리한 조직이다.

(2) 장 · 단점

프로젝트 조직이 구성되어 있는 동안에는 조직의 여러 계층 또는 여러 부서에서 파견된 숙련된 전문가들이 풍부한 상호작용과 집단문제 해결 방식을 통하여 임무를 고도로 수행함으로써 일정한 사업목적과 자원을 집중할 수 있다는 장점이 있다. 그리고 특정목표의 달성이나 임무를 수행하기 위하여 수직적 명령계통, 기능적 분화, 통솔범위에 일반적으로 구애받지 않아 상당한 유연성을 가진다.

하지만 한시적이라는 성격 때문에 추진업무의 일관성이 유지되기 어렵고 다양한 기능관리자들을 통합하기가 어려워 실패하는 경우도 많다. 즉 프로젝트 조직은 임시조직으로서 일정한 역할을 수행하고 해체되는 특성을 가지고 있기 때문에 프로젝트 조직에서 제안한 정책이 집행되지 않거나 변질될 가능성이 있다.

4) 매트릭스 조직(matrix organization)

(1) 개념

매트릭스 조직은 프로젝트 조직을 임시조직이 아니라 공식 조직으로 전환할 경우에 나타나는 조직이다. 태스크포스 또는 프로젝트 조직은 시간적으로 임시적이어서 임무가 완수되면 해체된다는 특성이 있는 반면, 매트릭스 조직은 시간적으로 더 영속적이라는 면에서 차이점이 있다. 즉 매트릭스 조직은 전통적인 기능조직(수직적)과 프로젝트 조직(수평적)을 합한 것이다. 매트릭스 조직은 조직의 기능에 따라 수직선으로 편성된 기능조직에 수평적 · 측면적인 프로젝트 조직의 모형을 부가시켜 조직의 효율성과 유연성을 동시에 높이고자 운영하는 조직모형이다. 매트릭스 조직은 1960년대 초 미국의 항공기제조회사인 보잉항공사에서 처음 시작했다.

매트릭스 조직은 전통적인 조직 원리를 무시하게 된다. 따라서 상당한 갈등이 발생한다고 평가되고 있으나 매트릭스 조직은 전통적인 기능적 조직의 장점과 프로젝트 조직의 장점을 모두 포용한다는데 강점이 있다. 매트릭스 조직은 행렬식 조직이라고도 한다. 계층제 조직은 모두 상하관계에 의해 구조화되어 있기 때문에 업무내용이 달라도 조직구조는 같다.

매트릭스 조직은 기업을 예로 들면, 소량주문생산기술을 이용하는 상황, 시장환경이 빨리 변화하는 상황, 조직의 규모가 지역별로 다변화된 상황에서 효과적인 조직형태이다. 보건의료분야에서 매트릭스 조직의 전형적인 형태는 대규모 병원조직을 들 수 있다(김병섭 등, 2008).

아래 그림처럼 내과, 외과 등의 각 진료과목은 나름대로 독립성을 유지하면서 환자를 치료하게 된다(그림 5-7). 그런데 이러한 치료행위는 간호, 약제 등의 진료지원부의 지

그림 5-7 매트릭스 조직의 한 형태(기업의 경우)

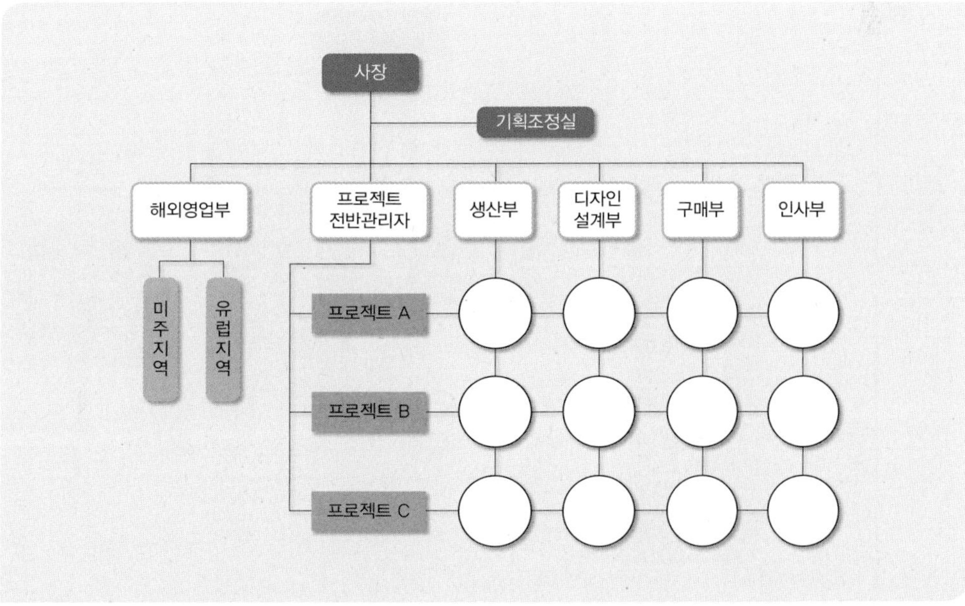

원활동과 총무, 경리 등의 행정부의 지원을 받는다. 총무, 경리 등의 기능 업무는 해당 기능의 계통상에서 제기되는 명령만 수행하는 것이 아니라 각 진료과목의 업무를 수행하도록 되어 있다. 그리고 경우에 따라서는 진료과목들 간에 중환자 수술 등과 같이 여러 과의 상호협조가 필요하게 되는 경우도 있다. 그러나 이러한 업무가 완수되면 다시 본래의 임무를 수행하게 된다. 물론 새로운 환자가 발생하면 또 다시 협조해야 한다.

(2) 장 · 단점

매트릭스 조직은 계급에 의하여 조직이 그려지지 않고 전문성을 기초로 그려진다. 전문성이 조직구조의 중요한 요인으로 역할을 하기 때문에 민주적 의사결정이 조직의 동력으로 작용한다. 권한도 당연히 전문성을 가진 조직구성원에 할당된다.

매트릭스 조직의 장점은 고객의 요구나 시장에서의 급격한 변화에 신속하게 대응하고 조직구성원의 능력과 재능을 최대한 활용할 수 있기 때문에 조직의 기능적 효율성과 조직구성원의 만족 및 성과를 동시에 높일 수 있다는 점, 서로 충돌하는 부서 및 프로젝트의 목적을 조화시켜 조직의 유연성을 제고할 수 있다는 점 등이다.

그림 5-8 매트릭스 조직의 한 형태(대형병원의 경우)

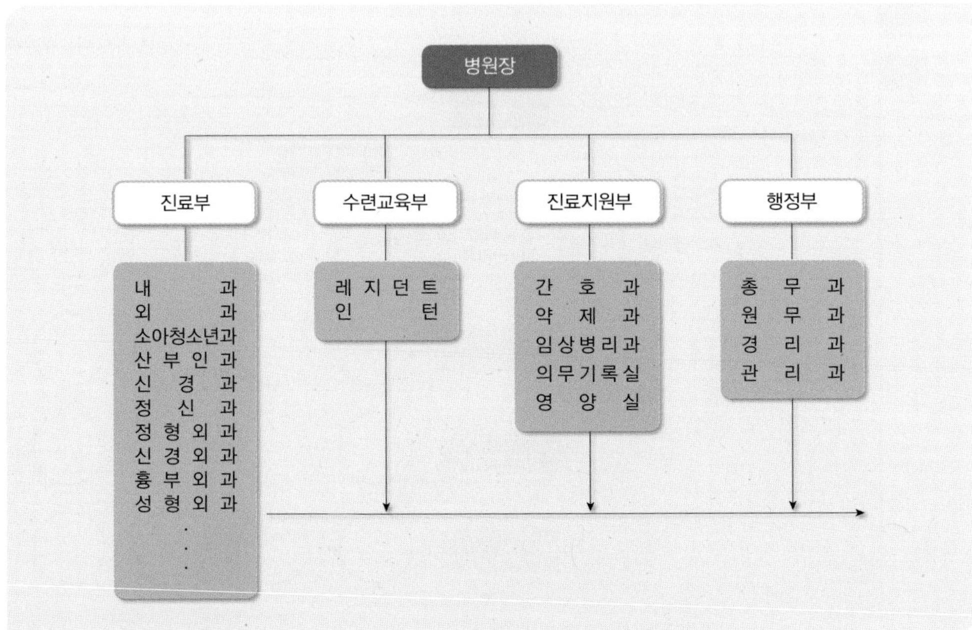

반면, 매트릭스 조직은 이중 권한체계(double authority)에 기인한 구성원들의 역할과 관련된 갈등이나 모호성에 따라 스트레스를 유발할 수 있으며, 구성원들 간의 시간배분의 문제와 성과평가 담당자를 결정하기가 어렵다는 점, 여기에 의사결정시 이해관계를 가진 사람들이 많이 얽혀 있기 때문에 의사결정 자체가 복잡해지고 거대해지며 이 결과 기능부서와 프로젝트 관리자들 간에 권력투쟁이 발생할 가능성도 있다는 것이 단점이다(신유근, 2009).

Ⅳ 조직관리 및 관리자의 자질

1. 리더십(leadership)

1) 개요

(1) 리더십의 정의

리더십은 다양한 학문분야에서 연구되고 있으나 아직 공통된 이론과 결론에 이르지는 못했다. 리더십을 지도성이라고 표현하는 학자도 있고 지휘 또는 통솔로 표현하지만 대체로 '리더십'이란 용어를 사용하는 것이 일반적인 현상이다.

다양한 정의에도 불구하고 리더십이란 희구되는 목표를 달성하기 위하여 개인 및 집단을 조종하며 동작케 하는 기술을 뜻한다고 규정하는 것이 가장 적절하다고 볼 수 있다(박동서, 2002). 다시 말해, 리더십이란 조직구성원으로 하여금 바람직한 조직목적에 자발적으로 협조하도록 하는 일종의 기술 및 영향력으로 보며, 리더(leader)가 추종자로 하여금 소망스러운 상태로 행동시키는 과정이고, 목표설정에서 목표달성에 이르기까지 이를 위하여 노력하는 조직적 집단활동에 영향을 미치는 행위이다(유종해, 1990). 또한 리더십의 대가인 스타질(Stogdill)은 리더십이란 집단의 구성원들로 하여금 특정 목표를 지향하게 하고 그 목표달성을 위해 실제행동을 하도록 영향력을 행사하는 것이라고 했다.

여기에서 리더(leader)와 관리자(manager)차이를 보면 리더는 조직구성원들이 무슨 일을 하도록 주선만 해주며 방향제시와 충고나 인도를 잘하여 '하도록 하게끔 하는 자'이다. 관리자는 이미 주어진 일이 완성되도록 관리하는 역할만 한다면 리더는 미래지향적으로 무엇을 해야 할 것인지를 정해주고 구성원들 스스로 해 나가도록 자극하고 인도해 주는 역할을 한다는 점에서 관리자와 구분된다. 관리자는 목표달성을 위해 계획을 수립하고 조직을 짜고 이를 실천하기 위해 지휘하며 조정하고 통제하는 사람이라면 리더는 구성원들에게 비전을 제시하고 동기를 유발시키면서 이끌어가는 사람이다(임창희, 2008). 리더와 관리자의 차이점을 정리하면 아래와 같다(표 5-7).

표 5-7 관리자와 리더의 차이

관리자(manager)	리더(leader)
공식적, 사무적	인간적
목표지향	적극적 목표수행
기계적 의사결정	모험적 의사결정
감독 · 통제	직관적 · 영감적 결정
계획적 · 공식적 업무설계	변화와 혁신
계획에 따른 업무관리	비전제시

(2) 리더십의 중요성

보건행정조직에서 리더십이 중요한 이유를 살펴보면 다음과 같다.

첫째, 공공보건행정조직이든 민간조직이든 간에 다양한 전문가가 고용되어 있어 전문가로서의 자율성과 조직의 통제욕구 사이에 부단한 긴장이 존재하고 있고, 이와 같은 긴장으로 인해 구성원들을 조직의 규칙과 과정을 준수하게끔 유도하는 리더십이 필요하다. 보건행정의 중앙부처인 보건복지부에는 일반행정 공무원뿐만 아니라 다양한 전문가, 즉 의사, 한의사, 치과의사, 약사, 간호사, 보건행정, 의료기사인력 등의 전문가 공무원이 근무하고 있다. 또한 병원조직(대형병원)은 종종 다양한 인력구성으로 인해 인간이 만든 조직 중 가장 복잡한 구조로 구성되어 있는 조직이라고 언급되고 있다.

둘째, 보건의료서비스 분야는 끊임없이 변화하는 외부환경에 적응하기 위한 압력이 증가하고 있다. 이와 같은 외부욕구에 적절히 대응하고 생존하기 위해서는 이에 걸맞은 리더십이 필요하다.

셋째, 보건의료서비스 분야에 있어서 새로운 기술 또는 새로운 구조의 도입과 같은 중요한 내부적 변화는 이와 같은 변화가 조직에 통합될 수 있도록 리더십을 필요로 한다.

넷째, 보건행정조직에서 구성원들의 전문적 목표는 조직의 목표와 완전히 일치하지 않을 수 있다. 구성원의 조직목표와 조직의 목표사이에 가능한 많은 일치를 가져올 수 있도록 노력하는데 리더십이 요구된다.

2) 리더십 이론의 변천

어떠한 사람이 리더(leader)가 될 수 있으며 또는 어떠한 경우에 리더십(leadership)이라고 부를 수 있는가는 리더십 이론이라는 이름으로 지난 백년간 발전되어 왔다. 리더십 이론의 발전은 개인으로서 리더의 자질 또는 행태중심으로 설명한 것으로부터 그가 놓여 있는 상황, 즉 그의 임무, 조직의 성원들과의 관계를 중심으로 설명하는 경향으로 변천해 오고 있다. 이를 특성론, 행태론, 상황론으로 설명한다(Yukl, 2006).

특성론에 기초한 리더십 이론은 리더의 타고난 특성이 리더십을 결정한다고 본다. 리더 개인이 가진 성격이나 자질이 남다르기 때문에 성공할 수 있으며 훌륭한 리더가 되는 특성은 타고 난다는 것이다. 고대 이집트에서는 리더가 되기 위한 조건을 세 가지로 요약하고 있다. 즉 "그대의 입에는 단호한 권위가 있어야 하며, 그대의 가슴에는 모든 것을 통찰 할 수 있는 능력이 있어야 하며, 그대의 혀에는 정의의 창고가 있어야 한다"(임창희, 2008).

행태론은 리더가 어떤 행동을 하는지에 따라 리더십이 결정된다고 본다. 따라서 어떤 자질을 가졌는지가 중요한 것이 아니라 어떤 행동이 바람직한 행동인지를 찾아내면 된다. 그리고 특성론과 달리 교육과 훈련을 통해서 리더십을 양육될 수 있다. 그래서 특성론과 행태론은 "nature vs. nurture"로 요약되기도 한다.

상황론은 조직이 어떤 상황에 처해 있는지에 따라서 한 유형의 리더십은 좋은 것일 수도 있고 나쁜 것일 수도 있다. 다시 말해, 상황론은 타고난 자질이나 행태 모두 리더십에 영향을 주지만 주어진 상황에 따라 그러한 리더십은 발현될 수도 있고 안될 수도 있다고 보면서 외적 상황이 중요한 역할을 한다고 본다. 그래서 상황에 맞는 리더가 훌륭한 리더이고 따라서 리더는 상황이 결정한다고 본다(임창희, 2008).

그림 5-9 리더십이론의 발전

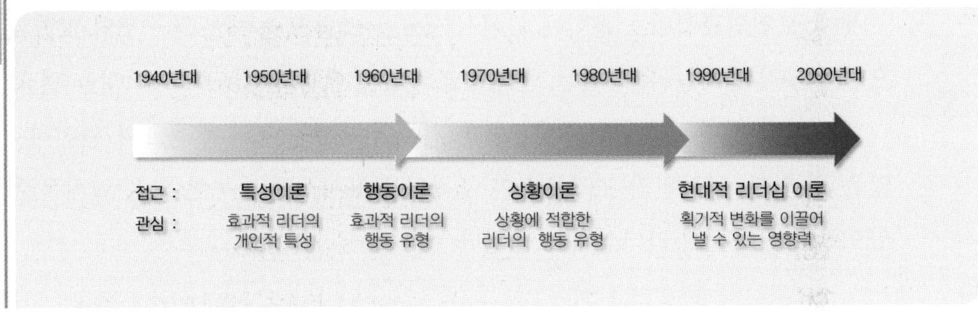

(1) 특성론(trait theory)

특성론은 기본적으로 사람이 지닌 자질을 중심으로 설명한 것으로 어떤 일정한 자질을 리더가 갖추고 있으면 효과적인 리더가 될 수 있다는 이론이다. Barnard는 이러한 자질로 기술적 측면(체력, 기능, 기술, 지각력, 지식, 기억력, 상상력)과 정신적 측면(결단력, 지구력, 인내력, 용기)을 제시하였다. Stogdill은 지능, 지배력, 자신감, 추진력, 업무관련 지식의 다섯 가지로 리더의 특성을 정리하였다. Tead는 육체적 · 정신적 에너지, 목표의식과 지식능력, 친근감, 탁월한 품성, 기술적 우월성, 과단성, 높은 지능, 신념 등을 우수한 리더의 특성으로 보았다(신유근, 2005).

초기 특성이론은 리더가 타고나는 것이며 후천적으로 리더십이 학습될 수 없다고 주장하였으나, 나중에는 상당부분 수정을 거치게 된다. 즉, 자질이 타고나거나 고정된 것이 아니라 사람마다 처해있는 환경과 상황에 따라 달라질 수 있다는 설명이다. 그러나 최근 연구에서는 효과적인 리더십이 리더의 특성과 높은 상관관계가 있다는 점이 다시 밝혀지고 있다(신유근, 2005).

(2) 행태론(behavioral theory)

행태론은 1950년대 들어 리더십에 대한 자질론적 접근에서 벗어나 리더십을 관찰가능한 과정이나 행동으로 보기 시작하면서 발전하였다(Yukl, 2006). 즉, 행태론은 리더십의 중요한 측면이 리더의 자질이 아니라 다양한 상황에서 리더가 행동하는 것이며, 효과적인 리더는 그들의 특별한 리더십 행동유형에 의해 비효과적인 리더와 구별된다는 것이다. 행태론적 접근은 미국 미시간대학의 리더십연구, 오하이오 주립대학교의 리더십연구, Blake와 Mouton의 관리격자(managerial grid) 모형 등이 유명하다. 리더십에 대한 행태론적 접근의 중요한 함의는 리더십이 후천적으로 학습되거나 훈련될 수 있다는 점이다(이상욱, 2004).

가) 미시간(Michigan) 대학의 연구

미시간대학의 연구는 Likert의 주도하에 수행되었는데, 이 연구의 주된 목적은 집단성과를 높이는 리더의 유형을 밝히기 위해서였다.

이 연구결과 두 가지 유형의 리더십 행동유형이 발견되었는데, 첫째는 직무중심적 리더십유형(job-centered leadership style)이었고 둘째는 직원중심적 리더십유형(employee-centered leadership style)이었다. 직무중심적 리더십은 세밀한 감독과 합법적이고 강제적인 권력을 활용하며, 업무계획표에 따라 실천하고 성과를 평가하는데 중점을 둔다. 반면 직원중심적 리더십은 보다 인간지향적이며 권한과 책임의 위임과 구성원의 복지와 욕구, 승진, 개인적인 성장에 관심을 둔다. 미시간대 연구의 특징은 직무중심형과 직원중심형을 동일차원의 양극단으로 보고 있다는 점이다. 즉 어떤 리더가 직무중심 스타일을 갖고 있으면 그가 동시에 직원중심의 스타일을 보여줄 수 없다

그림 5-10 미시간대학의 리더십 유형

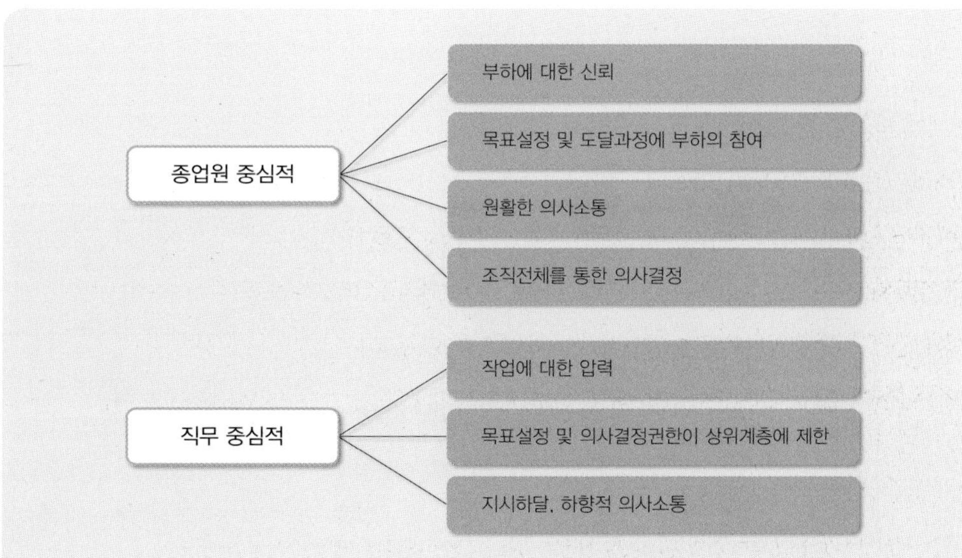

는 관점이다(백기복, 2007). 연구결과 직원중심적 리더십이 보다 높은 생산성과 직무만족도를 보여준 반면, 직무중심적 리더십은 상대적으로 낮은 집단생산성과 낮은 직무만족도를 보여주었다.

나) 오하이오(Ohio)주립대의 연구

오하이오 주립대학교의 연구는 미시간대학 연구와 비슷한 1940년대 후반부터 1950년대 초반에 걸쳐 수행되었다. 리더의 행동에 대하여 부하들이 어떻게 인식하고 있는가를 파악하기 위하여 설문지를 작성하였고 군대와 산업체에서 이에 대한 답변을 수집하였다.

연구의 목적은 리더의 행동유형과 이에 따른 조직성과 및 조직구성원들의 만족감간의 관계를 분석하는 것이었다. 연구팀은 리더의 행동이 배려중심(consideration)과 구조중심(initiating structure)이라는 두 가지 독립된 차원으로 분리된다고 보았다. 이때 배려란 구성원들에게 우정 · 상호신뢰 · 존경 · 온정 등을 표시하는 행위를 나타내는 정도를 말하며, 구조중심은 각 구성원들의 역할을 정하고 직무수행의 절차를 정한다거나 지시 · 보고 등을 포함한 집단내의 커뮤니케이션 경로를 설정하는 등 직무나 구성원들을 조직화하거나 행동을 표준화하고 구조화하는 정도를 말한다.

오하이오 주립대학교의 연구는 리더십의 유형을 다음 4가지 형태로 분류하였다. 일(구조)과 배려를 함께 중시하는 리더십 유형, 일은 강조하지만 배려를 경시하는 리더십 유형, 일과 배려 모두 경시하는 리더십 유형, 그리고 일은 경시하지만 배려, 즉 인간관

그림 5-11 오하이오 주립대학교의 리더십 유형

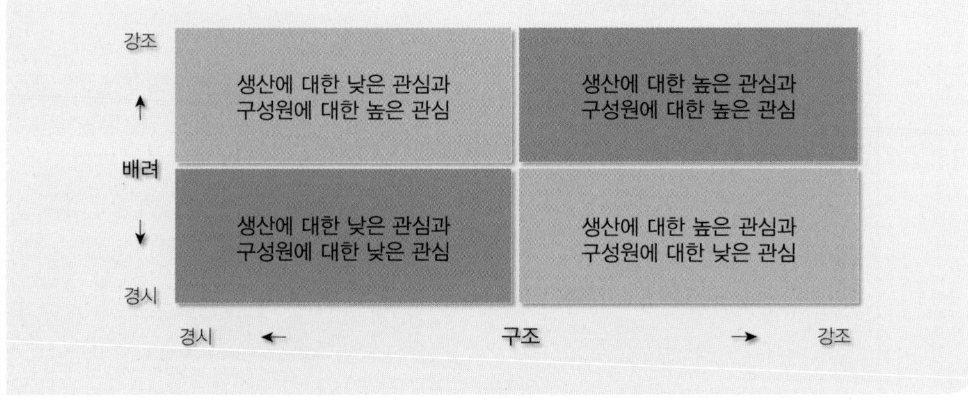

계를 강조하는 리더십 유형이 있다는 사실을 경험적으로 정리하였다. 국내 연구에 따르면 가장 바람직한 리더십 유형은 생산에 대한 높은 관심과 구성원에 대한 높은 관심을 함께 보이는 리더이다(백기복, 2007).

다) 관리격자(managerial grid) 모형

오하이오 주립대학교의 연구는 Blake와 Mouton에 의해 관리격자 이론으로 발전하였다. 관리격자 이론은 앞선 두 가지의 리더십 행동연구에 기초를 두고 '생산에 대한 관심'(격자망의 수평축)이 '인간에 대한 관심'(격자망의 수직축)과 어떻게 연관되는지 보여준다. 이 두 축에 따라 격자망은 각각 9개의 위치가 설정되고 81종류의 리더십유형을 도출한다(Blake & Mouton, 1964). 예컨대, 아래 그림의 격자망에서 기본적인 5개의 리더십유형이 나타나는데 무관심형(1.1), 친목형(1.9), 과업형(9.1), 단합형(9.9), 중도 또는 타협형(5.5)이 그러한 예이다(이창원 등, 2003). 이를 유형별로 살펴보면 다음과 같다.

무관심형(1.1칸 : impoverished management)은 생산 및 인간에 대한 관심이 모두 낮은 유형이다. 즉 리더가 생산 및 인간에 대한 관심을 기울이는 것은 최소의 수준이며, 주로 조직 내 자신의 직분을 유지하기 위한 최소의 노력만을 하는 유형이다. 불간섭, 자유방임을 신조로 삼으며 방임형, 무능형이라고도 한다.

친목형(1.9칸 : country club management)은 인간에 대한 관심은 높고 생산에 대한 관심은 낮은 유형이다. 즉 리더는 주로 구성원의 욕구와 만족에 관심을 갖고 인간적인 분위기를 조성하는 데만 주력하는 인기형의 리더 유형이다. 부하들의 화합과 상사에 대한 신뢰, 부하 칭찬 등으로 좋은 분위기만 신경 쓴다. 컨트리클럽형, 인간관계형으로도 불린다.

과업형(9.1칸 : authority-obedience management)은 생산에 대한 관심은 높고 인간에 대한 관심은 낮은 유형이다. 즉 인간적인 요소는 최소화하고 과업에 대한 능력을 중시하는 유형이다. 혼자 다 계획하고 통제하고 명령일변도이며 부하를 생산도구로 여기며 업적달성에만 관심이 있고 부하에게는 따라만 오라는 식이다. 독재형이라고도 불린다.

타협형(5.5칸 : organization man management)은 인간과 생산에 절반씩의 관

그림 5-12 관리격자(managerial grid) 모형

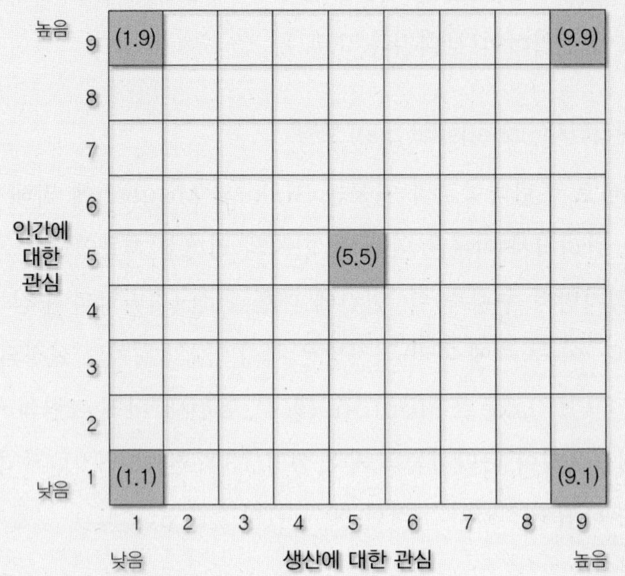

심을 두는 유형이다. 즉 생산에서의 능률과 인간적 요소를 절충하여 적당한 수준의 성과를 지향하는 유형이다. 인간, 과업 양쪽에 관심을 갖되 일정양의 성과만 있으면 그것으로 만족하면서 더 재촉하지 않는 리더이다. 중간형이라고도 한다.

단합형(9.9칸 : team management)은 생산 및 인간에 대한 관심이 높은 유형이다. 즉 조직의 목표달성을 위하여 조직과 조직 구성원들의 상호의존 관계와 공동체 의식을 강조함으로써 구성원들 간에 신뢰와 존경의 관계가 형성되고 조직목표달성을 위해 헌신하도록 유도하는 유형으로 이상형이라고도 한다. Blake와 Mouton은 이러한 다섯 가지 리더의 행동유형 중 단합형이 가장 이상적이라고 주장하였다. 이러한 관리격자 모형은 국내에서도 경험적인 의미를 갖는 것으로 나타났다(정민수 등, 2009).

(3) 상황론(situation theory)

상황론은 1960년대 말부터 1970년대에 이르기까지 행동이론의 한계를 인식하고 새로운 리더십연구를 진행하면서 등장한 이론이다.

과업중심 리더가 좋은지, 인간중심 리더가 좋은지의 문제는 '리더십의 효율성은 리더

에 달렸다'는 관점을 전제한 것이다. 그러나 상황이론은 리더와 상황이 조화롭게 어울려야 리더십이 발휘되지 그렇지 않으면 우수한 리더라도 리더십을 발휘하지 못할 가능성이 있다고 본다. 다시 말해, 이상적인 리더의 유형이 항시적으로 존재하는 것이 아니라 상황에 알맞은 것이라면 독재적 리더십도, 방임형 리더십도, 과업중심 리더십도 높은 성과를 올릴 수 있다는 것이다(임창희, 2008). 예를 들어 복종에만 익숙한 아프리카 오지의 부족에게 민주적인 족장은 오히려 환영받지 못할 것이다.

그렇다면 리더십에서 상황이란 무엇인가? 상황을 구성하는 요소로는 부하(그들의 태도, 가치관, 습성, 업무능력 등), 조직(조직의 분위기, 규범, 제도와 규칙, 응집성, 시간적 여유 등), 과업(과업의 종류, 난이도, 복잡성 등) 등을 들 수 있다.

상황론은 전술한 특성론과 대립되는데, 상황론자들이 특성론자들을 비판하는 이유는 ① 자질론에서 요청하는 자질이라고 하는 것이 상황, 개인의 임무, 조직의 목표에 따라 너무나 달라 최소한도의 공통점도 발견하기 힘들며, ② 어떠한 사람이 구체적인 경우에 리더가 되는가 하는 것을 보면 일정한 자질의 소유자라기보다는 그가 속한 조직, 집단의 구성원들의 가치관, 규범에 일치된 행동을 하며 그들이 바라는 것을 충족 · 구현할 수 있는 사람이기 때문이다(박동서, 2002).

그러므로 상황론에서 리더란 다양한 상황에서 그때그때 그에게 맡겨진 역할을 잘해내는 사람이다. 즉 폭넓게 연기를 해내는 사람이 유능한 연예인이 될 수 있는 것과 같이 리더도 자기의 본래 자질이 어떠하든 그때그때 그가 놓인 상황, 즉 그가 속하는 집단이나 조직의 목표 · 구조 · 임무 · 기대를 훌륭히 충족시킬 수 있어야만 한다는 것이다.

이와 같이 특성론과 상황론은 이론상으로 대립하고 있으나 최근에는 양자를 통합하려고 하는 입장이 나타나고 있어 개인의 성격 · 자질과 조직의 구조 및 상황(setting)을 다함께 고찰할 것을 제안하는 학자도 있다. 이때 지도자 · 부하 · 상황이 리더십을 결정하는 중요한 요인이 된다. 이러한 세 가지 요소를 좀 더 구체화하면 지도자의 경우 가치관과 성격, 부하의 경우 각자의 기대, 그리고 상황의 경우 조직의 목표, 직책, 권한, 시간성, 상하관계, 조직의 풍토, 조직의 환경 등이 포함될 수 있으며 이러한 입장을 상황적 접근(contingency approach)이라고 부른다(박동서, 2002). 지금까지 살펴본 자질론, 행태론, 상황론을 요약, 정리하면 그림 5-13과 같다.

그림 5-13 세 가지 리더십 이론의 비교

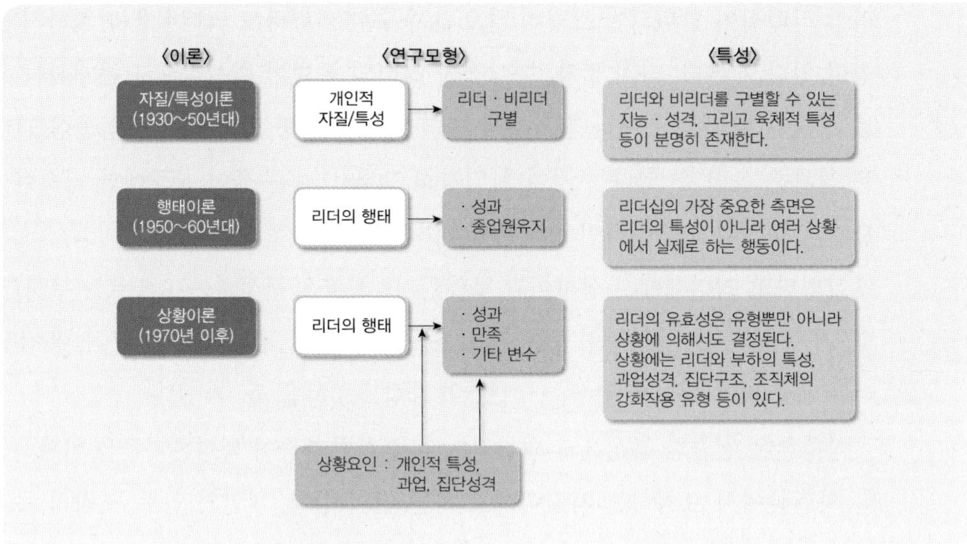

(4) 현대적 리더십

리더십에 관한 최근의 연구는 급변하는 환경에 적극 대응하고 경영성과를 향상시키기 위해 기존의 리더십이론과는 다른 관점에서 접근하고 있는데 몇 가지만 살펴보면 다음과 같다(이상욱, 2004).

가) 거래적 리더십(transactional leadership)

거래적 리더십은 일상적인 과업수행 과정에서 리더에 대한 복종의 대가로 부하들에게 어떤 보상을 지급하는 일종의 거래관계로 리더십을 설명한다. 거래적 리더십은 부하에게 과업목표를 알려주고 그 목표를 달성했을 경우에 어떤 보상(또는 벌)을 지급받게 되는지를 명확히 해준다. 그리고 과업수행과정에는 특별한 경우를 제외하고는 개입하지 않는다. 즉 리더가 원하는 과업목표와 부하들이 원하는 보상이 교환되는 과정에서 리더십이 발휘되는 것이다.

나) 카리스마적 리더십(charismatic leadership)

카리스마적 리더십은 리더가 다른 사람들이 갖고 있지 못한 천부적인 특성을 갖고 있다고 부하직원들이 느끼게 될 때 발휘되는 리더십을 말한다. 리더는 부하들에게 미래에 대한 비전을 제시하거나 다같이 공감할 수 있는 가치체계를 구축하거나 확고한 신뢰관계를 구축하는 방법으로 카리스마적 리더십을 발휘한다.

다) 변혁적 리더십(transformational leadership)

변혁적 리더십은 혁신과 변화를 주도할 수 있는 특별한 능력을 갖춘 리더십을 말한다. 변혁형 리더는 전략적 변화를 통해 항상 새로운 창조와 혁신을 할 수 있도록 비전을 제시해 주고 조직에 새바람을 불어 넣는다. 그들은 조직의 미션, 구조, 인적자원관리 등에 혁신적인 변화를 불러올 수 있는 능력을 가지고 있다. 단순한 규칙이나 지시 또는 금전적 보상에 의존하지 않는다. 오히려 비전제시, 가치공유, 아이디어제시, 관계설정과 같은 무형적 방법을 통해 부하들을 혁신적으로 변화시킨다.

라) 서번트 리더십(봉사적 리더십, servant leadership)

봉사적 리더십은 섬기는 자세를 가진 봉사자로서의 역할을 강조하는 리더십이다. 봉사적 리더는 부하들의 욕구를 충족시키기 위해 섬기는 자세로 봉사한다. 따라서 부하들의 욕구가 무엇이며 어떤 방법으로 충족시킬 것인가에 관심을 갖는다. 그리고 부하들의 창조성을 최대한 개발하고 완전한 헌신과 학습을 자연적으로 유도하기 때문에 학습조직에 유용하다.

3) 리더십의 유형

리더십은 참여와 결정권을 기준으로 권위형, 민주형, 자유방임형으로 구분할 수 있다(이상욱, 2004).

(1) 권위형

지도자가 주요한 결정을 홀로 내리고 부하로 하여금 이에 따르도록 하는 계층제적인 행정기관에서 많이 볼 수 있는 유형으로서 명령과 복종을 강조한다. 지도자는 독선적이며 조직체 성원들을 보상과 처벌의 연속선에서 통제하고 관리한다. 권위형은 시간적인 여유가 없거나 부하들의 능력이 극히 보잘 것 없거나 또는 참여에 대한 기대가 적을 때는 불가피하게 필요한 경우가 있다. 하지만 권위형은 사람들을 통제하기 때문에 사기를 저하시키고 조직원의 적대감과 소외감, 그리고 경직성을 초래할 수 있어 조직의 성과를 극히 저하시킬 우려가 있다.

(2) 민주형

권위형과 자유방임형의 중간형태인 민주형은 결정을 함에 있어 부하직원들에게 의견을 묻고 이들을 결정과정에 참여시킨다. 따라서 부하직원들의 일에 대한 동기와 사명감이 증진될 수 있고 의사소통의 경로가 개방됨으로써 새로운 정보의 교환이 활발하게 이루어질 수 있다. 즉 민주형의 장점은 동기유발적이며 개인의 지식과 기술을 잘 활용한다. 또한 개인의 중요성을 강조함으로 인간의 가치관과 신뢰 및 개방성을 형성하고, 개방적 의사소통으로 보다 많은 정보를 얻고 참여를 통해 개인의 기술을 발전시킬 수 있다는 것이다. 하지만 단점은 참여에 시간이 걸리고 긴급한 결정을 할 경우에는 어렵다는 것이다. 또한 책임이 구성원간에 서로 분산되어 활동성이 떨어지고 구성원 모두가 비슷한 지식과 지위가 있을 경우에 잘 이루어진다는 것이다(신복기 등, 2005).

(3) 자유방임형

이는 대부분의 의사결정권을 부하직원들에게 위임하는 형태로서 위임적 리더십이라고 한다. 부하 스스로 프로그램의 목표를 세우고 그에 따르는 계획을 수립하게 된다. 따라서 특정 과업해결을 위한 전문가 중심 조직에 적합할 수 있다. 즉 이러한 유형은 구성원의 능력이 골고루 우수하고 업무의 내용이 고도로 전문직업적인 성격을 가져 자율성이 있는 경우 이점을 발휘할 수 있지만 그렇지 못한 경우 규율이 서지 못하고 일의 진전이 늦어져 성과가 저하되기 쉽다.

(4) 수정론

과거 특히, 전후 정치이념으로서 민주주의가 최선의 것으로서 거의 절대시되던 시대에는 민주형이 최선의 것으로 당연시 되었으나, 어떠한 상황에서나 절대로 최선의 것이란 없다. 따라서 리더십을 여러 유형으로 구분하기 보다는 아래 그림처럼 연속적인 것으로 보는 것이 옳다는 견해가 있다(박동서, 2002; 임창희, 2008). 어떤 유형의 리더십이 유효한지는 세 가지 상황요소, 즉 ① 리더에게 작용하는 힘(리더의 확신, 부하에게

그림 5-14 리더십 유형의 연속성

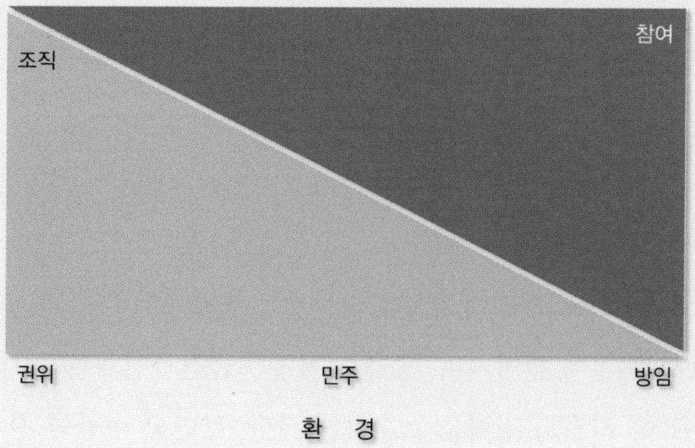

거는 신뢰감), ② 부하에게 작용하는 힘(자율욕구, 책임의식, 목표이해도 등), ③ 상황에 관련된 힘(조직형태, 전통, 조직규모 등) 등의 요소가 복합적인 상황을 만들기 때문에 독재적인 리더십에서 민주적인 리더십까지의 연속선상에 있는 여러 가지 유형 중에서 가장 적합한 유형을 선택하는 것이 효율적이다.

구체적으로 보면 ① 위기 시와 같이 시간적인 여유가 많지 않을 때, ② 권위주의적이며 전체주의적 문화의 전통이 강하므로 아직 사람들이 다른 사람의 지배만 받았지 자주 · 자결 · 자율의 경험이 적거나 의사 결정에의 참여를 높이 기대하지도 않는 경우, ③ 업무의 성격이 군대와 같을 경우에 언제나 민주형에만 따른다고 하는 것도 문제가 많다는 것이다.

4) 리더십의 수준

보건행정조직에서 리더십의 수준은 최고관리층, 중간관리층, 하위관리층 등으로 구분하여 살펴볼 수 있다.

(1) 최고관리층 리더십

최고관리층이란 보건행정조직을 이끌어 나갈 전반적인 책임을 지고 있는 계층이다. 보건행정의 경우 장 · 차관을 대상으로 생각할 수 있다. 대기업에서는 회장을 포함하여

사장과 부사장, 대학교는 총장, 이사장, 대학원장, 정당의 경우 총재나 대표, 최고위원 등이 될 것이다. 이들은 조직의 최고직에 있으므로 이들이 할 것으로 간주되는 주요한 기능 및 역할은 다음과 같다(박동서, 2002).

가) 기능

(가) 조직의 목표 및 정책의 설정

장 · 차관에게 바람직하게 생각되는 일은 다분히 비정형적인 것, 즉 선례가 없는 창의력을 요하는 것이 많아지며, 종래의 물질 · 금전 · 인재관리보다 정보관리나 정치적 지지획득에 더 시간과 정력을 소모하게 된다. 그리고 장관의 경우 기존에는 자기가 이끄는 조직에서 집권 · 분권의 문제만을 생각했으나 이제는 자기가 거느리고 있는 많은 전문인력에 대한 배려가 더 강조되고 있다.

(나) 자원의 동원

인적 및 물적 자원, 상징적인 것이 포함되는데 장 · 차관의 경우 무엇보다도 정치적 지원을 획득하는 것이다. 우리나라의 경우는 정치발전 · 책임정치의 정도가 높지 못해 장 · 차관들이 행정수반의 지원을 얻는데 너무 고심하고 있으며 국민과 정치집단의 지지를 얻는 것의 중요성이 상대적으로 경시되고 있다.

(다) 통제 · 조정 · 통합

통제 · 조정 · 통합 기능의 필요성이 거의 1950년대까지는 인정되지 않았다. 그러나 5.16 이후 군행정의 도입 영향으로 이것이 주요한 기능이 주목을 받고 있다.

나) 자질

(가) 정책구상능력과 결정능력

최고관리층은 기술자나 전문가일 필요는 없고 새로운 정책을 구상하고 결정할 수 있는 능력을 갖추어야 한다. 즉 실무보다 직관력, 창의력, 판단력, 장래투시력, 정치적 감각 등이 높아야 한다. 하지만 우리나라의 경우는 전문지식이 강조되는 경향이 있다.

(나) 리더십

직원을 움직이고 자원을 동원하고 통합하는 능력이 요구된다. 우리의 경우 장기재임을 위한 무사안일주의 및 권위주의적 지시를 선호하거나 협상, 타협할 줄 모르는 태도로 인해 많은 비판을 받고 있다. 또한 정책의 일관성이 없고 장 · 관의 단명, 사전예방능력의 부족, 정책과오에 대한 책임인식 부족 등이 문제시되고 있다.

(2) 중간관리층 리더십

가) 기능

보건행정에서 정책의 1차 책임이 장 · 차관에게 있다면 중간관리자인 국 · 과(팀)장이 할 일은 한정된 범위 내에서 스스로 결정하는 것과 전문가로서 장 · 차관에게 조언을 하고 새로운 정보, 새로운 아이디어를 제공하는데 있다. 정부의 경우 국 · 과장이라면 기업의 경우 부 · 처 · 과장, 대학교의 경우 처 · 과장 등이 해당된다. 우리나라의 경우 장 · 차관의 권위주의, 중간관리자의 빈번한 전보, 인사의 전문성 부족, 계층 간의 의사전달의 부족 등으로 인해 중간관리층이 어려운 처지에 있다.

나) 자질

(가) 전문성

전문성이란 일반 보건행정에 대한 전문성과 각자가 맡고 있는 기능 · 사업에 관한 전문성이 있다. 하지만 현실적으로 우리나라는 국 · 과장을 비롯한 중간관리자들은 전문성이 얕고 광범한 분야에 걸쳐 조금씩 알기는 하나 어느 하나도 깊이 모르고 있다는 의미의 일반행정가 성격을 지니고 있다는 비판을 받고 있다(박동서, 2002). 최근에는 개방형임용제의 확대와 직류별 전문화 강화로 인해 이러한 문제점을 해소해가고 있다.

(나) 성실성

성실성이란 거짓이 없는 것 뿐만 아니라 충성심도 넓은 의미에서 포함된다. 그러므로 상관의 생각이 자기의 생각으로는 잘못된 것이라고 생각되면 의견을 개진할 용기까지 포함한다. 우리의 경우 이 점이 잘못되어 있다. 상관이 부하를 신임 못하고 장관이 바뀌면

으레 국장의 인사이동을 하는데 그 기준은 능력보다 신임여부에 두고 있기 때문이다.

(3) 하위관리층 리더십

하위관리층은 일선 직원들과 매일 매일 정상적으로 접촉하는 관리자를 포함한다. 보건행정의 경우 보건복지부의 계장급인 사무관(5급), 담당인 주무관(6급, 7급) 등을 들 수 있다. 기업의 경우 계장, 대리, 반장 등이 될 것이고 대학교의 경우 계장급이 될 것이다. 그들은 사업을 감독하고 일선 직원들에게 업무를 위임 또는 분담시키고 서비스가 제대로 제공되고 있는가를 검토한다.

하위관리층의 리더십은 두 가지 종류의 기술을 필요로 한다. 하나는 기술적 지식이고, 둘째는 형평에 대한 관심이다. 기술적 지식은 관리자가 직원과 자원을 효율적이고 효과적으로 활용하는데 도움이 된다. 보건행정분야는 보상과 제재의 분배가 공정해야 한다. 직원들의 동기부여 및 조직에의 일체감을 발전시키려고 한다면 하위관리층에서는 형평성에 대한 책임이 중요할 것이다.

2. 갈등관리 능력

갈등은 인간이 모여 사는 사회, 특히 조직사회에서는 어디든지 볼 수 있는 보편적인 현상이다. 갈등을 보는 관점도 학자마다 달라서 긍정적인 면과 부정적인 면을 보는 견해가 공존하고 있다. 특히, 보건관련 행정조직은 다양한 계층 및 욕구수준으로 인해 갈등 관리에 대한 중요성이 강조되고 있다.

갈등은 개인내부(이익과 손실, 선과 악, 양심과 비양심), 개인 대 개인(김계장과 이주임), 개인 대 집단(김과장과 병원), 집단 대 집단(영업팀과 생산팀), 조직 대 조직(노조와 기업, 병원과 병원) 간에 일어날 수 있는 현상이다. 갈등은 주체간의 대립적 내지 적대적인 교호작용으로서 친근이나 화목이 아닌 충돌, 대립, 질시, 미움, 적개심의 관계이다.

갈등에는 긴장과 스트레스가 있고 초조와 불안이 있다. 따라서 갈등이 계속 유지 된다면 조직의 치명적인 저해요소가 될 수 있기 때문에 갈등의 원인을 파악하고 이를 해결하는 것이 조직의 생산성 향상, 유지 · 발전을 위해 매우 중요한 몫이다.

1) 개요

(1) 갈등의 정의

갈등이 발생하는 관계나 상황이 매우 복잡하고 다양하기 때문에 갈등에 대한 정의도 여러 가지로 규정될 수 있다. 일반적으로 갈등(conflict)이란 사람이나 집단 또는 조직과 같은 사회적 주체 간에 이해관계가 충돌하여 서로 적대시하거나 대립하는 과정이다(신유근, 2005). 우리가 갈등이라고 할 때는 상대방의 이해를 저해하는 행동을 하고자 하는 의도와 같은 비가시적인 것 뿐만 아니라 물리적 충돌 등과 같이 실제로 표출되는 행동까지 포괄한다.

현실적으로 인간의 결정에는 언제나 개인간 · 조직간 갈등을 야기하게 되고, 따라서 이의 해결에 곤란을 겪게 되는 것은 흔한 것으로 생각된다. 점점 사회가 분화되고 교통통신이 발달할수록 이러한 갈등을 해결하는 능력 · 기술도 향상되지만 이러한 갈등이 야기될 가능성도 더욱 많아지고 있다.

(2) 갈등의 기능

갈등은 순기능과 역기능을 갖는다는 점에서는 많은 학자들의 의견의 일치를 보이고 있다. 갈등이 조직 및 집단에 미치는 순기능과 역기능을 살펴보면 다음과 같다(Shortell & Kaluzny, 2003).

가) 순기능

- 건설적 갈등은 조직의 발전과 쇄신을 유도한다. 로빈스(S. Robbins)는 "건설적 갈등은 가치 있고 필요하다. 갈등이 없다면 새로운 도전이 없고, 그 곳에는 자극이 없다. 조직은 오로지 무관심해지고, 정체될 것이다"라고 말했다(강신규 등, 2005).
- 조직내부의 갈등이 있은 후에는 조직의 내적 응집성과 조직구성원들의 충성심의 향상을 가져올 수 있으며, 새로운 조화와 통합력의 향상을 볼 수 있다.
- 갈등이 존재하므로 건설적인 조직변동이 가능하며, 조직이 침체로부터 벗어나 생동력 있는 조직이 된다.
- 조직의 안정성을 공고히 한다.

- 갈등이 잘 관리되면 조직의 생산성을 향상시킨다.

나) 역기능

- 직원의 사기를 저하시킨다.
- 조직의 위계질서를 문란하게 만들고 조직의 안정성을 파괴하며, 관리통제를 어렵게 한다.
- 직원의 편협성을 조장한다.
- 변화와 쇄신에 저항하기도 한다.

2) 갈등의 유형

갈등의 유형은 그 분류기준에 따라서 여러 가지로 분류할 수 있는데 세 가지로 구분하면 다음과 같다(민진, 2004).

(1) 갈등의 주체에 따른 분류

갈등은 개인내부에서 개인 간, 집단 간, 개인 대 집단, 개인 대 조직, 집단 대 조직, 조직과 조직사이에서 일어날 수 있다. 특히, 계층제의 상하간의 갈등을 관료제적 갈등, 동일수준의 기관이나 개인 간의 갈등을 체제적 갈등, 노사 등 이해관계 당사자 간 갈등을 협상적 갈등이라고 한다. 그리고 개인은 의사를 결정할 때 결정을 위한 대안이 만족스럽지 못하거나, 그 결과를 비교할 수 없거나, 불확실할 때 갈등을 느낄 수 있다.

(2) 갈등의 진행이나 과정에 따른 분류

갈등은 아직 행동으로 표출되지 않은 잠재적(아직 발생 안된) 갈등과 이미 표출된 현재적(顯在的, 발생된) 갈등으로 나눌 수 있다. 현재적 갈등은 일시적으로 나타난 일과적(一過的) 갈등과 장기적으로 갈등관계가 계속 유지되는 만성적 갈등으로 나눌 수 있다.

(3) 갈등의 결과나 영향에 따른 분류

갈등의 결과 조직구조상의 변화가 뒤따를 때 이를 전략적 갈등이라 하고, 그렇지 않을 때의 갈등을 마찰적 갈등이라 한다.

3) 갈등의 원인과 해결

먼저 갈등의 원인은 독립적인 원인에 의해 야기되는 것이 아니라 여러 가지 요인이 복합적으로 작용한다는 점이 전제되어야 한다. 갈등의 원인은 크게 개인간 갈등, 집단간 갈등으로 나누어 볼 수 있다. 따라서 개인간의 갈등원인과 해결방법, 집단간 갈등원인과 해결방법을 중심으로 기술하고자 한다(백기복, 2007; 임창희, 2008; 신유근, 2005; 강신규 등, 2005; 이학종 등, 2006; 정수진 등, 2005). 엄격히 말해 개인적 갈등 해결방식이 꼭 개인간에만 해당된다는 의미는 아니다. 상황에 따라 개인적 갈등의 해결방식이 집단간에도 적용가능하기도 하며 집단간의 갈등해결방식도 개인간에도 적용가능하다.

(1) 개인간 갈등 원인

조직 내에 존재하는 개인간 갈등원인들은 다양하다. 개인간 갈등은 개인적 요인들, 업무상의 요인들, 조직상의 요인들로 구분해 볼 수 있으며(백기복, 2007), 개인간 갈등원인들을 요약하여 정리하면 다음과 같다.

그림 5-15 개인간 갈등의 원인

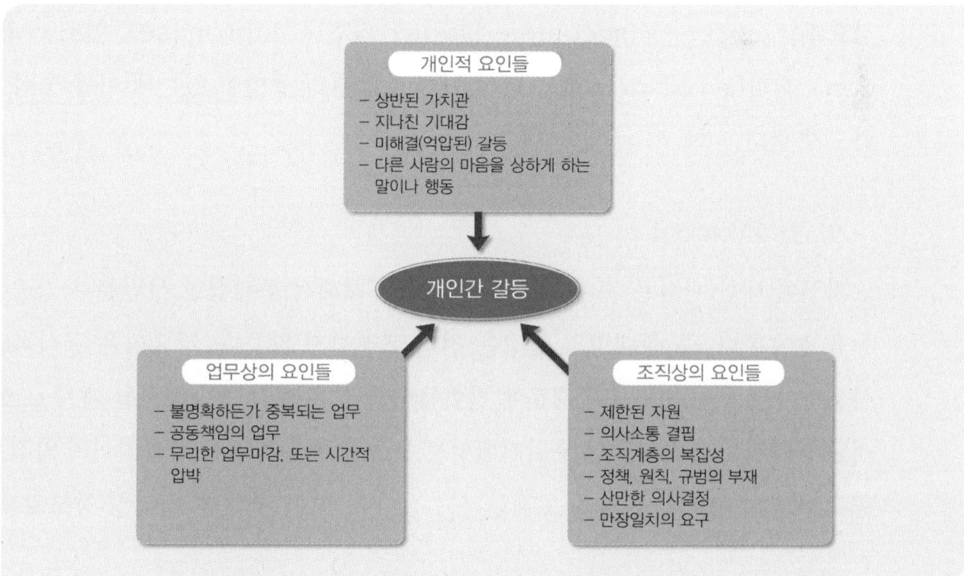

그림 5-16 갈등관리 방식의 다섯 가지 유형

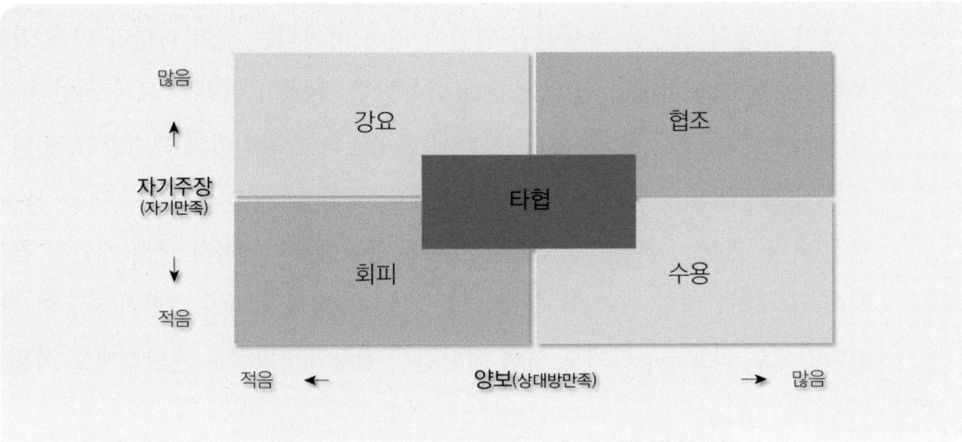

(2) 개인간 갈등의 해결

어떤 사람이 상대방과의 불일치에 직면했을 때 취할 수 있는 방법은 두 가지 뿐이다. 하나는 끝까지 자기주장을 하여 관철시켜 자신의 관심사를 충족시키는 방법이고, 또 하나는 자신이 양보를 하여 상대방의 관심사를 충족시켜주는 방법이다. 이러한 두 차원을 조합하여 갈등관리 방식을 연구한 학자로는 레이힘(M.A. Rahim)이 있다. 그에 따르면 강요(forcing), 수용(accommodation), 타협(compromise), 협조(collaboration), 회피(avoidance)라는 다섯 가지 갈등관리 유형이 있는데 이를 중심으로 기술하고자 한다.

가) 강요형(forcing)

자신에 대한 관심은 지나친 반면에 타인에 대해서 무관심한 사람은 자기중심적인 행동을 선호한다. 즉 상대방의 입장은 전혀 고려하지 않는다. 강요형은 공식적인 권위를 사용하여 복종을 유도하기 때문에 받아들이기 싫은 해결책이 제시될 때 주로 쓰인다. 그러나 공개적이고 참여적인 분위기에서는 부적합하다. 장점은 신속성이며 약점으로는 종종 상대방의 분노와 원망을 초래한다는 점이다. 이는 지배형, 강압형 등으로도 불린다.

나) 수용형(accommodating)

수용형은 타인의 관심부분(이해, 이익)을 충족시켜 주기 위해서 자신의 관심부분을 양보(또는 포기)한다. 수용을 해준 후 무엇인가를 보답 받을 수 있을 때에는 매우 적절하다. 그러나 문제가 복잡하거나 더욱 악화된 경우에 있어서는 부적절하다. 장점은 협동을 가능케 해준다는 점이며, 약점으로는 중요한 문제를 소홀히 다룰 가능성이 있기 때문에 일시적인 대안이라고 할 수 있다. 종종 배려형, 온화형, 순종형 등으로 불린다.

다) 회피형(avoiding)

회피형은 직면한 문제를 피하고자 하는 것을 말한다. 문제가 사소한 것이거나 피하는 것이 오히려 이익이 될 경우에 적합한 대안이나, 회피는 어려운 문제를 접했을 때 일어나는 자연스러운 반응이지만 매우 중요한 문제마저 회피해 버릴 가능성도 있다.

라) 협조형(collaborating)

협조형은 갈등을 겪고 있는 양 당사자의 관심사를 모두 만족시키는 갈등해결방식이다. 이러한 해결방식은 당사자 간의 입장 차이를 해결하기 위해 노력하고 해결책을 찾아내어 갈등당사자 모두가 관심사를 만족시키도록 한다. 협조를 통한 갈등해결은 오히려 갈등해결을 통해 양 당사자는 모두 이득을 볼 수 있으며 장기적으로 더 좋은 관계를 맺게 된다고 가정함으로써 이루어진다. 협조를 통한 갈등해결은 갈등이 격화되지 않고, 갈등 당사자들이 상대방에 대해 충분한 정보를 갖고 있을 때 가장 효과적이다.

마) 타협형(compromising)

타협형은 갈등상태에 있는 당사자가 상호교환과 희생을 통해 부분적 만족을 취하는 갈등해결방식이다. 즉 자신의 관심사만을 극대화하기보다는 자신의 관심사와 상대방의 관심사 모두를 동시에 부분적으로 만족시켜 주려는 갈등해결방식이다. 타협은 갈등해결에서 아주 흔하게 쓰이는 방식이다. 그러나 잦은 타협은 우유부단하다는 평가를 낳기도 하고 때로는 문제해결의 창조적인 방안을 도출하는데 방해가 되기도 한다.

이러한 다섯 가지 유형 중 어느 것을 택하는 것이 가장 효과적인지는 말할 것도 없이 상황에 의해 좌우된다. 즉 의사결정의 중요성, 시간적 압력, 조직에서의 직위와 권한에 따라 다르다.

(3) 집단간 갈등의 원인

모든 집단은 상호관련을 맺고 있는 다른 집단과 적어도 부분적으로는 갈등을 겪게 마련이다. 집단간 갈등을 유발하는 원인으로는 집단이해의 차이와 인식의 차이를 들 수 있다.

가) 집단간 이해의 차이

조직 내 하위집단들은 각기 다른 이해관계를 갖게 된다. 조직의 자원은 제한되어 있고 집단은 각기 자기 측의 이해를 먼저 실현시키고자 하므로 갈등이 발생한다.

나) 인식의 차이

집단구성원들의 인식차이도 집단간 갈등의 원인이 된다. 조직내 집단들이 현실에 대한 인식을 달리하게 되는 요인들은 많다. 주요 요인들로는 목표의 차이, 시간인식의 차이, 지위의 차이 그리고 부정확한 지각 등을 들 수 있다.

(4) 집단간 갈등의 해결

가) 대면(confrontation)

집단간 갈등의 가장 보편적인 해결방법으로서 집단들의 대면회합을 통해서 갈등요인이 되고 있는 문제들에 대한 상호간의 입장을 밝히고 오해도 해소함으로써 상호간의 이해를 증진시키고 갈등을 감소시키는 방법이다.

나) 상위목표의 제시(superordinate goal)

갈등을 일으키고 있는 당사자들이 개별적 목표를 초월하여 공동으로 추구해야 할 상위목표를 제시함으로써 갈등을 완화시킬 수 있다. 예를 들면 노사 간의 갈등이 불황 시에는 협조체제로 되는 것을 들 수 있다. 독재 권력을 행사하고 있는 지도자가 종종 내부 비판세력과의 갈등을 잠재우기 위해 외국을 침략(상위목표) 하거나 국민들의 관심을 쏟을 만한 사건을 일으키는 경우 등도 이에 해당된다.

다) 자원의 확대(expansion of resources)

과자하나를 서로 먹으려고 아이 둘이 갈등관계에 있을 때 두 아이를 사이좋게 놀게

하려면 과자를 하나 더 사서 하나씩 나눠주면 되듯이 자원의 제약으로부터 발생되는 갈등, 예를 들면 노사 간의 임금갈등, 두 부서 간 예산확보, 두 중역간의 승진갈등 등이 있을 때 자원의 확충을 통해 해결할 수 있다. 이러한 방법은 갈등 당사자 모두를 만족시켜 줄 수 있기 때문에 매우 효과적인 방법이며 갈등 당사자 모두가 승자이며 절대적인 패자는 존재하지 않는다. 문제는 조직 내의 자원이라는 것이 필연적으로 제한적일 수밖에 없으므로 이러한 방법을 사용할 수 있는 경우는 제한이 있을 수 밖에 없다.

라) 공동의 적 설정(common enemy)

이 방법은 갈등당사자들이 주의를 집중시킬 수 있는 공동의 적을 설정하는 방법으로서 갈등당사자들이 직면하게 되는 외부의 위협이나 적은 갈등집단들 간의 차이를 초월하게 한다. 예컨대 판매부와 생산부의 갈등을 해소하기 위해 외부 경쟁업체의 경영전략에 대처하도록 목표를 세워 집단 간의 공동협조를 유도하는 경우 등을 들 수 있다. 하지만 이는 갈등의 원인을 규명하지 못할 뿐 아니라 그 적이 조직내부에 있을 때는 강한 정서적 감정이 유발될 수 있다. 또 외부의 위협이나 적이 없어지게 되면 갈등의 재현 가능성이 있어 단기간의 처방에 불과하다는 단점이 있다.

마) 커뮤니케이션의 활성화

일단 조직에서 정보소통이 잘 된다면 오해의 소지가 줄고 갈등원인이 발생해도 초기에 진화할 수 있다. 이를 위해 구성원들을 교육 · 훈련시키는 방법도 있고 열린 분위기가 되도록 제도를 개편할 수도 있는데 모든 것이 동시에 이루어져야 한다.

바) 구조적 요인 개편

구조적 요인에 변화를 야기함으로써 갈등을 보다 근본적으로 해소시킬 수 있다. 뚜렷한 규율과 책임한계가 없어서 갈등이 발생한다면 이를 더욱 제도화시키고 구체적인 규칙을 만들어 놓고 규칙에 의하여 움직이도록 한다면 그만큼 갈등이 줄 것이다. 또 조직 구성원들을 로테이션으로 갈등 부서끼리 인사교환을 한다든지 부서 간 갈등을 중재하는 상급조정자를 두는 것도 한 방법이다. 통합, 연락, 조정을 전담하는 상설기구도 설치할 수 있다. 가능한 경우에는 두 개의 부서를 하나로 통합하여 상호교류를 빈번하게 만들든지 해당 부서의 구성원들을 완전히 맞바꾸는 방법도 있다.

제6장 보건의료자원의 관리

I 보건의료인력

1. 보건의료인력의 범위

우리나라의 보건의료인력은 보건복지부 장관의 면허를 받은 의사, 치과의사, 한의사, 조산사 및 간호사 등 의료인뿐만 아니라 약사법에 의한 약사와 한약사, 의료기사 등에 관한 법률에 의한 의료기사(임상병리사, 방사선사, 물리치료사, 작업치료사, 치과기공사, 치과위생사)와 의무기록사 및 안경사, 응급의료에 관한 법률에 의한 응급구조사, 의료법에 근거한 간호조무사 등이 포함된다. 하지만 실제적인 보건의료서비스를 제공하는데 있어 핵심요원이 의료인이라는 데는 이견이 없다.

의사를 비롯한 보건의료관계 인력의 양성에는 장기간의 준비기간과 많은 투자를 필요로 하기 때문에 그 수급 대책은 장기적인 목표 아래 수립되어야 하며, 또한 전체적인 보건의료 계획 내에서 이루어져야 한다.

2. 주요 보건의료인력 수급 현황 및 전망

1) 개요

보건의료인력은 국민의 건강과 생명을 다루는 특수한 직업인이므로 국가가 법으로 그 자격을 엄격하게 규정하고 면허 또는 자격 소지자가 아니면 보건의료 관계 행위를 할 수 없도록 규제하고 있다.

우리나라는 그동안의 경제성장과 더불어 국민소득과 교육수준 및 생활수준이 향상됨에 따라 국민의 건강에 대한 관심 고조, 인구의 지속적인 증가와 평균수명 연장으로 인한 고령인구의 증가, 1989. 7. 1부터 시행한 전 국민의료보험 실시 등으로 인해 의료수요가 계속 증가하고 있다. 그동안 정부의 보건의료인력 정책은 수요에 대응하는 적정인력을 양성하는 양적 관리에 치중해 왔으나, 앞으로는 의료인력의 질적 수준 제고 및 효율적인 활용방안에 중점을 두고 추진되어야 한다.

우리나라의 보건의료인력은 지난 10여 년간 양적으로 많이 증가되었을 뿐 아니라 기술적 수준도 많이 향상되었다. 하지만 국가에 따라 의료인 종별에 대한 정의와 자격인정 방법 및 업무내용이 서로 다르기 때문에 그 비교가 정확한 것이라고는 할 수 없으나 일반적인 경향을 파악하는 데는 많은 도움이 된다. 아래의 보건의료인력에 대한 현황 및 국제비교는 보건복지부의 자료를 토대로 정리하였다.

표 6-1 연도별 주요 보건의료인력 면허등록 상황

구분	의사	한의사	치과의사	약사	조산사	간호사	간호조무사	의료기사	보건의료정보기록사	안경사	응급구조사1급	응급구조사2급
2012	107,211	20,600	26,791	63,647	8,528	295,254	539,962	212,069	17,689	35,934	10,577	8,789
2013	109,500	21,287	27,398	63,292	8,422	307,797	571,736	225,912	18,821	97,225	11,594	9,831
2014	112,407	22,007	28,123	63,150	8,382	323,041	601,941	240,496	20,662	38,482	12,742	11,182
2015	115,976	23,178	28,942	65,510	8,387	338,629	637,513	255,364	21,679	39,914	13,955	12,835
2016	118,696	23,845	29,632	66,991	8,328	355,772	660,125	270,400	22,754	41,060	15,251	13,835
2017	121,571	24,560	30,333	68,616	8,297	374,990	681,276	285,075	23,907	42,297	16,638	15,681
2018	123,106	24,861	30,910	69,366	8,266	394,662	729,264	50,129	24,608	43,376	18,168	17,696
2020	115,185	23,946	29,419	56,564	5,408	391,493	725,356	308,004	24,807	43,285	19,110	18,025
2021	118,251	24,690	30,179	58,314	5,417	413,241	761,448	323,747	26,216	44,542	20,634	18,955
2022	121,406	25,421	30,906	60,157	5,428	436,551	795,493	340,896	27,421	45,801	21,994	19,529

자료 : 보건복지부(2022년) 보건복지백서

표6-2 보건의료 인력 국제 비교

지표 \ 연도별		인구 1,000명당 활동 의료인 수	
		의사	간호사
한국[1]	2002	1.5	3.4
	2003	1.6	3.5
	2004	1.6	3.8
	2005	1.6	3.9
	2006	1.7	4.0
	2007	1.7	4.2
	2008	1.8	4.3
	2009	1.9	4.4
	2010	2.0	4.6
	2011	2.0	4.7
	2012	2.1	4.8
	2013	2.2	5.2
	2014	2.2	5.6
	2015	2.2	5.9
	2016	2.3	6.8
	2017	2.3	6.9
	2018	2.4	7.2
	2019	2.5	7.9
	2020	2.5	8.4
	2021	2.6	8.8
주요 선진국	일본	2.6('21.)	12.1('21.)
	독일	4.5('21.)	12.0('21.)
	프랑스	3.2('21.)	8.6('21.)
	호주	4.0('21.)	12.8('21.)
	스웨덴	4.3('21.)	10.7('21.)
	덴마크	4.4('21.)	10.2('21.)
OECD 평균		3.7('21.)	9.8('21.)

주 : 1) 한국은 의사의 경우 한의사 포함, 간호사의 경우 간호조무사 포함
※출처 : 「건강보험심사평가원 월별 요양기관 현황」, 「OECD Health Data 2022」

2) 의사

우리나라의 의료인력 수급정책은 1970년대 중반까지 의료시장에 대개 자율적으로 맡겨두었으나 1970년대 후반부터는 경제성장 위주의 개발전략 정책이 사회복지를 병행하는 정책으로 방향을 전환함에 따라, 지난 1977년 제4차 경제개발 5개년계획부터 의료인력 수급문제를 정책 과제로 다루게 되었다.

1977년에는 의과대학 입학정원이 14교에 1,380명이었으나, 1978년 이후 의료보험 실시에 따른 의료수요 증가에 대처하기 위하여 의사인력 공급을 확대한 결과 2006년 이후로는 41개교에 3,058명 수준을 유지하고 있다. 한편 이공계 활성화 등을 위한 제도로 2005년부터 의학전문대학원 제도를 도입하여, 당시 41개 의과대학 중 일부 대학이 의학

전문대학원을 신설하였으나, 현재에는 공중보건의 공급 감소 및 이공계 인재들의 의학계로 이탈 등으로 2013년부터 다시 의과대학으로 전환하는 추세이다('09학년도 기준 의학전문대학원 잔류 5개교).

아직은 OECD 평균에 비해 상대적으로 의사 수가 다소 부족한 실정이나, 앞으로 의사인력의 수급 양상은 노인요양보험제도 실시 등 보건의료 정책 및 국민 의료이용 형태의 변화에 따라 많은 영향을 받게 될 것이므로, 이러한 요인들을 감안하여 의사인력의 적정 공급 수준을 유지해 나가야 한다. 아울러 의사인력의 양적 관리와 함께 의사국가시험 및 면허제도 개선 등을 통한 의사인력의 질적 수준 제고 및 의사인력의 효율적 활용방안을 중점적으로 강구해 나가야 할 것이다.

3) 전문의

전문의는 의사면허를 가진 자로서 「의료법」 제77조 및 「전문의의 수련 및 자격인정 등에 관한 규정」에 의거하여 보건복지부장관이 지정하는 수련병원(기관)에서 인턴 1년(가정의학과 제외)과 레지던트 4년(가정의학과, 결핵과, 예방의학과 3년)의 수련과정을 이수한 자로서 대한의사협회에서 시행하는 해당 전문의 자격시험에 합격한 후 보건복지부장관으로부터 전문의 자격을 인정받은 자이다.

전문의가 전체 의사에서 차지하는 비율이 점차 높아지고 전문의의 개업이 보편화됨에 따라 의료자원의 낭비 및 국민의료비의 급증 등 의료자원의 효율적인 활용이라는 측면에서 많은 문제점이 제기되고 있다.

4) 치과의사

우리나라 인구대비 치과의사수는 선진국수준에는 못 미치지만 비교적 적정한 것으로 분석하고 있다. 그러나 치과의사의 지역적인 불균형의 문제 등 중 · 장기적인 인력추계 및 수급 계획이 필요한 시점이다.

따라서 향후 치과의사의 공급은 국민소득 증가 등으로 인한 치과의료 수요증가 요인 및 치과전문의제도 도입 등 인력수급 변동요인을 감안하여 적정 수준의 인력이 공급될 수 있도록 신축성 있게 대처해 나가야 한다.

치과의사전문의제도는 치과진료의 분야별 전문화를 통하여 치의학발전에 기여하고 의료서비스의 질 향상과 국민의 진료선택권 등 치과의료 이용의 편익을 증진하기 위해 10개 전문과목(구강악안면외과, 치과보철과, 치과교정과, 소아치과, 치주과, 치과보존과, 구강내과, 구강악안면방사선과, 구강병리과, 예방치과 등)에 대해 실시하고 있다.

5) 한의사

한의사 인력은 의사인력과의 관계 등 그 특성상 적정인력수준을 정하기가 어려울 뿐 아니라 의료보험 적용범위가 제한되어 있어 수급추계를 위한 기초자료가 극히 미흡하여 의료이용량의 변화를 예측하기가 매우 어려운 실정이다. 따라서 한의사 인력의 수급은 앞으로 한약사제도의 도입, 의약분업 등 관련 정책의 변화로 인한 수급변동 요인을 고려하고, 한방의료수요에 대한 기초자료의 확보가 가능한 시점에서 전반적으로 재검토되어야 할 사항이다.

한의사 전문의는 한방의료의 분야별 전문화를 통하여 한의학의 발전을 이룩하기 위하여 질병별 치료영역을 특화하였다. 이를 위해 1999년 12월 15일 '한의사전문의의 수련 및 자격인정 등에 관한 규정'을 제정 공포하였으며, 같은 해 규정에 대한 시행규칙을 제정 · 공포하였다. 현재 한방내과, 한방부인과, 한방소아과, 한방신경정신과, 침구과, 한방안 · 이비인후과 · 피부과, 한방재활의학과 및 사상체질과 등 8개 전문과목이 설치되어 있다.

6) 간호관계 인력

간호 관계 인력으로는 조산사, 간호사, 간호조무사로 나눌 수 있다. 조산사가 되고자 하는 자는 간호사 면허를 가지고 보건복지부장관이 인정하는 의료기관에서 1년간 조산의 수습과정을 마친 자 또는 보건복지부장관이 인정하는 외국 조산사의 면허를 받은 자로서 조산사 국가시험에 합격한 후 보건복지부장관의 면허를 받아야 한다.

간호사는 상병자 또는 해산부의 요양상의 간호 또는 진료의 보조 및 대통령령이 정하는 보건활동에 종사함을 임무로 하고 있다.

그러나 간호사는 의료기관의 수요에 따라 활동자 수가 결정되는데, 신규공급을 확대함과 동시에 유휴인력을 활용하는 방안을 모색하는 것이 필요하다. 간호사 중 특정분야에 교육과 훈련을 받고 실무경력을 쌓은 자에 대해서 2000년부터 전문간호사 자격제도를 운영하고 있다. 전문간호사는 높아지는 국민의료 서비스 기대수준에 부응하면서, 해당분야에 보다 비용 효과적이고 전문적인 간호서비스 제공을 목적으로 하는 것으로 노인, 응급, 산업 등 13개 분야로 확대되고, 실무경력 및 자격시험 시행 등 자격기준이 강화되었다. 전문간호사는 전문간호분야의 전문교육과정을 통하여 특수한 지식과 기술을 습득한 후 법적으로 인정받은 간호사로서, 보건 · 마취 · 정신 · 가정 · 감염관리 · 산업 · 응급 · 노인 · 중환자 · 호스피스 · 종양 · 임상 및 아동 등 13개 분야로 세분화되어 있다.

간호조무사는 특성화고등학교, 간호조무사양성소(국 · 공립병원 내 설치), 간호학원, 평생교육시설에서 양성이 가능한 간호보조인력으로, 간호업무의 보조와 환자진료의 보조에 관한 업무를 수행하는 것을 그 임무로 하고 있으며, 의료기간, 특히 의원급 의료기관 및 만성기 병상(요양병원, 정신병원)에서도 간호사 대신 간호조무사를 충당할 수 있어 향후 의료현장에서의 간호조무사 인력수요는 증가할 것으로 보인다.

우리나라는 미국 등 다른 선진국들이 RN(registered nurse), LPN(licensed practical nurse), NA(nursing aids)로 세 종류의 간호인력체계를 갖는 것과 달리 간호사와 간호조무사라는 두 종류의 인력체계로 구성됨에 따라 여러 문제가 야기되어 왔다(Jung, 2014). 의원급에는 거의 대부분 간호조무사만 근무하여 간호인력이 공간적으로 분리되고, 그에 따라 업무가 중첩되고 직무 갈등이 생기는 등 두 집단 간의 갈등이 심화되었다. 이에 따라 인력체계를 개편하고 전문화를 꾀하는 방안을 모색중에 있다.

7) 의료기사 등

의료기사 등에 관한 법률에서는 의사 · 치과의사의 지도하에 진료 또는 이화학적 검사에 종사하는 자를 의료기사로, 의무에 관한 기록을 주된 업무로 하는 자를 의무기록사로, 시력보정용 안경의 조제 및 판매를 주된 업무로 하는 자를 안경사로 각각 규정하고 있으며, 의료기사의 종류에는 임상병리사, 방사선사, 물리치료사, 작업치료사, 치과기공사 및 치과위생사가 있다.

의료기사 인력의 향후 수급추계 연구 결과, 물리치료사 등 노인인구 및 요양병원 증가로 인해 의료기사 중 일부 직종은 현장에서의 수요가 끊임없이 늘어날 전망이어서, 앞으로도 유망한 직종으로 예상되고 있다.

3. 향후 보건의료인력 정책방향

우리나라는 그동안 경제성장과 더불어 국민소득과 교육수준 및 생활수준이 향상됨에 따라 국민의 건강에 대한 관심 고조, 인구의 지속적인 증가와 평균수명 연장으로 인한 노령인구의 증가, 그리고 1989년 7월 1일부터 시행한 전 국민의료보험 실시로 의료수요가 계속 증가하고 있다. 날로 증가하는 보건의료수요에 대응하는 적정 서비스 공급과 이를 위한 의료인력의 확충은 국민복지 차원의 필수 불가결한 요소이다.

면허를 받은 의료인력의 현재 취업상황 정보 부재, 자질 향상을 위한 보수교육의 낮은 이수율 등 보건의료인의 면허 관리체계가 부실하여, 2009년 7월부터 면허자의 사후 관리체계 마련을 위해 정부, 의료계, 학계 등에서 참여하는 협의체를 구성하였다. 그 결과 의료법령 개정을 통해 의료인이 2012년 4월부터 3년을 주기로 보수교육 이수 후에 실태와 취업상황 등을 신고하는 면허신고제도가 시행되었으며, 의료기사 등은 2014년 11월부터 시행되었다. 면허신고제를 통해 보건의료인의 실태를 파악하고 보수교육을 강화해 나가고 있다.

그동안 정부의 보건의료인력 정책은 수요에 대응하는 적정인력을 양상하는 양적 관리에 치중해 왔으나, 앞으로는 의료인력의 질적 수준 제고 및 효율적인 활용방안에도 역점을 두어야 한다.

Ⅱ 보건의료시설

1. 보건의료시설의 범위

보건의료시설이란 보건의료서비스가 제공되는 장소를 말하는 것으로서, 근거법으로는 의료법, 약사법, 지역보건법, 농어촌등보건의료를위한특별조치법 등이 있다.

① 병원 : 종합병원, 병원, 치과병원, 한방병원, 요양병원(의료법)
② 의원 : 의원, 치과의원, 한의원(의료법)

③ 보건소(지역보건법), 보건지소(지역보건법), 보건진료소(농어촌등보건의료를위한특별조치법)
④ 조산원(의료법)
⑤ 약국(약사법)

2. 우리나라 보건의료시설 현황

1) 보건의료시설의 양적 성장

보건의료시설 이용 측면에서 볼 때 외래환자는 1차 의료기관, 입원 및 수술이 필요한 환자는 가장 경쟁력 있는 3차 의료기관에서 담당하는 것이 효율적이지만 우리나라의 경우 의료기관의 기능 중복으로 인해 협력보다는 무분별한 경쟁으로 의료자원의 과다·중복투자, 지역별 불균형 등 자원이용의 비효율성을 초래하고 있다.

우리나라 급성기 병상수는 OECD 주요 국가들과 비교해볼 때 많은 편이다. 근래 우리나라에서 지속적으로 제기되고 있는 문제점의 하나가 급성기병상의 과잉공급과 장기요양병상의 부족이다. 급성기병상의 증가는 공급과잉으로 이어지고 이는 유휴병상의 증가로 이어져 결국 보건의료자원의 낭비, 불필요한 입원 권유 등 부작용이 따르게 된다. 따라서 급성기병상의 대폭축소, 인구고령화 및 만성질환의 증가로 인한 장기요양병상의 꾸준한 증가가 요구되기 때문에 급성기병상의 요양병상으로의 대폭 전환 등 적절한 대책이 정부차원에서 체계적으로 진행되고 있다.

급성기 의료병상수는 병원에서 보건의료서비스를 제공하는데 이용할 수 있는 자원의 척도가 된다. 빠르게 증가하는 급성기 의료병상수는 현행 보건의료체계하에서 병실 병상수에 대한 적절한 수용계획이 필요하다는 것을 의미한다.

2) 보건의료시설 분포

지역별 의료기관수 및 병상수를 살펴보면 우리나라의 경우 그 분포가 매우 불균등하다. 서울 등 시부지역에 대부분을 차지하고 있고, 그에 반해 군부지역의 의료기관 및 병상 수는 극소수에 불과하다.

또한 대부분의 의료시설을 민간부문이 차지하고 있다. 이와 같이 의료를 민간부문에 의존함에 따라 의료자원이 더욱 도시에 편중되어 도시지역은 의료자원이 남는 반면 농촌지역은 아직 병상부족 지역이 일부 남아있다.

그동안 정부에서는 전 국민건강보험 실시와 더불어 의료시설의 확충을 위한 공공차관자금지원, 재정융자알선 등을 통하여 의료취약지의 부족한 의료시설을 크게 늘렸으나 아직도 일부지역은 병상이 부족한 실정이고 의료서비스의 수준도 도시지역에 비해 상대적으로 낮은 실정이다.

물론 각 나라의 보건의료제도에 따른 특성이 달라 일반적인 해석에 주의를 요할 필요는 있지만 우리나라가 공공병상이 적은 것은 두말할 필요가 없다. 민간위주의 공급행태가 이루어지면 소비가 있는 도시지역에 개원하게 되고 예방보다는 값비싼 치료위주의 의료서비스 공급, 비급여 진료의 증가 등 궁극적으로는 의료소비자의 부담증가 및 국민의료비 증가를 가져올 가능성이 높아진다. 또한 공공의료기관이라 하더라도 의료기관의 소관부처가 다른 경우가 많아 효율적인 공공보건의료체계를 추진하기가 어려운 실정이다.

Ⅲ 보건의료장비 및 물자

1. 의료장비 및 물자의 범위

의료장비 및 물자란 질병의 예방, 진단, 치료 및 재활에 필요한 장비 및 공급물이다. 이는 전 세계적으로 사용되는 수많은 의약품, 질병의 치료와 진단에 사용되는 붕대, 시약, 방사선필름과 같은 의료 물자, 그리고 다양한 병을 진단하고 치료하기 위하여 개발되고 있고 점점 정밀해져 가는 의료장비들을 말한다. 또한 의료장비 뿐만 아니라 수송 · 냉장 · 화학분석 등에 필요한 장비와 안경 · 보청기 · 의수족 등 보철기구도 포함된다. 예방 · 진단 · 치료 · 재활에 사용되는 의료장비 및 물자는 매우 다양하다(유승흠 등, 2004).

2. 의료장비 및 물자 현황

우리나라에서 중요시 되고 있는 의료장비와 물자는 최근 국민의료수요의 증가 및 고급화된 의료수요로 인한 고가의료장비의 무분별한 도입과 의약분업 이후 더욱 관심의 대상이 되고 있는 의약품에 대한 수입, 유통, 가격, 품질 관리 등의 문제라고 할 수 있겠다. 본서에서는 고가의료장비 중 CT와 MRI에 대해서만 기술하고자 한다.

최근 들어 진단방사선장비의 설치가 확대되고 있는데, 특히 고가의료장비(CT, MRI 등) 등에 대한 수입이 빠른 속도로 확대 보급되고 있다. 최근의 의료환경 변화에 따라 무분별하게 수입되어 운영중인 방사선 검사장비는 외국과 비교해 볼 때 매우 높은 실정이다.

Ⅳ 보건의료예산 및 구매 관리

1. 재정과 예산

1) 재정의 의의

정부는 조세 수입을 주요 재원으로 하고 그 밖에 정부 보유 재산의 매각, 국공채 발행, 각종 수수료 등을 수입으로 국방 · 외교 · 치안 등 국가 유지를 위한 기본적인 역할 외에도 경제개발, 사회복지, 교육, 과학기술 등 국가 발전을 뒷받침하기 위한 분야에 재원을 배분한다. 이러한 정부의 재원조달 및 지출활동, 즉 중앙정부 및 기타 공공단체가 공공욕구를 충족시키기 위해 필요한 자원을 조달하고 관리 · 사용하는 경제활동을 재정(public finance) 혹은 재정활동이라고 한다. 따라서 재정관리는 조직이 목표달성을 위해 필요한 재정자원을 합리적이고 계획적으로 동원하여 배분하고 효율적으로 사용 · 관리하는 과정이라고 정의할 수 있다.

정부도 가계나 기업과 같은 민간 부문처럼 수입을 마련하여 지출 활동을 수행하지만, 다음과 같은 점에서 다소 차이가 있다.

가계는 노동 등 생산요소의 공급으로, 기업은 생산한 물품이나 용역의 판매로 수입을 얻지만, 정부는 조세라는 강제적인 방법으로 수입의 대부분을 조달한다. 또한 가계는 가족의 교육, 건강, 여가활동 등 생활수준을 높이고 기업은 이윤을 극대화한다는 비교적 뚜렷한 목표를 가지고 지출하지만, 정부는 국가전체의 방위, 치안, 경제성장, 복지 향상 등 복합적인 목표를 동시에 달성하여야 하며 의사 결정의 주체도 행정부뿐만 아니라 국회까지 포함되어 광범위하다는 점에서 다르다. 재정은 국민 부담인 조세로 수입을 마련하고 그 지출도 국민 전체에 포괄적인 영향을 미친다는 점 때문에, 조세의 신설이나 변경은 물론 예산 · 결산에 대해 국회의 의결이나 승인을 받도록 하는 등 엄격히 통제받는 점에서도 차이가 있다.

행정부는 다음 해의 수입 · 지출 계획인 예산안을 편성하여 국회에 제출하고 의결을 받은 후에 집행하며, 그 결과는 그 다음 해 상반기 중에 결산하여 국회 승인을 받게 된다. 따라서 예산뿐 아니라 수입과 관련한 조세, 결산, 그리고 국유 재산 및 국고금의 관리 등 국고 업무를 모두 포함하여 재정활동이라 할 수 있다.

재정의 기능을 크게 3가지로 나누면 ① 자원 배분의 조정, ② 소득의 재분배, ③ 경제 안정화 등으로 구분할 수 있다. 자원의 효율적인 배분은 시장경제체제에 의하여 대부분 수행되지만 공공재의 공급 등은 시장경제의 기능만으로는 효율적인 배분을 기대하기 어렵다. 따라서 정부가 자원 배분에 개입하여 시장기능을 보완하게 된다. 그리고 시장에서 이루어진 소득분배 과정에서 노동능력이나 소득원이 취약한 계층에 대해서는 재정이 관여하여 일부 소득분배조정 기능을 수행한다. 아울러 정부는 거시경제의 운영에 있어 금융, 외환 등과 함께 거시경제정책의 중요한 수단의 하나로서 재정을 활용하게 된다.

2) 예산(budget)의 의의

과거의 예산은 입법부 통제 중심의 예산으로서 행정부에서 편성한 예산을 입법부의 심의 · 의결을 거쳐 집행하는 과정으로 이해했다. 그러나 현대에 와서는 통제에서 관리 · 기획을 중시하는 개념으로 변천하였다. 예산이란 정부가 일정기간 동안 징수할 수입과 공공서비스 공급을 위해 지출할 경비의 내역 및 규모에 대한 계획이다. 전자를 세입(歲入)이라고 하며, 후자를 세출(歲出)이라고 한다. 이를 문건으로 만들어 발간한 것이 예산서이다. 예산서는 정부의 가장 중요한 문서 중의 하나로 정책결정의 결과와 우선순위, 사업의 목적, 그리고 정부가 제공하는 공공서비스의 전반적인 수준을 나타내고 있다(이종수 등, 2008).

예산은 '일정 기간'의 활동에 관련된 것으로 회계연도(fiscal year)라고 불리는 한정된 기간에 국한해서 효력이 있다. 원칙적으로 특정한 한 기간의 세입과 세출은 다른 기간에는 효력이 없다. 이를 회계연도 독립의 원칙이라고 하는데 우리나라는 중앙과 지방 모두 회계연도가 1월 1일부터 12월 31일 까지이다.

재정운영의 효율성, 투명성, 책임성을 확보하고 재정정책의 유용한 정보를 얻기 위해서는 재정범위를 포괄적으로 설정할 필요가 있다. 또한 세계 각국 간 재정규모를 비교하기 위해서는 동일한 기준에 의한 재정범위를 설정해야 한다. 우리나라도 IMF의 권고에 의해 통합예산을 편성 · 운영해 오고 있다. 통합예산(unified budget, consolidated budget) 또는 통합재정은 일반회계, 특별회계, 기금을 모두 포함하는 정부의 재정활동을 체계적으로 분류해 표시함으로써 재정이 국민전체에 미치는 효과를 효과적으

그림 6-1 현행 통합예산의 유형과 범위

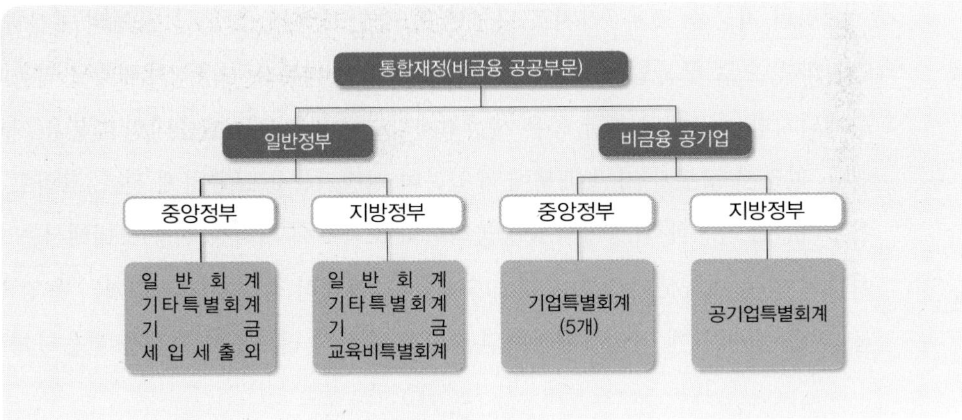

로 파악하고자 하는 제도이다.

일반회계는 일반적 국가 활동에 관한 총세입 · 총세출을 망라해 편성한 예산으로서 일반적으로 예산이라고 할 때는 일반회계예산을 지칭하는 경우가 많다. 특별회계는 기타특별회계와 기업특별회계로 구성되어 있다. 특별회계예산은 일반회계예산과 더불어 국회의 심의를 받는다. 기금의 경우 과거에는 기금의 조성재원이나 공공성의 정도, 기금관리주체가 중앙관서의 장인지 여부에 따라 공공기금과 기타기금으로 분류하였으나 2003년부터 이 구분이 없어지고 기금으로 일원화되었으며, 모든 기금은 국가재정법의 적용대상이 된다. 보건복지부 소관 기금으로는 국민연금기금, 국민건강증진기금, 응급의료기금 등이 있다.

일반정부에는 중앙정부와 지방정부가 포함된다. 비금융공기업은 5개의 기업특별회계로 구성되어 있다. 즉 우편사업, 우체국예금, 조달, 양곡관리, 책임운영기관 특별회계가 그것이다. 책임운영기관이란 정부가 수행하는 사무 중 공공성을 유지하면서도 경쟁원리에 따라 운영하는 것이 바람직한 사무에 대하여 책임운영기관의 장에게 행정 및 재정상의 자율성을 부여하고 그 운영성과에 대하여 책임을 지도록 하는 행정기관을 말한다. 지방정부의 경우 상수도특별회계와 같은 공기업특별회계가 포함된다. 그리고 한국은행 등 공공금융기관은 통합예산의 포괄범위에서 제외되어 있다. 이렇게 볼 때 통합예산의 포괄범위는 비금융 공공부문을 지칭한다고 볼 수 있다.

2. 예산의 기능

1) 통제기능

근대 예산제도는 의회(입법부)의 행정부에 대한 민주적 통제수단으로 발전하였다. 현대 예산제도가 통제중심에서 관리 및 기획중심으로 전환되고 있지만 여전히 입법부에 의한 재정통제기능은 중요한 역할을 담당하고 있다.

통제는 예산편성과정에서도 나타나지만 예산집행과 회계검사단계에서 두드러지게 나타난다. 가령 예산편성 과정에서의 통제는 예산편성지침에 따라 예산편성을 하고 예산요구서 서식 등을 준수하는 것이다. 예산집행과정에서는 자금배정, 이용, 전용 등에 대한 각종 통제와 보고절차 등이 해당한다. 그리고 회계검사는 그 자체가 통제절차이며 이에 따른 여러 가지 통제기능이 수행된다.

2) 정치적 기능

예산이란 누가 비용을 부담하고 누가 편익을 얻는가에 관한 계획서라고 할 수 있다. 따라서 예산이 편성, 심의, 집행되는 등의 예산과정에서 사회의 각종 세력과 집단들이 자신들의 요구를 표명함으로써 더 많이 자신들의 이익을 예산에 반영하려 한다.

한편 예산편성의 책임을 맡고 있는 행정부는 여러 사회집단의 이해를 조정하여 예산에 반영하려 하고, 입법부는 예산심의를 통하여 행정부의 예산 결정을 재검토하여 국민의 요구를 반영하려 한다. 이와 같은 예산과정을 통하여 정부자원의 배분이 이루어지는데 이러한 기능이 예산의 정치적 기능이다. 이러한 예산의 정치적 기능은 현대국가에서 특히 강조되고 있다.

3) 경제적 기능

경제적 기능으로는 경제안정 기능, 경제성장 촉진 기능, 소득재분배 기능, 자원배분 기능을 들고 있다. 경제안정화 기능은 경제가 불경기일 때와 호경기일 때에 적절한 정책을 통해 경제의 안정과 발전을 도모한다. 이는 특히 선진국에서 중요한 정책이다. 경제성장 촉진 기능은 개발도상국가의 경제성장을 위한 자본형성기능을 말한다. 소득재분배기능은 소득재분배를 위한 여러 가지 조치, 예를 들면 조세 면에서 소득세나 주민세에 누진율을 적용하여 고소득자에게 세금을 무겁게 부과하거나 지출 면에서 생활무능력자에게 보조금을 지불하는 것을 말한다. 자원배분 기능은 보건행정 목표의 달성을 가능한 한 극대화시키기 위한 합리적인 자원배분의 수단으로서 기능을 수행한다.

4) 관리적 기능

우리나라의 기획재정부로 대표되는 중앙예산기관은 각 부처의 사업계획의 검토, 평가와 이에 소요되는 경비의 사정을 통하여 계획과 예산을 일치시킨다는 점에서 관리적 기능을 갖는다. 또한 중앙예산기관은 각 부처로 하여금 예산의 이용, 전용, 이체, 예비비 지출 등에 있어서 승인을 받도록 하고 있다.

5) 계획 기능

계획기능은 정부의 장기적 목표와 정책은 무엇이며, 그를 달성할 대안으로서의 사업계획은 무엇이고 예산의 지출결정과 어떻게 연계되는가를 밝히는 것이다. 따라서 계획은 예산편성과 밀접한 관련이 있다. 좀 더 엄밀하게 말하면 예산편성 전의 사업계획수립과 관련이 있다. 계획기능은 장기적 계획과 단기적 예산편성을 유기적으로 연계시켜 효율적인 자원배분을 결정하는데 그 목적이 있다.

3. 예산의 원칙

일반적으로 예산의 원칙이란 넓은 의미에서 예산의 편성 · 심의 · 집행 · 결산 및 회계검사 등 예산의 전 과정에서 준수되어야 하는 원칙이다. 그러나 좁은 의미에서는 예산의 편성 · 집행과정에서 준수되어야 하는 원칙을 말한다.

예산원칙은 전통적 원칙에서 현대적 예산원칙으로 변천해왔다. 전통적 원칙은 입법부 우위의 예산원칙으로서 행정부의 재량권 통제를 위해 중시된 통제지향적 예산원칙을 말하고, 현대적 예산원칙은 행정부 우위의 예산원칙으로서 행정부의 책임과 신축적인 운영이 강조되는 관리지향 · 계획지향적인 예산원칙이다.

1) 전통적 예산의 원칙

가) 공개성(publicity)의 원칙

예산의 전 과정을 국민에게 공개하여야 한다는 원칙이다. 이 원칙은 정부의 투명성 확보에 그 목적이 있다. 정부는 매년 '예산개요'를 각종 매체에 공개하고 있고 기획재정부의 디지털예산회계시스템(www.digitalbrain.go.kr), 안전행정부에서도 재정정보를 볼 수 있다. 그러나 국가예산 중에는 국방비, 정보비 등 그 내역을 공개적으로 밝힐 수 없는 경우도 있다. 또한 전시 · 안전보장 등의 이유로 행정부에 부여하는 신임예산도 공개성 원칙의 예외가 된다. 신임예산은 의회가 예산의 총액만 정해주고 그 예산의 구체적인 용도는 행정부가 결정하여 지출하도록 하는 제도이다. 전시 등 비상시는 지출을 요하는 항목이나 금액을 미리 예측할 수 없을 뿐만 아니라 수시로 필요한 신규사업을 위한 예산을 즉시 마련해야 하기 때문에 행정부의 재량에 맡긴다.

나) 완전성(comprehensiveness)의 원칙

예산총계주의 원칙 또는 예산 포괄성의 원칙이라고도 하며 모든 세입과 세출은 예산에 계상되어야 한다는 원칙이다. 이는 모든 국가의 수입과 지출을 예산에 계상함으로써 예산 전체를 명료하게 할 뿐만 아니라 예산에 대한 국회와 국민의 통제를 용이하게 한다. 즉, 이 원칙은 특정경비의 은폐 또는 누락을 방지해 국회 내지 국민의 재정상의 감독을 용이하게 하자는 것이다. 예외로는 순계예산과 기금이 있다. 순계예산은 예산을 계상함에 있어 경비를 공제한 순세입 또는 순세출만을 계상하는 것이다.

다) 명료성(clarity)의 원칙

예산은 모든 국민이 쉽게 이해할 수 있도록 수입 지출의 추계가 명료해야 하며, 수입과 지출에 관한 내용이 합리적으로 분류되어 나타나 있어야 한다는 것이다. 예산이 너무 개괄적이거나 세분화되어 있으면 그 내용을 국민들이 파악하기 어렵기 때문이다.

라) 단일성(unity)의 원칙

예산은 쉽게 이해할 수 있도록 모든 재정활동을 포괄하는 단일예산으로 편성되어야 한다는 원칙이다. 이 원칙에 의하면 예산은 본예산의 일반회계예산만으로 구성되어야 한다. 이 경우 예산을 이해하고 통제하는 것이 용이해진다. 따라서 이 원칙의 예외로는 추가경정예산, 특별회계, 기금이 있다.

마) 한정성(definition)의 원칙

예산은 사용하는 목적, 범위 및 기간에 있어서 명확한 한계가 있어야 한다. 따라서 목적 외 사용금지, 계상된 금액 이상의 지출금지, 회계연도 경과 지출금지 등을 주된 내용으로 한다. 예외로서 목적 외 사용으로 이용과 전용이 있으며, 계상된 범주를 이탈한 사용으로 예비비, 회계연도 독립의 원칙의 예외로 이월, 계속비가 있다.

바) 사전승인(prior authorization)의 원칙

예산이 집행되기 전에 입법부에 의하여 먼저 심의 · 의결되어야 한다는 원칙이다. 즉 예산의 집행은 의회가 의결한 범위 내에서 행하여져야 한다는 것이다. 예외로서 사고이월, 준예산, 전용, 예비비 등이 있다.

사) 통일성(non-affection)의 원칙

모든 수입은 한 곳으로 합쳐지고 지출은 지출계획에 따라야 한다는 원칙, 즉 특정 세입을 특정 세출에 충당하여서는 안 된다는 것이다. 특정세입이 특정세출에 영향을 미쳐서는 안 된다는 것이며 달리 표현하면 조세를 포함한 모든 정부수입이 일단 국고에 귀속되었다가 이곳에서 정부의 모든 지출이 이루어져야 한다는 것을 의미한다. 이 원칙은 국고통일의 원칙을 반영한 것이다. 예외로는 목적세, 특별회계예산, 기금 등이 있다. 목적세는 용도가 지정된 조세로서 국세인 교육세, 교통세, 농어촌특별세가 있으며, 지방세는 공동시설세, 도시계획세, 사업소세, 지역개발세 등이 있다. 특별회계는 일반회계와는 독립적인 회계방식을 취하며, 각 특별회계의 자체수입은 자체지출에 사용하는 독립채산제 방식의 운영을 한다.

아) 정확성(엄밀성, exact)의 원칙

정부는 국민들에게 필요 이상의 돈을 거두어서는 안 되며 계획대로 정확히 지출해야 한다는 것이다. 예산은 사전예측이 불가능해 예산이 결산과 완전히 일치할 수는 없지만 예산과 결산이 지나치게 불일치해서는 안 된다는 것이다. 이를 엄밀성의 원칙이라고도

표 6-3 전통적 예산원칙과 예외

예산의 원칙	예 외
– 공개성의 원칙	• 신임예산
– 완전성의 원칙	• 순계예산, 기금
– 단일성의 원칙	• 특별회계, 추가경정예산, 기금
– 한정성의 원칙	• 사용목적(이용, 전용), 사용범위(예비비), 사용기간(이월, 계속비)
– 사전승인의 원칙	• 준예산, 전용, 사고이월, 예비비
– 통일성의 원칙	• 특별회계, 목적세, 기금

한다.

2) 현대적 예산의 원칙

입법국가적 예산원칙이 행정부에 대한 입법부의 통제에 초점을 맞추고 있는데 반해, 행정국가적 예산원칙은 행정부의 재량과 전문성을 보장하고 예산의 관리 및 계획기능을 반영하는 현대적 예산원칙이다.

가) 행정부 사업계획(executive programming)의 원칙

입법부의 통제보다는 행정부의 국가운영에 대한 사업계획이 우선되어야 한다는 원칙이 예산의 행정부 사업계획의 원칙이다. 행정부가 국민적 여망에 부응하는 사업계획을 스스로 수립하기 위해 활용해야 하는 수단이 예산이라는 것이다.

나) 행정부 재량(executive discretion)의 원칙

행정부는 합법성보다는 효과성에 치중한 예산운영을 할 필요가 있다는 것이 행정부 재량의 원칙이다.

다) 행정부 책임(executive responsibility)의 원칙

행정부는 국회의 의도를 충실히 반영시켜 예산을 경제적으로 집행할 책임이 있다는 원칙을 말한다. 행정부 책임의 원칙이란 행정부가 스스로에게 책임을 지는 것을 의미하며 이것은 재량에는 반드시 책임이 수반된다는 논리에서 나온 것이며, 현대적 예산원칙 중 가장 중요한 원칙이라고 할 수 있다.

4. 예산의 종류

1) 일반회계와 특별회계(회계형태에 따른 종류)

가) 일반회계

일반회계 예산은 정부의 강제적 수입원인 조세수입을 주된 재원으로 하여 일반적인 정부활동에 관한 총수입과 총지출을 망라하여 편성한 예산을 말한다. 일반회계는 국가의 기본적이고 중요한 경비를 계상하고 있으며 흔히 예산하면 이 일반회계를 의미한다.

일반회계예산은 국가의 고유기능을 수행하기 위해 필요한 예산이므로 그 세입은 원칙적으로 조세수입을 재원으로 하고 그 밖의 과태료 등 세외수입과 이월금, 차입금 등이 포함된다.

그림 6-2 예산의 종류

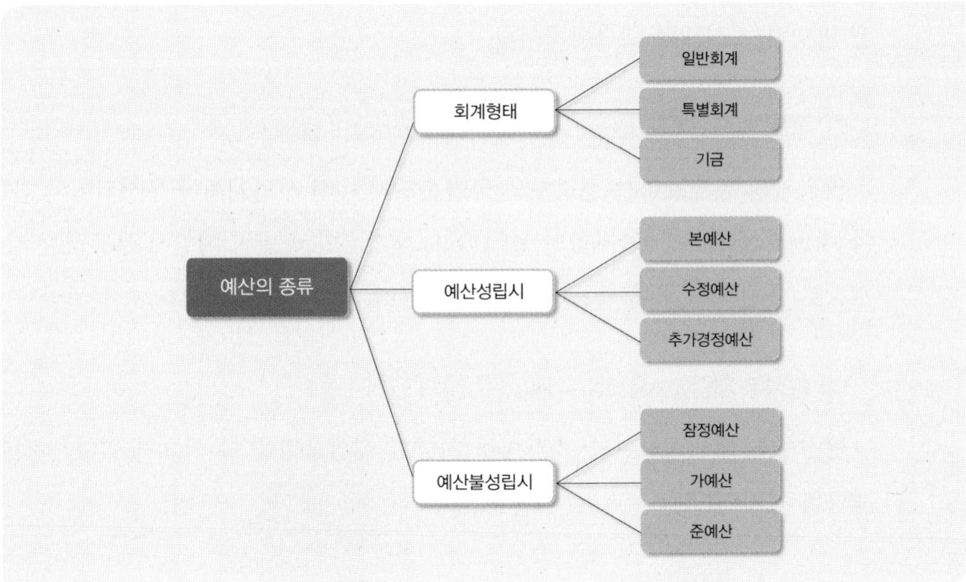

나) 특별회계

특별회계예산은 특정한 수입으로 그리고 특정한 목적을 위하여 지출이 이루어지는 회계의 예산을 말한다. 즉 특별회계는 ① 국가에서 특정한 사업을 운영하고자 할 때, ②

특정한 자금을 보유하여 운용하고자 할 때, ③ 특정한 세입으로 특정한 세출에 충당함으로써 일반회계와 구분하는 것이 예산운영에 능률성이 있을 것으로 확실시되는 경우 설치되는 예산이다.

특별회계는 법률로 설치하며 국회의 심의를 받는다. 특별회계는 원칙적으로 이를 설치한 소관부처가 관리하며, 예산단일의 원칙에 대한 예외이다.

다) 기금

정부는 사업운영상 필요할 때에는 법률로서 정하는 경우에 한해 별도의 기금(fund)을 설치 할 수 있다. 이 기금은 일반회계나 특별회계와는 달리 예산외(off budget)로 운영할 수 있다. 기금을 예산외로 운용하는 이유는 특정분야의 사업에 대해 지속적이고 안정적인 자금이 필요하거나 사업추진에 탄력적인 집행이 필요한 경우에 제약이 많은 예산보다 기금의 설치 · 운영이 더 편리하기 때문이다(윤영진, 2008). 기금과 예산이 다

표 6-4 일반회계, 특별회계, 기금의 비교

구 분	일반회계	특별회계	기 금
① 설치사유	- 국가고유의 일반적 재정 활동	- 특정사업운영 - 특정자금 운영 - 특정세입으로 특정세출 충당	- 특정목적을 위해 특정 자금을 운영 - 일정자금을 활용하여 특정 사업을 안정적으로 운영
② 재원조달 및 운영형태	- 공권력에 의한 조세수입과 무상급부 원칙	- 일반회계와 기금 운용형태 혼재	- 출연금, 부담금 등 다양한 수입원으로 융자사업 등 기금 고유사업 수행
③ 확정절차	- 부처의 예산요구 - 기획재정부가 정부예산안 편성 - 국회 심의 · 의결로 확정	- 좌동	- 기금관리주체가 계획수립 - 기획재정부장관과의 협의 · 조정 - 국회 심의 · 의결로 확정
④ 집행절차	- 합법성에 입각하여 엄격히 통제 - 예산의 목적외 사용금지 원칙	- 좌동	- 합목적성 차원에서 상대적으로 자율성과 탄력성 보장
⑤ 수입과 지출의 연계	- 특정한 수입과 지출의 연계 배제	- 특정한 수입과 지출의 연계	- 좌동
⑥ 계획변경	- 추경예산의 편성	- 좌동	- 주요 항목 지출금액의 20% 이상 변경시 국회 의결 필요 (금융성기금의 경우 30%)
⑦ 결산	- 국회의 결산심의와 승인	- 좌동	- 좌동

른 점은 예산이 회계연도 내의 세입이 그 해에 모두 지출되는데 반해, 기금은 조성된 자금을 회계연도 내에 운용해 남는 자금을 계속 적립해 나간다는 점이다. 또한 특정수입과 지출의 연계가 강하다는 점, 기금운용의 자율성과 탄력성이 강하다는 점 등에서 예산과 차이가 있다. 보건복지부의 소관 기금으로는 국민연금기금, 국민건강증진기금, 응급의료기금 등이 있다.

2) 본예산 · 수정예산 · 추가경정예산(예산의 성립시기에 따른 종류)

가) 본예산

당초예산이라고 하며 정상적인 절차를 거쳐 편성 · 심의 · 확정된 최초의 예산을 말한다. 본예산은 회계연도 개시 90일전까지 국회에 제출하고 국회는 회계연도 개시(매년 1월 1일) 30일전까지 이를 의결한다. 하지만 최근 들어 여야의 합의점이 잘 이루어지지 않고 파행국회 등으로 인해 12월 말이나 되어서야 본예산을 통과시키고 있는 실정이다. 원칙적으로 모든 예산집행은 본예산에 의하여 이루어져야 한다. 하지만 사전적으로 결정된 예산이라도 경제 · 사회변동에 신축성 있게 적응하기는 어려운 실정이다. 즉 예산이 성립된 후에 불가피한 사유에 의해서 집행상 수정이 필요한 경우를 대비하여 생겨난 예산이 수정예산과 추가경정예산이다.

나) 수정예산

수정예산이란 예산안이 국회에 제출된 이후 본예산이 성립되기 이전에 부득이한 사유로 인하여 그 내용의 일부를 변경하고자 할 경우는 국무회의의 심의를 거쳐 대통령의 승인을 얻어 수정예산안을 국회에 제출하고 이를 확정시키는 예산을 말한다. 수정예산 제출 시 첨부서류의 전부 또는 일부를 생략할 수 있다. 다만 수정예산은 예산금액의 합계를 증가시키지 못한다(조계표, 2004).

다) 추가경정예산

추가경정예산이란 예산안이 국회를 통과하여 예산이 성립된 이후 예산에 변경을 가할 필요가 있을 때에 이를 수정 · 제출하여 국회의 심의를 거쳐 성립되는 예산이다. 추가경정예산은 예산이 국회를 통과하여 성립한 다음에 변경하는 것인데 비해, 수정예산은 예산이 국회를 통과하기 전에 수정하는 제도이다. 추가경정예산은 일반적으로 약식으로 심의되고 있어 본예산을 심의할 때 삭감된 항목의 부활이 가능하다.

추가경정예산은 본예산을 집행하는 과정에서 예산변경의 사유가 발생하였을 때 편성한다는 점과 국회의 심의 · 의결을 받아야 한다는 특징이 있다. 일반적으로 예기치 못한 사유가 발생해 예산변경이 필요한 경우 예비비로 충당하거나 이용(移用) · 전용(轉用)을 이용해야 하지만 이것으로 감당하기 어려운 재원은 추경예산 편성의 사유가 된다. 국가재정법에서는 추가경정예산의 편성을 극히 제한적으로 허용하고 있는데, ① 전쟁이나 대규모 자연재해가 발생한 경우, ② 경기침체 · 대량실업, 남북관계의 변화, 경제협력과 같은 대내 · 외 여건에 중대한 변화가 발생하였거나 발생할 우려가 있는 경우, ③ 법령에 따라 국가가 지급하여야 하는 지출이 발생하거나 증가하는 경우 등으로 제한하고 있다. 추가경정예산은 본예산과 별개로 성립 · 집행되므로 예산단일성 원칙의 예외가 된다.

3) 잠정예산 · 가예산 · 준예산(예산불성립시의 종류)

입법부의 예산심의를 통과하지 않으면 예산은 성립하지 못한다. 신회계연도가 개시되는데도 예산이 성립되지 않을 시에는 국가운영이 마비된다. 이러한 사태를 막기 위하여 각국은 예산이 미처 입법부를 통과하지 못한 때를 대비하여 예산운용을 하고 있으며 이에는 잠정예산, 가예산, 준예산이 있다. 영국, 캐나다, 일본은 잠정예산, 프랑스, 우리나라 제1공화국은 가예산, 독일, 현재의 우리나라는 준예산제도를 취하고 있다.

가) 잠정예산

잠정예산(暫定豫算)은 회계연도 개시 전까지 예산이 국회에서 의결되지 못했을 경우 몇 개월분에 해당하는 일정한 금액을 국고로부터 지출할 수 있도록 허가해 주는 제도이다.

나) 가예산

가예산(假豫算)은 회계연도 개시 이전에 예산이 국회의 의결을 거치지 못할 경우 최초 1개월분의 예산을 국회의 의결로 집행할 수 있도록 하는 제도이다. 잠정예산과의 차이점은 1개월 동안이라는 제한이 있다는 점이다. 우리나라 제1공화국에서 사용한 경험이 있다.

다) 준예산

준예산(準豫算)이란 새로운 회계연도가 개시될 때까지 예산이 국회에서 의결되지 못하면 정부가 국회에서 예산안이 의결될 때까지 전년도 예산에 준하는 경비를 지출할 수 있게 하는 제도이다. 우리나라는 1960년부터 준예산 제도를 채택하고 있으나 실제 준예산을 사용해 본 적은 없다.

준예산제도가 적용되는 경비는 헌법이나 법률에 의해 설치된 기관 또는 시설의 유지비, 법률상 지출의무가 있는 경비, 이미 예산으로 승인된 사업의 계속을 위한 경비 등이다. 준예산에 의해 집행된 예산은 당해 연도의 예산이 성립되면 예산에 의하여 집행된 것으로 간주한다.

5. 보건예산 과정

예산은 전년도에 편성 · 심의를 거쳐 당해 회계연도의 초일(우리나라는 1월 1일)에 시작하여 말(12월 31일)까지 집행이 완료되고, 다음 연도에 결산 및 회계검사가 이루어지는 일련의 과정을 거치게 된다. 이러한 예산의 편성, 심의, 집행, 회계검사의 과정을 예산과정이라고 한다. 따라서 통상 3년이라는 기간이 소요된다. 즉 2018년도 예산은 2017년도에 편성 및 심의가 이루어지고 2018년도에 집행되며, 2019년도에 결산 및 회계검사가 수행되기 때문에 3년이라는 예산순기(budget cycle, 예산주기)가 이루어진다.

예산과정은 정치적인 투쟁과정이며 합리적인 자원배분을 위한 과학적 · 체계적 과정이자 동태적(신축적) · 순환적 과정을 거치는 것이 예산과정의 특징이다. 일례로 예산을 요구하는 보건복지부(중앙관서)는 더 많은 예산을 소비하는 소비자로서, 중앙예산기관(기획재정부)은 예산을 대폭 삭감하기 위해서, 보건복지부장관(중앙관서의 장)은 보건복지의 수문장으로서 자신의 목표를 달성하고자 투쟁하며, 국회는 국가예산의 감시자로서의 역할을 수행하는데 이는 치열한 정치적 투쟁과정이라고 할 수 있다.

1) 예산편성

(1) 개념

예산의 편성이란 정부가 다음 회계연도에 수행할 정책 · 사업을 금액으로 표시한 계획을 작성하는 과정을 말한다. 즉 각 중앙관서에서 다음 회계연도의 예산요구서를 작성하여 중앙예산기관(기획재정부)에 제출하고, 중앙예산기관이 그것을 사정하여 행정부의 종합예산안을 작성하는 절차라고 볼 수 있다. 예산 총액은 주로 예산편성 과정에서 확정되므로 다양한 정치집단들은 이 과정에서 보다 많은 예산을 확보하기 위한 정치적 투쟁이 전개된다.

(2) 예산안 편성과정

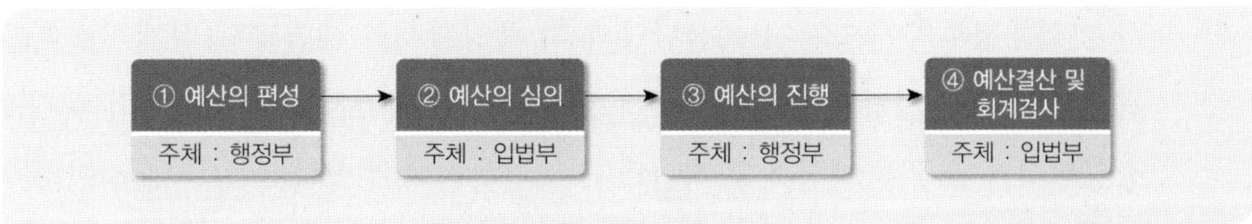

가) 사업계획서 제출(각 중앙관서 → 기획재정부장관)

각 중앙관서의 장은 매년 1월 31일까지 당해 회계연도부터 5회계연도 이상의 기간 동안의 신규 사업 및 기획재정부장관이 정하는 주요 계속사업에 대한 중기사업계획서를 기획재정부 장관에게 제출하여야 한다. 중앙관서라 함은 헌법 또는 정부조직법, 그 밖의 법률에 따라 설치된 중앙행정기관을 말한다. 그리고 국회사무총장, 법원행정처장, 헌법재판소 사무처장 및 중앙선거관리위원회 사무총장은 중앙관서의 장으로 본다.

나) 예산편성 지침과 기금운용계획 작성지침 통보(기획재정부장관 → 각 중앙관서)

기획재정부장관은 예산안 편성지침과 기금운용계획안 작성지침을 매년 4월 30일까지 국무회의 심의와 대통령의 승인을 받아 각각 중앙관서의 장 및 기금관리주체에게 통보하여야 한다. 그리고 기획재정부장관은 예산편성지침을 국회 예산결산특별위원회에 보고해야 한다. 예산편성지침을 국회에서 예산을 심의할 때 주요 참고자료로 활용하기 위해서이다.

다) 예산요구서의 작성 및 제출(각 중앙관서 → 기획재정부장관)

각 중앙관서는 예산편성지침과 지출한도액을 통보받으면, 예산편성지침에 따라 그 소관에 속하는 다음연도의 세입세출예산, 계속비, 명시이월비 및 국고채무부담행위 요구서를 작성해 6월 30일까지 기획재정부장관에게 제출해야 한다.

라) 예산의 사정(review)(기획재정부)

각 중앙관서의 예산요구서가 기획재정부에 제출되면 기획재정부 장관은 예산을 사정한다. 기획재정부의 예산사정은 7월부터 9월까지 계속된다. 예산사정은 예산요구서를 검토하는 것을 말하는데, 이 과정에서 사업의 타당성과 우선순위, 대통령의 공약사항, 정책의지 등이 반영되고 예산관련 여러 이해관계가 조정된다. 각 중앙관서의 예산안 요구는 항상 과대한 경우가 대부분이다. 즉 삭감을 전제로 예산안을 제출하기 때문에 항상 기획재정부의 중앙관서 예산담당과 각 중앙관서의 예산담당(실제적으로는 각 중앙관서 사업부서 담당) 간의 힘겨루기가 상존한다. 따라서 기획재정부의 예산사정도 각 중앙관서가 요구한 예산액을 삭감하고 조정하는데 주력하고 있는 실정이다. 기획재정부는 예산요구서에 담긴 사업계획을 분석 · 조정하고 그 소요예산액의 산출작업을 하며, 이에 예산규모의 전망과 재정사정을 고려하여 종합적으로 예산안을 사정한다.

마) 정부예산안의 확정 및 국회제출(기획재정부 → 국무회의 → 대통령 → 국회)

사정된 예산안(기획재정부안)은 국무회의의 심의를 거쳐 대통령의 승인을 얻음으로써 정부예산안으로 확정되며, 확정된 이 정부예산안은 회계연도 개시 90일전(10월 2일)까지 국회에 제출하여야 한다(헌법 제54조, 국가재정법 제33조).

2) 예산의 심의

(1) 개념

행정부에서 편성된 예산은 국회에 제출된다. 제출된 예산안이 국회의 심의를 거쳐 통과되면 확정된다. 예산의 심의란 의회가 행정부에서 수행할 사업계획의 효율성을 검토하고 예산을 확정하는 것이다. 국회가 예산을 심의한다는 것은 국가기획 및 사업계획의 수준을 결정하고, 정부의 재정규모와 지출예산의 총액을 확정하며, 행정부를 통제 · 감독하는 기능을 수행하고, 한정된 재원의 합리적 배분이라는 성격을 갖는다.

(2) 예산의 심의 과정

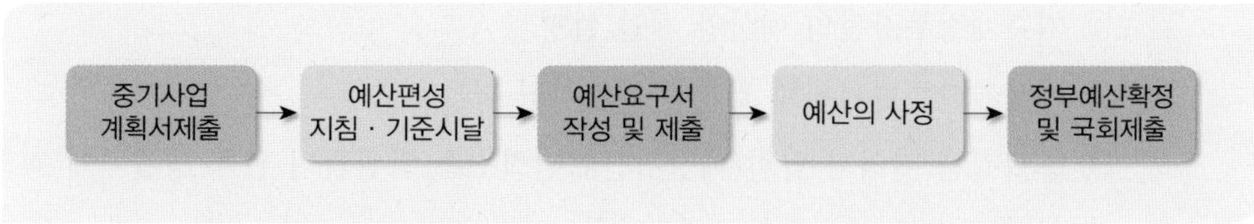

가) 본회의 시정연설

예산안이 국회에 제출되면 본회의에서 대통령의 시정연설과 기획재정부장관의 예산안 제안설명이 행하여진다. 시정연설은 정치 · 경제 · 사회 등 국정전반에 대한 대통령의 시각과 정책의지가 담겨 있다. 이때 보통 대정부질의와 국정감사가 이루어진다. 국정감사의 목적은 국정운영을 감사하여 그 결과를 새해 예산심의에 반영시키는데 있다(조계표, 2004). 국정감사는 매년 9월 10일부터 20일간 행한다(여야간의 조정으로 일정조정 가능). 따라서 시기적으로 보면 대통령의 시정연설보다 국정감사가 먼저 실시되는 편이다.

나) 상임위원회 예비심사

본회의에서 시정연설이 끝나면 예산안은 소관 상임위원회(보건복지부는 보건복지위원회)로 회부되어 예비심사를 받게 된다. 예비심사는 소관 상임위원회에서 소관 부처장관의 정책설명을 들은 후 의원들이 정책질의를 하는 순서로 진행된다. 그리고 부처별 심의나 계수조정을 위한 소위원회가 구성되고, 소위원회의 결정은 소관 상임위원회의 의견이 되어 국회의장에게 보고된다. 국회의장은 정부예산안에 상임위원회 예비심사보고서를 첨부해 이를 예산결산특별위원회에 회부한다.

다) 예산결산특별위원회 종합심사

각 상임위원회의 예비심사를 거친 후 예산결산특별위원회의 심사를 거친다. 예산안을 종합 · 조정하기 위해서 계수조정위원회를 구성하고 구체적인 심사를 한다. 계수조정위원회는 가장 실질적인 심의과정이며 치열한 로비가 동반된다. 일반적으로 소위원회의 수정안이 예산결산특별위원회안으로 채택된다. 예산결산위원회의 종합심사는 구체적으로 아래의 순서를 밟는다. 이는 상임위원회 예비심사 과정과 유사하다.

① 기획재정부장관의 예산안 제안 설명
② 예산결산특별위원회 소속의 전문위원 검토보고
③ 종합정책 질의와 답변(예산결산위원회소속 의원들이 관계 장관에게 질의하고 장관이 답변한다)
㉣ 부처별 예산안 심의와 계수조정 : 계수조정 작업은 예산안 조정 소위원회가 구성되어 행해진다. 소위원회는 보통 14~15인으로 구성되며 국회예산결정에서 소위원회의 권한은 막강하다.
㉤ 예산결산특별위원회 전체회의 의결(소위원회의안이 예결위 전체회의에 보고되면 거의 수정없이 채택되는 것이 관례임)

라) 본회의 의결

예산결산특별위원회의 종합심사가 끝나면 사실상 예산심의는 종결된 것이다. 그러나 형식적으로나마 본회의에서 의결을 거쳐 예산안 심의를 종결짓는다. 국회가 예산안을 회계연도 개시 전까지 확정시키지 못하였을 경우에는 준예산에 의하여 예산을 집행한다.

3) 예산의 집행

(1) 개념

예산의 집행이란 예산이 심의 · 확정된 후 예산에 계상된 세입세출 뿐만 아니라 예산이 성립한 후 일어나는 세입 · 세출 전부를 포함한 정부의 모든 수입과 지출을 실행하는 행위를 의미한다. 예산집행은 배정 → 재배정 → 지출원인행위 → 지출의 순서로 행해진다.

예산의 배정 → 예산의 재배정 → 지출원인행위 → 지출

(2) 예산집행상의 재정통제 방안

국회에서 확정된 예산은 입법부 의도를 계수적으로 표현한 것이다. 그러므로 행정부는 입법부의 의도를 구현하기 위해서 의회의 의결을 거친 금액과 사업의 범위 내에서만 예산을 집행해야 한다. 즉 행정부는 의회에서 결정한 한계를 존중하고 준수해야 한다. 이를 위한 예산집행의 주요 통제장치를 보면 다음과 같다.

가) 예산의 배정(기획재정부장관 → 각 중앙관서)

예산의 배정은 예산집행의 첫 단계이다. 예산집행을 위한 실행계획으로서 사업계획의 실현을 위해서 자금을 할당하는 절차이다. 즉 기획재정부장관이 예산배정 계획과 자금계획을 수립해 국무회의 심의와 대통령의 승인을 얻은 후 예산집행이 이루어진다. 따라서 각 중앙관서의 장은 예산이 확정된 후 사업운영계획 및 이에 따른 세입세출예산 등이 포함된 예산배정요구서를 기획재정부 장관에게 제출하여야 한다(국가재정법 42조).

나) 예산의 재배정(각 중앙관서 → 산하기관)

중앙관서에 대한 예산배정이 끝나면 이어서 중앙관서의 장은 예산배정의 범위 안에서 예산지출 권한을 산하기관에 위임하는 절차를 이행하는데 이를 예산재배정이라 한다. 예산의 재배정은 각 중앙관서의 장이 각 산하기관의 예산집행 상황을 감독 · 통제하고 재정적 한도를 엄수하는데 목적이 있다.

다) 지출원인행위와 지출

지출원인행위란 지출의 원인이 되는 계약 또는 기타의 행위를 말한다. 지출원인행위는 예산의 금액 내에서 해야 하며, 보고 · 내부통제 등이 예산집행과정에서 이루어진다. 지출이란 세출예산의 사용결정으로부터 부담한 채무를 이행하기 위해서 수표를 발행하고 현금을 지급하기까지의 일체의 행위를 말한다.

라) 정원과 보수의 통제

행정기관의 정원과 보수는 매년 증가되는 추세에 있다. 인건비는 예산에서 큰 비중을 차지하므로 이에 대한 통제는 재정통제의 매우 중요한 수단이다. 공무원의 정원과 보수를 변경할 때는 해당 부서뿐 아니라 안전행정부와 기획재정부의 협의가 필요하다.

마) 국고채무부담행위의 통제

국고채무부담행위는 국가가 빚을 지는 것이다. 국가재정법 제25조는 '국가는 법률에 따른 것과 세출예산 금액 또는 계속비 총액의 범위 안의 것 외에 국가가 채무를 부담하는 행위를 할 때는 미리 예산으로써 국회의 의결을 얻어야 한다'라고 규정하고 있다. 국고채무부담행위는 정부가 예산 외에 무책임하게 채무부담행위를 하는 것을 방지하기 위하여 미리 예산으로서 국회의 의결을 얻도록 함으로써 엄격한 통제를 가하고 있다. 국고채무부담행위는 수년에 걸친 건물이나 대지의 임대 등과 같이 계약연도와 지출연도가 다를 경우에 대비하여 국가가 부담하는 채무에 대하여 국회의 사전 동의를 얻어 둔다는 점에서 예산집행의 신축성과도 관련이 있다.

(3) 예산집행의 신축성 유지

예산집행의 신축성은 예산이 성립된 후에 일어나는 사정변동에 적응하고 예산을 효율적으로 관리 · 집행하기 위하여 세출예산을 지출목적 이외에 사용하거나, 정하여진 금액을 초과하여 사용하거나, 또는 다음 회계연도로 넘겨서 사용할 수 있게 하는 것을 말한다.

가) 예산의 이용(移用)과 전용(轉用)

예산의 이용이란 입법과목인 장 · 관 · 항간의 상호융통을 말한다. 예산의 각 항목을 성질별로 장(章) · 관(款) · 항(項) · 세항(細項) 및 목(目)으로 구분할 때 기관별, 장, 관, 항의 예산은 국회의 의결대상이기 때문에 입법과목이라 하며, 항을 다시 구분한 세항 과목은 행정부의 재량에 맡겨져 있기 때문에 행정과목이라고 한다. 예산의 이용은 입법과목이기 때문에 원칙적으로 허용되지 않지만 예산집행상 필요에 의해서 미리 예산으로서 국회의 의결을 얻었을 때는 기획재정부장관의 승인을 얻어 이용하거나 기획재정부장관이 위임하는 범위 안에서 자체적으로 이용할 수 있다. 이용의 범위는 인건비, 공공요금, 기관운영비, 국공채원리금상환 등에 국한되고 있다(윤영진, 2008).

예산의 전용이란 행정과목인 세항 · 목 사이의 상호융통을 말하며 국회의 사전승인까지는 필요하지 않으나 기획재정부장관의 승인을 요한다.

나) 예산의 이체(移替)

예산의 이체란 정부조직 등에 관한 법령의 제정 · 개정 또는 폐지로 인하여 그 직무권한에 변동이 있는 경우 예산집행에 관한 책임소관을 변경시키는 것이다. 이체는 당해 중앙관서의 장의 요구에 의해 기획재정부장관이 하게 되며 예산의 이용 또는 전용을 수반하는 경우가 많다.

다) 예산의 이월(移越)

당해 연도 내에 사용하지 못한 예산을 다음 연도의 예산으로 넘겨 사용하는 것을 말한다. 회계연도 독립의 원칙의 예외이다. 이에는 명시이월(明示移越)과 사고이월(事故移越)이 있다.

명시이월은 세출예산 중 연도 내에 그 지출을 필하지 못할 것이 예측될 때에는 미리 국회의 승인을 얻어 다음 연도에 사용하는 제도이다. 사고이월은 지출원인행위를 하고 불가피한 사유(불의의 재해, 관급자재의 지급 지연 등)로 인하여 연도 내에 지출하지 못한 경비와 지출원인행위를 하지 아니한 부대경비의 금액에 한하여 인정된다. 한번 사고이월한 경비는 다음 연도에 사고이월하는 것이 허용되지 않는다.

라) 예비비(豫備費)

예비비란 예측할 수 없는 예산 외의 지출 또는 예산초과 지출에 충당하기 위해서 계상된 경비로서 총액으로 국회의 의결을 얻어야 한다. 각 중앙관서의 장은 예비비의 사용을 필요로 하는 경우에는 그 이유, 금액을 명백히 한 명세서를 작성하여 기획재정부장관에게 제출한다. 기획재정부장관은 각 관서가 예비비가 필요하다고 인정될 때에는 예비비 사용서를 작성하며 국무회의의 심의를 거쳐 대통령의 승인을 얻어 사용한다.

마) 계속비(繼續費)

계속비란 완성에 수년간 요하는 공사나 제조 및 연구개발사업에서는 경비의 총액과 연부액(年賦額)을 정하여 미리 국회의 의결을 얻은 범위 내에서 수 년도에 걸쳐 지출할 수 있는 경비를 말한다. 회계연도독립의 원칙 예외가 된다.

이 외에도 예산집행의 신축성을 유지하기 위한 제도로는 국고채무부담행위, 수입대체경비, 총액계상 예산, 추가경정예산 등이 있다.

4) 결산 및 회계검사

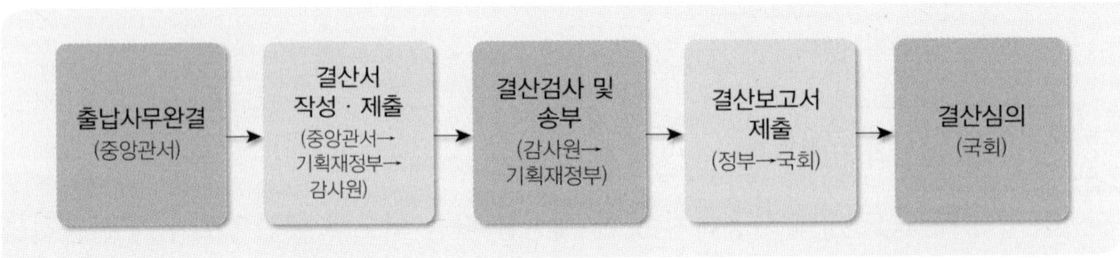

(1) 예산의 결산

가) 개념

한 회계연도 동안의 수입과 지출의 실적을 확정적 계수로서 표시하는 행위이며, 정부의 수입과 지출에 관한 사후적 재무보고이며, 회계검사를 받기 위하여 회계기록과 자료를 정리하는 활동이다. 정부의 책임을 해제시키고 감사원의 권한이 발동하는 계기가 된다. 결산은 행정부와 입법부의 결산절차로 나누어 진행된다.

나) 결산의 과정

(가) 출납정리 기한 및 출납사무 완결(각 중앙관서)

결산을 위해서는 세입금의 수납과 세출금의 지출 및 지급을 완결해야 하는데 이를 출납정리기한이라 한다. 정부의 세입 · 세출에 관한 출납사무는 다음연도 2월 10일까지 완결해야 한다(국고금관리법 제4조의2).

(나) 결산서의 작성 및 제출(각 중앙관서 장 → 기획재정부장관 → 감사원장)

각 중앙관서의 장은 매 회계연도마다 그 소관에 속하는 세입세출결산보고서, 계속비 결산보고서, 통합재정수지보고서, 국가채무관리보고서, 성인지결산서 등을 작성해 다음 연도 2월 말일까지 기획재정부장관에게 제출하여야 한다.

기획재정부장관은 회계연도마다 세입세출결산보고서와 예비금사용총괄명세서, 성과 보고서 등의 결산을 작성하여 국무회의의 심의를 거친 후 대통령의 승인을 얻어 다음연도 4월 10일까지 감사원에 제출한다.

(다) 감사원의 결산검사 · 송부(감사원장 → 기획재정부장관)

감사원은 기획재정부로부터 결산에 관한 서류를 제출받으면 결산에 대한 검사 · 확인을 한다. 감사원은 결산의 검사 및 확인이 끝나면 검사보고서를 5월 20일까지 기획재정부장관에게 다시 송부한다.

(라) 결산보고서의 국회제출(정부 → 국회)

정부는 감사원의 검사를 거친 결산 및 첨부서류를 다음연도 5월 31일까지 국회에 제출한다.

(마) 국회의 결산심의(국회)

국회는 예산심의와 동일한 절차를 밟아 결산을 심의 · 의결한다. 그 동안 형식적이었던 국회의 결산기능을 강화하기 위해 국회법을 개정하여 정부 또는 해당기관의 위법 또는 부당한 사유가 있는 경우에는 변상, 징계조치 등의 시정을 요구하고 그 결과를 국회에 보고하게끔 하고 있다. 국회가 결산을 심의한 결과 정부에 대한 어떠한 책임추궁을 결정하더라도 그것은 국회의 정부에 대한 정치적 효과만 발생하게 되며, 감사원의 회계검사에 의해 확인된 결산이 변동되는 것은 아니다(윤영진, 2008).

(2) 회계검사(audit)

가) 개념

회계검사는 예산과정 중 마지막으로 수행되는 과정으로 조직의 재정적 활동 및 그 수입 · 지출의 결과에 관하여 사실을 확증 · 검증하는 행위를 의미한다. 즉 회계검사는 회계기록을 대상으로 하며, 제3자가 하여야 하며, 회계기록의 정확성 여부에 관한 검증절차이며, 회계기록의 적정성 여부에 관한 비판적 검증으로서 검사자의 의견이 표시되어야 한다. 회계검사는 예산집행에 대한 사후통제이지만 가장 강력하고 본격적인 통제이다(백완기, 2000).

나) 회계검사의 종류

회계검사의 종류에는 여러 가지로 구분할 수 있다. 시기에 따른 분류(사전검사와 사후검사), 검사범위에 따른 분류(정밀검사와 발췌검사), 방법에 따른 분류(일반검사, 상업적 검사, 종합검사), 장소에 따른 분류(서면검사와 현장검사), 검사주체에 따른 분류(내부검사와 외부검사) 등으로 나눌 수 있다.

다) 우리나라 회계검사기관

표 6-5 예산 · 결산과정 순기

단 계		기한
예산과정	중기사업계획서(예산 · 기금) 제출 (중앙관서 장 · 기금관리 주체→기획재정부장관)	1월 31일
	예산편성지침/기금운용계획 작성지침통보(기획재정부장관→중앙관서 장→기금관리주체)	4월 30일
	예산요구서/기금운용계획의 제출 (중앙관서 장 · 기금관리 주체→기획재정부장관)	6월 30일
	예산안/기금운용계획의 국회제출	회계연도 개시 90일 전
결산과정	결산보고서 제출(중앙관서의 장→기획재정부장관)	다음 연도 2월 말
	결산서 제출(기획재정부 장관→감사원)	다음 연도 4월 10일
	결산검사보고서 송부(감사원→기획재정부 장관)	다음 연도 5월 20일
	결산의 국회제출	다음 연도 5월 31일

우리나라의 회계검사기관은 감사원이다. 감사원은 국가의 세입 · 세출의 결산, 국가 및 법률이 정한 단체의 회계검사와 행정기관 및 공무원의 직무에 관한 감찰을 하기 위하여 대통령소속하에 설치된 헌법기관이다. 하지만 회계검사원인 감사원이 독립성을 충

분히 살리지 못하는 지위에 있고, 감사보고서를 처리하여 처벌을 할 수 있는 장치가 부족하다. 또한 현장검사에 치중하여 건수적발주의가 관행이 되고 있고 감사업무가 과다하여 회계검사의 획일성과 복잡성을 초래하여 행정능률을 저하시키고 있다.

지금까지 살펴본 예산과정과 결산과정을 일정별로 요약하면 표 6-16과 같다.

6. 우리나라 보건재정 현황

우리나라 보건복지의 재정 범위를 한마디로 정의하기는 어렵다. 하지만 재정이 정부의 재원조달 및 지출활동이라고 한다면 보건복지재정은 보건복지의 목표달성을 위해 재원을 조달하고 이를 지출하는 보건복지 부문의 경제라고 할 수 있다. 따라서 보건복지재정을 광의적으로 보면 보건복지 목표달성을 위한 일반회계예산, 특별회계예산 뿐만 아니라 각종 기금 등을 포함하는 개념이다. 즉 보건의료분야(보건, 의료, 식품, 의약품, 연구개발 등), 사회분야(기초생활보장, 사회복지서비스, 국민연금 등), 의료보장분야(건강보험, 의료급여 등)에 투입 · 관리되는 각종 재원을 의미한다고 볼 수 있다.

따라서 보건재정을 살펴보기 위해 보건복지부 예산규모를 우선 살펴보고, 보건복지 관련 기금(국민연금기금, 건강증진기금, 응급의료기금)의 일반현황 및 건강보험재정에 대하여 간략하게 기술하고자 한다.

1) 보건복지부 소관 기금재정

보건복지부소관 기금은 국민연금기금, 국민건강증진기금, 응급의료기금이 있다. 각각의 기금에 대한 근거법률은 국민연금법, 국민건강증진법, 응급의료에 관한 법률 등이다. 여기서는 이 세 가지 기금의 운용방향과 자금운용에 대해 간략하게 살펴보고자 한다. 여기서는 가급적 재정과 관련 없는 사항은 언급하지 않기로 한다.

(1) 국민연금기금

가) 국민연금 적용현황

국민연금은 소득활동을 하는 사람이 조금씩 보험료를 납부하였다가 나이가 들거나,

갑작스런 사고나 질병으로 사망 또는 장애를 입어 소득활동이 중단된 경우, 본인이나 유족에게 연금을 지급함으로써 안정된 생활을 할 수 있도록 해주는 소득보장제도이다. 또한 국민연금은 보험의 원리를 도입하여 만든 사회보험의 일종으로서 민간보험과는 달리 국민 모두가 강제가입해야 하고 보험료율과 연금지급에 대한 내용도 법률로 정하여진 공적 연금제도로서 국가의 책임아래 운영하고 있다.

이러한 국민연금제도는 경제발전으로 평균수명은 연장된 반면 핵가족화로 노인부양의식이 약화됨에 따라 노후소득보장을 사회적으로 해결하기 위해 1988. 1. 1부터 시행되었다. 국민연금제도는 도입시 상시 10인 이상의 근로자를 사용하는 사업장에 대하여 실시되었으며, 그 후 1992년 1월부터는 5인 이상으로 확대되고 1995년 7월부터는 농어촌지역주민에게까지 확대하였으며 1999년 4월부터는 도시지역 주민에게까지 확대함으로써 전국민연금시대가 개막되었으며 2003년 7월부터는 임시 일용직 및 5인 미만 사업장근로자를 지역가입자에서 사업장 가입자로 단계적으로 전환하였고 2006년 1월부터는 당연적용 사업장은 근로자 1인 이상 사업장으로 확대되었다.

국민연금의 가입대상자는 국내에 거주하는 18세 이상 60세 미만의 국민(외국인 포함)으로 하되, 특수한 신분으로 별도의 연금에 가입하고 있는 공무원, 군인, 사립학교 교직원 등은 제외된다. 국민연금가입자는 사업장가입자와 지역가입자, 임의가입자 및 임의계속가입자로 구분된다.

사업장가입자는 국민연금에 가입된 사업장의 18세 이상 60세 미만의 사용자와 근로자로서 국민연금에 가입된 자를 말한다. 1인 이상의 근로자를 사용하는 사업장 또는 주한외국기관으로서 1인 이상의 대한민국 국민인 근로자를 사용하는 사업장에서 근무하는 18세 이상 60세 미만의 사용자와 근로자는 당연히 사업장가입자가 된다.

지역가입자는 사업장가입자가 아닌 18세 이상 60세 미만의 당연 적용 가입자로서 1995년 7월부터 군 지역 거주자 및 농어민에게 적용되어 오다가 1999년 4월부터는 도시지역 주민에게까지 확대 적용하고 있으며, 임시 · 일용직 및 5인 미만 사업장근로자를 2003년 7월부터 지역가입자에서 사업장 가입자로 단계적으로 전환시켰다. 이에 따라, 2006년부터 1인 이상 상시근로자를 둔 사업장은 당연적용사업장으로 전환하였다.

임의가입자는 사업장가입자와 지역가입자는 아니지만, 희망에 따라 국민연금에 가입한 경우를 말한다. 다른 공적연금에서 퇴직연금 등을 수급할 수 있는 자, 공적연금 가입자 및 수급자의 무소득배우자 등이 가입을 희망하여 국민연금에 가입한 경우이다.

임의계속가입자는 60세 이후에 본인의 희망에 따라 65세가 될 때까지 신청하여 국민연금에 가입한 자로, 과거에는 가입기간이 20년 미만인 가입자로서 60세가 된 자만 가입이 가능하였으나 2011년 6월부터는 보험료 납부 사실이 없는 자, 노령연금수급자, 가입기간 10년 미만으로 반환일시금을 지급받은 자를 제외하고 가입이 가능하도록 가입요건을 완화하였다. 이를 정리하면 아래와 같다.

표 6-9 가입종별 가입자 구분

종별	가입요건
사업장가입자	• 근로자 1인 이상 사용하는 사업장에 종사하는 18세 이상 60세 미만의 근로자와 사용자
지역가입자	• 18세 이상 60세 미만인 자로서 사업장가입자가 아닌 자
임의가입자	• 국내에 거주하는 18세 이상 60세 미만의 국민으로서 사업장 가입자 및 지역가입자에 해당하지 않은 자로서 공단에 신청을 하여 가입된 자 예) 국민연금 당연적용대상자의 무소득 배우자 등
임의계속가입자	• 60세 미만 도달 당시 가입자 또는 가입자였던 자 ※ 연금보험료 납부하지 않은 자, 노령연금 수급권자, 60세 도달 당시 가입 기간 10년 미만으로 반환일시금을 받은 자 제외

납부예외자(국민연금법 제91조)

– 사업장가입자 또는 지역가입자로서 아래의 경우에 해당하는 자

· 사업 중단, 실직 또는 휴직 중인 경우

· 병역의무를 수행하는 경우

· 학교에 재학 중인 경우

· 교정시설, 보호감호시설, 치료감호시설에 수용 중인 경우

· 1년 미만 행방불명된 경우

· 자연재해대책법 등에 의한 보조 또는 지원의 대상이 된 경우

· 재해나 사고에 의한 질병이나 부상으로 3개월 이상 입원한 경우

나) 국민연금기금 운용의 기본방향

국민연금의 관리운용주체는 보건복지부장관이 관리 · 운용하되, 업무의 일부를 국민연금공단에 위탁하여 운영하고 있다. 국민연금 기금운용의 원칙은 ① 수익성, ② 안정성, ③ 공공성을 그 원칙으로 하고 있다. 수익성은 연금기금에 주어진 허용위험 범위 내에서 기금운용수익을 극대화하는 것을 의미하며, 안정성은 연금기금이 장래의 급여에 대한 책임준비금으로서 장기적 안전성이 보장되도록 운용하는 것을 의미한다. 마지막으로 공공성은 장기적 안정성을 해치지 않는 범위 내에서 공공 · 복지 부문에 투자하는

것을 의미한다.

국민연금기금에 대한 운용계획의 변경을 살펴보면 주요항목별 지출금액의 2/10을 초과하여 변경하려면, 기획재정부 협의와 기금운용위원회 및 국무회의의 심의를 거쳐 대통령의 승인을 얻은 후 국회에 제출하여 승인을 얻은 후 변경할 수 있다. 2/10범위 내에서 주요항목내의 세부항목간 지출금액을 변경할 경우에는 기금운용위원회의 심의 · 의결만 얻으면 변경이 가능하다.

다) 국민연금기금 조성 현황

국민연금기금은 국민연금사업에 필요한 재원을 원활히 확보하고 국민연금가입자를 위한 노령연금, 장애연금, 유족연금 등의 지급에 충당하기 위한 목적으로 실시하고 있다.

(2) 국민건강증진기금

1995년 1월 5일 제정되고 1995년 9월 1일부터 시행된 국민건강증진법에 따라 설치된 국민건강증진기금은 국민건강증진사업의 원활한 추진에 필요한 재원을 확보하기 위함을 그 목적으로 한다. 즉 국민건강증진기금의 사업목표는 사전예방적 건강관리 및 질병의 조기발견 · 관리를 위한 사업을 추진하고 건강생활을 실천할 수 있는 여건을 조성함으로써 국민의 건강증진을 도모함을 그 목표로 한다.

국민건강증진기금의 운용방향을 살펴보면 다음과 같다.

① 건강증진을 위한 사전예방적 건강투자 확대
② 금연 · 절주 · 비만 · 영양개선 등 건강에 유익한 개인 생활습관을 갖도록 건강생활 실천사업에 투자 확대
③ 신생아, 영유아, 청소년, 노인 등 각 생애주기 특성에 맞는 건강검진 및 질병예방 프로그램 개발 지원과 주요 만성질환에 대한 국가 관리체계 구축 운영
④ 노인 · 암환자 · 희귀난치성질환자 등 저소득 취약계층에 대한 의료비 지속 지원
⑤ 보건소 등 공공보건사업 추진체계를 강화하고 R&D사업 및 공공보건 의료시설 건립비 지원 등 보건의료분야 인프라 확충
⑥ 국민건강보험재정 안정을 위한 건강보험급여비 지원

국민건강증진법(제25조)에 의한 기금의 사용범위를 보면, ① 금연교육 및 광고 등 흡연자를 위한 건강관리사업, ② 건강생활의 지원사업, ③ 보건교육 및 그 자료의 개발, ④ 보건통계의 작성 · 보급과 보건의료관련 조사 · 연구 및 개발에 관한 사업, ⑤ 질병의 예방 · 검진 · 관리 및 암의 치료를 위한 사업, ⑥ 국민영양관리사업, ⑦ 구강건강관리사업, ⑧ 시 · 도지사 및 시장 · 군수 · 구청장이 행하는 건강증진사업, ⑨ 공공보건의료 및 건강증진을 위한 시설 · 장비의 확충, ⑩ 기금의 관리 · 운용에 필요한 경비, ⑪ 그 밖에 국민건강증진사업에 소요되는 경비로서 대통령령이 정하는 사업 등으로 규정하고 있다.

건강증진정책 및 건강증진사업과 관련된 주요사항을 심의하기 위하여 보건복지부에 '국민건강증진정책심의위원회'(위원장 : 보건복지부차관; 위원 : 10인 이상 15인 이내)를 설치하여 운영하고 있다. 위원회는 국민건강에 관한 기본시책 및 기금사업의 계획 및 시행에 대한 평가, 기타 주요 건강증진시책 등에 대한 보건복지부장관의 자문기구이다.

(3) 응급의료기금

응급의료기금은 응급의료를 효율적으로 수행하기 위하여 조성되는 기금이다. 응급의료 기금의 사업목표는 응급의료체계의 구축을 통해 예방 가능한 응급환자의 사망률 감소에 있다.

응급의료기금의 조성은 ① 국민건강보험법에 의한 요양기관의 업무정지에 갈음하여 보건복지부장관이 요양기관으로부터 과징금으로 징수하는 금액 중 국민건강보험법의 규정에 의하여 지원하는 금액, ② 응급의료와 관련되는 기관 및 단체의 출연금 및 기부금, ③ 정부의 출연금, ④ 기타 기금의 운영에 의하여 생기는 수익금 등으로 마련된다.

응급의료기금의 사용은 ① 응급환자의 진료비 중 미수금의 대지급(代支給), ② 응급의료기관등의 육성 · 발전과 의료기관의 응급환자 진료를 위한 시설 등의 설치에 필요한 자금의 융자 또는 지원, ③ 응급의료 제공체계의 원활한 운영을 위한 보조사업, ④ 대통령령으로 정하는 재해 등이 발생하였을 때의 의료 지원, ⑤ 구조 및 응급처치 요령 등 응급의료에 관한 교육 · 홍보 사업, ⑥ 응급의료의 원활한 제공을 위한 자동제세동기 등 응급장비의 구비 지원, ⑦ 응급의료를 위한 조사 · 연구 사업, ⑧ 기본계획 및 지역응급의료시행계획의 시행 지원 등에 사용된다.

3) 건강보험재정

건강보험이 안정적으로 운영되기 위해서는 보험재정의 수입과 지출이 균형을 이루어야 한다. 이는 가입자가 부담하는 적정수준의 보험료와 국고지원금을 포함한 수입 범위 내에서 지출이 이루어져야 함을 의미한다.

이에 따라, 1977년 의료보험제도가 도입된 이후 보건의료기술의 발전과 더불어 소비자인 국민의 의료욕구도 증가하고 있으며, 이러한 사회적 여건의 변화 추세는 필연적으로 의료비 지출증가를 초래하게 되어 국민의 부담도 증가할 수밖에 없게 되었다.

보험재정은 1998년 10월 이전까지는 227개의 지역의료보험조합, 1개의 공무원 및 사립학교 교직원의료보험관리공단, 142개의 직장의료보험조합으로 각각 운영하여 왔으나 1998년 10월 1일 국민의료보험관리공단의 출범으로 지역의료보험이 하나의 재정으로 통합되었다.

이후 2000년 7월 1일에 139개의 직장의료보험조합을 통합하여 단일보험자인 국민건강보험공단이 출범하였으며, 보험재정은 지역, 직장, 공무원 및 교직원 보험재정별로 구분 · 계리하여 운영되었다.

국민건강보험법에 따라 2001년 1월 1일에는 직장보험재정과 공무원 및 교직원 보험재정을 통합하고, 2003년 7월 1일에는 보험재정이 완전 통합하였다.

4) 건강보험 국고 지원

건강보험에 대한 국고 지원은 1988년 지역의료보험 도입 당시에는 직장가입자와 달리 사용자가 별도로 존재하지 않는 지역가입자 보험료의 1/2을 지원한다는 취지에서 출발하였으며, 이러한 이유로 2006년 말 건강보험법 개정 이전까지 지역 재정에 대한 일정률지원 방식을 유지하였다.

1998년 10월 의료보험통합 이전에는 보험급여비와 관리운영비의 일부를 조합별로 지원하였으며, 2002년에는 국민건강보험재정건전화특별법 제정으로 지역가입자에 대한 보험급여 비용과 지역가입자의 건강보험사업에 대한 운영비의 40%로 법제화되었다. 또한, 2002년부터 건강증진기금에서 나머지 10%를 지원토록 함으로써 지역 재정에 대한 1/2지원의 취지를 명확히 하였다. 이후 2005년에는 지원율이 국고 35%, 건강증진기금 15%로 조정되었다.

한시법이었던 국민건강보험재정건전화특별법이 2006년 말 만료됨에 따라 관계부처 협의 등을 거쳐 2007년도부터는 2011년까지 한시적으로 당해년도 보험료 예상수입액의 14%에 상당하는 금액을 국고에서, 6%에 상당하는 금액(단, 담배부담금 예상수입액의 65% 상한)을 국민건강증진기금에서 지원하도록 국민건강보험법을 개정 공포('06.12.30)하였다.

동 개정으로 국고 지원액은 기존의 가입자의 급여비와 운영비 지원 이외에 취약계층에 대한 보험료 경감에 사용토록 하여 의료사각지대를 해소하는 데 기여하도록 하였고, 국민건강증진기금 지원액 역시 기존의 노인급여비 이외에 흡연으로 인한 질병의 급여비 및 건강검진 등 건강증진사업에 사용토록 하여 기금의 설치목적에 부합하도록 개선하였다. 또한 2011년 한시조항 만료 이후 건강보험에 대한 국고지원 지속을 위하여 2016년까지 현행 지원방식으로 국고지원을 지속한다는 내용의 관련 법안을 개정하였다.

7. 물류관리

1) 물류관리의 개념

(1) 물류관리의 개념

병원의 물류관리는 물자계획(필요물품의 품목과 양을 결정)에 따라 구매한 후 재고 및 창고관리를 거쳐 필요한 부서에 배송 · 공급하고 건강보험공단에 신청할 수가를 산정하며 이를 사용하고 폐기하는 것에 이르는 물품의 병원 내 전체 흐름의 관리를 말한다. 물류관리의 목적은 원하는 물품을 적정시기에, 최적의 비용으로 매번 제공하는 것이다. 병원물류관리에서 다루는 항목들은 아래와 같다.

(2) 물류관리의 중요성

최근 병원의 기능이 점차적으로 확대되고 다양화되어감에 따라 환자의 진료에 필요한 위생재료와 의료소모품, 급식재료 및 시설기자재 등 병원에서 사용하는 물자구매예산의 규모가 날로 증가하고 있다. 원래 병원의 환자진료가 인간생명을 다루는 긴박하고도 예측하기 곤란한 상황이 빈번하게 발생하는 특성에 비추어 볼 때 물자절약의 차원을 넘어 필요한 물자를 우선적으로 공급함으로써 환자진료의 유효성을 제고하는 병원물자관리가 필요하고 오늘날 병원관리에 있어서 중요한 요소가 된다.

2) 병원물류관리의 특징

그림 6-3 물류관리의 흐름

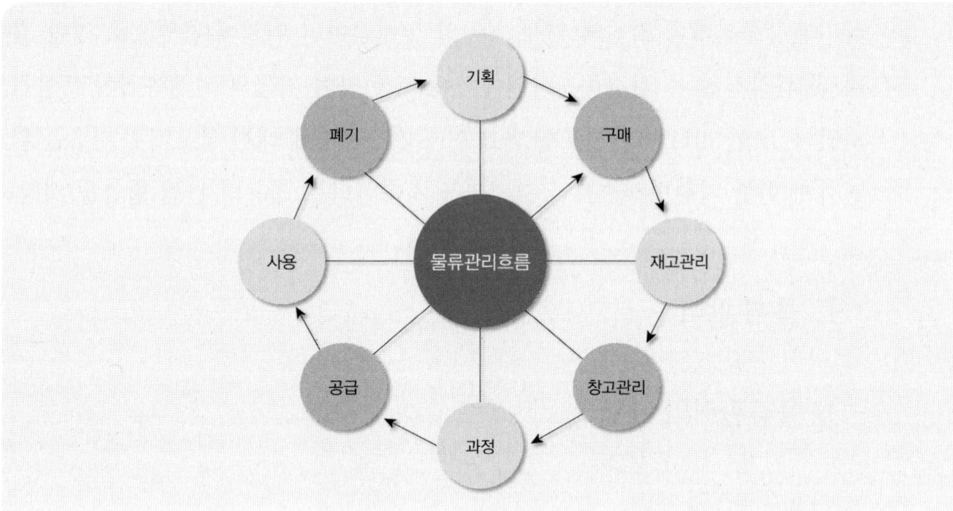

병원물류관리의 특징을 보면 다음과 같다.

① 필요물품의 범위가 무척 다양한 다품종체제로서 소량으로 주문해야 하는 경우가 많아 주문단가가 비싼 경우가 많다.

② 포장과 유통기한 및 보관온도 등 물품의 보관 시 별도의 안전사항을 준수하여야 한다.

③ 물품을 필요로 하는 사람과 부서가 다양하며 이에 따른 물품중앙창고, 각 부서의 창고 외에 검사실, 수술실, 진료실, 병동, 영양과 급식 등 저장장소 또한 다양하다.

④ 수요발생의 불확실함에도 불구하고 재고부족이 발생하지 않도록 매일 확인하여야 한다.

⑤ 물품의 재사용 및 폐기 시에도 오염제거를 위해 멸균, 세척 등 각별한 처리가 필요하다.
⑥ 물품의 이동은 물론 세척, 조립, 멸균 등 관리의 전문성이 필요하다.

일반조직에 비해 병원에서의 물류관리는 이처럼 복잡하고 비용 발생적이나 그만큼 비용절감을 위한 노력이 다각도로 전개될 가능성 또한 높다. 병원에서의 물류관리는 물품의 조달, 재고관리, 저장과 배송, 재처리 등 업무영역 속에서 사용자, 의사, 궁극적으로 환자에게 적절하고 효율적인 방법으로 서비스를 하는 것이고 이로 인하여 전체조직의 서비스 품질과 수익성을 달성하려는 것이다.

8. 구매관리

1) 구매관리의 개념

(1) 개념 및 중요성

구매는 대가를 지불하고 물건을 취득하거나 서비스를 받는 것을 말하며 이를 계획하고 실행하며 평가, 통제하는 과정을 구매관리(purchasing management)라고 한다. 이러한 구매관리를 병원에 적용하여 정의해보면 ① 진료행위의 흐름 속에서 진료계획을 달성할 수 있도록, ② 진료에 필요한 약품이나 진료소모품 등을, ③ 양호한 거래처로부터, ④ 양질의 제품을 확보하여, ⑤ 적당한 시기에, ⑥ 필요한 수량을, ⑦ 최소의 비용으로 입수하기 위한 관리활동이라 할 수 있다.

병원원가 중 가장 절감효과가 큰 영역이 재료비이며 재료비의 절감을 실제로 가능하게 하는 가장 중요한 항목이 구매이다. 구매의 비효율적 관리는 재료비 절감효과 상쇄는 물론 구매차질로 인한 진료수익 감소와 진료의 품질 저하까지 파급되는 문제점을 안고 있다. 따라서 어느 선진국이든 구매관리의 효율화를 위해 막대한 투자와 전략을 수립하고 있으며 병원정보화의 분야 중에서 가장 관심이 높은 분야가 구매관리 분야이다.

(2) 구매관리의 기능

병원이 정상적인 진료활동을 수행하기 위해서는 적정 이윤의 추구가 필수적이다. 적정 이윤을 추구하는 방법으로 진료수익을 극대화 시키는 것이 최선의 방법이라는 것은 자명하다. 오늘날 대다수의 병원들은 구매관리의 중요성을 크게 인식하고, 구매를 또 다른 수익원으로 인식하기에 이르렀으며, 그 기능 또한 새롭게 변하였다. 현대적 개념으로 구매관리의 기능을 설명하면 다음과 같다.

가) 구매의 기능은 이익을 창출하는 기능이다

과거의 구매가 물자나 용역을 창출하는 과정에서 저렴하게 구매하면 된다는 뜻에서 서비스의 기능으로 파악하였다면, 현대의 구매는 과학적인 뒷받침에 의한 구매가격의 저하와 관리비용의 절감이라는 양면, 즉 구매원가의 절감으로 병원의 이익증대를 도모하는 것이다.

나) 구매기능은 경영의 주요기능의 하나이다

과거에는 생산부서에서 요구하는 물자와 용역을 구매만 해주는 종속되고 부수적인 기능으로 파악하였으나, 현대의 구매는 자금을 물자와 용역으로 전환하는 운용과정으로 보아 병원내부에서 최초로 이익을 창출하는 기능이라는 뜻에서 병원의 주요기능 중 하나로 파악되어야 한다.

다) 구매 본래의 업무는 구매요구서를 접수하기 훨씬 이전부터 시작되는 것이다

과거의 구매업무는 구매요구서를 접수한 때로부터 시작되는 것이라 인식하였으나, 현대의 구매업무는 그 이전인 경영방침의 설정이나 유리한 구매를 위한 조사 및 계획과 구매에 관한 자료를 관련 부서에 제공하는 시점으로부터 시작된다.

라) 구매는 고도로 훈련된 전문요원에 의하여 수행되는 기능이다

과거의 구매는 구매절충과 계약업무를 수행하는 것이라는 뜻에서 섭외활동에 자질이 있는 사람은 누구나 할 수 있다고 판단하였으나, 현대의 구매는 가장 유리한 구매를 위해서는 구매에 관한 전문지식뿐만 아니라, 관련 부분에 관한 전문지식을 숙지하여야 하고, 현대적인 구매 관리기술에 의한 문제해결능력이 있는 전문적인 요원이 담당하는 분야이다.

(3) 구매관리의 기본원칙

구매관리는 양질의 자재를 저렴한 비용으로 구입하는 것을 목적으로 한다. 구매는 구매요구서의 작성으로부터 시작하여 공급업자의 계약체결과 계약물자에 대한 납품검사의 종료로써 끝난다. 하우슬리(Charles E. Housley)가 주장한 효과적인 구매관리를 위한 기본원칙은 다음과 같다.

① 효과적인 관리와 감독이 이루어져야 한다. 효과적인 관리란 물자관리 담당자의 인사문제에서 물자관리의 계획 · 조직 · 지휘 · 조정 · 통제에 이르기까지 물자관리의 기능을 철저히 수행하는 것을 의미한다.

② 건전한 구매가 이루어져야 한다. 건전한 구매란 병원 측과 공급자측이 상호 만족할 수 있으면서 최대한 저렴하게 구매하는 것을 말한다. 구매담당자는 구매 전에 충분한 시장조사와 공급업자와의 충분한 의견교환을 통하여 적절한 단가 조정이 있어야 한다.

③ 효과적인 구매시스템을 수립하여 모든 구매업무를 표준화 및 단순화시켜야 한다. 효과적인 구매체계의 수립을 위해서는 취득해야 할 물품을 해당요구부서에서 물품의 구입시기, 물품의 특성, 내구성, 가격 등을 검토하여 작성된 물자수급계획서에 의거하여 물자구매 전담부서에서 신청서를 접수한다.

④ 재고품목수는 최소화되어야 한다. 효과적인 재고관리란 재고수량을 정확히 파악하는 것이 아니라 재고자산을 능률적으로 통제하는 것을 의미한다. 특히 병원의 경우 고가 재료가 많기 때문에 빈번하게 사용하지 않는 고가재료는 재고품을 두지 말고 사전 공급자와의 교류를 통하여 필요 즉시 입고될 수 있도록 업무협조가 이루어져야 할 것이다.

⑤ 결과지향적인 구매관리가 이루어져야 한다. 즉 물품을 구입할 때 입고 · 재고 · 불출 · 소모에 이르기까지 종합적인 검토를 거쳐 낭비 없이 효과적으로 진료에 사용될 수 있을 것인가를 판단해보아야 한다.

⑥ 구매정책과 구매절차 등은 세밀하게 명문화되어 누가 구매관리를 담당하더라도 혼란이 야기되지 않아야 한다. 구매정책과 구매절차 등을 정하는 관련 규정을 제정하고, 그 규정에 의거하여 업무처리절차 및 흐름도를 마련하고 그 절차에 따라

업무를 처리하면 구매담당자의 변경 시에도 구매의 혼란을 막을 수 있다.

⑦ 물자관리 기능이 전문화되어 견제와 균형이 이루어져야 한다. 구매와 검수, 재고관리, 대금 지불 등은 각각 분리되어 업무가 수행되어야 한다.

2) 병원의 구매관리

(1) 병원 구매관리의 특징

병원은 일반기업과는 달리 부서와 사용물품의 특성에 따라 큰 차이가 있어 구매업무에 있어서 다음과 같은 다른 특성이 있다.

① 약품 또는 진료재료를 포함하여 물품의 대체성이 높다. 병원에서 가장 많이 사용하는 품목인 약품은 대체품이 많은 물품가운데 하나로서 소화제의 경우만 하더라도 수십여 종의 약품이 유통되고 있으며, 동일한 병원이라도 의사에 따라 처방하는 약제가 다른 경우도 허다하다.

② 구매의사결정과정에서 물품의 선정에 있어 의료진이 개입하는 경우가 많다. 수술재료나 의료소모품 역시 다양한 종류가 생산되고 있어 대체성이 아주 높다. 수술재료의 경우 개별 의사의 선호도에 따라 재료를 선정하는 것이 관례화되어 있어 이를 통제하기는 매우 어렵다.

③ 인간의 생명과 직결된 물품이므로 제품의 질이 우선적으로 고려되어야 한다. 병원에서 취급하는 의약품의 경우 성분이 동일하다 하더라도 그 효능은 다르게 나타날 수 있다. 이러한 원인으로 의약품의 경우 구매단가만을 우선시하여 구매하기가 곤란하다.

④ 정부정책에 의하여 거래가격을 통제 받고 있다. 환자의 치료에 사용되는 일반적인 치료재료 및 약품은 건강보험수가 적용을 받는다. 따라서 구매자는 구입가격 또는 보험수가 및 보상차원을 고려하여 구매하여야 한다.

⑤ 구매물품은 다품종 소량생산이다. 병원에서 구입하는 물품들의 품목수를 보면, 병원의 규모에 따라 다소 차이가 있지만 상급병원의 경우 6,000여 가지가 넘을 정도로 종류가 많지만 품목별 사용량은 비교적 소량을 소비하고 있다.

(2) 병원 구매관리 환경의 변화

오늘날의 경영환경은 많은 변화와 도전을 요구하고 있으며 병원간의 경쟁이 치열해지면서 병원들은 저마다 생존전략과 경쟁우위를 확보하기 위한 전략수립에 몰두하고 있다. 더불어 첨단정보 기술의 도입과 최적의 활용은 모든 병원의 필수적 요소로 부각되고 있다. 의약분업으로 인한 한국의 의료와 보건행정 전반에 큰 변혁과 파동이 일고 있고, 경영난을 겪고 있는 병원이 급증함에 따라 경영의 사각지대에 있는 병원경영은 조직 혁신이 필수적으로 대두되고 있다. 특히 정보화의 진전은 많은 변화와 혁신을 요구하고 있으며, 이러한 변화에 유연하게 대처할 수 있어야만 생존할 수 있다. 환경적 변화에 따라 구매 분야도 여러 요인에서 변화가 발생하고 있는데 정리하면 다음과 같다.

① 시장개방 압력이 의료계에도 크게 영향을 미칠 것으로 예상된다. 이에 따라 이제는 국내시장에서의 경쟁이 아닌 국제시장까지로 확대됨에 따라 외국의 의료시장의 국내진입이 가속화 될 것이며, 국내시장도 해외시장에 진출하게 될 것이다.
② 인터넷 이용이 확산되면서 세계의 사회 · 제 전반적으로 대변혁의 바람이 일고 있다. 신규 산업 창출과 기존의 산업구조를 변화시키며 디지털사회로의 전환으로 발빠른 움직임을 보이고 있다. 지금까지 병원 구매행정은 대부분 전화나 FAX를 사용하여 견적자료 요청 및 발주를 하는 수작업 업무 형태로 과다한 종이 업무 자체에 시달려 왔다. 따라서 물품구매 업무의 원시적인 방법론을 과감히 탈피하여 저비용과 고효율을 동시에 추구하는 선진화된 물류기법 중의 하나인 전자구매/조달시스템의 활용이 확대될 것이다.
③ 신 의료기술의 발달과 고객의 욕구 다변화로 제품의 수명이 점차 단축되고 있다. 이러한 상황에서 제품 공급업자와의 긴밀한 협조관계를 구축하여야만 소비자의 욕구를 충족시킬 수 있다.

이와 같은 구매환경이 변화함에 따라 병원의 구매에 대한 패러다임도 다음과 같이 변화하여야 할 것이다.

① 구매업무 자체가 단순히 사용부서에서 사용하는 물자를 조달해주는 서비스의 역할을 수행하는 것이 아닌, 구매업무를 통해 기회이익을 포함한 비가시적 가치를 창출하고 비용이 지급되는 단계까지 모든 과정을 합리적으로 관장하여 새로운 구

매분야에 역량을 집중하는 '가치 창출자'의 역할을 기대하고 있다.

② 구매관리자는 전사적 목표나 전략에 맞춰 업무를 수행하는 동시에 다른 핵심사업을 추진하는데 중추적 역할을 담당하는 '전략 수행자'이며, 공급업체와 연계를 강화하여 조직 내부의 자원을 결합하여 구매비용을 절감하고 수익을 개선하기 위한 통합 조정 노력을 중시하는 '네트워크 통합자'로 인식되고 있다.

③ 구매담당자의 핵심역량은 유능한 공급자를 개발하고 관리함으로써 경쟁력을 강화시킬 수 있고, 정보통신기술의 도입확대와 인적자원의 역량을 강화하기 위한 전략적 투자 의지를 바탕으로 기술과 재무관리 능력을 배양하는데 적극적으로 지원해야 하는 상황이 되었다.

위와 같은 패러다임의 변화에 따라 현대적 구매 개념을 아래의 도표로 정리할 수 있다. 주된 특징은 지금까지 경쟁에 의한 최저가 낙찰제와 원가 또는 시장가격조사 등을 통한 가격중심의 구매를 지향했던 전통적 구매방식에서 총 구매비용(total cost)의 절감을 전제로 품질의 유지 및 향상을 꾀함과 동시에 구매원가와 구매비용의 절감과 공급자의 향상된 서비스를 유도하는 전략적 구매방식으로 변하고 있다.

표 6-7 구매 개념의 변화

전통적 개념	전략적 개념
가격(Price) 중시	총체적 비용(Total Cost) 중시
지역중심의 공급자	무한경쟁 차원의 공급자
일방적 거래	상호 호혜적 거래
부문(사용부서)의 경제성	전사적 경제성
공급자 수익극대화 추구	공급자 가치극대화 추구
정량적 측정	정량적 및 정성적 측정
단기적 실행	장기적, 지속적 실행

3) 구매의 방식

구매방식은 대면을 통한 수의계약, 입찰을 통한 공개 구매, 인터넷을 통한 비대면 전자적인 구매, 그리고 전자상거래로 구분할 수 있다.

(1) 수의계약

수의계약(private contract)은 가장 오랫동안 서로의 신뢰를 바탕으로 발달되어온 구매방식이다. 이는 안정적인 상거래와 물품의 품질을 보장할 수 있으며, 장기간 지속되는 양상을 가진다. 경쟁계약(competitive contract)과 대립되는 개념이다. 수의계약이라 함은 계약품의 가격조건, 결제조건, A/S조건, 하자보증 조건들을 모두 고려하여 "갑"과 "을"의 독자적인 계약 방식으로 주로 소액의 자재구입에 사용하던 방식이다. 수의계약은 절차가 간단하고, 계약이행이 확실하며, 기존의 거래실적이 있던 곳으로 안정된 거래를 할 수 있다. 그러나 정실의 우려가 있고, 상거래의 불공정성을 초래할 수 있다.

(2) 입찰

입찰에 의한 계약체결은 매매행위나 도급계약에 있어 공정을 기한다는 취지에서 실시되는 것으로서, 정부기관 · 공기관 · 반대기업의 매매행위나 도급의 계약체결에서 실시되는 것이 상례로 되어 있다. 입찰에 있어 특정인만을 참여하게 하느냐 또는 공고에 의하여 많은 사람에게 자유로이 참여하게 하느냐에 따라 일반경쟁 입찰과 제한경쟁 입찰이 있다.

가) 일반경쟁입찰

일반경쟁 입찰(공개경쟁 입찰)은 다수의 경쟁업체들이 입찰에 참여할 수 있는 방법이다. 예컨대 공개입찰에서는 등록 업체라면 누구나 참여할 수 있도록 허용하는 방식으로 업체 간의 경쟁을 유도하여 낮은 가격에 구입할 수 있으며 입찰참여를 개방함으로써 새로운 업체를 발굴할 수 있고 공개적이고 공정한 절차에 따라 업자가 선정되므로 부정의 소지를 예방하고 업체의 담합가능성을 배제할 수 있다는 장점이 있다. 하지만 낮은 가격에 중점을 두다 보면 질이 낮은 물품을 구입할 우려가 있고 자본과 경험, 신용이 부족한 부실업체의 참여로 물품의 질이 떨어질 우려가 크며 많은 시간과 인력이 투입되는 단점이 있다.

나) 제한경쟁입찰

제한경쟁 입찰은 납품물품의 난이도, 규모의 대소, 수급상황 등을 고려하여 입찰참가

표 6-8 구매방법별 장 · 단점

구매방법	장 점	단 점
일반경쟁입찰 (공개경쟁입찰)	- 업자 간에 경쟁을 유발시켜 저렴한 가격에 구입할 수 있다. - 다수의 업자가 참여하게 되어 새로운 업자를 발견할 수 있다. - 공개적이고 공정하므로 부정을 방지할 수 있다.	- 업자들의 담합가능성을 배제할 수 없다. - 낮은 가격에 중점을 두다 보면 질이 나쁜 물품을 구입할 염려가 있다. - 자본, 신용, 경험이 부족한 업자의 참여를 배제하기 곤란하다.
제한경쟁입찰	- 불량업자를 제외시킬 수 있어서 계약이행의 확실성이 보장된다. - 낮은 가격으로 질 좋은 물품을 구입할 수 있다. - 신뢰성 있는 업체와 계속적인 거래관계를 유지할 수 있다.	- 공개경쟁보다는 다소 가격이 높을 수 있다. - 업자들의 담합가능성이 높다. - 신규업체를 배제할 목적으로 이용될 가능성이 있다.
수의계약	- 신속한 구매를 통하여 긴급한 진료지원이 가능하다. - 절차가 간편하고 인력과 비용을 절감할 수 있다. - 선량한 공급자를 만나게 되면 질과 가격 면에서 유리할 수도 있다.	- 공평을 잃고 정실에 흐르기 쉬워서 부정이 발생할 소지가 크다. - 비싼 가격으로 구입할 가능성이 많다. - 새로운 거래처의 발견이 곤란하다.

자격을 제한하는 방식이다. 제한경쟁입찰의 요건은 일정금액 이상의 물품을 제조하거나 구매할 경우, 예정 가격이 일정금액 이상의 공사, 특수한 장비나 기술 또는 공법에 의한 공사, 특수한 설비 또는 기술에 의한 제조, 특수한 성능 또는 품질이 요구되는 물품을 매입하는 경우에 적합한 구매방법이다.

이 방법은 불량업자가 선정될 가능성을 어느 정도 낮출 수 있으므로 계약이행의 확실성이 보장되고 비교적 낮은 가격에 질 좋은 물품을 구입할 수 있는 장점이 있는 반면에, 일반경쟁 입찰보다 가격이 다소 높아질 가능성과 입찰 업체끼리 납품가격을 담합할 가능성도 완전히 배제하기 어려운 단점도 있다.

(3) 전자상거래

최근 인터넷이 국가기관이나 학교뿐만 아니라 일반기업이나 가정에까지 급속히 보급되면서 인터넷을 비즈니스에 활용하려는 움직임이 활발해지고 있다. 즉 인터넷을 새로운 상거래의 도구로 활용하는 전자상거래(electronic commerce, EC)에 관심이 집중되고 있다. 이는 기존 상거래와는 달리 컴퓨터와 네트워크 등 정보통신기술을 기반으로 전자화된 정보의 형태로 상업적인 활동을 하는 것이다.

이러한 전자상거래는 기업과 기업 간의 상거래와 기업과 개인 간의 상거래로 구분할 수 있다. 기업과 기업 간의 상거래는 통신망을 이용해 자사와 불특정 상대기업 간의 상거래에 필요한 정보를 주고받는 전자문서교환(EDI)과 특정기업 간의 상거래에 필요한 정보를 광속으로 주고받는 칼스(CALS)가 대표적이다. 전자문서교환이나 칼스를 이용하여 기업과 기업 간의 상업적인 거래에 수반되는 서류 또는 데이터 등의 형식을 표준화시켜 업무효율을 높이는데 활용하고 있다. 한편 기업과 개인 간의 상거래는 판매자인 기업과 소비자인 개인 간에 인터넷을 이용하여 제품이나 서비스를 거래하는 인터넷 상거래가 대표적이다. 여기서는 전자문서교환에 대해서만 살펴보고자 한다.

전자문서교환(electronic data interchange)은 정보기술을 이용하여 상거래에 필요한 문서를 주고받는 대표적인 방법이다. 이는 수주나 발주장부 및 지불청구서 등 기업(병원) 간 거래서식 또는 기업과 행정기관의 문서양식을 표준화된 전자문서로 정형화하여 이를 컴퓨터와 컴퓨터 간에 교환하는 정보통신 수단을 의미한다. 따라서 전자문서교환이 이루어지면 기업 간 컴퓨터를 통신망으로 연결시켜 어떠한 상품을 언제, 얼마에 납품하는가 등 상거래에 관한 정보를 교환하게 된다. 이러한 방식을 채택하게 되면 빠르고 간편하게 업무를 처리할 수 있게 된다.

4) 병원 구매의 절차

구매업무의 절차는 물자수급계획서에 의거하여 구매청구서 작성에서부터 지출결의서 발행 및 승인으로 완료된다. 구매물자를 선정하는 것은 매우 중요한 것으로 물자의 선택이 잘못되면 자금의 낭비를 초래할 뿐만 아니라 양질의 진료를 기대할 수도 없다. 따라서 물품을 구매하고자 할 경우는 그림 6-4와 같은 절차를 밟아야 한다.

(1) 물품구매요청서 결재 및 제출

각 사용부서는 물품을 신규 구입하고자 하는 경우 물자의 품목, 규격, 성분 또는 용도 등을 기재하여 최고의사결정자의 결재를 취득한 후에 구매부서로 구매요청서를 제출하여야 한다.

(2) 구매물품 시장조사

구매부서에서는 이들 품목에 대한 철저한 시장조사가 이루어져야 한다. 시장조사는

그림 6-4 병원 구매의 절차

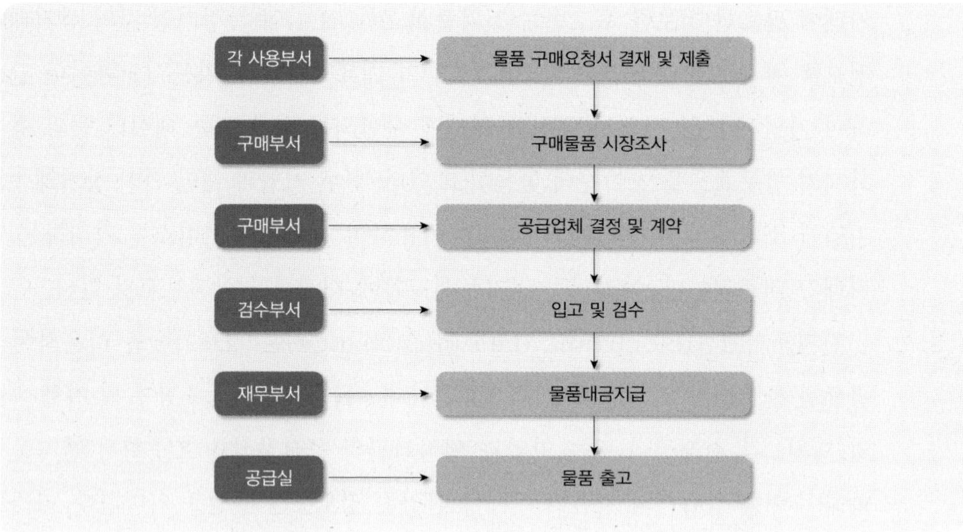

조사방법에 따라 직접조사 또는 간접조사 방법으로 나누어진다. 직접조사는 구매부서가 직접 공급업자를 일일이 접촉하여 시장조사를 하는 방법으로 시간과 노력이 많이 들지만, 상대적으로 신뢰성이 높다. 간접조사는 공급업자 또는 제3자를 통하여 자료를 조사하는 방법으로 자료 입수는 용이하나 왜곡된 자료가 입수될 가능성이 높다.

(3) 공급업체 결정 및 계약

공급업체 결정 및 계약이다. 공급업체를 결정하는 방법에는 앞에서 살펴본 바와 같이 일반경쟁계약, 제한경쟁계약, 수의계약 등으로 구분된다.

(4) 입고 및 검수

발주한 물품이 병원에 입고될 때 품명, 수량, 납품시기, 가격이 기재된 발주서와 일치하는 지를 확인하고 입고 후 효율적인 관리를 위하여 관리부서에 확인하도록 한다. 검수업무는 수량, 규격, 유효기간 등의 세심한 부분까지 질과 양에 대한 점검을 해야 하는 업무이다.

(5) 물품대금지급

구매물품의 물품 대금을 지불하기 위해 지출결의서를 발행하는데, 첨부서류로 세금계산서, 거래명세서 및 발주서, 견적서 및 관련된 내역서를 첨부하여 예산통제 후 재무부서로 인계한다.

(6) 물품출고

해당부서에서 물품출고 요청이 들어오면 재고량을 확인하고 출고한다.

Health Service Management

PART 4

보건사업의 운영체계

제7장 | 보건사업의 실행 및 질 관리

제8장 | 주민참여

제9장 | 사례관리와 지역사회 자원과의 연계

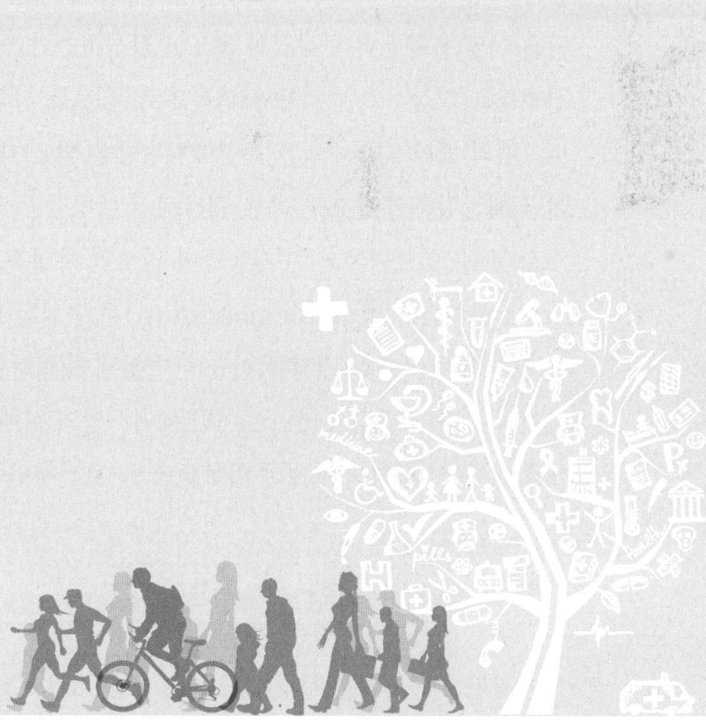

제7장 보건사업의 실행 및 질 관리

I 보건사업실행의 의의

1. 개념

보건사업의 실행(putting plans into action)은 보건사업의 내용을 실현시키는 과정을 의미한다. 사업의 내용을 실현시키는 과정은 일련의 활동들로 구성된다. 사업의 내용은 사업목표와 사업수단으로 이루어지는데 사업내용을 실현시킨다는 것은 사업의 수단을 어떻게 활용하여 사업의 목표를 달성하는가가 핵심이다. 예를 들어 노인 독감예방접종률을 향상시키는 것을 사업목표로, 홍보를 사업의 수단으로 하는 노인독감예방프로그램의 경우 사업수단은 독감예방접종을 받을 대상자를 조사 파악하고 본인으로 하여금 예방접종의 중요성 인지, 적극적인 예방접종 참여도를 높이도록 홍보하는 활동 등으로 볼 수 있으며 이러한 활동들이 없으면 사업목표 달성은 이루어지지 못한다.

보건사업의 실행(implementation)은 수립된 보건사업 실행계획의 일정에 따라 이를 운영하여 목표한 결과를 산출하기 위해 노력하는 전 과정을 말한다. 여기에서 보건사업의 운영(management)이란 보건사업의 실행과 관련된 지도 및 감독, 지원체계의 개발과 운용, 사업의 조정과 업무분담 등 보건사업에 관리 기법을 적용하는 것이다.

2. 보건사업 실행 시 고려사항

기획된 보건사업을 실행에 옮기는 것은 기획과정에서 미처 고려하지 못한 많은 복병을 만나게 되는 복잡한 과정으로서 이를 성공적으로 수행하기 위해서는 그 운영에 있어 다음과 같은 점들을 고려할 필요가 있다.

먼저, 보건사업의 수행에 필요한 절차에 대한 자료와 정보가 체계적으로 기록되어 문서화 되어야 한다. 이는 실행과정에서 필요한 의사결정을 위한 정보들이 적시에 제공될 수 있도록 준비되어 있어야 함을 의미한다. 사업의 실행계획에 대부분 포함되어야 하는 것이지만 보건사업의 대상자, 서비스를 제공받게 될 주민에 대한 정보, 서비스를 제공할 인력의 종류, 자격, 수, 보수 등과 아울러서 다른 사업과의 연계, 후송이나 의뢰방법 등도 구체적으로 결정되고 문서화된 형태로 제공되어야 한다. 사업이 추진되는 과정에서 이루어지는 다양한 성과요인의 모니터링을 위해 필요한 정보를 데이터베이스로 관리하고 그 과정을 정리하여 기록하는 것도 중요하다. 최근에 구축된 보건소의 전산정보망을 그 수단으로 적극 활용하는 것도 필요하다.

둘째, 보건사업을 실행하는데 관련된 여러 인력들 간의 관계, 보건사업에 필요한 서비스나 자원의 공급자와 수요자, 지역사회와의 다양한 협력관계를 개발하여 이를 잘 조정하고 유지해 나가야 한다. 보건사업은 결국 사람을 대상으로 사람이 하는 것이며, 그 관계에 의해서 서비스가 생산되고 유지된다. 따라서 보건사업의 실행과 관련된 인력들 간의 관계를 적절히 조직하고 유지해야 한다. 이를 위해 사업을 추진하면서 발생할 수 있는 관련 인력들 간의 갈등요인을 관리하고 원활한 의사소통이 이루어질 수 있는 체계를 개발할 필요가 있다. 사업을 시작하기 전에 보건사업의 수행에 관련된 인력들에 대한 오리엔테이션을 통해 사업수행요원들이 보건사업의 목적과 목표를 정확히 이해하고 이에 따라 자신이 수행해야 할 역할과 업무를 명확히 인지하도록 하는 것도 중요하다. 이를 통해 사업에 대한 보건사업요원들의 동기를 높은 수준으로 유지함으로써 효과적인 사업수행이 이루어지도록 할 수 있다. 보건사업요원들이 사업을 추진하고 운영하는데 필요한 지식과 기술 수준을 높이기 위해서 교육과 훈련프로그램을 개발하여 미리 적용하는 것이 좋다.

셋째, 보건사업을 통해 제공되는 서비스의 양과 질에 관련된 기준을 개발하고 이를 유지해야 한다. 보건사업을 통해 제공되는 서비스는 양적인 면에서 그 필요에 부합되도록, 또 원하는 목적을 달성하는 일정수준의 능력을 가지도록 최소한의 기준이 충족되어야 한다. 이러한 양과 질 측면에서의 기준은 서비스 제공을 통해 실질적으로 기대되는 효과와 결과, 투입되는 인력의 능력을 포함한 자원의 동원가능성 등을 염두에 두고 개발되어야 한다. 사업의 목적에 따른 목표설정이 사업의 실행과 관련된 다양한 조건을 고려하여 실제적으로 수립된다면 기준으로서 활용될 수 있다.

넷째, 재원이 효율적으로 활용되도록 배분되어야 한다. 재원의 효율적 활용은 재원을 어디에, 어떻게 투입할 것인가라는 배분의 문제와 밀접한 관련성을 가진다. 사업의 단계, 사업의 수단, 보건사업대상자나 공급자의 수 등에 따라 재원의 배분은 달라질 수 있다.

지역전체에서 수행되는 여러 보건사업 간의 재원배분도 중요하다. 자원이 부족한 상황이라면 주민이 필요로 하는 단위 서비스의 양적 기준을 충족시키기 위해서 서비스의 선별과 집중이 필요하다.

이 밖에도 지역사회의학과 지역보건의료체계에서 강조되었던 부문 간 협조와 주민참여에 대한 배려가 보건사업의 운영 시에 반드시 고려되어야 할 점이다. 보건의료는 흔히 높은 전문성을 요구하는 부문으로 간주되어 왔기 때문에 일반인인 '주민의 참여'는 간과되기 쉽고 우리나라에는 이와 관련된 경험이 누적되지 않아, 주민참여가 공허하게 들릴 수도 있다. 그러나 실제로 여러 나라의 다양한 예를 통해 주민 참여가 가능한 것으로 알려져 있다. 전문가만의 실천으로는 달성하기 어려운 지역사회 보건사업의 본질적 목표를 주민참여와 협력으로 달성할 수 있다. 우리나라에서도 일차적으로 기획과정에서 지역사회 보건의료전문가의 자문을 구하고 아울러 지역사회진단과정에서 주민의 견해를 들어 기획과 운영에 반영하는 한편, 실행과정에서도 지역의 민간단체가 보건사업을 담당하는 등 동원으로서의 주민참여의 수준을 넘어서기 위한 시도들이 이루어지고 있다.

3. 보건사업의 실행과정

1) 목표설정

사업의 목표는 지역사회주민의 건강증진을 달성하고자 하는 일차보건사업이 될 것이며 전체적인 지역사회발전을 위한 사업계획에 포함시키고 또한 보건사업 요원의 기술을 발전시키는데 둘 수 있다. 보건사업목표 설정은 지역사회의 계획수립과 보건요원이 계획을 실행하는데 기준을 제공한다. 목표의 수립 및 사업을 실행하는 과정에서 다음 사항들이 고려되어야 한다.

- 지역사회의 단기 및 장기사업계획을 재검토한다.
- 지역사회의 보건사업계획 중 각 보건요원이 관리할 중점지역을 명확히 한다.
- 보건요원들의 동의하에 가용한 자원과 문제분석 토대 위에 목표와 사업실행계획을 수립한다.
- 보건요원들이 사업실행계획을 수행할 수 있도록 분위기를 조성하고 필요한 지원과 교육을 실시한다.
- 일정한 정보를 제공하여 의사결정을 효율적이고 신속, 적절하게 이루어지게 한다.
- 사업실행계획이 발전되도록 정기적으로 평가하고 과정을 평가한다.

이와 같이 목표와 사업실행계획을 수립할 때에는 지역사회의 보건문제를 분석하여 문제를 해결할 수 있는 자원을 파악하고 달성 가능한 목표를 설정하며 실행계획을 세우고 통제수단을 강구한다.

2) 기준설정

기준은 목표를 설정하거나 보건요원(보건관리자와 일선보건요원을 포함한다)들이 실행계획을 수행하는 데 있어 가장 핵심이 되는 사항이다. 보건요원들은 매일 매일 업무수행에 있어서 기준에 대한 판단을 끊임없이 해야 한다. 예를 들어 지난달에는 물자공급이 늦었다던가, 보건소에 환자내방이 너무 적었다던가, 여러 종류의 기준을 언급할 수 있다. 보건요원들에게는 동의되고 수용된 현실적인 기준을 설정하는 것이 아주 중요하다. 기준을 지키는 것은 보건요원들에게는 의무이기도 하다. 기준은 가급적 측정이 가능한 것이어야 한다.

- 양(quantity) : 보건소에 오는 환자의 수
- 질(quality) : 응급 및 일반치료환자에 제공되는 필요한 절차 등 의료의 질
- 비용(cost) : 환자마다 들어가는 평균 의약품 비용
- 시간(time) : 환자마다 상담하는 시간

보건의료시설에 관한 기준으로는

- 접근성(access) : 지역주민의 80% 이상이 보건소 이용

- 병력에 대한 상담(history-taking) : 매 환자마다 3개 이상 질문
- 검진(examination) : 모든 환자가 발병이전에 검진

3) 보건요원의 개인기술

보건요원들이 효과적인 보건사업을 수행하기 위해서는 개인의 관리기술이 필요하다. 지역사회주민들이 가정생활이나 사회생활을 건강하게 유지하기 위해서는 이를 지원하는 보건요원들이 전문적인 직무훈련과 경험을 통해서 그들의 사업을 기획하고 진료관련 업무를 수행하여야 한다. 현장의 보건요원은 진료소에 근무하는 직원보다 의료전문인으로서 뿐만 아니라 관리자로서의 능력을 동시에 구비해야 한다. 보건요원들은 개인환자를 돌보는 진료업무, 지역사회의 보건사업의 계획 및 평가, 지역순회, 관리 및 행정업무 등을 동시에 수행해야 한다. 많은 보건요원들은 보건소에서 진료업무보다 현장근무에 더 많은 시간을 할애하고 있다. 그리고 농촌지역은 도시지역과는 달리 지역주민들을 이해시키고 신뢰를 가지게 하는데 보건요원의 더 많은 근무시간을 필요로 하고 있다. 보건요원의 근무시간이 가장 높은 우선순위에 있음을 감안하여 사업계획을 기획하여야 할 것이다.

4) 팀워크

지역사회에서의 성공적인 보건활동은 소그룹에 속해 있는 사람들끼리 상호 협동해서 일을 잘 할 수 있게 하는 데에 달려 있다 해도 과언은 아니다. 지역사회의 보건관련 상위 근무자의 경우에도 이러한 작은 그룹에 직접 참여하여야 한다. 소그룹의 조직구조는 가급적 수평조직으로 구성하여 관련 여러 기관들이 상호 협력하고 팀워크를 발휘하는데 어려움이 없도록 해야 한다. 지역사회 주민들의 건강증진을 위해 보건요원들의 노력이 상호 협조되고 조정될 수 있도록 행정지원요원에게 사전 소개교육을 하는 것도 아주 중요하다. 특정 보건업무를 제공하는 보건요원을 위해 업무수행에 필요한 전문기술 교육훈련과정을 설치해야 한다.

보건요원들은 단일 업무를 수행하기보다 통합된 업무를 수행하므로 가능하다면 그들이 일하는 환경과 같은 분위기 속에서 함께 훈련하는 기회를 부여해야 한다. 보다 효율적인 팀워크를 발휘하기 위해서는 다음 사항을 고려해야 한다.

- 모든 팀원들이 명확하게 공동목표를 숙지하고 있어야 한다. 그리고 관리자는 각 팀들이 지역사회 보건사업 수행에 공헌할 수 있도록 지원해야 한다.
- 팀원들은 자신의 업무가 다른 사람들과 어떤 관련이 있는지 분명하게 알아야 한다.
- 팀원들은 다른 팀원들의 임무를 알고 업무를 중복되게 하지 말아야 한다.
- 팀원들의 근무는 유연성을 가져 한 팀원이 없을 때는 그 일을 대신 할 수 있게 상호 지원하도록 해야 한다.
- 업무를 효율적으로 수행하는 데는 충분한 자원이 필요하나 일차보건의료 정신에 입각하여 비용이 크게 수반되지 않도록 자체 충당하는 방법과 절차를 마련해야 한다.

팀의 활동이 효과적이었는지를 평가하는 항목으로는 팀의 목표, 팀원의 지식, 경험 등의 능력 활용정도, 팀원 간 상호 지원정도, 수단과 방법의 통제, 팀 내의 갈등관리, 경험적 습득정도, 조직의 환경변화, 의사소통, 소속감 등을 들 수 있다.

5) 회의

정기적인 회의 개최를 통해 공동으로 안고 있는 문제 토의, 사업진행과정 검토, 장차 계획 수립 등을 논의할 수 있는데 회의는 사업관리에 있어서 중요한 수단이다. 회의를 잘 진행하면 큰 수확을 거둘 수 있으나 잘못 진행하게 되면 시간을 허비하는 결과를 초래하게 된다. 많은 회의들이 사전 준비되지 않고 즉흥적으로 생각나는 대로 말하는 등 진행됨으로써 좋은 결과를 얻지 못하고 있다. 회의를 개최하기 전에 기획하고 사전 공지, 준비, 기록하게 되면 성공적인 회의로 만들 수 있다.

6) 동기화

지역사회의 가장 중요한 자원의 하나는 일할 수 있는 잠재력을 동원하는 것이다. 그러나 종종 농촌의 보건의료사업을 수행하는 데 있어 이러한 잠재력은 요구되는 것보다 부족한 것이 사실이다. 농촌지역에서의 의사를 관리자로 활용하는 것은 사업의 성공에 있어 매우 중요하며 타 보건요원에게도 큰 영향을 미친다. 의사들에 의해 패키지로 제공되는 포괄적인 예방 및 치료서비스는 주민들에게 필요할 뿐 아니라 업무의 독립적인 책임성을 가져 국가적 필요성과도 일치하게 된다. 그러나 의사들의 농촌근무를 기피하는 것은 자녀에 대한 교육기회의 결여, 적절한 의약품 및 의료장비의 공급부족, 그들의 직업발전 기회의 상실, 도시지역과의 교통 불편, 상대적으로 낮은 보수 등을 들 수 있다. 이러한 근무 기피요소는 일선 보건요원들에게도 해당된다. 근무를 기피하는 부정적인 요소들이 개선되어 의사들과 일선보건요원들이 농촌지역에서의 근무의욕을 고취시켜야 할 것이다.

7) 의사소통

지역사회 보건사업에 있어서 좋은 의사소통은 주춧돌이기도 하다. 보건요원들이 마을사람들의 욕구와 필요를 조사하기 위해 청취, 대화한다거나 환자와의 대화, 행정지원 직원과의 문제토의 및 해결책 찾기 등은 의사소통으로 가능하다. 보건요원들이 전문가이면서 다른 사람과의 의사소통에도 전문가가 되어야 한다. 보건요원들은 지역사회 주민의 의견에도 귀를 기울여야 한다. 공식적인 의사소통 통로 뿐 아니라 비공식적인 의사소통의 통로도 열어놓아야 한다. 관리자들은 근무시간의 90% 이상을 의사소통에 사용한다고 한다. 의사소통의 필수요소는 청취, 대화, 읽기, 쓰기로 이루어진다. 보건요원들은 많은 시간을 개인들과 얘기하는데 보낸다. 그들에게는 대중 앞에서 말하는 대화기술이 필요하며 지역사회가 안고 있는 복잡한 보건관련 문제와 해결책에 대해 설명하고 반대하거나 다른 의견을 설득할 수 있어야 한다. 문장을 쓰는 기술과 능력은 정부기관의 상위계층공무원으로 올라갈수록 더욱 필요하다. 일선행정기관에서의 공문서는 표현이 단순하고 명확하여 이해하는데 쉬워야 한다.

8) 변화의 관리

지역사회에선 예상치 않은 일들이 가끔 발생하므로 이에 대응하기 위한 변화의 필요성이 제기된다. 보건사업계획을 집행하는 전 과정에서는 변화가 요구된다. 장기 보건사업계획의 시행목적은 주민들의 일상생활습관에서 식품섭취, 위생, 아동양육 등에 변화를 가져오게 하는 것이다. 지역사회 주민들이 새로운 건강습관으로 변화할 수 있도록 보건요원들은 그들에게 이를 확인하고 생활 속에 실천하여 변화를 가져오게 해야 한다. 무조건 병원을 찾기보다 질병이 발생하기 전에 스스로 건강을 지키는 일차보건의료와 병원진료의 균형을 찾을 수 있도록 건강습관의 변화를 가져오게 해야 한다. 먼저 보건을 담당하는 일선 공무원의 의식변화가 필수적이다. 변화를 빨리 또는 느리게, 크게 또는 작게 할 것인지는 주민들의 동의하에 이뤄져야 한다. 일반적으로 주민들은 큰 이익이 없으면 변화에 저항하기에 마련이다. 종종 새로운 변화시도가 반대에 부딪쳐 더 큰 문제를 일으키기도 한다. 주민들은 이 변화가 내게 어떤 영향을 미치는가를 먼저 생각하므로 주민들의 관점에서 받는 이익과 미치는 변화의 영향을 제시하는 것이 중요하다.

주민들은 질병 예방이나 교육 프로그램에 잘 참석하지 않고 가벼운 질병이 생기면 멀더라도 병원을 찾는다.

이러한 비 동조 주민들을 동조하게 하는 접근방법으로는 다음과 같은 것들이 있다.

- 적절하지 않은 접근방법을 지양한다.
- 협조와 이해를 증진하도록 신뢰와 분위기를 조성한다.
- 참여와 협조를 통해 변화된 성공사례를 소개하여 신뢰를 얻는다.
- 보건요원들이 왜 변화가 필요한지, 그들의 문제가 무엇인지 설명하고 토의하는 등 의사소통 기회를 가진다.
- 변화를 급하게 유도하기보다 장기적으로 천천히 하도록 접근방법을 바꾼다.
- 보건요원들을 교육 또는 지원을 강화하여 새로운 상황 하에서 주민과 협조관계를 가지도록 한다.

9) 기타 보건사업 실행과정

이외에도 보건사업 실행과정을 성공적으로 추진하기 위해서는 기관, 주민 간에 표출되는 갈등의 관리, 사업수행에 필요한 자문관 지원, 보건요원들의 인사관리 및 교육훈련, 직원발전을 위한 각종 프로그램 추진, 사업관리자를 위한 사업처리기준 및 원칙설정, 보건요원들을 위한 상담, 사업수행에 필요한 재정관리, 보건소, 지소 등의 건물관리, 의약품, 예방 백신 등의 물품지원, 자동차 등의 교통지원을 원활하게 해야 할 것이다.

4. 보건사업의 성공요인

1) 내부요인

- 사업의 목표가 분명하게 정의되어야 한다.
- 사업자체의 성격으로 신규사업, 복잡한 사업, 위기사업 등에 의하여 제약을 받는다.
- 사업집행에 필요한 인적, 물적 자원과 정보 및 권한 정도
- 보건사업자의 심리적 태도나 가치관 등이 사업집행에 영향을 미친다.
- 사업조직 구조가 신속한 대응구조를 가져야 하며 민주적이고 분권적인 구조로 신축성 있게 활용되어야 한다.
- 기관의 규칙이나 절차 및 커뮤니케이션 체계도 지대한 영향을 미친다.

2) 외부요인

- 정치, 경제, 사회 등의 환경적 여건의 변화는 사업집행에 큰 영향을 미친다.
- 사업집행 시 사업과 관련된 단체들의 적극성과 지원이 용이해야 한다.
- 사업집행자의 리더십과 적극성이 사업에 큰 영향을 미친다.
- 대중매체와 국민의 여론이 사업에 얼마나 관심을 표명하느냐가 중요하다.
- 사업집행에 필요한 자원확보 등에 정치권의 지지가 필요하다.

Ⅱ 보건사업실행의 평가

우리는 국가 및 지역사회에서 수행되는 각종 보건사업이 있다는 것을 알고 있다. 향후 이 사업을 확대 · 추진할 것인지, 수정 · 보완할 것인지, 아니면 극단적으로 폐기할 것인지를 결정해야 되는데 이에 대한 결정 기준을 제시해주는 것이 평가라고 할 수 있다. 어떤 사업이라도 평가의 가장 우선적인 착안점은 그 사업이 바람직한 과정을 통해 달성하고자 하는 목표를 이루었는가에 대한 판단과 이에 대한 문제점의 파악이라고 할 수 있다.

따라서 각 보건사업이 추진하고자 하는 목적에 부합하는지, 그 목적을 실현하기 위해 적절한 세부사업이 채택되었는지, 사업수행에 문제점은 무엇인지를 살펴보는 것이 가장 우선적인 평가 이유일 것이다. 그리고 보건사업 평가를 통해 보건사업의 문제점 발견 및 개선방안을 제시하여 사업의 효율성을 제고하는 것도 매우 중요한 이유가 될 것이다.

1. 보건사업 평가 개요

1) 정의와 필요성

가) 정의

보건사업(health program)이란 개인이나 인구집단의 건강유지 및 증진을 목적으로 특정의 목표사업에 필요한 일단의 활동을 조직화한 체계라고 할 수 있다. 따라서 보건사업평가(health program evaluation)란 '보건사업에 관한 의사결정을 지원하기 위해 체계적으로 정보를 수집, 분석, 보고하는 과정이다'(강명근 등, 2007). 평가의 정의에서 특히 강조되어야 하는 것은 평가가 궁극적으로 '의사결정의 지원'을 목적으로 하는 것이며, '체계적'으로 이루어져야 한다는 점이다. 의사결정의 지원이란 평가는 반드시 사업을 개선한다는 목적의식들을 가지고 이루어져야 하며 이에 따라 이루어진 평가결과는 보건사업과 관련된 사람들이 보다 효과적으로 사업을 수행하기 위한 활동과 의사결정에 활용되어야 함을 의미한다. 다음으로 체계적으로 수행되어야 한다는 의미는 평가가 사업의 목적과 목표, 이를 측정하기 위한 지표와 일관성을 가지고 이루어져야 한다는 의미이다.

나) 필요성

평가는 어휘가 말해주듯이 어떤 대상의 값어치, 또는 가치를 가늠하는 과정으로서 특히, 보건사업을 평가할 때에는 이미 설정된 목표의 성취에 관하여 성공의 정도와 가치를 판정하는 것이며 최소한 다음 단계를 포함한다. ① 목표의 설정, ② 성공의 정도를 측정하는 데 필요한 기준의 선정, ③ 성공정도의 확정 및 이에 대한 논리적 설명, ④ 앞으로의 사업 활동에 대한 제언 등이다(이시백 등, 1998).

종래 그 중요성에 비해 무시되어 오던 보건사업의 평가가 근래에 와서 필요성이 강조되고 수요가 증가일로에 있는데 그 이유는 몇 가지로 집약된다.

첫째, 국가 예산으로 운영되는 보건사업의 가치나 효과에 대한 국민의 책임추궁이 강조되어 세금낭비 여부를 따지게 되었다.

둘째, 정부로부터 연구지원 사업이 대폭 증가되었다.

셋째, 새로운 기술 혹은 방법(예 : 각종 시범사업)의 계속적인 성장은 이들의 효과측정의 필요성을 유발했다.

넷째, 정책수립에 있어 우선순위를 결정하는데 근거자료로 수요가 증가했다.

현실적으로 많은 경우 효과도 없이 수십년 관례적으로 예산만 낭비하는 보건사업을 정리할 필요가 있는 경우, 이에 대한 정당성을 마련하고자 평가가 수행된다.

2) 목적

보건사업을 평가하는 목적을 몇 가지로 구분하여 살펴보면 다음과 같다.

가) 사업목표의 달성정도의 파악 및 수행여부 판단

어떤 사업이라도 가장 우선적으로 고려해야 하는 목적의 내용이다. 보건사업이 바람직한 과정을 통해 달성코자 하는 목표를 이루었는가에 대한 판단, 문제점 발견이 가장 우선적인 평가의 목적이라고 할 수 있다.

그리고 기존사업의 개선을 위한 유용성 판단의 기준이 된다. 즉 정기적, 계속적인 사업평가 결과의 문제점이 발견되고 새로운 개선대책이 수립, 시행되었을 때 그 유용성이 과연 있는지 없는지를 판단하기 위하여 실시한다. 또한, 기존사업의 계속여부를 판단하기 위함이다. 시행중인 사업의 필요성이 소멸되었거나 시행상 여러 가지 문제가 발견되어 그 사업을 계속할 필요가 있는지를 판단할 목적으로 평가를 실시한다.

나) 사업의 효율성 제고, 사업추진력 확보 및 계속사업의 관리 · 개선

보건사업평가를 통하여 사업의 개선방안을 제시하여 효율성을 제고하기 위한 것이다. 또한 보건사업평가과정에서 밝혀진 문제점에 대한 개선방안을 강구하여 차기 사업에 반영함으로써 사업의 시행착오를 최소화하여 사업의 추진력을 확보 할 수 있게 된다.

그리고 계속사업인 경우 사업을 보다 잘 관리하여 효과성, 효율성 등 여러 가지 기준에 의한 성과를 높이기 위하여 정기적, 계속적으로 평가를 실시한다. 이 목적은 이미 시행되고 있는 대부분의 보건사업에 보편적으로 해당되는 목적이다.

다) 사업운영과정에 대한 모니터링 체계 구축 및 신규사업 시행의 판단

보건사업 진행에 대한 전문적인 평가과정을 만들고 이 과정에서 각 사업의 목표를 달성하기 위한 지원방안을 모색하기 위한 모니터링 체계를 구축하는 것도 평가의 중요한 목적이다. 모니터링 과정은 사업의 진행과정을 점검하고 기술을 지원하며 보건사업의 계속여부를 판단하여 보건사업의 효율을 높이는데 기여하게 될 것이다. 그리고 신규사업의 유용성 판단 또는 문제점 파악을 위해 평가가 필요하다. 시범사업과 같이 실험적 또는 일시적으로 사업을 실시하고 있을 때 이 사업을 제도적으로 도입, 확대할 필요가 있는가를 결정하거나, 어떤 문제점이 있는가를 파악하여 개선시킬 목적으로 평가를 실시한다.

라) 보건사업 담당자의 업무능력 배양

전문적인 평가과정을 통해 관련 업무를 담당하고 있는 사람들에게 보건사업에 대한 개념을 확고히 정립시키고, 보건사업의 방향을 제시해 담당자들의 업무능력을 배양하도록 해야 한다. 평가결과를 알리고 차후에 같은 문제의 반복을 피하도록 하기 위하여 담당자에게 교육기회를 부여하고 이러한 교육을 통하여 지도하게 됨은 물론 보건사업에 대한 평가의 실효성을 제고시키게 된다.

마) 법적 또는 규정상의 책임 이행

보건사업 중에는 법률이나 조직의 규정상 지속적 또는 일시적으로 실적이나 평가결과를 보고하도록 의무화되어 있는 사업 등이 있다. 이 경우 책임의 이행을 위하여 사업평가를 실시한다.

3) 보건사업 평가의 기본원칙

보건사업 평가의 목적은 보건사업기획가나 관리자가 보건사업이나 활동에 대한 의사결정을 할 때 도움을 주고, 사업목표를 성취하는데 효율성을 높이고, 보건사업 활동을 더욱 효과적, 효율적으로 수행할 수 있도록 하고, 현재 수행되고 있는 사업내용이나 활동을 개선, 향상시키고, 향후 수행될 보건사업에 있어 자원의 분배를 예측하는데 있다. 이러한 보건사업 목적을 달성하기 위한 보건사업평가의 기본원칙을 살펴보면 다음과 같다(유승흠 등, 2004; 강명근 등, 2007).

① 평가는 명확한 목적 하에 이루어져야 한다. 평가가 사업전체의 목적달성과 관련성을 가질 수 있도록 그 목적 및 방법이 보건사업의 기획에 포함되어야 한다.

② 평가는 계획에 관련된 사람, 사업에 참여한 사람, 평가에 영향을 받게 될 사람에 의해 행해져야 한다. 이는 사업의 이해를 가장 잘 이해하고 있다는 점도 있지만 나중에 사업에 대한 책임을 묻는 성격도 강하기 때문이다.

③ 평가는 보건사업의 전 과정에 걸쳐 지속적으로 행해져야 한다.

④ 평가는 측정기준이 명확하고, 객관적이어야 한다. 평가기준이 모호하면 그 결과에 따라 책임을 묻기 어렵고 평가에 기초한 사업의 개선책이 부실해질 수밖에 없다.

⑤ 평가는 사업의 기획 단계부터 최종결과까지를 포괄하여야 한다.

⑥ 평가는 미래 지향적이며 활동 중심적으로 시행되어야 한다. 평가의 장점과 단점의 지적은 더 나은 사업을 위한 발판으로서 문제점 해결을 위한 대안과 연계되어 제시되어야 한다.

⑦ 평가는 목표를 달성하는데 발생하는 문제점을 기술하고, 이 문제점을 해결하기 위한 방안이 마련되어야 한다.

⑧ 평가는 그 결과가 사업의 향상과 성장을 위하여 환류되어야 한다. 평가는 의사결정을 돕는데 핵심적인 역할과 동시에 사업에 참여한 사람들에게 학습의 장으로서 기능해야 함을 의미한다. 따라서 평가의 방법과 결과보고서는 누구든지 알 수 있게, 그리고 쉽게 사용되도록 마련되어야 한다.

2. 보건사업 평가 기준 및 유형

1) 평가의 내용

평가의 목적에 따라 평가내용이 상이하지만 일반적으로 보건사업평가는 다음 4가지 영역을 평가하게 된다(배상수, 2008; 강명근 등, 2007).

첫째, 보건사업을 통하여 무엇을 수행하였는가를 평가하는데, 주로 사업의 산출물(output)을 평가하는 것으로 사업이 계획대로 진행되었나를 평가하기 위함이다.

둘째, 사업의 결과(outcome)에 대해 평가하게 된다. 이는 사업이 최종목표를 달성하였나를 평가하는 것이다. 예를 들면, 건강수준의 향상과 같은 결과(outcome)와 이에 영향을 미치는 결정요인이나 기여요인의 변화, 즉 지식이나 행태, 실천율의 변화 등 영향(impact)의 변화를 파악하는 것이다.

셋째, 사업의 성공과 실패에 대한 이유를 분석하는 것이다. 목표를 달성하였다면 그 이유, 실패하였다면 그 이유는 무엇인가를 분석하여야 한다. 지역사회를 대상으로 전염병 예방을 위한 홍보사업을 하면서 전달하고자 하는 내용은 좋았으나 주 대상층이 노인이어서 문자해독 능력이 떨어진다는 점을 고려하지 못하고 인쇄된 홍보물만을 교재로 개발했다면 그 성과는 낮을 수밖에 없다.

넷째, 서비스 노력과 성취도의 비율도 평가의 대상이다. 흔히 이를 보건사업의 효율성 평가라고도 하는데 사업의 성취도를 서비스 노력의 단위, 즉 예산, 인력, 시간의 비율로 측정하는 것이다. 이 영역의 평가를 위해 비용-효과분석(cost-effectiveness analysis)이나 비용-편익분석(cost-benefit analysis) 등 경제학적인 평가방법이 적용되기도 하는데 복수의 여러 사업이 수행되었을 때 사업의 비교평가나 사업의 지속 여부를 결정하기 위해 활용된다.

2) 미국공중보건협회의 평가항목

1960년대 말경부터 보건 및 예방의학자들 간에 새로운 관심의 대상으로 대두되었던 보건사업의 평가문제는 많은 논란을 야기했다. 이에 부응하며 평가의 개념과 방법의 정립 내지 표준화를 위한 노력으로 미국공중보건협회가 위원회를 구성, 공중보건협회지에 발표된 5가지 주요 평가기준을 제시하였다(이시백 등, 1998).

가) 사업의 적합성(program appropriateness)

수많은 보건문제 중에서 특정 사업을 선정한 정당성을 따지는 것으로 가치의 타당성을 우선순위 결정에 비추어 본 것이다.

나) 사업량의 충족성(program adequacy)

전체 보건문제의 크기 중 얼마만큼을 해결할 수 있는 사업을 투입했는가를, 즉 보건문제는 100만큼인데 이중 80만큼을 해결할 수 있는 사업이 투입되었는지 또는 20만큼만 투입되었는지를 보는 것이다.

다) 사업의 효과성(program effectiveness)

설정된 목표를 얼마나 달성했는지를 보는 것이다.

라) 사업의 효율성(program efficiency)

목표달성에 쓰인 비용은 합리적이고 낭비 없이 가장 효과적인 방법으로 수행되었는지를 따져보는 것이다.

마) 사업에 의한 부수적 효과(program side-effects)

사업의 계획 당시에는 전혀 예견하지 못했던 부수적 효과, 즉 바람직한 효과 또는 바람직하지 못한 부작용 모두를 점검하는 것이다.

3) Suchman의 평가항목

현재 가장 많이 인용되는 Suchman의 '평가연구'에서는 평가항목을 다섯 가지로 제시하고 있다.

가) 업무량/노력(effort) 평가

사업 활동량 및 질을 포함하는 투입에너지와 투입량을 의미하는 것으로, 예를 들면, 결핵환자 발견사업에서 방사선 관찰을 몇 명 했는가, 보건간호사가 가정방문을 몇 건 했는가 등을 보는 것이다.

나) 성과(performance) 평가

투입된 노력의 결과로 나타나는 측정된 효과를 의미한다. 예를 들면, 결핵발견사업의 효과로 나타나는 결핵발생률의 감소량, 예방접종 건수, 결핵환자 발견건수 등이 된다.

다) 성과의 충족량(adequacy of performance) 평가

효과 있는 사업 활동이 얼마나 수요를 충족했는가를 보는 것이다. 실제로 기대 또는 요구되는 목표량에 대한 실적량의 비율이 클수록 충족량은 높다고 평가한다. 예를 들면, 결핵발견을 위한 관찰대상자중 실제 관찰을 한 대상자의 비율은 지역사회의 결핵발생률을 감소시키기에 충분한가라는 시각에서 점검하는 것이다.

라) 효율성(efficiency) 평가

투입된 인력, 비용, 시간 등 여러 가지 측면에서 각 대안들을 비교 · 검토하는 방법이다. 이 평가는 투입된 노력이 과연 적절한 것이었던가를 측정하려는데 있다. 즉 투입된 인력, 예산, 시간 등을 고려하여 단위당 얻은 결과가 최대일 때 효율성이 가장 높다고 할 수 있다.

예를 들면, 한사람의 결핵환자 발생을 예방하는데 비용이 얼마나 들었으며 나아가 이만큼의 비용을 쓸 가치가 있는지를 가늠하는 것이다. 한 사람의 결핵발생 예방에 든 비용이 두 결핵환자를 완치하는데 드는 비용보다 더 들었다면 이 결핵발견사업은 그만두어야 할 것이다.

마) 업무진행과정(process) 평가

사업의 업무진행과정을 분석함으로써 그 사업의 성패요인을 파악하는 것이다. 예를 들면, 결핵발견사업을 위한 관찰을 할 때 보건소에서만 수행하면 먼 거리에서 바빠서 못오는 사람들이 많아 더 긴 시간이 걸리기 때문에 노력과 시간 그리고 비용이 더 들면서도 성과가 적어지므로 대상자가 있는 부락을 찾아가서 이른 아침이나 늦은 저녁을 이용하면 사업을 더 성공적으로 이끌어 나갈 수 있다.

4) 평가유형

보건사업은 투입-전환-산출의 시스템적 과정을 따른다. 보건사업평가도 이러한 과정을 준용하여 구분할 수 있는데, 투입부문에 해당하는 구조평가, 전환과정에 해당하는 과정평가, 산출에 해당하는 사업결과 평가 등으로 구분해볼 수 있다(배상수, 2008).

가) 구조평가(structure evaluation)

구조평가는 투입되는 자원의 적절성을 평가하는 것이다. 즉 사업인력과 시설 및 장비의 적절성에 대하여 평가한다. 보건사업은 특히 전문 인력의 투입이 중요하여 먼저 사업인력에 대한 평가를 하는데 이에는 사업인력의 양적 충분성과 사업수행에 필요한 전문성의 확보를 평가하게 된다. 보건사업에서는 사업지침에 필요한 인력을 규정하고 있는 경우가 많다.

또한 과거와 달리 보건사업 수행에 있어 정보의 중요성이 커지고 있는데, 유형적인 인력과 시설 외에 무형의 정보에 대한 적합성을 평가할 필요가 있다. 사업에 필요한 정보의 수집, 산출, 확산을 위한 구조가 제대로 갖추어져 있는지를 평가하는 것은 사업의 구조평가에서 중요한 과제의 하나로 다루어져야 한다.

나) 과정평가(process evaluation)

과정평가는 사업을 실행하는 과정 중에 첫째, 사업계획과 진행정도를 비교함으로써 목표달성이 가능하도록 사업을 조정하고 둘째, 목표달성을 저해하는 요인을 조기에 발견하여 시정하는 한편 목표달성을 촉진하는 요인은 강화하고자 하는 목적에서 실시하게 된다. 과정평가를 통해 평가하게 되는 내용을 요약하면

- 목표대비 사업의 진행정도가 원래 의도한대로 실행되고 있는가?
- 자원(인력, 시설, 장비, 정보 등)과 예산은 제대로 지원되고 있으며 이를 효율적으로 사용하고 있는가?
- 사업에 참여하는 자와 이용하는 자의 태도 및 특성은 어떠한가?
- 제공되고 있는 서비스의 질과 대상자의 만족도는 어떠한가?
- 사업을 더 효율적, 효과적으로 만들기 위해 변화시키거나 사업목표의 수정 필요성

은 없는가 등을 평가하여야 한다.

즉 과정평가는 사업집행 및 활동을 분석하여 이를 근거로 보다 효율적인 집행전략을 수립하거나 사업내용을 수정 · 변경(보다 바람직한 보건사업 수단의 채택과 이에 따라 사업목표에 대한 수정 · 변경)하며, 사업의 중단 · 축소 · 유지 · 확대여부의 결정에 도움을 준다.

다) 결과평가(outcome evaluation)

보건사업의 결과평가는 사업의 종료 시 사업효과를 측정함으로써 사업의 지속이나 확대여부를 판단하기 위하여 실시한다. 결과평가에서는 다음과 같은 내용에 관심을 가지고 평가를 진행하게 된다.

- 사업이 목적과 목표를 달성하였는가?
- 사업에 의해 야기된 의도되지 않은 결과는 없는가?
- 사업이 사회적 형평성의 달성에 기여하고 있는가?
- 조직과 지역사회의 문제해결 역량이 강화되었는가?
- 사업의 전략이 얼마나 효과적인가?
- 사업의 가능한 대안은 무엇인가? 다른 대안과 비교할 때 사업이 얼마나 효과적인가?
- 다른 상황 하에서는 사업이 얼마나 효과적일 것인가?
- 사업을 지속하거나 확대할 필요가 있는가?

보건사업의 결과 평가 시 유의해야 할 사항은 다음과 같다(배상수, 2008). 첫째, 단기적인 지식이나 행태의 변화가 반드시 장기적인 변화를 가져오는 것은 아니므로 단기적인 것이 아닌 장기적 결과를 우선해야 한다. 둘째, 사망률, 발생률, 유병률이 낮은 질환의 경우 건강수준의 변화라는 결과(outcome) 자료를 확보하기가 쉽지 않다. 따라서 건강 수준을 대리할 수 있는 지표를 평가결과에서 활용하는 경우가 많은데(예 : 뇌졸중 발생과 사망을 평가하기 어려워 사업 전 · 후의 혈압 변동을 평가하는 경우), 이와 같이 대리지표를 사용하는 경우에는 대리지표가 사업결과와 항상 유의하게 관련이 있다는 객관적 근거가 제시되어야 한다. 셋째, 보건사업의 경우 예측하지 못한 결과가 발생하는 경우가 있는데, 예측된 결과를 측정하는 것도 중요하지만 예측하지 못한 결과가 발생하지는 않았는지 평가하는 것도 빠뜨려서는 안 된다.

5) 평가의 실례(양로시설 보건사업평가)

양로시설의 보건사업평가는 여러 가지 기준에 의해 평가할 수 있으나 구조평가, 과정평가, 결과평가의 세 가지 측면의 평가방법을 병합하여 평가하는 것이 바람직하다(김정순 등, 1996). 평가에서 가장 중요한 것은 평가의 결과를 환류시켜 다음 계획에 반영하는 것이다. 아래 그림과 같이 구조에 대한 평가는 사업을 위한 지원체계가 합리적으로 이루어져 있는가를 보는 것이고, 과정평가는 사업수행 과정이 적절한 관리가 되고 있는지를 보는 것이며, 결과적으로 목표달성을 했는지를 보는 것이 결과평가이다. 구체적인 항목과 방법을 제시하면 다음과 같다.

구조적 평가의 요소는 물리적 환경, 재정적 자원, 인력의 수가 적절하며 자격을 갖추고 있는가? 그리고 기관의 목적부터 정책, 사업계획이 작성되어 있는가? 등이 평가되어야 한다.

과정평가는 사업수행체계의 하부과정을 모두 포함하여야 한다. 즉 건강사정기록, 건강검진, 질병감시, 보건문제 파악, 목적설정, 계획의 서면화, 업무수행 시 원칙적인 절차를 지켰는가를 평가하는 것이다. 또한 매 사업수행 시 문제가 될 수 있는 과정의 지침을 만들고 그 절차나 지침을 따랐는가를 평가하여 사업의 성과를 높이고 질적인 사업을 수

그림 7-1 평가의 세 측면

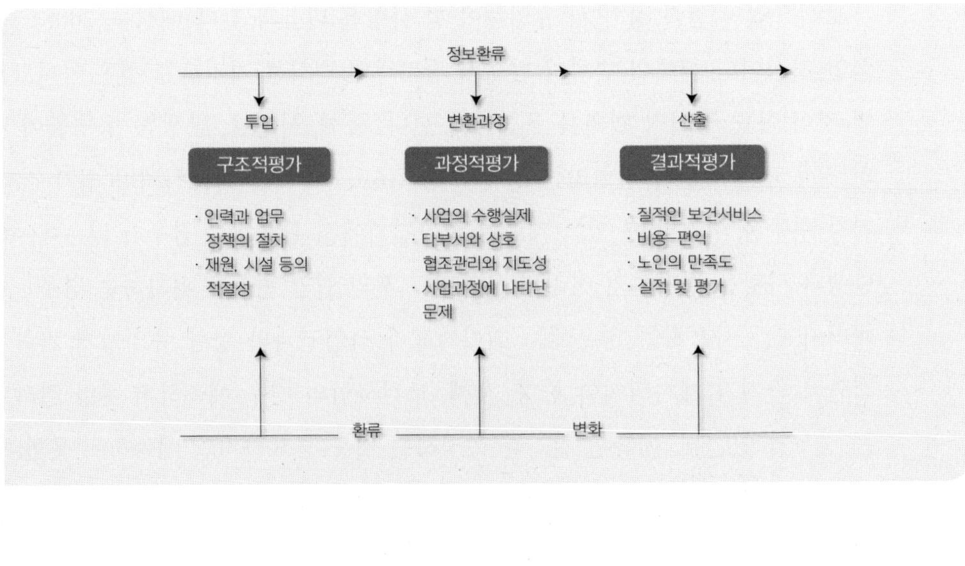

행하는 방법이다. 따라서 과정평가를 하려면 모든 사업수행의 순서나 절차가 사전에 작성되어 있어야 하며, 업무편람이 있어야 한다.

사업수행결과를 실적에 따라 평가하면 노인들의 검진건수, 조기환자발견 건수, 보건교육건수, 의무실 이용건수 및 기타 사업건수나 실시횟수가 노력을 평가하는데 주요 지표가 될 수 있다.

평가가 문제개선의 실효성을 거두려면 한 가지 측면의 평가만으로는 어렵기 때문에 세 가지를 병합한 다양한 방법을 통해 평가해야 하며 평가결과를 환류하여 다음 계획에 반영하는 것이 중요하다.

3. 보건사업 평가과정 및 개선방안

1) 보건사업의 평가과정

보건사업의 평가는 평가준비 단계, 평가진행 단계, 평가결과의 활용단계로 나누어 볼 수 있다(배상수, 2004; 강명근 등, 2007).

가) 평가준비 단계

(가) 사업평가 모형개발

평가준비단계는 보건사업의 기획단계에서부터 시작된다. 이 단계는 보건사업의 평가에 이용할 모형을 결정하고 사업의 평가목적에 부합되는 평가지표와 기준을 설정하고 평가계획표를 수립한다. 평가모형이란 사업의 목적과 수단, 성과판단의 지표를 논리적 틀에 따라 연결시킨 것으로 사업의 목적과 수단, 평가의 목적과 수단을 일관성 있게 연계하여 파악하는데 도움을 준다.

(나) 평가지표(indicator)의 개발

평가지표는 보건사업을 시행한 후 이루어진 변화를 측정하는데 사용되는 도구이다. 보건사업의 목적과 목표의 달성여부와 정도를 판단하는데 이용하므로 목적한 바를 제대로 측정할 수 있는 능력이 있어야 하며(타당성), 측정도구로서의 신뢰성을 가지고 있어야 한다. 이러한 지표를 선택하는데 이용될 수 있는 기준을 미국의 국민건강증진 2010

(Healthy People 2010)의 내용을 중심으로 살펴보면 아래의 표와 같다.

표 7-1 평가지표 선택기준

기 준	내 용
해석가능성	대중, 여론주도층, 보건계와 의료계가 이해할 수 있어야 함
적용가능성	다양한 국민들에게 폭넓게 적용할 수 있어야 함
사안에 대한 영향	사망률, 이환률, 비용에 대한 궁극적 영향을 설명할 수 있어야 함
목표와의 연계성	한 개 이상의 국가보건사업 목표설정 내용과 연계되어야 함
대표성	쟁점이나 문제의 모든 방향과 수준을 명확히 반영할 수 있어야 함
측정 가능한 자료	정기적으로(2년에 한번) 수집되는 자료원을 가진 자료
다차원적 추정가능성	여러 수준과 집단의 문제를 예측할 수 있는 자료, 국가, 시·도, 시·군·구 단위에서 성, 연령별로 이용 가능한 자료가 있어야 함
변화에 대한 민감성	단기간의 변화도 정확히 반영할 수 있어야 함
균형적 안배	특정집단이나 질환을 과장하지 않고 목표량 간에 균형이 맞아야 함
정책, 개인적 행위와의 관련성	정책과 실행방침을 도출하는데 유용해야 함

자료 : 강명근 등(2007) 일부수정

(다) 평가일정표 작성

평가지표와 기준이 잘 설정 되었더라도 바쁘게 사업을 하다보면 당장 시급성이 떨어지는 평가는 뒷전으로 밀리는 경우가 많다. 따라서 사업진행 일정 안에 평가를 위한 일정을 포함시켜 측정의 주기와 방법, 평가 프로토콜(지침서) 등의 도구를 미리 준비해야 한다.

나) 평가진행 단계

평가진행 단계는 평가 자료를 수집하는 단계와 수집된 자료를 분석하는 단계로 구분할 수 있다.

(가) 자료수집 단계

자료 수집은 평가지표를 산출할 수 있는 정보를 중심으로 이루어지지만 사업의 다양한 측면을 평가하기 위해 여러 가지 1, 2차 자료를 수집하게 된다. 자료를 수집하는 데는 기존자료 활용, 관찰, 면담, 회의, 설문조사, 사업추진 중에 이루어지는 기록과 보고,

조사, 사진, 각종 검사결과와 점검표 등이 이용될 수 있다. 기존자료 활용자료로는 생정통계, 암등록, 전염병신고, 병원이나 의원의 기록, 약국의 투약기록, 건강보험자료, 근로자의 인사 및 건강기록, 소송기록 등이 있다(배상수, 2004). 평가를 위해 별도로 자료를 수집해야 하는 경우라면 꼭 평가에 사용될 자료만을 수집하는 것이 좋다. 평가 자료의 수집이 사업의 실행이나 평가과정 자체를 방해해서는 곤란하기 때문이다. 사업을 진행하면서 자연스럽게 형성되는 2차 자료를 이용하거나 다양한 간접자료를 활용하는 것도 지나친 평가자료 수집의 부담을 줄이면서 사업을 여러 측면에서 평가할 수 있게 해준다.

(나) 자료분석 단계

수집된 평가 자료를 가지고 설정된 목적에 얼마나 가깝게 도달했는지, 도달하지 못했다면 왜 못했는지를 구분하는 과정이다. 보건사업을 실시한 후 보건사업에 대한 평가서를 주고 자료를 회수하는 과정을 수집이라고 한다면, 분석은 그 결과가 유익하고 완전히 이해되었으며 목적에 완전히 도달된 대상자는 얼마나 있는지 그렇지 못한 이유는 무엇인지를 분류하는 과정이라고 할 수 있다.

다) 평가활용 단계

지역보건사업의 평가가 요식행위에 머무르는 경우가 많다. 보건사업에 있어 사업비를 지원한 기관의 요구 등으로 인해 요식행위로서 형식적 평가를 수행하고 다음의 사업은 이러한 평가와 무관하게 관행적으로 반복되는 경우가 많다. 이를 지양하고 그 결과가 적극적으로 활용되기 위해서는 다음 사항을 염두에 두어야 한다.

- 평가에 처음부터 주요 이해당사자를 참여시켜야 한다.
- 사업결과를 여러 양식으로 제시하고 다양한 경로를 통해 많은 사람에게 알리도록 한다. 사업보고서 배포 외에도 주요 의사결정자나 주민에 대한 구두보고회, 사업소식지의 발행, 대중매체 보도, 사업 비디오 제작 등을 통해 홍보하여야 한다.
- 사업이 성취한 내용을 강조해야 한다. 사업을 통해 이룩한 성과를 일목요연하게 제시함으로써 다른 사람들로 하여금 사업에 대한 관심을 높여야 한다.
- 보고서를 짜임새 있게 작성해야 한다. 보고서는 간단명료하고 이해하기 쉬운 보고서여야 한다. 일방적 홍보가 아닌 건설적 비판의 수용 등의 내용을 포함하여 보고

서의 객관성과 신뢰성을 높여야 한다.

- 보건사업 평가가 활용되게 하기 위해서는 앞의 사항들도 필요하지만 무엇보다도 새로운 보건사업의 기획시 기존사업결과를 반드시 참고하도록 하여야 한다.

2) 사업평가의 한계와 개선방안

가) 평가의 한계

(가) 방법론의 차이

사업평가에 있어 방법론상의 서로 다른 접근법을 사용하게 되면 성과의 평가에 영향을 미치게 된다.

(나) 평가자의 인식차이

평가자가 학자인 경우 실질적인 문제에 대한 답변보다는 전문직업적인 성격과 학문적인 것에 더 치우쳐 실제 사업수행자와의 인식차이로 인해 중대한 사업평가의 차질을 가져 올 수 있다.

(다) 공식적인 저항

일반적으로 조직은 변화에 대해 저항적이다. 보건사업조직내의 관료들은 자신의 지위유지를 위해 평가연구를 기피하고 자료의 접근을 원천적으로 봉쇄할 수 있다.

(라) 사업목표의 불확실성

보건사업의 목표가 애매모호한 경우 사업목표를 객관적으로 파악하기 어려운 경우가 있다.

(마) 사업영향의 확산

사업에 따른 결과는 구체적으로 지정된 대상 집단 외에 다른 집단에도 영향을 미쳐 상호관련성이 존재함으로써 사업의 효과를 정확히 판단하기가 곤란한 점이 있다.

(바) 사업평가에 필요한 인적 · 물적 자원의 부족

사업은 사업효과의 원인과 결과간의 인과성을 밝히기가 어려우며 실제로 평가에 필요한 정보, 예산, 인원의 부족으로 평가가 어려운 경우가 많다.

나) 평가결과 활용을 위한 개선방안

평가결과는 최대한으로 이용되어야 한다. 단순히 평가를 위한 평가가 되어서는 안 된다. 따라서 평가결과를 최대한 활용되기 위해서 고려되어야 할 사항을 정리하면 다음과 같다.

(가) 평가자는 의사결정자에 대한 충분한 정보를 가지고 있어야 한다

예를 들면, 복잡한 분석결과를 이해할 능력이 없거나 또는 그러한 자료를 이해하고자 하지 않는 의사결정자에게 평가결과를 그대로 보고하는 것은 무의미하다. 보고 시에도 의사결정자를 쉽게 납득시킬 수 있는 적절한 방법으로 변형하여 보고할 필요가 있다.

(나) 평가결과는 필요한 때에 적시에 사용할 수 있어야 한다

흔히 평가연구자들은 정교한 모형을 사용하여 과학적 절차에 따라 연구하고자 하는 경향을 띠게 되는데 이러한 절차에 따른 연구는 대개 더 많은 시간을 요하게 된다. 그럴 경우 실제 의사결정과정에 활용할 수 없을 수도 있다. 이런 점을 감안하여 평가결과를 이용하고자 하는 이용자는 미리 충분한 시간을 주어 평가자가 평가계획의 수립에서부터 고려하도록 배려해야 한다.

(다) 평가는 사업에 대한 이해관계 당사자들이 사업에 대해 관여하는 것을 존중해야 한다

평가는 대부분 특정한 개인들과 조직들의 집합체에 대하여 수행하는 것이다. 그러므로 평가결과의 유용성은 이해관계 당사자들의 이익을 최대한 반영하도록 하기 위해 평가의 설계과정에 이들을 참여시킴으로써 상호 신뢰성을 높이도록 해야 한다.

(라) 활용과 배포계획은 평가설계의 일부분이 되도록 해야 한다

평가결과 발견된 사실들을 통합하여 자료를 간략하게 표현하는 방법과 양식 등 의사결정자들에게 내용을 효과적으로 전달할 수 있는 활용계획을 세우고, 연구의 강점과 약점 등에 관한 정보를 미래의 활용자들에게 제공함으로써 활용자가 평가결과를 유용하게 사용할 수 있도록 하는 방안들은 평가를 계획하는 단계에서부터 마련하도록 해야 한다.

(마) 평가는 평가결과의 활용에 대한 사정(査定)을 포함하도록 하여야 한다

평가자와 의사결정자는 평가연구가 수행되는 목적에 대하여 공동으로 이해하여야 할 뿐만 아니라, 평가결과에 대한 성공적인 활용의 정도를 평가할 기준들에 대해서도 의견의 일치를 보아야 한다.

Ⅲ 보건사업의 질 관리

1. 보건사업의 질(quality)이란?

1) 개요

사업의 질을 개선한다는 말이 사용된 역사를 살펴보면 세계 제2차 대전까지는 주로 농업분야에 사용되었으며, 70년대에는 많은 공장을 중심으로 산업분야에서 질 통제라는 용어가 유행했었다. 80년대에 들어서는 보건의료, 교육 분야 등에서 질의 원리가 도입되기 시작하였다. 미국에서는 '91년도에 보건사업의 질을 개선하기 위한 IHI(Institute for health quality improvement) 기구를 설치하였다. 보건사업 분야에서의 질 개선이란 사업의 질 개선을 위한 과정으로 사업의 실행기준 마련, 실행결과의 측정, 진척상황의 보고 등을 통해 사업의 질 수준이 평가되고 있다. 미국의 경우는 보건사업의 질 개선 노력의 일환으로 보건기관에서 인증제에 초점을 두고 인증프로젝트가 중앙정부와 지방정부의 권장에 따라 일선 보건사업에 적용되고 있기도 하다.

보건사업은 공식적인 보건사업 제공체계 하에서의 서비스와 자원보다는 외부의 인적 물적 자원 즉, 가정에서의 치료, 민간요법, 전통적인 보건의료인의 치료 등에 크게 의존하고 있다. 이러한 치료방법과 서비스는 주민들이 보다 쉽게 접근할 수 있고 지역사회에서 그동안 행해져 내려오거나 발전되어져 왔기 때문이다. 보건사업에 질이 높다는 것은 결국 지역주민들이 필요할 때 쉽게 접근할 수 있고 건강을 신속하게 되찾을 수 있는 보건사업 서비스라고 할 수 있다.

질이 높은 보건사업 서비스란 보다 주민에게 친근하고 다음의 특성을 지닌 서비스이

어야 한다.

- 필요할 때 받을 수 있는 서비스 : 모든 지역주민들이 그들이 필요할 때 보건 서비스를 얻을 수 있어야 한다.
- 접근이 가능한 서비스 : 주민들은 제공되는 서비스에 접근이 용이해야 한다.
- 수용이 가능한 서비스 : 제공되는 보건 서비스를 수용하는 수단과 방법이 대상자의 기대에 부응해야 한다.
- 적절한 서비스 : 보건서비스는 대상자의 필요에 맞게 제공되어야 한다.
- 효과적인 서비스 : 좋은 보건 서비스가 올바른 방법으로 제공되어 대상자에게 긍정적으로 작용하고 기여해야 한다.

2) 정의

보건사업에서의 질의 정의는 다양하다. 특성에 따라 다양하게 정의내릴 수 있는데 서비스 질의 특성으로서 효율성, 효능, 능률성, 형평성, 접근성, 포괄성, 수용성, 적정 시간, 적절성, 계속성, 개인 비밀유지 등을 들고 있다. 한편으로는 보건서비스의 질에는 가족과 환자에게 적절히 건강문제에 대한 교육을 제공하고 환자와 가족의 진료계획수립과 의사결정을 도우고, 환자의 만족도 등이 포함된다고 언급하기도 한다. 그리고 보건환경에 있어서는 안전과 건강지원을 보장하고 사망과 질병의 이환을 줄여 삶의 질과 환자의 건강기능을 개선시키는 것을 보건서비스의 질로 보기도 한다.

미국의 보건복지부(DHHS, 2008)는 국가보건사업체계를 인구집단의 건강을 보호하기 위한 일차 방어선이라고 보고 보건사업체계의 모든 단계에 국민 건강을 위한 안전판으로써 질의 개념과 질을 위한 개선을 내포하고 있다고 밝히고 있다. 미국의 보건복지부는 공중보건사업에서의 '질이란 인구집단의 건강을 증진하기 위해 시행하는 보건정책, 사업, 서비스, 연구를 통하여 바람직한 건강의 결과를 향상시키고 건강의 결정요인들을 호전시키는 방향으로 형성해 가는 정도'라고 정의하고 있다.

도나베디언(Donabedian)은 보건서비스의 전달에 있어 질을 확보하기 위해서는 3가지 측면으로 나누어 사업의 구조, 과정 그리고 결과를 들고 있다. 우선 사업의 구조는 조직인사의 형태와 인원 수, 시설과 장비의 형태나 숫자, 위원회구조 등의 조직으로서의 측면들을 포함시키고 있다. 사업범위와 안전성의 포괄적인 특성도 구조와 관련된다. 사업의 과정은 사업을 제공하고 주민이 건강혜택을 받는 활동들은 말하며 질의 과정지표는 시간의 적정성, 계속성과 환자의 순응 등을 포함하고 있다. 사업의 결과는 환자의 건강에 미치는 효과와 삶의 질의 측정, 신체기능의 발휘정도와 환자의 만족도를 포함한다. 재정의 수준, 보건사업요원의 구성과 종류, 가용한 장비의 형태, 관리자의 기술 등 보건사업의 전달수단도 보건사업의 수행에 있어 질을 높이는데 큰 역할을 한다. 그러나 좋은 조직의 구조만으로는 사업의 질을 보장할 수 없으므로 조직의 사업을 수행할 수 있는 적절한 구조를 가져야 만이 사업의 질을 개선할 수 있다. 서비스가 전달되는 과정 역시 중요한데 좋은 과정이 늘 높은 질의 성과를 가져오는 것은 아니다.

보건사업에서의 질이란 제공자 측면에서 보면 '주민의 건강에 대한 위험을 줄이고 편익을 크게 하는 보건사업의 과정'이라고 할 수 있으며, 이용자 측면에서 보면 '보건사업을 이용하는 주민들의 느끼는 만족도'라고 할 수 있다. 또한 지역 또는 국가사회 측면에서 보면 '주민들이 건강에 대한 편익을 골고루 분포되게 받는 것'이라 말할 수 있다.

또 다른 측에서의 정의를 보면 '보건사업의 질이란 적절하게 서비스를 수행하는 것으로 가장 저렴한 비용으로 적절한 시간에 적절한 사람에 의해 수행되어지는 것'이라고 정의하고 있다. 이 정의는 개인적인 일선보건요원과 직결되는 말로써 일선보건요원이 특정 환자의 조건과 상황을 잘 이해하고 필요한 일상적인 보건서비스를 효과적으로 수행하여 정상적인 생활 상태로 유지시키는 것을 뜻한다. 일선보건요원이 적절한 수단을 결정적인 시기에 환자들에게 서비스를 행함으로써 보다 효과적인 성과로 나타나는 것이다. 이것은 비용을 고려한 가운데 가용한 서비스 방법을 선택함으로써 재정적으로 신중하게 사업의 수단을 선택하는 것이다.

3) 질 보장을 위한 사업특성

인구집단의 건강을 증진하기 위한 공중보건사업의 질을 보장하기 위해서는 시스템 전반에 걸쳐 다음과 같은 공중보건사업 활동의 특성들을 가져야 한다.

- 인구집단 중심성(population centered) : 전체 인구집단의 건강과 이에 영향을 미치는 건강을 위한 조건을 보호하고 증진해야 한다.
- 형평성(equitable) : 사업을 통해 건강형평성을 달성할 수 있어야 한다.

- 활동지향성(proactive) : 예전에 발생한 적이 없거나 다시 출현하는 위협요인과 취약집단들을 위해서 적시에 신속하게 정책과 지속가능한 활동을 이루어지도록 해야 한다.
- 건강증진(health promoting) : 서비스 공급자와 인구집단이 안전한 실천 활동을 촉진할 수 있고 긍정적인 건강행동과 결과를 향상시킬 수 있는 정책과 전략을 보장해야 한다.
- 위험 감소(risk-reducing) : 예방 가능한 상해와 질병이나 부정적 결과의 발생가능성을 감소시키기 위한 정책과 전략을 통해 건강 역행적인 물리적 사회적 환경을 줄여야 한다.
- 지속적 감시활동(vigilant) : 감시활동을 지원하기 위한 정책을 법제화하고 관련된 실천 활동을 강화해야 한다(예, 기술, 표준화, 시스템적 사고와 모델링).
- 투명성(transparent) : 공중보건활동과 서비스의 제공에 있어서 공개성이 확보되어야 한다. 이를 위해 일반 주민들을 포함, 이해관계자들이 쉽게 타당성과 신뢰성이 높은 유익한 자료를 적시에 이용할 수 있도록 보장하는 것이 특히 강조되어야 한다.
- 효과성(effective) : 가장 필요가 큰 영역에서 최적의 결과를 확보할 수 있도록 증거와 과학, 최선의 활동을 활용할 수 있도록 투자가 이루어져야 한다.
- 효율성(efficient) : 공중보건활동의 비용과 편익을 이해하는 한편 바람직한 결과를 달성하기 위해 자원의 가장 적절한 활용을 촉진할 수 있어야 한다.

4) 보건사업의 질 관리에 영향을 미치는 요소

보건사업의 질을 개선하기 위해서는 보건서비스제공자의 숙련도, 태도, 지식 그리고 행위 등 여러 다양한 요소들이 영향을 미친다. 보건사업체계가 갖추어지고 여러 보건사업요원들이 배치되면 그들을 어떻게 운용하고 역할을 맡기느냐에 따라 보건사업의 질이 좌우하게 된다. 필요한 보건서비스 기술의 가용성은 서비스 질에 직접 영향을 미치게 되고 경험과 가용한 자원관리의 형태 역시 질에 영향을 미친다. 일선보건요원들의 사업추진에 있어서의 숙련도, 지식, 이해도는 기본적인 교육제도의 질에 의해 결정된다. 보건교육기관과 보건사업기관, 나아가 교육제도와의 연결은 다자 간 협조체계의 모델과 지속적인 기술발달을 더욱 증진시킨다. 기존의 보건요원들에게도 단기코스나 인터넷 등의 원격교육을 통해서 새로운 기술을 습득하는 기회를 부여하게 되면 보건사업의 질을 한 층 더 높일 수 있다.

(1) 질의 결정요소

보건사업의 질은 3가지의 상호 연관되는 요소를 가지고 있다. 먼저, 기술적인 보건서비스로써 환자에게 최대의 효과를 가져오는 서비스이면서 위험을 최저로 줄이는 것이며, 다음은 개인 간 서비스로써 환자가 사회적인 환경에 적응하면서 서비스 제공자와 환자와의 인간관계 등 심리적인 면에 초점을 두고 주의를 기울이는 것이다. 세 번째로는 기관의 서비스가 접근성, 시간의 적정성, 쾌적성, 효율성을 보장하는 것이다. 지역수준에서는 제공자가 보다 접근성, 만족도, 효율성을 고려해야 하며, 중앙정부 수준에서는 자원분배의 효과성을 중시해야 한다. 이와 같이 국가와 지방정부의 수준이 상호 조화를 이룰 때 보건사업의 질은 보장될 수 있다.

(2) 성공요소

미국 보건복지부에서는 보건사업에서 질의 개선을 성공적으로 보장하기 위해서는 동기부여와 인센티브를 들고 있다. 일찍부터 보건사업의 질을 개선하기 위해 도입한 기관들은 정부의 지원과 외부로부터의 동기부여에서 비롯되고 있다고 파악하고 있다. 또한 질 개선을 위한 성공적인 핵심요소들은 다음과 같다.

- 조직 내의 전 부서 직원들이 명확한 조직의 비전 공유
- 관리자의 강력하고 지원중심적인 리더십
- 구체적이고 측정이 가능한 조직의 목표설정
- 사업수행에 있어 효과적인 수단과 절차 강구
- 질에 대한 정치적 보장의 리더십과 외부의 영향력
- 보건사업을 수행하기 위한 충분한 자원
- 데이터의 분석경험이 많은 시설에서 생산한 각종 입증자료를 토대로 계획수립

(3) 장애요소

보건사업의 질 개선을 어렵게 하는 장애요소들로는 질 개선을 위한 자료수집이 용이하지 않고 일선보건요원들의 질 관리에 대한 지식이 부족하며 연구자료도 턱없이 부족함을 들고 있다. 이외에도 질 개선의 성공을 가로막는 장애요소들은 다음과 같다.

- 보건사업의 과정별, 단계별 사업의 질을 측정하는 수단이 결여되고
- 각 보건사업기관의 규모에 따라 질 관리 도입 노력에 차이가 있고
- 질 개선 도입기관들이 질 개선평가의 어려움과 많은 문제에 당면하며
- 보건사업의 질을 측정할 수 있는 표준이 세부적이지 않고 포괄적인 것

5) 질 관리 스토리텔링(Quality Assurance Storytelling)

(1) 스토리텔링

질 관리 스토리텔링은 질 향상팀의 활동 과정을 체계적으로 문서화해서 남기기 위한 방법이다. 스토리텔링은 "스토리북(storybooks)"과 "스토리게시판(storyboards)"으로 구성되는데 스토리북에는 질 관리 과정의 "스토리"를 자세하게 기술하고 스토리게시판을 통해서는 질 향상사업의 진행의 경과를 그때그때 공개하는 한편 게시판에 공개된 내용은 스토리북의 기초자료가 된다. 이 방법은 처음에는 일반 산업분야에서 사업의 질 향상 스토리텔링으로 개발되었으나 최근에는 보건분야의 질 향상 방법론으로 채택되어 적용되고 있다. 보건의료분야의 경우, 미국 병원재단(Hospital Corporation of America, HCA)에서 처음 도입하였고 다양한 세팅의 질 향상 활동들을 문서화하는 효과적 방법으로 여러 보건 분야에서 그 활용 폭이 넓어지고 있다. 질 관리 스토리북은 대개 노트 형식으로 질 향상과정을 완전하고 영구적인 기록으로 남기는 것이다. 질 관리 게시판은 벽의 한 섹션이나 포스터 등을 활용하여 질 향상팀이 자신들의 작업을 지속적이고 체계적인 형식으로 쉽게 이해될 수 있도록 공개적으로 알릴 수 있는 전시공간이다. 미국 병원재단의 Batalden과 Gillem은 이 게시판을 팀의 "작업노트(working minutes)"라고 불렀다.

질 향상팀이 자체에서 추진하고 있는 질 향상 과정을 체계적으로 문서화함으로써 질 관리 스토리텔링은 모든 사람이 지속적으로 과제를 가까이 느끼고 팀의 구성원들이 자

신들이 수행하는 작업을 다른 사람들에게 명확하고 이해할 수 있는 방식으로 설명할 수 있도록 돕는다. 대개 문제가 규명되면 바로 시작되어 질 관리 과정 내내 스토리텔링이 지속된다. 일상적으로 사용되면 질 관리 스토리텔링은 질 관리를 조직생활의 한 부분으로 만드는데 도움이 될 수 있다.

(2) 질 관리 스토리북 활용방법

질 향상 팀원 중 1명을 서기로 선출하여 활동을 빠짐없이 자세하게 기록하는 기록원의 역할을 담당하게 한다. 기록에는 팀의 회의록뿐 아니라 접촉한 사람들의 명단, 제작된 프리젠테이션, 모니터링이 되고 있는 지표, 채택된 표본설계와 분석방법, 수집된 자료 등도 포함되어야 한다. 때로 서기는 이 기록 안에 있는 정보를 활용하여 의문시되는 문제를 해결하는데 있어 팀의 진척상황에 대한 요약보고를 만들 수도 있다. 이 기록으로부터 항목들을 추려내어 질 관리 스토리게시판에 포스팅한다.

(3) 질 관리 스토리게시판 활용방법

질 관리 스토리게시판은 질 향상 팀 활동의 진척상황을 계속해서 시각적으로 보여주는 기록매체로서 팀 구성원들이 과제에 집중할 수 있도록 하는 역할 외에도 팀원 이외의 다른 사람들과 활동의 진척상황을 공유하는데 도움을 준다. 스토리게시판은 간결하고 명확하게 제시된 글뿐 아니라 문제를 기술하고 분석과정을 요약한 그림과 사진, 그래프 등을 활용한다. 이러한 다양한 프리젠테이션 방식은 해결책, 그 실행경과와 결과를 보여주는데도 동일하게 사용된다. 질 관리 스토리게시판을 제작하고 운영하는 과정을 다음과 같은 단계로 제시할 수 있다.

- 1단계 : 질 관리 스토리 게시판으로 이용될 넓은 벽면이나 보드, 또는 특별히 제작된 포스터 전시대 등을 확보한다(최소한 높이 1.5m, 너비는 2.0m가 넘는 것이 좋다.)
- 2단계 : 팀이 추진하는 질 향상활동의 단계별로 진척상황을 게시할 수 있도록 게시판을 몇 개의 란으로 레이아웃하고 라벨링을 한다. 포함되어야 하는 란은 질 향상활동이 다루는 문제, 팀원의 명단, 사업계획, 문제분석 기간 동안 수행된 활동들(예컨대, 근본원인분석, 그래프 등)과 결과, 선택된 해결책, 실행된 해결책과 그 결과, 흥미롭거나 관련이 있다고 판단되는 기타 정보(예컨대, 질 관리 활동의 중간결과에

대한 학회발표, 언론의 보도 등).

- 3단계 : 처음 정의된 문제를 복사하여 붙이고, 팀원의 명단을 게시하고 팀원들의 사진을 같이 붙인다.
- 4단계 : 문제가 더 세부적으로 정의되거나 팀원이 바뀌면 게시판의 이 란을 지속적으로 업데이트한다.
- 5단계 : 질 향상 팀의 사업계획과 일정의 복사본을 게시하고 문제해결과정에서 바뀐 것이 있으면 그때마다 수정한다.
- 6단계 : 사업이 진척됨에 따라 문제의 분석 등 진척 사항을 게시한다. 만약 분석도구가 사용되면(예, 흐름도, 인과도), 이 역시 게시한다. 모니터링 되고 있는 지표, 자료수집 양식, 결과를 보여주는 그래프 등도 포함시킨다.
- 7단계 : 문제분석결과, 실행을 위해 제시된 해결책, 최종적으로 선택된 해결책들을 게시한다.
- 8단계 : 해결책의 발굴과 선택과정에서 사용한 방법론과 관련된 기타 사항(예, 선택기준이나 선택방법) 들도 참고용으로 첨부한다.
- 9단계 : 해결책의 실행과정을 지속적으로 게시한다. 자신들의 사업에 역점을 두든 사업을 팀 구성원 이외의 사람들과 커뮤니케이션을 목적으로 하든지 도움을 줄 수 있는 내용에 대해서는 가능하면 세부적으로 게시한다.

2. 양질의 보건서비스

1) 형평성 있는 서비스

보건서비스가 관련정책이나 절차에 있어 대상자에게 제공되는 과정에 연령, 성별, 사회적 지위, 문화적인 배경, 인종, 장애 등의 이유로 제한을 받아서는 아니 된다. 또한 보건의료 서비스 제공자와 지원자는 모든 대상자에게 동일한 수준으로 제공되어야 한다. 보건의료 정책과 절차에 있어 어떤 경우에도 보건 서비스 제공이 제한되어서는 안 되며, 서비스 제공자와 지위자는 대상자에게 사회적 지위에 관계없이 동등하게 보건의료를 제공해야 한다.

2) 접근 가능한 서비스

모든 주민들은 자기 생활 지역에서 무료로 또는 부담할 수 있는 경제적 범위 내에서 보건의료서비스를 받을 수 있어야 한다. 또한 편리한 날짜의 시간에 서비스 사용이 가능해야 하며, 제공되는 서비스를 어떻게 제공되고, 어디에서 받을 수 있는지 알 수 있어야 한다. 그리고 주민들의 가까이에 보건서비스가 제공될 수 있도록 노력해야 한다.

정책과 절차는 서비스가 무료 또는 이용이 가능하게 보장되도록 해야 하며 보건서비스 전달은 이용이 편한 시간에 제공되고 이용자들이 어떻게 이용할 수 있는지 알 수 있도록 해야 한다. 지역봉사자들은 그들이 필요한 서비스를 제공받아 이익이 됨을 이해하고 필요한 보건서비스와 용품들이 선발된 지역봉사자들에 의해 제공되기도 한다.

3) 수용 가능한 서비스

보건관련정책과 절차는 거주하고 있는 지역에서 대상자가 항상 개인 질환 즉, 성폭행이나 교통사고 등에 관한 지켜야 할 비밀을 준수할 수 있도록 해야 한다. 관련되는 정책과 절차로는 대상자의 질환에 대한 정보와 드러난 이슈들을 비밀리에 수집하여 등록하고, 대상자들을 방문하여 비밀이 유지된 채 상담하며, 허가된 사람들만 접근하여 기록을 유지하며, 제 삼자에게 대상자의 동의 없이 정보를 폭로하지 말아야 한다. 보건서비스 전달 장소는 지역 내에 위치해야 하고 대상자들에게 프라이버시를 보장해야 한다. 서비스 제공자들은 그들 환자들을 비판하지 말고 친절한 매너로 대해야 한다. 한편, 서비스 제공자는 기다리는 시간이 짧게 하고 필요하면 상급기관에 이송을 할 수도 있다. 서비스제공 장소는 환경이 청결해야 하고 다양한 채널을 통해 대상자에게 교육하고 정보를 제공해야 한다. 대상자들이 보건서비스를 받는 기회를 가지면서 경험과 필요한 것을 표시할 수 있도록 제공자들은 적절한 환경을 조성해야 한다.

4) 적절한 서비스

건강의 필요성과 문제들은 보건서비스를 제공하는 과정에서 언급되어진다. 제공되는 서비스는 특수한 필요를 요하는 대상자들이 만족할 수 있도록 고려되어야 한다. 모든 대상자들이 서비스를 전달하는 장소에서 요구되는 보건의료의 패키지가 제공되어 만족시키도록 해야 한다.

5) 효과적인 서비스

보건의료서비스를 제공하는 사람은 보건서비스가 요구하는 진료를 제공할 수 있도록 지식과 기술을 구비하고 있어야 한다. 보건서비스 제공은 기술적으로 건전하고 사용이 입증된 프로토콜과 가이드라인에 기초해야 한다. 제공되는 서비스는 관련 기관들에 의해 검증되고 지역실정을 맞고 지역요구에 적합해야 한다. 보건서비스의 제공은 대상자들에게 충분한 시간을 가지고 효과적으로 진료할 수 있도록 고려해야 한다. 보건서비스 전달 장소는 필요한 장비, 보급물자, 의약품 그리고 기본적인 서비스가 갖추어져 서비스 전달에 문제가 없도록 해야 한다.

3. 질 평가(quality assessment)

1) 평가의 접근방법

보건사업의 질을 평가하는 요소 즉 구조, 과정, 결과로 나누는 도나베디안의 분류에 따라 질의 평가를 접근할 수 있다. 시설이나 장비가 우수하고 많은 경험을 가진 보건요원이 잘 갖추어진 사업팀이라면 보건사업의 과정은 우수할 것이고 그러한 우수한 서비스과정을 통하여 서비스가 생산되었다면 양질의 서비스 결과를 전달할 수 있다고 볼 수 있을 것이다.

(1) 구조적 접근방법

구조적 접근의 이론적 근거는 선행조건이 좋으면 나쁠 때보다 좋은 사업과 결과를 가져올 가능성이 크다는 것이다. 따라서 구조적 접근은 사전적인 방법이며 이 방법에는 보건사업과정에 들어오는 투입물 즉, 보건인력, 시설 및 장비와 같은 자원이 표준을 만족시키는지 평가하는 것이다. 구조적 접근에 기초한 질 관리 프로그램은 기관과 인력의 신임과 교육이다. 보통 신임에 사용되는 기준은 기본교육이다. 신임에는 신임제도, 면허제도, 자격증이나 회원증제도가 있다.

(2) 과정적 접근방법

과정적 접근의 가정은 사업의 모든 단계에서 현재 이용가능한 보건지식과 기술을 충분히 적용한다면 보건지식과 기술의 적용에 결함이 있을 때보다는 결과가 더 나아질 것이라는 가정이다. 과정적 접근방법에는 내부 및 외부평가, 시설이용도 조사, 사업지침, 보수교육 등이 포함된다.

(3) 결과 측면의 접근방법

결과 측면의 접근방법 출발점은 명확하다. 보건사업의 목표는 개인의 건강을 증진시키고 질병을 예방하며 신체의 기능을 개선하는 것으로 사업의 질은 결과측면의 목표달성여부로 판명되어야 한다. 따라서 결과가 좋으면 어떻게 그 결과를 달성하였는가는 그리 중요하지 않다. 그러나 보건사업서비스의 질의 적정화에 대한 관심이 높아지면서 보건사업서비스의 제공이 비용, 효율면에서도 관심을 가지고 목표가 어떻게 달성되는가도 중요시되고 있다. 결과 측면의 접근방법에는 고객만족도 조사, 사업결과 평가가 있다.

2) 평가의 사전계획

(1) 평가의 범위

- 평가대상 보건사업시설의 개수
- 시설에 종사자는 몇 명이며, 외부요소, 어떤 형태의 서비스인지, 제공되는 서비스가 건강에 관련 되는지 등의 시설서비스의 평가 범위
- 서비스 제공자의 특수 영역에 대한 평가에 초점을 둘 것인지 등의 범위

(2) 서비스 질 표준에 맞는지 평가

보건서비스는 세워진 표준을 토대로 수행되었는지 평가하여야 한다. 이러한 서비스 표준은 복지부 등 중앙정부에 의해서 만들어진다. 서비스표준은 제공자의 판단에 의한 것이 아니라 보건서비스가 제공되는 각종 입증자료에 기초한 프로토콜과 가이드라인에 의해서 제공되는 특성을 지니고 있다. 사업의 평가는 서비스가 어떤 표준에 적용되어 수행되었는지의 메카니즘 과정을 평가하게 된다. 만약 표준이 적용되지 않았다면 그에 대

한 평가는 확인이 반드시 따라야 할 것이다.

(3) 소요되는 시간과 자원은 가용한지 평가

평가를 하는데 있어 개인 또는 팀이 얼마나 시간을 소요하는지, 추가적인 재원의 필요, 평가에 대상자나 지역사회 요원들을 포함시킬 것인지의 평가전략과 사전계획은 매우 중요하다.

3) 평가를 위한 기획

(1) 평가팀 구성 및 작업계획 수립

평가는 평가범위, 시간, 자원 등에 달려 있으며 평가팀을 확인하는 것이 가장 급선무이다. 평가팀은 시군구 직원, 보건소 등 직원, 지역사회요원 등으로 구성되어야 한다. 시군구직원이 평가팀의 지휘자가 되어 평가전반을 조정하며 수행하게 된다. 평가팀의 개인적 자질과 특성은 정보의 수집 등에 아주 중요하므로 평가에 필요한 기술과 경험을 가진 사람을 중심으로 선발해야 한다.

평가팀이 구성되면 구성원들은 평가할 보건사업의 개념을 미리 브리핑 받아 이해를 하고 평가가 시작되기 전에 평가의 전반적인 개요를 알아야 한다. 가장 좋은 방법은 팀원들이 모여 평가사항을 토의하는 시간을 가지는 것이다. 이러한 토의시간에는 평가할 당해서비스의 의미, 서비스특성의 열거, 사업평가의 개요, 자료수집의 목적과 절차, 발전시켜야 할 평가 작업계획, 팀 구성원별 책임과 역할 등을 들 수 있다.

평가 작업계획을 수립할 때에는 평가수행과정에 필요한 자원을 확인하고 모든 평가단계와 과정을 확인한다. 그리고 모든 구성원들이 자기의 역할과 책임을 분명하게 이해할 수 있도록 계획수립에 참여시켜야 한다. 비록 예기치 않은 상황이 발생하여 평가계획을 수정 보완한다 하더라도 평가 작업계획은 평가 자료를 수집하기 전에 완성되어야 객관성을 담보할 수 있다.

평가 작업계획에는 필요한 활동의 리스트, 각 활동의 바람직한 성과, 개인별 책임, 활동에 소요되는 자원 등이 포함된다. 사전 평가 작업계획에는 평가를 위해 어떤 자료를 수집할 것인지를 결심해야 한다. 평가를 위한 수집 자료 대상에는 서비스 대상자, 제공자, 행정지원인력, 보건사업 관리자, 외부인력, 지역사회요원, 지역사회 주민, 서비스 안내지침 등의 8개 평가사항이 있다. 이러한 8개 평가사항은 평가를 하기 위한 정보의 중요한 핵심자원이기도 하다. 서비스 대상자들은 양질의 보건서비스를 받아야 하고 어떠한 과정을 거쳐 서비스가 전달되는지를 알지 못한다. 따라서 수집하는 자료를 검증하고 의사결정 전에 반드시 수집된 자료를 재검토해야 한다.

수집된 자료들을 3~5명의 소규모 그룹을 대상으로 사전 테스트할 필요가 있다. 사전 테스트 참가 대상자들에게는 테스트임을 알려주고 면담 한다. 면담을 끝낸 다음에는 평가 대상자료를 완결시킨다.

(2) 평가 자료수집

평가를 위한 정보수집의 방법은 개인면접과 집단토의 두 가지로 나누는데 개인면접은 반 토의식 면접과 질문에 대한 답변으로 진행하고 집단토의는 유사한 성격의 개인들을 8개 분야로 나누어 집단토의로 진행할 수 있다. 개인면접과 집단토의는 정보 수집을 원활하게 할 수 있도록 다음 사항이 포함되는 지침을 마련해야 한다.

- 면접을 시작할 때에는 그들에게 먼저 면접의 목적을 설명하고 면접절차와 대략 시간이 얼마 걸릴 것인지를 알려준다.
- 그들이 제공하는 정보의 출처를 아무도 알 수 없음을 알려주고 면접참여가 어떠한 이익도 위험도 따르지 않음을 알리는 등 비밀을 약속한다.
- 제공되는 정보는 기록하되 면접하는 동안 녹음기로 녹취한다.
- 면접하는 사람 중 토의를 방해할 수 있는 자는 피해야 된다. 서비스제공자에 대한 정직한 지적이 될 수 있도록 관련시설의 사람이 참석하지 않도록 해야 한다.
- 면접장소로 보건소 등을 피하여 피면접자의 프라이버시를 보장하도록 한다.

(3) 자료의 점수화와 요약

수집된 자료를 효과적으로 요약하는 방법은 각 평가의 대상을 점수화하는 것이다. 각 자료의 자원으로부터 수집된 정보는 수량화하여 점수를 계산하고 각 분야별 자료는 질문의 항목에 따라 점수를 매긴다. 낮은 점수는 서비스의 질이 낮은 항목에 높은 점수는 양질의 서비스에 할당한다. 각 분야별 자료의 평균치를 계산하여 각 특성별 전체의 점수를 매긴다. 전반적인 점수에 따라 각 시설별 서비스의 질과 시간에 따른 발전여부를 비교할 수 있을 것이다.

(4) 평가 자료의 공개

자료가 요약되고 특성별로 점수화가 마치면 미래의 보다 나은 발전된 사업계획을 수립하는 도움을 주기 위해 결과를 공개한다. 평가팀에 의해 측정된 평가를 지역보건요원들은 이를 분석하고 확인하여 서비스 제공자들과 지역사회주민들을 분리하여 회의에 회부한다. 또한 공개된 결과는 지역사회 의사결정권자에게 제공되어 보건 서비스가 제공자와 대상자 사이에 해결해야 할 차이 즉 강점과 취약점을 찾아내고 이를 개선하기 위한 사업계획을 수립하는데 활용되어야 할 것이다. 평가결과는 평가의 목적, 평가의 전반적인 과정, 평가에 사용된 방법과 수단, 평가결과, 결론과 건의 순으로 작성한다.

(5) 사업개선을 위한 기획

평가의 첫 번째 단계는 보건사업의 개선을 기하는데 있다. 보건사업의 질을 개선하기 위해서는 평가 자료를 활용하여 실행계획을 발전시키는 것이다. 평가팀에서 제시된 각 특성별로 발견된 취약점은 서비스 질을 개선하기 위한 실행계획 수립에 도움을 줄 것이다.

(6) 기간별 시설 모니터링

기간별로 측정된 평가는 그 평가점수에 따라 서비스 질의 변화를 읽을 수 있다. 6개월 단위, 1년 단위, 1년 6개월 단위별로 평가를 할 경우 기간별로 시설의 서비스 특성별 개선정도를 확인할 수 있고 변화를 위한 다음 전략기획을 수립할 수 있을 것이다.

제8장 주민참여

I 주민참여의 개요

지역사회 주민참여는 늘 있어 오던 일이다. 어떤 공동체이던 공동체의 고유한 이해가 걸린 사안은 해당 공동체 구성원의 자발적 참여와 동원을 통해 해결해 왔다. 이는 왜 사람들이 모여서 공동체와 사회를 구성하고 살아가게 되었는지에 대해 생각해보면 쉽게 미루어 짐작해 볼 수 있다. 국가복지가 주된 흐름으로 자리 잡은 유럽의 경우, 교육과 주택, 보건분야에서 이는 더욱 두드러진다.

보건의료분야에서 보건문제의 해결은 주민의 자발적 참여를 주요 수단으로 해야 하며 보건의료시스템의 구축의 바탕에 주민참여의 원리가 자리 잡고 있어야 한다는 점에 대한 국제적 합의는 1937년 반둥회의(Bandung Conference)로까지 거슬러 올라간다. 이는 보건분야에서 1978년 알마아타 선언을 통해서 재확인된다. 선언에서 지역사회 주민참여는 "개인과 가족이 지역사회에서 자신의 건강과 복지에 책임을 지며 더 나아가 자신과 지역사회의 발전을 위해 공헌하는 능력을 개발하는 과정"(the Declaration of Alma-Ata)으로 정의하고 이를 일차보건의료 접근방법의 핵심적 요소로 정의하였다. 국민의 건강을 위해 지역사회차원에서 활발한 주민참여의 필요성이 전 세계적으로 천명된 것이다.

이러한 주민참여는 1986년 일차보건의료에 근거한 지역보건의료체계의 구축을 제안한 하라레 회의(Harare Conference)에서 더욱 강조되었고 같은 해 오타와에서 열린 제1차 건강증진세계대회에서는 건강증진의 접근원칙으로 지역사회활동을 강조하였다. 물론 여기에는 다양한 비판도 제기되었다. 근대사회는 도시화 산업화 과정에서 이러한 자발적 참여를 강제할 수 있는 공동체가 약화되고 붕괴된 실정이기 때문이다. 그러나 오늘날 지역사회 주민참여는 공중보건사업의 가장 기초적인 원칙이자 사업의 실현가능성을 타진하는 핵심요소가 되었다(Israel et al., 2005; Minkler, 2005).

1. 주민참여 확보이유

(가) 추가 자원의 확보

정부는 특정 지역의 모든 문제를 해결하는데 충분할 만큼의 수단을 가지고 있지 못하다. 그러나 지역주민이 필요로 하는 기초적인 보건요구(basic health needs)를 충족하고 지역사회발전을 포함하여 그들의 꿈이 실현되는데 필수적인 추가자원을 지역사회 내에서 스스로 보유하고 있는 경우가 왕왕 존재한다(Minkler & Wallerstein, 2003). 아무리 빈곤한 지역이라도 지역사회 고유의 전통과 역사, 정체성, 그리고 유 · 무형의 자원과 역량을 가지고 있는데(Minkler, 2005), 이것이 지역사회보건사업의 동력이 될 수 있다.

(나) 지역문제 해결 가능

누가 뭐래도 지역주민은 그들을 둘러싸고 있는 문제에 대한 지식과 지혜의 더할 나위 없는 원천이다. 이것을 확보할 수 있다면 보다 나은 의사결정을 내릴 수 있다.

(다) 지역공동체의 건설

함께 일하고 무엇인가를 함께 성취하는 과정을 통해 공동체 정신이 만들어지며 이를 통해 지역공동체를 형성할 수 있다. 공동체는 무한한 가능성을 가진다. 공동체가 살아 있어야 건강하다(Labonte, 1993). 사회자본에 대한 강조 중 상당부분은 건전한 지역공동체와 일맥상통하고 있다(Sampson, 1991).

(라) 법령의 준수

법에 따라 지역주민참여를 의무화하고 있는 경우가 있으며 이러한 추세는 점차 강화되어 갈 것이다. 우리나라 지역보건법에서도 지역주민의 참여를 강조하고 있다.

(마) 주민의 권리

자신들의 삶에 영향을 미치는 의사결정에 참여하는 것은 주민의 권리로서 지역주민 참여는 이를 실현하는 수단이다. 사회 구석구석이 민주화되고 있는 추세에 부합하는 중요한 요소이다. 신뢰는 매우 중요한 사회 자본으로서 다양한 편익을 낳는다.

(바) 용이한 재원조달

많은 기금형성 조직은 지역사회 참여를 선호하고 심지어 이를 기금지원의 조건으로 내걸고 있다.

(사) 역량강화

참여는 지역사회주민의 신뢰와 역량, 협동의 기술과 능력을 구축한다. 이를 통해 지역주민들은 개인 뿐 아니라 지역사회전체의 차원에서 도전을 극복할 힘을 길러준다. 오늘날 지역사회역량의 강화(community capacity building)는 지역사회기반 보건사업의 핵심 요소이며, 이를 촉진하기 위한 다양한 실천적 전략들이 제시되고 있다(Minkler, 2005; Chaskin et al., 2001; Smith et al., 2005). 우리나라도 이러한 지역사회역량기반 보건사업의 가능성이 경험적으로 증명된 바 있다(Jung & Viswanath, 2013).

(아) 적합한 결과 도출

해결전략의 설계는 무엇이 필요하고 욕구는 무엇인가에 따라 더 섬세하게 조정되어야 한다. 참여는 제안서가 채택되기 전에 이를 검증하고 정교화 함으로써 자원을 보다 잘 활용할 수 있도록 한다.

(자) 전문가 교육의 기회 제공

지역의 주민들과 긴밀한 관계를 맺고 일하면 전문가들은 그들이 서비스를 제공하는 지역사회에 대해 더 나은 통찰력을 확보할 수 있고 이를 통해 보다 효과적으로 일하고 더 나은 결과를 도출할 수 있게 된다.

(차) 반응적 환경의 조성

공공시스템으로 구축된 보건사업조직들은 대개 관료적이기 쉽고 주민의 요구에 둔감하다. 보건사업의 경우 어떠한 환경요인이 주민의 요구와 관련되고 있는지를 알 수 있게 한다.

(카) 공공의 수요 충족

주민의 참여를 통해 공공의 수요를 확인하고 이를 충족시키는 수단으로 삼는다.

(타) 신속한 개발

필요한 보건사업을 위해 관련 프로그램이나 프로젝트를 신속하게 개발을 촉진시킨다.

(파) 지속가능성

주민들의 관심과 노력을 통해 보건사업을 지속가능하게 만들도록 한다.

2. 보건사업에서 주민참여의 이점

(가) 적용범위의 확대

- 개발의 잠재적 수혜자가 늘어나고 서비스에 대한 대중적 지지가 늘어난다.

(나) 효과

- 주민에게 필요한 것은 무엇인가를 판단하게 한다.
- 보건사업 서비스의 이용을 제고시킨다.
- 책임의식을 제고시킨다.

(다) 형평성의 제고

- 지역사회주민은 사업에 참여함으로써 권한을 공유하고 단결한다.
- 치료가 가장 필요하거나 위중한 사람들을 파악할 수 있다.
- 필요한 자원에 접근할 수 없거나 서비스를 받지 못하는 사람들이 건강을 추구할 수 있다.

(라) 자립

- 참여를 통해 자각과 자신감을 고양한다.
- 자신의 문제에 대한 긍정적 해결책을 모색한다.
- 자신의 삶에 영향을 미치는 문제를 다룰 수 있다는 확신을 가지게 한다.
- 사업을 계획하고 실행하는 방법을 배운다.
- 전국적 수준의 참여를 할 수 있도록 준비하게 된다.

3. 참여의 구성요소

(가) 기여로서의 참여

- 미리 만들어진 계획에 자발적 또는 다양한 방식으로 기여한다.
- 보건사업 성공의 기반이 된다.
- 물질적인 참여, 자발적 노동(자원봉사)

(나) 조직으로서의 참여

- 개발행위에서 참여의 기본은 적절한 조직구조를 갖춘다.
- 지역사회 주민의 이해관계가 높아지는 과정이다.
- 지역사회주민의 권력이 향상된다.

(다) 역량강화로서의 참여

- 사람들을 보다 효과적으로 관리할 수 있도록 만드는 기술과 능력이다.
- 개발문제에 대한 발언권을 가진다.
- 개발에 잠재적으로 기여할 수 있는 기구나 집단과 협상을 한다.

4. 주민참여방법론

1) 방법론상의 원칙

(가) 결과보다는 과정을 중시한다

- 특정한 보건문제에 대한 즉각적이고 양적인 영향에 중점을 두지 말고 참여과정 자체에 관심을 집중한다.
- 융통성이 있어야 하고 새로운 실험에 허용되어야 한다.

(나) 교육과 활동의 균형을 유지한다

- 적절한 기반조성을 위해서는 지역주민을 자각시키기 위한 과정과 보건의료활동 간에 적절한 균형이 추구되어야 한다.

(다) 지역에 근거지를 만든다

- 지역의 근거지는 향후 보건사업 개발의 확실한 기반이 되며 외부기관에 대한 의존을 최소화 할 수 있다.

2) 직접적 참여 촉진을 위한 원칙

- 주민의 능력을 믿고 전통적인 건강신념과 실천을 존중하라
- 전문가의 전문적 기술이 주민들을 위해서 사용될 수 있도록 하고 보건문제에 관한 토론에서 중요한 역할을 담당하라
- 주민들이 직접 실시한 지역사회 진단에 보건사업의 기반을 두어라
- 결과와 결론은 함께 토의하라
- 주민들이 이해하고 관리할 수 있는 사업만 소개하는 형태로 주민들이 자신의 보건의료서비스에 대한 통제를 유지하도록 하라
- 보건사업을 민주적으로 운영하라

3) 지역사회 주민참여 촉진기구

(가) 마을 위원회

- 필요한 조직적 기반 형성
- 지역의 요구정리, 자원의 동원, 사업의 실행과 평가

(나) 지역사회보건요원

- 마을 건강요원으로 우리나라에서도 시도된 바 있다.

(다) 보건의료 캠페인

- 쟁점의 형성과 주민 관심의 환기 → 장래 참여보장

(라) 지역모임과 토론

- 사회자본이론을 널리 알리는데 중요한 역할을 한 미국의 사회학자 콜맨은 사회자본의 육성에 있어 학습조직의 중요성을 강조했다(Coleman, 1988).

Ⅱ 지역사회 주민조직화

보건분야에서 질병을 관리하고 건강을 보호, 증진하는 활동에 지역사회 주민의 적극적 참여가 필요하다는 '발상'은 오랜 전통으로 자리 잡아 왔다(Lantz et al., 2006). 세계보건기구는 창설 이래 세계 각지에서 수행한 활동을 통해 지역사회 주민의 참여를 지원하고 권고하여 왔다. 이를 종합하여 1978년에는 '인류모두의 건강을 위한 일차보건의료'는 세계적 차원에서 건강형평성의 중요성을 인식하고 그 달성전략을 제시한 것으로 볼 수 있는데, 그 개념과 접근방법은 주민의 자발적 참여를 핵심적 수단이자 목표로 설정하고 있다.

이 세계대회를 준비하기 위한 보고서에서 검토한 각 나라들의 사례는 주민이 중심이 되어 보건의료문제를 해결하기 위한 대안적 접근방법들이었다. 이 보고서의 발간을 주

도한 Newell은 검토대상이 되었던 각 나라들에서 시도되고 있는 방법들을 통칭하여 "사람에 의한 보건(Health by People)"이라고 불렀다. 또, 세계보건기구 유럽지부가 주도한 1986년 제 1차 건강증진 세계대회에서도 건강증진을 위한 주요 활동영역에 지역사회 활동의 강화를 포함시켰으며 지역사회 주민참여는 세계보건기구가 지원하고 권고하는 활동의 핵심적 원리 가운데 하나로 강조되어 왔다.

그러나 이러한 원칙과 목표의 적극적인 천명은 일종의 수사에 불과하다는 비판도 지속적으로 제기되어 왔다. 정작 건강문제 해결에 효과적으로 주민참여를 실현할 수 있는 방법론은 적절하게 개발되지 못하였고 아울러 주민참여를 통해 주민의 건강이 증진되었는가에 대한 보건학적 증거는 빈약하다는 점에서 이러한 비판은 설득력을 얻기도 하였다. 그럼에도 불구하고 1990년대 이후 지역사회 주민참여를 통한 보건사업의 결과가 계량적으로 측정되면서 이러한 비판은 많이 줄어들었다(Minkler, 2005; Israel et al., 2005).

건강의 불평등(health inequality)은 '건강을 형성하는 조건의 격차(health disparities)'에서 기인한다. 따라서 건강불평등을 해결하기 위해서는 이들 조건의 격차를 해결하지 않으면 안 된다. 지역사회는 이러한 건강의 불평등이 형성되는 장소인 동시에 역으로 이를 해결할 수 있는 터전으로서의 의미를 함께 가지고 있다(Wallerstein & Duran, 2006). 그래서 외부 연구자가 지역사회 주민과 함께 공동체의 건강문제를 발굴하고 이를 함께 해결하는 지역사회기반 주민참여(CBPR; community-based participatory research) 모형은 이러한 점에서 널리 확산되었고(Israel et al., 2005), 지역사회의 조직화와 역량 증진에 많은 기여를 하게 된다(Minkler, 2005). 그리고 우리나라에서도 이러한 방법론이 2000년 중반부터 점차 시도되었다(정민수 등, 2007; 정민수와 조병희, 2012).

1. 지역사회의 개요

1) 지역사회 개념

지역사회라는 용어는 일상적으로 사용되고 있지만 이를 한마디로 정의하기는 어렵다. 학문적 영역에 따라 이 용어를 다양한 방식으로 사용하고 있고 지역사회를 정의하는 목적이나 지역사회를 파악하는 관점에 따라 무수한 지역사회의 정의가 존재해온 것도 사실이다. 일례로 1955년까지 지역사회와 관련된 연구에서 사용된 정의를 살펴보면 백여 종류의 정의가 혼재하고 있었다고 한다(Hillery Jr., 1955). 이처럼 그 정의가 모호하고 용례가 다양함에도 불구하고 지역사회는 몇 가지 공통된 특성을 포함하고 있다. 그 하나는 지역사회란 다른 지역과는 구별되는 특수성과 분리성을 나타내는 물리적 구조로서 지리적 경계에 따른 일정한 영역을 가지고 있다는 점이다. 또 다른 하나는 지역사회는 저마다 고유한 사회 · 문화적인 동질성, 합의성, 자조성 등을 가지기 때문에 이 영역 안에 거주하는 주민들의 다양한 개인 및 집단행위를 규율하고 상호작용을 매개한다는 것이다(Rubin & Rubin, 2008).

이 두 요소를 모두 포함시켜 지역사회를 정의하게 되면 사회과학적 의미에서가 아니라 일반적으로 사용되는 인터넷 동호회나 가상 커뮤니티(virtual community)와 같은 지역사회는 배제된다. 그러나 일반적으로 지역사회 조직화는 일정 경계 안에 거주하면서 지역 공동체에 대한 소속감과 연대의식을 가지고 사회적 상호작용을 하는 주민을 대상으로 하거나 이를 강화하는 것을 목표로 한다는 점에서 여기에서는 이 두 가지 속성을 중심으로 지역사회를 정의하고자 한다.

이 정의는 지역사회란 주민들이 단순히 일정한 지역에 함께 거주하는 것 이상의 의미를 가지며 일정 지리적 공간에 거주하는 주민들이 상호관계를 맺고 서로의 생활과 행동에 영향을 미친다는 점에 주목하고 있다(Chaskin et al., 2001; Chavis et al., 1986). 사람들이 지리적으로 근접하여 생활하게 되면 삶의 욕구를 만족시키기 위한 사회구조와 사회적 기능을 발전시키게 된다. 이러한 지역사회의 기능으로는 생산과 분배 뿐 아니라 소비, 사회화, 사회통제와 통합, 상부상조 등 광범위한 영역에 걸쳐 있다. 아울러 이러한 활동이 시간적으로 누적되면서 규범과 문화가 생겨나게 되고 이는 개인의 행동에 영향을 미치게 된다.

지역사회 활동을 강조해 온 세계보건기구 역시 위에서 언급한 두 가지 요소를 핵심 구성요소로 하여 지역사회를 다음과 같이 정의하고 있다(WHO, 2002).

지역사회는 일정한 지리적 영역에서 생활하는 사람들의 집단으로서, 이들은 공통의 문화와 가치 및 규범을 공유하고 있으며 지역사회에는 일정기간에 걸쳐 발전되어 온 사회적 관계와 조직 등 사회구조가 존재한다(Chavis et al., 1986). 지역사회 구성원들이 공유한 신념과 가치 및 규범은 개인의 정체성과 과거로부터 형성되어 온 사회적 정체성의 형성에 영향을 미치며 이는 지역사회의 변화에 따라 서서히 변화해 간다. 이들은 한 집단으로서의 정체성을 자각하고 있으며 공통의 필요와 이를 충족시키고자 하는 욕구를 가지고 있다. 많은 사회에서 특히, 선진국의 경우 사회구성원들은 단일하고 고유한 하나의 지역사회에 속한다기 보다는 지리적 영역, 직업, 사회적 관심, 레저 활동 등에 근거한 다양한 커뮤니티에 소속되어 있다.

2) 접근법에 따른 개념구분

지역사회를 두 가지 접근법에 따라 구분하기도 한다. 하나는 공간, 또 하나는 관심에 근거한 접근법이다. 예를 들면, 농촌과 어촌, 도시의 전통적인 공동체는 지극히 제한된 공간 내에서 밀접한 관계성을 갖고 있다. 이는 관심에 근거한 관계성을 넘어 피할 수 없는 운명공동체적인 양상마저 띠고 있는데 이는 공간을 근거로 하는 커뮤니티의 전형이라고 할 수 있다. 한편 인터넷 상에는 공간으로부터 해방된 다양한 커뮤니티가 존재하고 있다. 이들은 관심에 근거한 커뮤니티의 전형이라고 할 수 있다. 이 두 가지를 각각 '로컬 커뮤니티', '테마형 커뮤니티'라고 부른다. 이 중 로컬 커뮤니티는 시대별로 볼 때 전통적인 동심원적 생활구조를 가지는 농촌사회에서 흔히 발견할 수 있는 자생적인 지역사회 즉, 농촌마을의 공동체, 포괄적인 지역집단, 세대단위형 등이다. 이후 산업화 도시화에 따라 운명공동체적인 관계성을 선호하지 않는 도시생활자의 다수는 지리적 공간에서 해방된 테마형 커뮤니티를 개별적으로 성립시켜 종래의 로컬 커뮤니티와 거리를 두는 경향이 있다. 이러한 커뮤니티는 다심원적인 생활구조를 가지며 그 발생에 있어 형성적으로 참가형, 선택적 관계성, 개인단위형을 보이고 있다.

위에 제시한 세계보건기구의 지역사회 정의에서 '선진국의 경우 사회구성원들은 지리적 영역뿐 아니라 직업, 사회적 관심, 레저 활동 등에 근거한 다양한 커뮤니티'에 속한다고 설명한 부분은 테마형 커뮤니티에 가깝다고 할 수 있다. 이를 포괄하기 위해 세계보건기구는 생활 터(setting)이라는 개념을 창안하고 이를 건강에 유리하게 조성하기 위한 다양한 활동의 필요성을 주창하였는데, 이러한 생활 터 접근법의 중심에 지역사회 조직화(community organizing)가 놓여 있다고 할 수 있다(Minkler, 2005; 정민수 등, 2008).

표 8-1 도시 지역사회의 건강관련 사회적 환경요인

건강에 불리한 사회적 환경요인	건강에 긍정적인 사회적 환경요인
• 조직의 와해(disorganization) - 주거지역에서의 범죄와 폭력 - 시설의 관리 소홀(incivilities)과 - 방치된 건물(broken windows) • 사회적 고립과 격리 - 지역사회 제도와 기관의 쇠락 - 비공식적인 사회적 통제 감소 • 행동 감염원(behavioral contagions) - 위험행동의 사회적 학습 - 부정적 역할 모델	• 집합적 사회화 - 성인의 역할모델 - 비공식적인 사회적 통제 - 집단효능감(collective efficacy) • 사회자본 - 지역사회 정체성(sense of community) - 근린공간의 응집성(neighborhood cohesion) - 지역사회 역량(community capacity)

3) 지역사회와 건강의 관련성

지역사회는 다양한 기능을 가지고 있으며 이로 인해 개인과 집단의 생활에 다각적인 영향을 미치게 된다. 건강에 영향을 미치는 요인은 매우 다양하고 어찌 보면 우리의 삶을 구성하는 모든 요소가 건강에 직 · 간접적으로 영향을 미치고 있다. 지역사회는 주민의 삶이 이루어지는 공간으로서 건강의 매개자(mediator)역할을 담당하고 있다고 해도 과언은 아니다. 이로 인해 '장소와 그 안에 깃들여 있는 모든 피조물'로 정의될 수 있는 공동체로서의 지역사회가 건강의 최소단위이며 이런 의미에서 고립된 개인을 건강의 단위로 언급하는 것은 용어상 모순이라는 주장을 펼친 이도 있다. 나아가 "지역사회 보건시스템은 지역사회 그 자체"라고 이해되기도 한다.

국지적 환경이 인간의 건강에 미친다는 사실은 문헌상으로 확인할 수 있는 것만으로도 약 2500년 동안 지속되어 왔다. 이러한 주장이 큰 인기를 누렸던 것은 유럽과 북미에서 공중보건운동이 번성했던 19세기 중엽에 이르러서다. 이 당시에는 지역사회가 가지는 물리적 환경과 주민의 건강이 밀접한 관련성을 가지기 때문에 지역사회의 물리적 환경을 건강에 이롭게 조성해야 한다는 취지의 위생개혁운동이 전 유럽을 지배했다.

그러나 전염성 질환으로부터 만성질환으로 질병의 역학적 이행이 이루어짐에 따라 이러한 주장은 그 빛을 잃었다. 그 대신 흡연, 음주, 영양, 운동 등 개인적 행태가 건강의 결정요인으로 각광을 받게 되었다. 그러나 최근 들어 역학, 지리학, 심리학, 사회학 등에서 지역사회의 물리적, 사회적 환경이 건강에 미치는 효과에 대한 관심이 새롭게 일고 있다. 지역사회와 건강 간의 관련성이 새롭게 주목받기 시작한 것은 지난 150년 동안 수많은 연구를 통해 입증되어 온 사망률과 질병이환율, 건강행태 등에 있어서 소규모 지역 간 변이가 존재한다는 사실에 근거를 두고 있다(Kawachi, 1999). 특히, 서로 이웃해서 거주하는 이웃이 건강수준과 밀접한 관련성을 가진다는 연구결과들은 지역사회의 다음과 같은 측면이 그 안에 거주하는 주민의 건강에 영향을 미친다고 보고하고 있다(Subramanian et al., 2003; Sampson, 2003).

- 지역에 거주하는 모든 주민들이 공유하는 공기와 수질 등 환경의 물리적 특성
- 좋은 주거환경, 안전하고 유해물질이 없는 직장, 어린이들에게 안전한 놀이 공간 등 건강한 환경의 공유
- 일상생활에서 주민을 지지하기 위해서 제공되는 교육, 교통, 거리의 청결성과 조명, 경찰 등의 서비스
- 지역의 정치적, 경제적, 인종적, 종교적 역사와 지역사회의 통합정도 등의 사회문화적 특성
- 지역이 해당지역 거주민, 기획가와 투자자에게 어떻게 인지되고 있는지의 지역평판

2. 지역사회조직화의 개념

1) 지역사회조직화의 정의와 목표

(1) 지역사회조직화의 정의

지역사회조직화(community organizing)란 지역사회주민 개인을 대상으로 하는 사업, 집단을 대상으로 하는 사업과는 달리 지역주민의 복지와 건강을 위해 지역사회를 구성하고 있는 개인, 집단, 이웃의 사회적 복리를 원하는 방향으로 향상시키기 위해서 벌이는 '지역사회수준'에서의 활동을 말한다(Minkler & Wallerstein, 2008; 정민수 등, 2007). 지역사회조직화는 1920년대에 미국에서 사회사업의 한 방법으로서 도입되기 시작한 이래 다양한 정의가 내려져 왔다. 이 중에서 가장 전형적인 지역사회조직화의 정의는 네 가지의 주요한 사상적 기반에 따라 달리 정의된다.

① 협동, 협력, 통합의 사상
② 지역사회주민의 욕구와 이를 해결하기 위한 자원 사이의 격차를 해소함으로써 주민의 욕구충족을 도모하려는 사상
③ 지역사회에서 이루어지는 주민의 복리를 위한 다양한 사업들 간의 관계에 관심을 가진다는 사상
④ 지역사회조직화는 그 철학적 개념에 있어서 민주적 과정과 아울러서 전문주의 간에 실무적인 관계를 제공한다는 사상

이러한 사상들을 대표하는 몇 가지 정의를 살펴보면 지역사회 조직화가 가지는 의미가 보다 더 선명히 드러난다.

첫 번째 사상적 기조에 입각한 정의로서는 Ross의 정의를 들 수 있는데, 그는 지역사회조직화란 달성하고자하는 목표나 욕구에 우선순위를 부여한 후 목표의 달성에 필요한 자원을 찾아내고 활동을 실행함으로써, 지역사회 안에 협동적인 태도와 실천력을 증대시키는 과정을 의미한다고 정의하였다.

다음으로 1939년 미국의 사회사업협회에 제출된 레인위원회 보고서는 두 번째 사상을 담고 있는 대표적인 정의이다. 이 보고서는 지역사회조직화의 일반적 목표로서 "지역사회의 자원과 지역사회주민의 욕구 사이에 적절한 균형을 확보하는 것"을 꼽고 이를 달성하기 위해 지역사회 주민의 욕구를 찾아내어 명확히 정의하고 가능하다면 사회적인 욕구나 결함을 해결하고 예방하는 한편, 발견된 욕구를 보다 잘 충족시키기 위해 자원을 지속적으로 재조정하는 과정으로 지역사회조직화를 정의하였다.

지역사회조직화는 지역사회에서 이루어지는 주민의 복지를 위한 사업들 간의 관계를 다루는 과정으로서, 이러한 사업의 주체가 되는 기관들 사이의 관계, 기관과 지역사회의 관계는 지역주민의 복지를 위한 사업의 핵심이라고 정의되기도 하는데, 이러한 정의는 세 번째 사상을 담고 있는 정의다.

마지막으로 Lindeman은 지역사회주민들이 가지고 있는 두 가지 욕구 즉, 자신들의 문제가 민주적 절차를 통해 해결되기를 바라는 염원과 전문기관으로부터 최고의 서비스를 받고자 하는 바람을 연결시켜주는 의식적인 노력으로 지역사회조직화를 정의하고 있다.

(2) 지역사회조직화의 목표

이러한 정의들에 담겨 있는 지역사회조직화의 목적과 목표는 크게 과업중심적 목표, 과정중심적 목표, 관계중심적 목표로 나눠볼 수 있다(Rothman et al., 2001).

먼저 과업중심의 목표란 지역사회주민의 특정한 욕구나 문제를 해결하기 위해 시행되는 구체적인 과업의 완수에 역점을 두는 것으로서 주민의 욕구와 자원간의 균형을 확보함으로써 지역사회의 광범위한 욕구충족을 도모하는 것을 지역사회조직화의 목표로 삼는다. 지역사회조직화의 목표를 크게 과업중심적 목표와 과정중심적 목표, 두 가지로 대별한 Rothman은 지역사회의 기능과 관련된 문제의 해결에 관심을 두고 직접적인 서비스의 제공이나 새로운 서비스의 개발을 추구하거나 관련된 사회적 입법을 통과시키는 것 등을 과업중심적 목표의 예로 들었다.

다음으로 과정중심적 목표란 지역사회조직화의 목표를 문제해결 그 자체에 두기보다는 이를 해결해 가는 과정에서 주민들이 스스로 문제를 해결하는 능력의 고양에 두는 것을 말한다. 즉, 지역주민들의 참여, 자조, 협동능력을 개발하고 강화하여 발견된 문제들에 보다 효과적으로 대처할 수 있는 역량의 제고에 목적을 둔다. Rothman은 이러한 과정중심적 목표를 다음과 같이 구체화하고 있다.

① 지역사회에 있는 여러 집단 간의 협동적 관계를 수립한다.
② 지역사회문제를 해결하기 위해 자치구조를 개발한다.
③ 지역사회의 문제를 해결하는데 필요한 권력기반을 향상시킨다.
④ 지역사회주민들이 지역사회의 사안에 대해서 관심을 가지고 참여하도록 자극한다.
⑤ 지역사회의 공동사업에 협력적인 태도를 함양하고 협력하여 일하도록 자극한다.
⑥ 지역사회의 토착화된 지도력을 증대시킨다.

세 번째 관계중심적 목표는 지역사회주민들 사이의 사회적 관계의 변화를 시도하는 것을 목적으로 한다. 관계의 변화에서 중시하는 것은 지역사회에서 주민의 삶의 질과 관련된 자원의 배분을 둘러싼 의사결정에 있어서 변화를 도모하는 것이다. 이는 다음에 살펴 볼 지역사회조직화의 유형 중 Alinsky 모형이 대표적이다(Minkler, 2005).

2) 지역사회조직화의 유형

지역사회를 조직하는데 왕도가 따로 있는 것은 아니다. 지역사회는 저마다의 특성을 가지고 있으며 지역사회 조직화는 지역사회의 고유한 특성을 고려하여 지역사회주민의 힘과 지역사회의 자원을 기반으로 추진되는 것이므로 지역사회마다 제각기 다른 조직화의 과정이 진행될 수 있기 때문이다. 그러나 지역사회를 사회개발이나 건강의 증진을 위한 중요한 도구로 보고 건강한 지역사회를 구축하기 위해 전개되어 온 노력들을 몇 가지 기준에 따라 유형화해 볼 수 있는데, 건강증진을 위해 지역사회 조직화를 위한 노력을 시작하려는 사람들에게 이러한 유형을 알아보는 것은 도움을 줄 수 있을 것이다(Minkler, 2005).

앞서 살펴본 지역사회조직화의 정의에 따른 활동은 흔히 지역개발, 사회기획, 사회행동 등 세 가지 모형으로 유형화할 수 있다. 이러한 모형은 지역사회조직화의 목표, 지역사회의 구조와 문제상황에 대한 전제 등에 있어서 차이가 있고 이에 따라 지역사회의 변화를 위한 기본 전략이나 변화를 위한 전술과 기법, 지역사회조직가의 역할에 대한 관점 등에 있어서도 차이를 보이고 있다.

(1) 지역개발

지역개발은 가장 흔한 지역사회조직화의 유형으로서, 그 공과를 논외로 한다면 1970년대부터 추진되어 온 '새마을운동'이 우리에게는 비교적 친숙한 지역사회개발사업의 전형이라고 할 수 있다. 이 유형은 지역공동체로부터 우러난 광범위한 자발적 참여를 통하여 지역사회의 변화를 추구하는 것이다. 즉, 지역사회주민의 적극적인 참여와 주민의 주도권에 기초하여 전 지역사회의 경제적 사회적 조건을 향상시키기 위한 과정으로 지역사회조직화를 정의한다. 그 목표는 민주적인 절차, 자발적인 협동, 토착 지도자의 개발, 교육 등으로서 앞서 살펴 본 지역사회조직화의 목적/목표 중에서 과정중심적 목표를 강조한다. 예를 들면 성인교육분야에서는 시민교육을 통한 주민의 역량강화를 주요 목적으로 설정하고 있으며, 집단역학을 활용하는 전문분야들도 개인이나 지역사회의 성장이라는 견지에서 내용적 목표보다는 방법론적 목표를 더 중시한다.

지역사회개발 모델이 바라보는 지역사회의 구조와 문제 상황에 대한 전제는 산업화와 도시화로 인한 지역주민의 능력과 기술상실에 초점을 맞추고 있다. 산업화, 도시화 과정에서 지역주민들은 유익한 인간관계를 맺고 그들이 안고 있는 문제를 해결할 수 있는 능력과 기술을 상실했을 뿐 아니라, 주민들이 서로 고립되어 아노미, 소외를 경험하고 있다고 본다. 그럼에도 불구하고 지역사회 안에는 불합리한 전통들이 온존되어 있으며 소수의 전통적인 지도자들에 의해 지배되고 있어 민주주의의 철학과 절차가 무시되고 있다는 점을 지적한다.

이러한 지역사회의 구조를 변화시키기 위한 지역사회개발 모델이 설정한 기본전략은 "함께 모여 토의하자"로 요약된다. 광범위한 주민들이 참여해서 자신의 욕구를 결정하고 스스로 자신의 문제를 해결하고자 하는 것이다. 이에 따라 중요한 전술로서 지역사회 주민 개인들, 집단들 간의 커뮤니케이션과 토의가 강조된다. 이 과정에 지역사회 조직가는 조력자나 격려자로 참여한다. 조력자의 역할이란 문제를 쉽게 해결할 수 있도록 돕는 역할로서 주민들이 불만을 털어 놓고, 조직화하게 하며, 좋은 상호관계를 형성하도록 함으로써 공동의 목표를 협동적으로 수행할 수 있도록 하는 것이다. 또, 격려자란 주민들의 주도성을 향상시키고 책임감을 가지게 하며, 지식의 적용능력을 기르고 민주적 역량을 가지게 하는 것이다. 조직가는 대개 과업을 해결하기 위한 소규모 집단을 조직하고 이 집단이 협력적으로 문제를 발견하고 해결하는 과정을 계도한다.

(2) 사회기획

사회기획모델은 기획의 주체가 누가 되었던 간에 지역사회에 존재하는 문제와 이러한 문제를 합리적 기획을 통해 해결해 가는 것을 강조한다. 계획을 수립하고 이를 시행하는 주체가 주민이 중심이 될 수도 있으나 계획된 변화를 위해서는 거대한 관료집단을 움직일 수 있는 능력을 포함하여 고도의 기술을 행사할 수 있는 전문가가 필요하다고 본다. 이 모델은 과업의 완수와 주요한 사회문제의 해결 등 앞서 살펴 본 지역사회조직화의 목적/목표 중에서 과업중심적 목표를 강조한다.

사회기획 모델에서는 지역사회가 수많은 문제를 안고 있다고 본다. 이러한 문제들로서 지역사회가 안고 있는 부채가 늘어나고 슬럼은 확장되는 한편, 주택난으로 고통받고 있으며 경제적 부조를 받아야 할 인구는 늘고 있다는 점을 지적한다. 예컨대 학교는 재정 및 인적 자원이 부족하고, 비행과 범죄가 증가일로에 있으며 노인문제, 산업적 개발의 필요성, 재정지원 기관과 단체들 간의 갈등, 교통 혼잡 등이 현대 지역사회를 고통스럽게 하고 있다고 본다.

이러한 한 상황에 대한 변화를 도모하기 위해 사회기획 모델이 채택하는 기본전략은

"진상을 파악해서 합리적인 조치를 강구하자"로 요약된다. 이에 따른 전술로는 문제와 관련된 사실을 발견하고 분석하는 기술이 중시되며, 전문가가 분석한 상황에 따라 갈등 전략이나 합의 전술이 모두 사용될 수 있다고 본다. 사회기획 모델이 강조하는 지역사회 조직가의 역할은 사실의 발견, 여러 관료조직이나 다양한 분야의 전문가와의 관계수립과 같은 기술적이고 전문가적인 역할이 강조된다.

(3) 사회행동

마지막으로 사회행동은 빈곤층 등 취약집단을 조직화하여 사회정의와 민주주의에 입각해서 보다 많은 자원을 확보하고 처우의 개선을 요구하는 직접행동에 나서게 하는 것을 말한다. 사회행동은 과업이나 과정 어느 쪽으로도 그 목표를 설정할 수 있다. 인권운동조직, 복지권 확보를 위한 운동조직, 노동조합과 같은 사회운동 단체들은 자신의 권익을 신장시키기 위해 특정 입법이나 복지혜택을 추구하기도 하고 공공기관의 정책을 변화시키는 것을 과업으로 설정하여 이를 실천하기 위한 활동을 조직하기도 한다. 동시에 사회행동 단체들은 그들이 대표하는 집단 성원의 정치적 영향력 확대를 위한 과정중심적 목표에 관심을 기울이는 경우도 많다.

이 유형의 지역사회 조직화 모델은 지역사회가 혜택과 권한의 분배에 따른 계층을 유지하고 있다고 본다. 이로 인해 대부분의 주민은 정부나 대기업 등 기존체제의 억압자에 의해 박탈당하고 무시당하고 고통을 받고 있다고 전제한다. 이를 해결하기 위한 사회행동 모형의 기본전략은 "우리의 억압자를 분쇄하기 위해 단결하자"로 요약된다. 즉, 불리한 처지의 주민들이 합법적인 적을 찾아내고 집단행동을 조직하여 이들에게 압력

표 8-2 지역사회조직화의 유형

구분점	지역개발	사회기획	사회행동
지역사회관 / 지역사회의 문제	산업화, 도시화에 기인한 주민의 능력과 기술상실	문제의 온상	주민이 권력으로부터 소외
목표	과정중심, 역량강화	과업중심, 문제해결	과업/과정, 권력재분배
모토	함께 모여 토의하자	진상을 파악해서 합리적 조치를 강구하자	억압자를 분쇄하기 위해 단결하자
조직가의 역할	조력자/격려자	전문적 기술, 사실의 규명, 관계수립(민/관)	옹호자/행동가

그림 8-1 지역사회조직화의 토폴로지(Minkler, 2005, p. 32; 정민수 등, 2008)

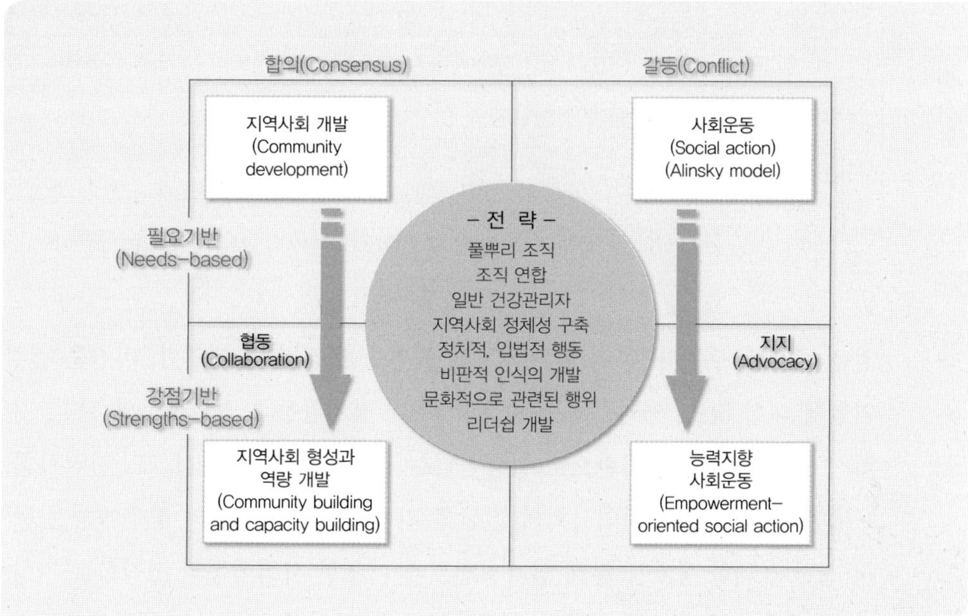

을 가하는 것이다. 따라서 다양한 갈등전술이 사용되며 정면대결, 직접적 실력행사, 시위, 불매운동, 피케팅 등의 전술이 다양하게 사용된다. 그러나 법의 테두리를 벗어나는 행동은 극심한 탄압을 초래하고 사회행동의 궤멸을 가져올 수 있기 때문에 합법적 테두리 안에서 전술이 구사되어야 함을 강조한다.

사회행동 모델이 중시하는 지역사회 조직가의 역할은 옹호자와 행동가이다. 옹호자는 사회적인 갈등 상황에서 전문가로서의 역량을 억압받는 사람의 이익을 위해서 이용하는 사람이다. 즉, 해당 지역사회의 다양한 사회문제를 조직화하는 사람들은 권력구조가 지배집단에 유리하게 조성되어있는 상황에서 지역사회 주민의 권익을 대변하고 주창하는 옹호자인 한편, 앞서 예로든 다양한 직접행동을 조직하고 실행하는 행동가로서의 역할을 수행한다.

이러한 지역사회조직화의 유형들이 서로 극단적으로 대립되는 것처럼 보이지만 실제 지역사회에서 진행되는 조직화에는 여러 유형이 혼재된다. 각 지역사회조직화의 유형은 구사하는 전술에 있어 '합의를 중시하는가', 또는 '갈등전술을 중심에 두는가', 지역사회를 바라보는 관점에 있어 '지역사회의 문제를 중심에 두는가' 또는 '지역사회의 강

표 8-3 지역사회조직화의 주요 개념

개념	정의
임파워먼트	주민들이 자신의 삶과 지역사회내의 생활에 대한 지배력을 확보하기 위한 사회활동과정
비판적의식화	변화를 도모하기 위한 성찰과 행동에 근거한 의식화
지역사회역량	지역사회가 안고 있는 문제를 규명하고 동원하고 집중하는 능력에 영향을 미치는 지역사회의 특성
이슈선택	지역사회의 장점을 특성화하고 공고히 하기 위해 달성가능한 특수한목표를 찾아내는 것
참여와 연대	'주민이 있는 곳에서 출발'하여 지역사회구성원 모두가 동등하게 참가하는 지역사회조직화

점을 중심에 두는가'에 따라 나뉘지만 풀뿌리 조직화, 단체연합, 비전문 건강활동가의 역할에 대한 강조, 지역사회 정체성의 개발, 정치활동과 입법활동의 결합, 지역문화 친화적 활동을 전략적 기반으로 활용한다는 점에서 함께 만난다. 또, 지역사회개발의 경우에는 협력을 통한 지역사회의 건설을 지향하고 사회행동의 경우에는 갈등전술과 특정 집단에 대한 옹호를 통해 임파워먼트에 기초한 사회행동의 조직화를 지향하지만 모두 현재의 상황에 대한 비판적 의식화와, 지역사회의 리더십을 개발함으로써 지역사회 역량을 강화하고 확대하는데 초점을 맞춘다.

3. 지역사회조직화 방안

1) 지역사회 조직화의 주요 가정

위에서 살펴본 지역사회조직화의 여러 유형들은 다음과 같은 공통적 가정으로부터 출발한다.

첫째, 지역사회는 자신의 문제를 다룰 수 있는 역량을 개발할 수 있다.

둘째, 사람들은 변화를 원하고 변화할 수 있다.

셋째, 사람들은 자신의 지역사회에서 발생되는 주요 변화를 조절하고 통제하는데 참여해야 한다.

넷째, 총체적인 접근은 단편적 접근이 해결할 수 없는 문제를 성공적으로 다룰 수 있다.

다섯째, 민주주의는 지역사회의 문제에 주민이 협력적으로 참여하고 행동할 것을 요구하며 주민들은 이를 위한 테크닉을 배워야 한다.

여섯째, 개인으로서의 지역사회주민이 자신의 문제를 해결하는데 도움을 필요로 하는 것과 마찬가지로 지역사회는 지역사회의 요구를 해결하기 위한 조직을 구성하는 데 도움이 필요하다.

이러한 지역사회조직화의 가정을 수용하고 지역주민의 삶을 높이기 위한 활동을 수행해 온 사람들은 공통적으로 느꼈던 문제를 중심으로 지역사회 조직화를 위한 구체적 접근방법을 제시해 왔다.

그림 8-2 지역사회 조직화와 건설 단계

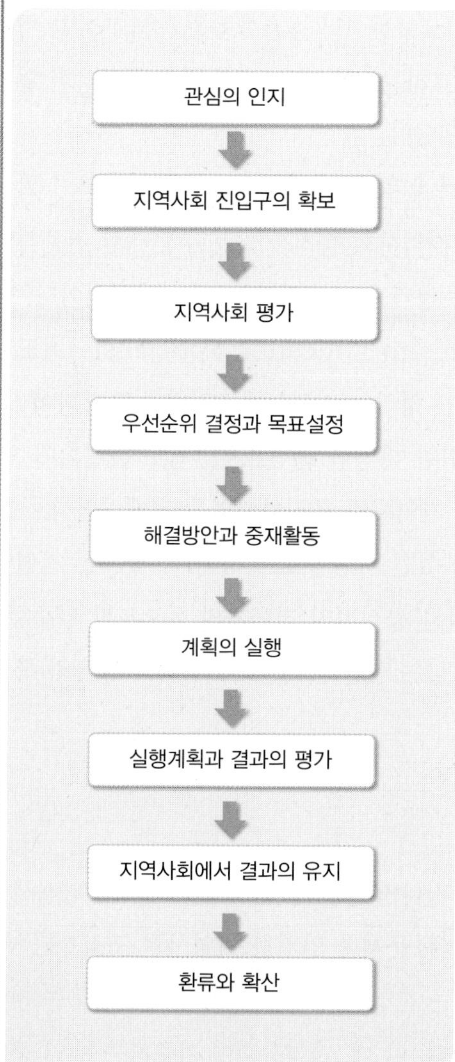

2) 지역사회조직화의 착수

지역사회를 조직하는데 있어서 가장 먼저 논의해야 할 점은 '누가 주민의 건강을 위해 지역사회를 조직할 것인가?'이다. 지역사회 조직화는 지역사회의 관심이나 문제를 인식하고 이에 대처하기 위해서 집단적 행동이 필요하다고 판단하는 사람들에 의해서 시작된다. 누가 뭐래도 샘물을 파는 사람은 목마른 사람이다. 따라서 지역사회의 조직화는 이러한 필요성을 느끼는 주체라면 누구나가 시작할 수 있다. 일반주민일 수도 있고, 전문가일 수도 있으며, 시민단체의 일원일 수도 있으며 지역사회 주민의 조직화를 원하는 진보정당의 당원일 수도 있으며, 지역사회 공공보건기관의 보건사업요원일 수도 있다. 이들이 누가 되었건 지역사회의 문제를 인지하고 행동하기 시작하면 그들이 지역사회 조직가가 된다.

일반 시민사회 내에서 다양한 지역사회 문제를 해결하기 위해서 운동을 시작한 사람들은 대개 평범한 주부들이었다. 학부모

모임이나 사회교육 프로그램 등을 통해 서로 만나게 된 이들은 소박한 문제의식을 가지고 그 문제를 해결하기 위해 마음에 맞는 사람들과 함께 모여서 공부하고 해결방법을 모색해 나가는 과정에서 여러 사람들을 모으고 관련 기관의 협력을 이끌어낸 경우를 드물지 않게 볼 수 있다. 모두의 사례로 제시된 지역사회의 주차공간의 확보와 교통문제의 해결을 위한 '녹색주차마을 운동'은 지역사회 시민단체의 일원이 문제를 제기함으로써 시작되었다. 의식수준이 높은 헌신적 보건의료 전문가가 이러한 필요성을 촉발시킬 수도 있다. 우리나라의 의료생활협동조합은 지역사회 의료문제의 해결방안을 먼저 고민한 의사와 간호사 등이 주민들이 주인이 되는 의료기관의 설립과 그에 기반한 건강보호활동의 필요성을 인식하고 평소에 주말진료활동이나 농촌활동을 통해 관계를 형성해온 주민들을 조직하면서 시작되었다. 또, 의료라는 제한된 영역을 벗어나 다양한 활동을 통해 지역사회 주민조직화에 기여한 인물도 있다.

사회복지분야에서는 지역사회조직화에 필요한 복잡한 문제를 처리하기 위해서는 고도의 기술과 능력이 필요하기 때문에 지역사회 복지사업 분야에 대한 전문적인 훈련을 받은 지역사회조직가가 담당하는 전문영역으로 인정하는 것이 보편적이다. 미국의 경우, 보건교육사(CHES, Certified Health Education Specialists)제도가 있는데 이들의 역할 가운데 하나로서 건강증진 영역의 지역사회조직화가 포함되어 있다. 전국적으로 지역사회조직화를 지원하기 위한 다양한 훈련프로그램도 마련되어 있다. 그러나 캐나다의 온타리오 주의 경우에는 지역사회 조직화사업을 전개하면서 사회복지 전문가 보다는 프랑스 68운동의 선두에 섰던 사람을 초빙하여 이 활동을 지원하도록 한 것에서 볼 수 있듯이 지역사회 조직화는 공식적인 전문가의 몫으로만 간주할 수 없다. 이 과정을 전문가의 배타적 영역으로 삼는 것은 지역사회조직화의 궁극적 목적과 상치된다.

3) 지역사회로의 진입

문제를 인지하는 것은 일의 처음에 지나지 않는다. 문제를 해결하기 위해서는 단계적으로 차근차근 접근해갈 수밖에 없는데, 문제를 인지한 지역사회 조직가가 맨 처음 하게되는 일은 지역사회로 파고들 수 있는 진입구를 만드는 것이다. 진입구는 지역사회 주민과 만나는데 꼭 필요한 사람을 말한다. 이 때, 지역사회에 거주하는 주민 중에서 공식적으로 또는 비공식적으로 지역사회의 정치적 분위기를 조성하는데 영향력을 행사하는 사람들을 통해서 지역사회에 전략적으로 접근하는 것이 중요하다. 이 사람이 정치인이나 지역사회에서 공식적 직함을 가진 사람, 예컨대 동장이나 이장일 수도 있고 특정한 공식적 직위를 가지고 있지는 않지만 사람들의 행동이나 의견형성에 영향력을 행사하는 사람일 수도 있다. 이 사람들을 커뮤니케이션 이론에서는 게이트키퍼(gate-keepers)라고 부르는데, 여기에서는 지역사회로 들어가서 다양한 사람들을 만나기 위해서는 '문을 열고 들어가야 한다.'는 의미쯤으로 이해하면 되겠다. 지역사회에서 일정한 권력을 가지고 있는 게이트키퍼들은 지역사회, 지역사회의 기능, 지역사회에서 업무를 수행하는 방법 등에 대해서 잘 알고 있다. 한 지역사회의 게이트키퍼로 간주될 수 있는 사람들은 지역사회의 지도적 기업가, 교육계의 지도자, 사법기관의 장, 지역사회 활동가 그룹이나 시민단체의 대표, 학부모모임이나 교사모임의 대표, 성직자, 경찰 등이 포함될 수 있다. 오랫동안 지역에 거주해 온 사람들은 대부분 스스로가 게이트키퍼이거나 그 지역사회의 게이트키퍼가 누구인지 알고 있으므로 이 사람들에게 물어 찾아낼 수도 있다.

조직가는 게이트키퍼나 지역에 오래 거주해 온 주민 등 관련정보를 가지고 있는 사람들과 조직화와 관련된 문제를 가지고 접촉하기 전에 앞으로 일할 지역사회와 친숙해질 필요가 있다. 이 과정에서

① 권력을 쥐고 있는 사람은 누구인지,
② 지역사회에서 벌어지는 주민들 간의 상호작용의 유형에는 어떤 것들이 있는지,
③ 지역사회의 고유한 문화는 무엇인지,
④ 조직가가 관심을 가지고 있는 문제에 대해서 과거에 해결이 시도된 적이 있는지, 있었다면 어떤 방식으로 해결되었는지 알아보아야 한다.

이때, 지역사회에서 권력을 가지고 있는 사람들은 그들이 표방하는 이해관계가 무엇이든지 간에 지역사회의 변화, 특히 주민들의 권익옹호를 위한 진정한 변화에 적대적인 사람들인 경우도 있다는 점을 명심할 필요가 있다. 또, 게이트키퍼의 역할을 하는 사람들이 처음에 자신의 개인적 이익을 위해서 적극적으로 나서서 지역주민들이 스스로 주도해 가야할 활동을 선점해서 주도해 버리면 주민의 자발적 참여의 활성화에 장애요인

한 포괄적인 지역사회 프로파일을 작성한다. 지역사회의 프로파일에는 지역사회의 역사, 지역사회의 자원, 지역사회 주민들의 행동에 대한 준비정도 등을 포함시켜야 한다.

이 중 지역사회의 역사에 대해서 관심을 가지는 것은 단순한 흥밋거리로서가 아니라 지역사회의 현재 권력관계가 어떻게 형성되었으며 그것이 주민의 삶에 어떻게 영향을 미쳤는지를 이해한다는 것을 의미한다. 현재 지역사회 주민의 행동을 규율하는 규범과 가치관은 해당 지역사회의 역사를 통해 보다 깊이 있게 이해할 수 있다. 지역사회를 변화시키고 지역주민들을 조직하기 위해서는 이러한 이해가 필수적인 경우가 많다. 겉으로는 평온한 지역사회도 안으로는 과거의 역사과정에 기인한 뼈아픈 상처에 대한 기억이 현재의 삶과 조직을 분열시키고 있는 경우도 있다. 우리나라의 전통 지역사회는 불과 수십 년 전만해도 총부리를 겨누고 한 동네에 거주하는 한 집안이 다른 집안을 몰살시킨 경험을 가지고 있는 경우도 있고 이러한 기억은 세대를 넘어 끈질기게 전수된다. 이 기억은 개인적 차원에서는 사람들의 대인관계와 인생관을 규율하기도 하며 지역사회 차원에서는 배타적 감정을 가진 폐쇄적인 소집단으로 분할하는 골을 만들어 놓기도 한다. 이러한 사정을 헤아려 살피고 화해를 모색하는 것이 지역사회 조직화의 전제가 되는 경우도 있으며 때로는 지역사회 조직화 과정이 화해를 도모할 수 있는 틀을 제공하기도 한다.

아울러 지역사회 조직가는 주민들이 인지하고 있는 욕구와 필요가 무엇인지 알아야 한다. 누가 어떤 일을 할 수 있는지, 누가 기꺼이 자신이 보유하고 있는 자원을 제공하려 하는지, 의사결정과정에 꼭 끼워 넣어야 할 사람은 누구인지, 지역사회에서 이루어지는 건강증진 활동에 반대할만한 사람은 누구인지 등도 파악해야 한다. 이러한 자료를 수집하기 위해서는 발로 뛰어다니며 다양한 지역사회 주민을 만나야 한다. 이 과정은 주민을 조직화하기 위한 물밑작업이 이루어지는 과정이기도 하다.

다) 지역사회의 역량평가

지역사회조직화를 위해서 지역사회를 분석, 평가하는 데 있어 기존의 지역사회진단이나 현황분석과는 다른 관점이 필요하다. 과거의 지역사회진단은 지역사회에 존재하는 건강문제와 주민의 욕구를 중심에 놓고 이루어져 왔다. 이러한 관점에 서면 지역사회는 정부나 전문가의 해결의 손길을 기다리는 '문제 덩어리, 골치 덩어리'로만 보이게 된다. 그러나 지역사회는 다양한 문제를 가지고 있지만 이를 해결하기 위한 자원도 보유하고 있다(Minkler, 2005; 정민수 등, 2007). 지역사회가 가지는 자산(asset)을 중시하는 관점에 따라 지역사회를 들여다보면 지역사회는 그야말로 '자원의 보고'다. 따라서 지역사회의 건설과 조직을 위해서는 지역사회의 재건축이라는 관점에서 이를 위한 건축 자료를 구한다는 마음가짐이 중요하다. 주민의 삶의 질을 개선하기 위해서 지역주민의 역량을 높이는데 쓰일 수 있는 자산을 구한다는 관점을 취하기도 하는데, 여기서 말하는 자산은 지역사회 주민 개인, 단체와 기관의 파트너십, 역량, 기술과 지식이다.

(가) 지역사회 자원지도

지역사회가 보유한 모든 자원이 지역사회 건설에 모두 동일하게 기여하는 것은 아니기 때문에 지역사회가 보유한 자원을 지역사회 주민이 얼마나 손쉽게 이용할 수 있는가

그림 8-4 지역사회의 문제 지도

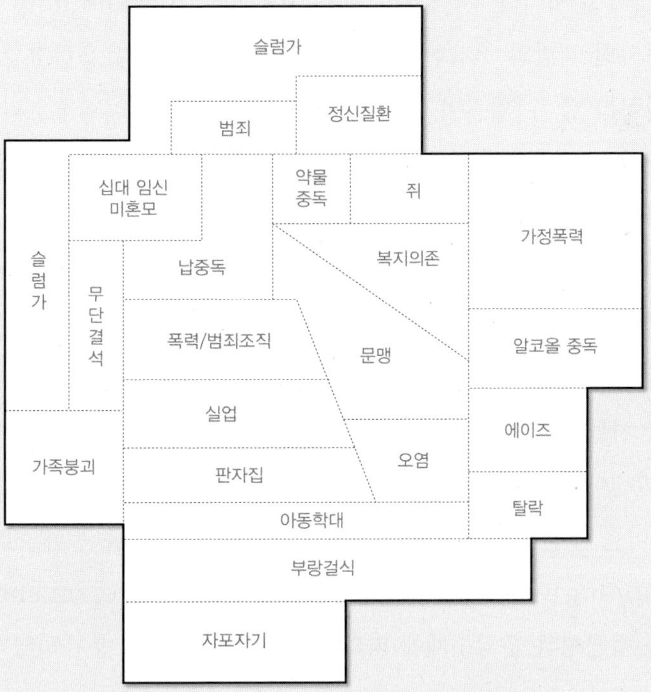

의 관점에 따라 구분해서 파악하려는 방법론을 지역사회의 문제와 지역사회의 자원을 비교하여 지도화(mapping)하는 방법이라고 부른다(Kretzmann & McKnight, 1990; Kretzmann & McKnight, 1993). 지역사회 조직가는 건강한 지역사회라는 집을 지으려는 건축가로서 이러한 자산을 파악해서 적재적소에 활용할 수 있도록 목록을 만드는데 이 방법을 활용할 수 있기 때문에 이를 좀 더 자세하게 살펴보고자 한다. 우선 지역사회는 각각의 고유한 문제들을 아래와 같이 형상화할 수 있다(그림 8-4).

지역사회의 구성원에 대한 역량조사와 더불어 지역사회 자원에 대한 맵핑은 한 도시의 건강사회 기반과 가용 자원을 파악하는 과정이다. 문제(needs)를 중요시하는 지역사회 사업은 지역과 주민의 문제점(결핍된 욕구; 범죄, 폭력, 알코올 중독 등)부터 파악하고 그것을 해소하려한다. 반면 능력을 중요시하는 지역사회 사업은 지역사회에 존재하는, 그러나 기존 사업에서는 주목받지 못한 인적, 물리적, 조직적 자원과 역량을 동원하여 지역사회 개발을 이끌어내려 한다. 지역사회 건강증진을 위하여 지역역량을 개발한다고 할 때 이것은 현재의 지역사회가 갖고 있는 기술과 자원, 능력 등을 발견하는 것으로부터 시작한다. 그리고 이러한 자원을 동원하고 건강증진 사업과의 연계를 시도하는 것이 순서이다. 지역사회 자원 지도그리기(community capacity mapping)는 지역사회 개발과 건강한 지역사회의 건설을 위해 유용하고 가용한 자원들을 발견하는 과정이라 할 수 있으며, 주민 스스로 이 과정에 참여함으로써 자기 지역사회의 역량을 확인하고 지역사회 개발에 능동적으로 참여할 수 있는 기회를 얻고 능력을 키울 수 있게 된다.

지역사회 자원의 지도를 그리기 위해서는 우선 목록(Inventory)을 작성해야 한다. 그 방법은 지역사회 자원들(개인/조직 및 단체/기관 및 시설 등)과 자원들의 역량에 대한 정보를 수집하고, 이 정보를 조합하여 자원의 목록을 만든 후에 자원에 대한 목록 지도를 만들고 지역사회에 공표하는 절차를 따른다. 하지만 모든 지역사회 자원이 지역사회 발전에 필요한 자원으로써 동일한 가치 혹은 위상을 가지고 있는 것은 아니기 때문에, 이를 구분하기 위하여 적합한 자원 분류 기준을 통해 지역사회 자원에 대한 확인(mapping)이 이루어져야 한다. Mcknight과 Kretzmamn(1993)은 지역사회의 자원을 접근성과 운영주체에 따라 1, 2, 3차 자원으로 분류하였다.

표 8-4 지역사회 자원의 분류 및 목록

자원의 분류			자원 목록
1	일차적 자원	개인 자원	기술, 재능, 주민들의 경험, 개인 사업 및 소득 소외된 사람들(labeled people)의 기여
		조직 자원	사업체 협회, 시민 단체 문화적 조직, 의사소통 조직, 종교 조직
2	이차적 자원	민간 비영리 조직	고등 교육 기관(사립 대학교), 병원 사회 서비스 기관
		공공 기관 및 서비스	학교(공립학교), 도서관 경찰서, 소방서, 공원
		물리적 자원	유휴지, 상업/산업 구조물, 주택 에너지와 폐기물 자원
3	잠재적 자원		복지를 위한 비용 공공 자본 증진을 위한 비용, 공공 정보

(나) 일차적 자원

일차적 자원(Primary Building Blocks)은 지역 안에 위치해 있고 법적으로 주민들이 운영하는 자원이다. 이차적 자원은 지역 안에 위치해 있지만 주민이 아닌 다른 주체를 통해 운영되는 자원이다. 3차 자원은 잠재적 자원으로 지역 외부에 있으며 지역 밖의 제3자에 의해 운영되는 자원이지만 지역의 노력에 따라 지역개발에 활용될 수도 있는 자원이다.

① 개인적 역량

- 개인 역량 : 지역사회의 가장 큰 자원은 주민이다. 문제 지향적 접근 방식에서 저소득 계층 지역과 주민들은 "자원"으로 간주되기 보다는 서비스의 수혜자로서의 삶에 익숙해진 요구와 결핍의 대상으로서 인식된다. 그러나 개인의 잠재된 능력, 기술, 재능, 경험 등을 확인함으로써, 새로운 접근 방식과 성공의 기반을 제공할 수 있다. 예를 들어 주민과 친화력이 있거나 주민회의를 알리기 위한 시간을 내줄 수 있는 것 따위도 유용하게 활용될 수 있는 개인 자원이다. 이를 위한 첫 번째 단계는 개인이 생산자로서의 역할을 하는데 필요한 자원과 정보를 제공하는 자원의 목록을 작성하는 일이다. 지역과 인구학적 특성을 고려한 지역주민 대표 7-30명으로 지역주민위원회를 만들고 의견을 수렴한다.

- 개인 소득 : 지역 저소득계층의 소득, 저축, 지출 패턴을 파악함으로써 지역 경제를 이해하고 지역 개발을 위한 새로운 접근 방법을 개발하는 기반이 된다.
- 소외계층(Labeled people)에 대한 기여 : 기존의 문제 지향적 접근 방식의 대표적 수혜자로 여겨졌던 정신지체, 장애인, 정신 질환, 노인 등의 소외계층의 능력을 확인하고 지역 단체, 기업, 지역 기관 등에 소개함으로써 지역사회의 역량을 향상시킨다.
- 개인 사업 : 저소득 계층 지역 및 주민 사이에서 운영되는 개인 가게와 상점, 사업들은 경제적 역할 이외에도 지역사회의 삶의 중심지로써 기능한다. 이러한 지역의 개인 사업장의 힘과 자원을 지역 개발을 위한 과정 안에 포함시켜야 한다.
- 가정에서 하는 사업 : 지역 소득이 낮아질 경우 종종 개인 사업자들이 줄고 가정에서 하는 사업이 증가하는 경향이 있다. 이러한 사업의 현황을 파악하고 정보를 제공하여 그들의 이익을 증대시키고 도움을 줄 수 있는 지지 방안을 마련할 수 있다.

그림 8-5 지역사회 자원 지도(community asset map)의 예

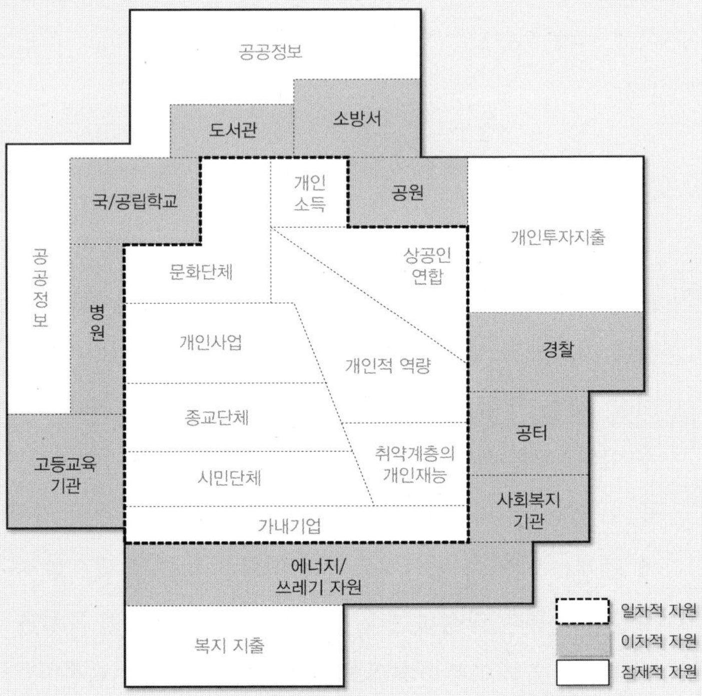

② 단체 및 조직적 역량

- 시민 단체 : 지역 내부에는 사업체 이외에도 봉사 단체, 친목 단체, 여성 단체, 예술인 모임, 운동 모임 등과 같은 여러 조직과 단체가 존재한다. 이러한 집단들을 확인하는 것은 지역사회 개발과 활동에 다양하고 많은 도움을 줄 수 있으며, 이 또한 지역 자원 개발 과정의 일부이다.
- 사업체 협회 : 대부분의 지역의 사업체들은 조직화되어 있지 않다. 각각의 지역 사업체들을 연결시키고 지역사회 개발에 대한 비전을 확장시키는 것은 지역사회 쇄신 활동을 위한 노력이다.
- 금융 기관 : 지역에 존재하는 금융기관이 지역 경제의 활성화를 위해 노력하게끔 하는 것은 지역사회 개발의 미래를 위한 중요한 잠재적 자원이다.
- 문화적 조직 : 기록되거나 구전되어 온 지역의 역사와 문화 등을 강조하고 공유함으로써 주민들의 관계를 형성할 수 있다. 주로 지역 축제나 지역 예술인들의 활동을 통해 표현된다.
- 의사소통 조직 : 역량이 강한 조직은 정보를 교환하고 토론에 참여하는 능력에 달려있다. 지역 신문, 공청회, 지역 방송 등을 활용함으로써 지역의 역량을 형성시킬 수 있다.
- 종교 조직 : 지역의 종교 조직은 다양한 방식으로 지역사회 개발의 영역에 관여한다. 외부 조직들과 관련을 맺고 있는 지역 종교 기관의 능력과 자원은 매우 중요한 자산이다.
- 기타 비공식적 모임: 지역 주민들 사이에 존재하는 비공식적 모임(각종 소집단, 친목모임, 운동모임, 종교모임, 행사위원회 등)등은 지역 신문, 인터넷, 법 제도, 문헌조사, 모임을 가질 수 있는 지역의 기관 및 시설(도서관, 공원, 문화시설, 종교시설, 학교) 조사, 지역주민조사를 통해 발견될 수 있다.

(다) 이차 자원

이차 자원은 물리적으로는 지역사회 안에 위치해 있지만 지역사회주민이 마음대로 동원할 수는 없는 자산들로서, 지역사회 활동가는 이러한 자산들 역시 자세하게 파악하여 지역사회건설을 위해 유용하게 활용할 수 있다. 이러한 이차 자원에는 민간 또는 비영리 조직, 공공기관과 서비스, 기타 물리적 자산 등이 있다.

① 사적 비영리 조직

- 고등 교육 기관 : 지역사회 개발 차원에서 지역에 존재하는 대학교 등의 고등 교육 기관과 파트너십을 맺어 자산과 역량을 강화시킨다.
- 병원 : 병원은 강력한 지역사회에 대한 지지 능력과 자원을 가지고 있는 기관이므로, 지역사회 개발 그룹은 이러한 자원과 능력을 자산으로써 파악할 수 있어야 한다.
- 사회적 서비스 기관 : 비록 지역사회 개발에 공헌을 하지 않는 고객을 위한 개인적 서비스 기관임에도, 그들의 프로그램에 역량 중심적 접근 방식을 소개할 수 있는 잠재력이 있다.

② 공적 기관 및 서비스

- 공립 학교 : 공립 학교들은 지역 내부에서 자원이라기보다는 의무사항으로써 받아들여진다. 공립학교는 지역주민 삶의 일부이면서 지역사회의 개발을 목표로 하는 경제적, 인적 자원으로써 연계되어야 한다.
- 경찰서, 소방서 : 지역 내부의 범죄, 안전 등을 효과적으로 책임지기 위해 지역사회의 여러 기관 및 조직과 연계하는 것이 필요하다.
- 도서관 : 주민이 지역사회 개발 계획에 참여할 수 있는 지역 내부의 정보교환 수단으로써 이용될 수 있다. 또한 도서관은 지역사회 역사와 문화 사업을 위한 공간으로 활용된다.
- 공원 : 저소득 지역의 공원은 대부분 시설이 열악하고 위험한 곳으로 인식되기까지 한다. 개선되고 관리되는 공원은 비공식적 관계 형성을 위한 중심 자원으로써의 중요한 기능을 담당할 수 있다.

③ 물리적 자원

- 유휴지 : 유휴지나 사용되지 않는 버려진 건물과 주택 부지를 확인함으로써 지역에서 재사용할 계획을 수립하고 재개발 과정을 조직할 수 있다.

- 에너지와 폐기물 자원 : 에너지와 폐기물 수집 및 재활용 비용을 줄이는 지역 사업체를 육성할 수 있다.

(라) 잠재적 자원

잠재적 자원은 지역사회의 이웃관계 안에 포함되어 있지는 않지만 지역사회 건설이나 조직화를 위해서 이용할 수 있는 자산을 말한다. 이에 해당되는 자산으로는 지역사회가 속해 있는 자치단체나 정부의 공공예산 특히, 복지예산, 유지를 위한 공공자본 등을 대표적인 예로 들 수 있다. 참여 예산제는 지역사회의 공공예산의 수립과 지출을 감시하고 참여하는 제도로서 지역사회의 예산이 지역사회의 자산이 되도록 만드는 중요한 방법이다.

- 복지 재원 : 빈곤계층의 서비스 의존도를 줄이고 경제적 자립을 유도할 수 있는 복지 및 지역사회 개발 비용의 확보가 중요하다.
- 공공 자본 : 지역의 공공 자본 증진 비용을 지역개발비용으로 전환하는 시도가 필요하다.
- 공공 정보 : 지역의 특성, 소식, 자본 증진을 위한 도시계획 등의 공공 정보 등을 공유하고 지역화시킬 수 있는 효과적인 정보 전달 및 전환 체계가 필요하다.

(마) 지역사회 장애물의 평가

지역사회조직화에 있어서 장애물이 될 수 있는 요인이나 다른 요인이 지역사회 조직화에 긍정적으로 영향을 미치는데 방해가 되는 요인을 찾아내는 것도 중요하다. 이러한 요인은 구체적 사람일 수도 있고 제도일 수도 있고 지역사회 주민들이 가지고 있는 관습일 수도 있다. 예를 들면, 지역사회에 맞는 영양개선 프로그램을 잘 설계하려면 주민들이 즐겨먹는 음식과 이에 얽혀 있는 문화적 요인을 이해해야 한다. 또, 특별한 목적을 가지고 활동하고 있는 자원봉사조직이 새로운 지역사회프로그램에 협조할 것인가, 지역사회 주민 스스로 변화할 수 있다고 믿고 있는가, 과거의 예에 비추어 보았을 때 지역사회 주민들은 변화를 지지하는가? 또는 변화를 잘 받아들이지 못하는가? 등에 대해서도 살펴보아야 한다.

지역사회에서 시도하는 변화는 그 변화에 대한 시도 자체가 장벽을 만들어 내는 것 같은 인상을 받는 경우가 많다. 변화에 저항하는 것은 지극히 정상적인 반응으로 받아들일 필요가 있다. 그러나 사람들이 변화를 더 부담스러워하거나 받아들이려 하지 않는 경우가 있다. 특히, 변화에 대해서 주민들이 명확하게 이해하지 못할 때, 자신이나 대표자가 변화에 참여하지 않을 때, 변화가 주민의 이익이나 안전을 해친다고 판단될 때, 싫어하거나 신뢰하지 못하는 사람이 변화를 주도하고 있을 때, 변화가 지역사회의 문화적 가치에 부합되지 않을 때, 사람들은 변화에 더 심하게 저항하게 된다. 지역사회 조직가는 주민이 프로그램이나 의제를 잘 받아들이려 하지 않을 때 대안을 모색하여 전향적 전략을 세울 줄 알아야 한다.

(바) 변화에 대한 준비정도의 평가

지역사회주민의 변화에 대한 태도도 프로그램을 기획하는데 영향을 미친다. 지역사회의 역량과 장애를 평가하기 위해 수집된 정보를 이용하여 주민들의 준비 정도를 평가해 볼 수 있다. 특정한 문제를 놓고 이를 해결하기 위한 그룹을 조직하려고 할 때, 다음과 같은 질문에 묻고 답해 봄으로써 지역사회 주민이 가지고 있는 변화에 대한 태도를 평가해 볼 수 있다.

- 주민들은 그 문제에 대해서 얼마나 관심을 가지고 있는가?
- 지역사회에서 영향력이 있는 사람들은 그 문제를 얼마나 시급하다고 생각하고 있는가?
- 지역사회 주민들이 그 문제에 대해서 얼마나 인식하고 있는가?
- 지역사회 주민들은 그 문제와 비슷한 문제에 대해 어떤 반응을 보였는가?

(사) 자료의 종합과 우선순위 설정

지금까지 살펴 본 여러 가지 정보가 수집되면 이를 요약하여 함께 지역사회 조직화를 위해 일할 사람들이 돌려 보고 토의할 수 있도록 정리된 요약보고서를 만든다. 이 요약보고서에는 주민의 전반적인 사회경제적 수준, 건강수준에 대한 데이터, 건강증진활동과 관련된 지역사회 주민이 인식하는 필요, 현재 이루어지고 있는 이와 관련된 활동, 필요한 사업을 시행하려 할 때 부딪힐 수 있는 장애요인, 이를 위해 동원할 수 있는 지역사회의 자원, 지역주민의 변화에 대한 태도 등이 체계적으로 정리 요약되어야 한다. 지역사회조직가와 사업에 참여할 주민들은 이 자료를 신중히 검토한 후에 지역사회에 적합한 계획을 수립하거나 의사결정을 내려야 한다. 또, 우선순위를 결정하는 작업에 참여한 지역사회구성원들은 이러한 지역사회의 프로필을 검토하고 주어진 정보와 아이디어에 대해 빠짐없이, 충분히 토론한 후에 우선순위를 결정해야 한다.

(2) 2단계 : 조직설계와 조직화의 시작

지역사회를 분석한 결과를 기초로 하여 우선순위가 설정되면 두 번째 단계가 시작된다. 이 단계에서는 지역사회 주민들과 함께 수행하고자 하는 사업을 설계하는 한편 계획된 사업에 대해 보다 광범위한 주민의 지지와 참여를 이끌어내고 여러 활동을 조정하기 위한 조직구조가 만들어짐과 동시에 공식적으로 주민을 동원하기 위한 활동 등이 이루어진다. 사업의 설계와 조직구조에 대한 의사결정이 이루어지는 동안 다음과 같은 일들이 동시에 추진된다. 사업을 담당할 지역사회 위원회나 제휴조직, 이와 유사한 조직구조에 참여를 희망하는 사람들을 찾아내는 작업, 이들을 직접 만나서 해당 조직구조에서 일할 의지를 가지고 있는지 확인하는 작업, 민간과 공공, 여러 활동들이 서로 연계를 가지고 이루어질 수 있도록 협조관계를 조성하는 작업, 지역사회에서 위원회의 활동이 정당성을 확보할 수 있도록 하는 작업이 추진된다.

가) 핵심기획그룹의 확정과 지역사회 조직가의 선정

지역사회 주민조직을 통해 건강증진 프로그램이 추진되어 가려면 광범위한 기획과 조정이 필수적이므로 이를 담당할 수 있는 집단으로서 핵심그룹 또는 집행위원회를 구성하는 것이 필요하다. 이 그룹은 일반적으로 지역사회 조직화 사업의 장기적인 기획을 책임지며 운영에 참여하는 5~8명의 구성원들로 이루어진다. 이 그룹은 지역사회 분석 결과와 지역사회 주민의 필요로 밝혀진 사항들에 대해서 지역주민들이 관심을 기울이도록 유도하고, 조직의 사명을 설정하며, 여러 조직과 기관 및 사람들 간의 조정역할을 수행할 사람을 선발하고, 위원회의 구성원들을 모집하는 역할을 담당한다.

사업이 성공하려면 핵심그룹이 선발하는 지역사회 조직가나 지도적인 조정역할을 담당할 사람의 경험과 기술이 매우 중요하다. 지역사회 조직가는 남들보다 앞서 문제를 인지하고 지역사회의 문제에 대한 관심을 가지고 있는 사람이 담당하기도 하지만, 이러한

은 주민의 필요에 의해 조직된 것이 아니라 법적 의무사항이기 때문에 위로부터 급조된 경우가 대부분이어서 형식적으로 구성되어 있는 경우가 많다. 이로 인해 이 조직들은 지역사회의 중요한 사안에 대한 의사결정기구로서의 역할을 거의 수행하지 못하고 있다. 이러한 위원회에 참여해 본 경험이 있는 사람들은 '위원회'소리만 들어도 쓸 데 없는 조직만 만든다고 외면하거나, 그저 이름만 내거는 것으로 소임을 다한 것으로 생각한다. 위원회 조직이 지역사회 조직화의 도구로 항상 활용될 수 있는 것은 아니지만 지역사회의 문제해결을 위한 조직화를 염두에 두는 경우에 일차적으로 생각해볼 수 있는 조직구조라는 점에서 기존의 위원회 조직의 남발이나 부실한 운영이 퍼뜨려 놓은 냉소적 태도를 극복하기 위한 배려도 필요하다.

(나) 단체연합

위원회 조직이 영향력 있는 개인들을 조직하는 것이라면, 단체연합은 지역사회조직이나 보건단체들을 결집하는 것으로 "공동 목적을 달성하기 위해 함께 일하는데 동의한 조직, 분파, 유권자 대표들의 조직"으로 정의할 수 있다. 서로 다른 목적으로 생겨난 지역사회 조직들이 독자적으로는 달성하기 어려운 목표를 위해 뭉치는 경우는 흔히 찾아볼 수 있다. 단체연합 모형은 지역사회의 문제를 해결하기 위해서 기존에 이미 조직되어 있는 지역사회 조직을 활용하는 것으로서 기존의 조직, 그룹, 단체들을 연결함으로써 형성된다. 이 모형의 장점은 이념이나 정치적 지향을 넘어 광범위하고 다양한 구성

표 8-6 파트너십과 단체연합의 효과를 높이는데 중요한 기술과 능력

필요한 능력과 기술	정의
리더십	그룹 활동의 조직, 자원 동원, 토론의 활성화, 다른 사람에 대한 자극, 새로운 조직구성원의 상담과 모집 등에 있어서 긍정적 효과를 발휘할 수 있는 평판과 경험을 참여단체가 보유하고 있는 정도
관리능력	회합과 자원, 조직의 운영 등을 효과적으로 진행할 수 있는 능력
커뮤니케이션 능력	조직 간에 명확하고, 시의적절하게, 효과적으로 의견이 교류될 수 있도록 하는 능력
갈등해소	영역문제, 성격 차이, 이해관계의 상충 등에서 비롯되는 마찰과 긴장을 해소하는 능력
공정성	참여 조직의 구성원이 평등하게 대접받고 있으며 일이나 자원의 배분이 공정하다고 느끼도록 하는 것
의사결정과정의 공유	정책과 활동결정, 연합조직을 대표하는 권위가 참여하는 조직 간에 고르게 배분되도록 하는 것
비용 대비 편익	조직구성원이 자신이 활동에 투자하는 시간이 아깝지 않다고 느낄 수 있게 만드는 능력

원들의 참여를 유도할 수 있다는 점이다. 일반적으로 단체연합의 회원범위가 확대됨에 따라 각 조직의 리더들은 조직 활동에 좀 더 헌신적이게 된다. 기존에 결성된 단체연합이 사업에 동참하면 지역사회 지도자의 모집이나 지역사회의 단체들을 연계하는데 필요한 작업이나 시간을 절약할 수 있다. 단체들이 모여 함께 일하다 보면 이들 간에 알력이 생길 수 있는데, 참여하는 조직의 성과를 고르게 인정해 줌으로써 이를 최소화하기 위한 노력을 기울이는 것도 중요하다.

이 조직구조를 건강증진사업을 수행하기 위한 기전으로 활용할 수도 있다. 외부조직과 지역사회의 직접적 연계활동, 사업의 유지와 사업에 대한 주민들의 주인의식 강화, 사업 목표달성을 위한 지역주민과 자원의 동원 등을 통해 건강증진 활동을 강화하고 확산시킬 수 있다. 또, 단체연합을 통해 공공정책과정이 주민의 건강에 유리한 방향으로 진행되도록 영향을 행사할 수도 있으며 공공의 이슈를 부각시킬 수도 있다.

단체연합이 효과적으로 자신에게 부여된 역할을 수행하는데 필요한 요건들에 대해서 연구한 문헌들을 보면 이 가운데 효과적인 단체연합의 유지와 운영에 가장 중요한 요인으로 거론되는 것은 리더십이다. 단체들이 모여 함께 동일한 목표를 추구하는 것은 매우 복잡하고 작업의 사소한 요인으로 조직이 깨지기도 한다. 따라서 이들을 효과적인 조직구조로 기능하게 하는데 숙련된 지도자들이 필요하다는 점에 대해서는 두말할 나위가 없다.

(다) 풀뿌리조직

위에서 살펴본 두 조직구조와는 달리 풀뿌리 조직화는 지역사회 주민들이 가지고 있는 다양한 역량을 활용하여 지역단위의 집단행동을 조직하는 것이다. 이러한 조직형태는 사회적 모순을 근본적으로 해결하기 위한 전략으로 채택되기도 한다. 풀뿌리조직 주민활동은 사회운동의 일환으로 전개되는 것이 보통이다. 또, 사회운동이 진행되는 과정에서 하나의 이슈를 해결하기 위해 어깨 걸고 일하기를 원하는 수많은 지역조직들이 참여하여 의견을 조율해가면서 풀뿌리 조직화가 진행되고 기존의 조직들이 공고해지고 확산되는 과정을 거치기도 한다. 풀뿌리주민조직은 지역사회 구성원 가운데서 지도자를 발굴하고 지역사회 주민이 이슈를 찾아내고 그 해결을 위한 전략을 모색하는 주체라는 점에서 앞서 살펴본 지역사회개발 모델에 가깝지만 조직화의 과정에서 사회행동 모

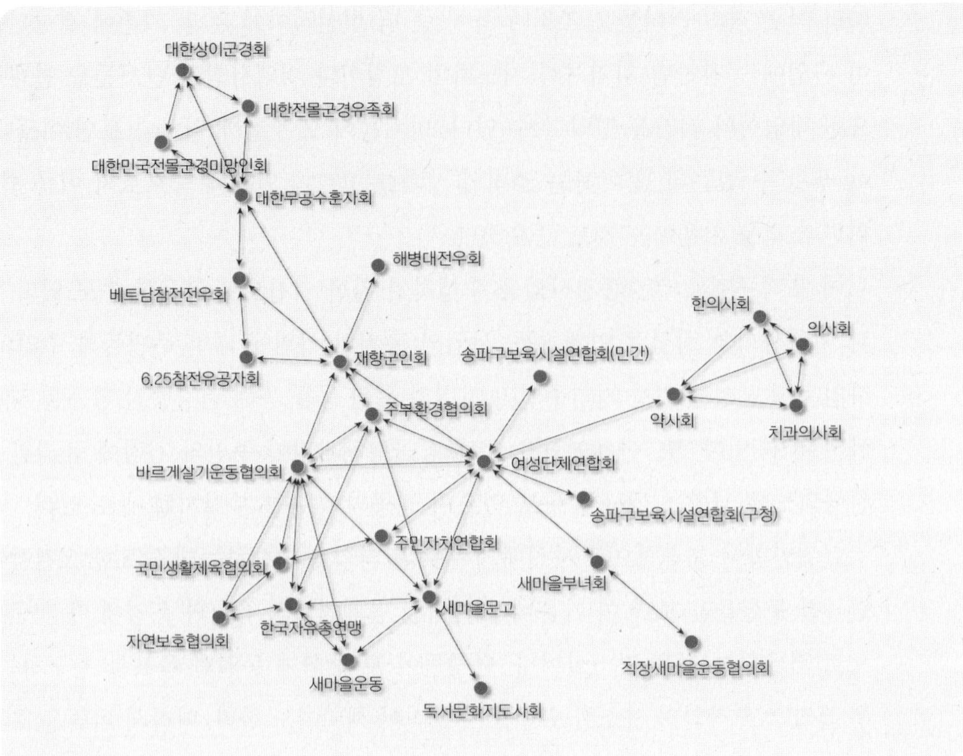

그림 8-6 지역사회 단체 네트워크의 사례 : 서울시 S구의 직능단체 연결망(정민수 등, 2009)

델에 따른 직접행동이 다양하게 활용된다. 특히, 이 조직구조를 옹호하는 사람들은 풀뿌리 주민조직화가 광범위한 지역사회의 변화를 촉발시키는 시발점이 된다는 점에 주목한다. 소규모 집단이 헌신적으로 집단행동을 조직함으로써 지역사회의 현황을 개선하기 위한 과정이 시작된 예로서 시드니에 있는 동남아시아 집단 난민촌에서의 활동을 들 수 있다. 이 지역은 다른 난민촌과 마찬가지로 다양한 위생문제를 가지고 있었다. 이 지역에서 크메르인들을 대상으로 보건사업을 실시해 온 요원들은 이 문제의 해결을 일차적 과제로 선정하고 난민촌에 거주하는 주민의 문화를 이해하고 일할 수 있는 사람들을 모으는 한편 사업에 필요한 기금을 조성하였다. 모여진 기금으로는 크메르어로 비디오를 제작하였고 이 비디오는 지역사회 네트워크를 통해 배포되었다. 그 결과, 난민촌에 거주하는 크메르인의 2/3이 비디오를 시청하였고 주민의 위생수준을 현격히 개선할 수 있었을 뿐만 아니라 이 과정을 통해 형성된 풀뿌리 조직들은 보다 수준 높은 보건활동의 기틀이 되었다.

어떤 계기로 주민들이 풀뿌리 조직에 참여하게 되는가를 이해하는 것은 지역사회에서 이 조직구조를 시도하는 이들의 주요 관심사이다. 농촌지역주민들을 대상으로 이루어진 한 연구는 지역사회로 새로 이주한 사람과 풀뿌리 조직 활동에 대한 만족도가 높은 사람이 주민 조직화 과정에 더 적극적으로 참여한다고 보고하였다. 풀뿌리 주민조직의 주목할 만한 특성 가운데 하나는 조직화를 시작한 사람이나 지도자가 사업의 운영이나 회의의 주관을 전담한 전문가가 아니라는 점이다. 풀뿌리 활동은 개선할 필요가 있는 이슈를 인식하고 관련된 메시지를 주민들과 커뮤니케이션할 수 있는 사람이면 누구나 시작할 수 있다. 주민들과의 커뮤니케이션은 이를 전업적으로 하는 사람보다 관련된 개인적 신념을 가지고 있는 사람이 더 효과적으로 수행하는 경우를 자주 볼 수 있다.

지금까지 살펴본 여러 유형의 단체들은 지역사회기반단체(community-based organizations, CBOs)라고 부르며(Smith et al., 2005), 각 단체들 간의 사회적 네트워크를 아래 그림처럼 현장 조사할 수 있다. 이때 연결망이 잘 구조화되어 있는 지역사회는 역량이 높고 사업의 효과도 클 것이다.

다) 조직구성원의 확인과 모집

위에서 제시된 조직구조 가운데 어떤 유형을 선택하든 결정된 조직구조에 따른 조직구성원을 충원해야 한다. 지역사회 분석단계에서 만나서 중요한 정보를 제공받았던 사람들을 포함하여 지역사회 주민과 광범위한 단체들이 가입할 수 있도록 유도해야 한다.

선택된 조직구조가 여러 그룹들 간의 단체연합의 형태라면 참가하는 대표자들은 조직에 의견을 제시하고 관련된 의사결정을 내릴 수 있는 사람이어야 한다. 참가하는 사람이 이러한 권한을 부여받지 못한 경우에 이들로 구성된 조직은 어떤 결정도 내릴 수 없는 이름뿐인 조직으로 전락하기 쉽다. 지역사회 조사과정에서 파악된 다양한 배경과 관심을 가지고 있는 단체와 사람들이 참여하면 지역사회의 변화를 위한 창조적인 아이디어와 새로운 접근방법이 제시된다. 이를 사업의 추진력으로 삼을 필요가 있다.

지역주민들로 구성된 모임에는 사업의 사명을 확신하고 도전을 마다하지 않는 긍정적 사고를 가진 사람들이 포함되는 것이 필요하다. 지방자치단체의 정책변화를 위한 활동을 수행하기 위해서는 옹호자로서의 역할을 수행할 수 있는 경험이 풍부한 인물이 필요한 경우도 있다. 예컨대, 지역사회 초등학교 급식을 우리농산물로 만든 음식으로 제공하자는 조례를 제정하려는 모임이라면 이 문제를 다루어 본 지역사회 시민단체의 일원이 조직의 구성원으로 참여하거나 이 문제에 관심을 가지는 지방의회의원 등이 참여하는 것도 생각해 볼 수 있다.

라) 조직의 사명과 목적/목표의 설정

이 단계에 이르면 주민이나 단체가 무엇을 위해 모였는지에 대해서는 암묵적으로 다 알고 있다. 그렇지만 조직의 사명과 목적/목표는 앞으로 이루어질 활동의 근거가 되므로 조직의 사명을 무엇으로 할 것인지, 이러한 사명에 따른 조직의 목적과 목표는 무엇인지를 명확한 형태로 정리할 필요가 있다. 되도록 참여하는 조직 구성원의 토론을 통해서 이를 정리하되, 정리된 내용은 반드시 문서로 만들어 보관하고 참여하는 모든 사람들이 알 수 있도록 배포되어야 한다.

마) 주민, 단체연합, 자원봉사자의 역할과 책임의 설정

구성된 조직이 원만하게 사업을 진행하기 위해서는 사전에 위원회에 참여하는 위원 개인, 조직, 자원봉사자, 조직의 임원 등이 수행해야 할 역할과 책임을 명확히 정의해야 한다. 개인이 보유하고 있는 능력이나 관심, 기대감을 고려하여 역할을 나누고 이에 따라 역할을 부여할 수 있다. 서로의 역할에 대해서 말로 약속할 수도 있지만 가능하면 서면으로 직무기술서를 작성하는 것이 바람직하다. 직무기술서는 조직의 임원뿐 아니라 자원봉사자들에 대해서도 작성되어야 하는데 이들의 임기, 필요한 훈련사항과 기회, 과업과 기능, 지원을 제공할 스탭, 개인적으로 요구되는 사항, 조직에 대해 책임져야 할 사항 등이 자세히 기록되어야 한다.

유급으로 고용한 전문가들이 있다면 이들과 주민 대표로 구성된 위원들이 앞으로 전개될 사업의 기획, 집행 등에 대해서 동시에 책임을 지게 된다. 이들이 수행하게 되는 업무는 전담인력의 결정, 예산 승인, 사무실의 위치 선정, 자료 검토, 목적과 목표의 작성과 우선순위 선정, 연차별 실행계획안의 개발과 관련 정보의 배부, 프로그램의 조정, 주민의 의식제고를 위한 캠페인, 위원회의 위원이나 평가계획의 검토를 위한 자원봉사자의 추가모집 등이다. 위원회가 법적으로 책임을 져야 하는 문제가 생길 수도 있으므로 사전에 관련 법령이나 조례 등이 검토되어야 한다.

지역사회의 지지를 확대하고 프로젝트에 대한 주인의식을 강화하기 위해 특정 사업을 담당하는 특별위원회나 사업담당 그룹을 활용하는 경우도 있다. 전체 프로젝트 중 일부를 떼어내어 이를 담당할 특별위원회를 구성하는 경우에는 프로젝트가 대상으로 하는 주민집단의 구성원이 위원회의 위원으로 반드시 포함되어야 한다. 지역사회 주민들로 구성되는 특별위원회라면 전체조직의 지원을 필요로 하는 경우가 대부분이므로 위원회의 정규멤버에 지원 스탭을 포함시키는 것이 바람직하고, 의장은 주민들 중에서 참여한 위원이 맡는 것이 관례이다. 통상적으로 이 위원회에 참여하여 기술적인 지원이나 전문적 자문을 제공하는 역할은 유급전담직원이 수행한다.

바) 훈련과 수료

지역주민과 자원봉사자가 지역사회조직화를 통한 건강증진에 효과적으로 참여하기 위해서는 훈련과 기술개발이 필요하다. 전문적인 지역사회 조직가들은 보건사업의 중재활동을 주민위원회가 담당하게 되면 업무에 대한 통제력을 상실하게 될 것을 우려한다. 그러나 주민 스스로 관련 사업을 주관하는 것은 지역사회 역량강화에 필수적이다. 지역주민들은 적절한 정보와 지도를 제공받는다면 지역사회 사업의 기획과 운영에 있어 보건의료전문인들과 성공적으로 파트너십을 형성할 수 있다. 사업을 시행하는데 필요한 기술을 배워나가는 과정에서 주민들의 프로그램에 대한 주인의식이 확대될 수 있다. 또, 훈련을 통해 주민들은 스스로의 능력에 대한 신뢰감을 높이고 지역사회에 대한 기여 수준을 높여 갈 수 있다.

사업에 대한 오리엔테이션과 훈련은 여러 가지 방식으로 이루어질 수 있다. 주말에 열리는 건강교실, 위원회 회의에 훈련 세션을 포함시키는 것 등이 그 예이다. 핀랜드의 노스 캐롤리아 지역에서 시행된 심혈관질환 예방사업의 성공에는 마르다(Martha)회 등 지역사회 여성단체의 참여가 큰 힘이 되었다. 이들을 대상으로 한 주말 건강요리교실이 심혈관 질환예방을 위한 영양프로그램의 보급과 확산에 큰 몫을 담당하였다. 우리나라 관동대학교 의과대학의 일부 학생 동아리는 보건소가 주관하는 지역사회 거동불편 노인들의 수발사업에 참여하고 있는데, 동아리 구성원들이 효과적으로 활동을 수행하는데 필요한 기술을 의과대학 재활의학교실 스탭들이 전수해 주었다. 일본 의료생협은 조합원들의 건강과 관련된 활동이나 지역사회 거주 독거노인들에 대한 개호활동을 조합원들이 스스로 수행해가도록 지원하기 위해 보건학교를 개설하고, 이 과정을 이수한 조합원들은 지역사회 건강도우미로서 활동하게 된다. 홀로 사는 노인들의 말벗이 되어주는 단순한 활동도 열정만 있고 관련된 기술이 없으면 의도하지 않은 부작용이 생길 수도 있다는 점을 인식하고 필요로 하는 정서적 지지의 내용은 무엇이며 이를 어떻게 제공할 것인지, 홀로 사는 노인들에게 생길 수 있는 문제점들은 무엇인지를 포괄적으로 판단하고 지원할 수 있는 지식과 기술을 전수하기 위한 프로그램을 제공한다.

지속적인 보수교육은 장기적 관점에서도 다양한 추가적 편익을 제공한다. 즉, 지역사회의 리더십을 개발하고 지역사회에서 이루어지는 다양한 프로그램들이 서로 연계되어 지속적인 사업으로 정착되는데 도움을 준다. 초기에 기획된 프로그램이 성공적으로 진행되면 참여한 주민들은 성취감을 느끼게 된다. 이는 자부심과 사기를 높이고 사업을 수행하는 조직에 대한 인식 수준을 개선하고, 사업에 대한 보다 높은 이해와 관심, 헌신성을 유지하는데 도움을 준다. 따라서 프로젝트의 전담요원들이나 지역사회 조직가들은 각 프로그램마다 '작지만 소중한' 성공 사례를 만들어내고 참여하는 주민들의 역량을 강화하는 한편, 보상을 받는다고 인식할 수 있는 다양한 방법들을 개발해야 한다. 보다 자세한 사항은 사회자본의 관리 편을 참고하기 바란다.

(3) 3단계 : 실행

실행은 이론이나 생각을 행동에 옮기거나 계획을 효과적인 실행프로그램으로 전환하는 것을 의미한다. 지역사회 조직화에 참여하는 전문가나 주민들은 설정된 사명을 달성하기 위해 필요한 일련의 활동을 기획하는데 참여하게 된다. 문서로 작성된 실행계획이 성공적인 변화를 위한 노력에 주요 지침으로 기여한다는 점은 널리 인정되고 입증된 사실이다. 실행계획을 통한 사업의 추진이 성공적이려면 지역사회 가용자원을 최대한 활용하고 지역의 가치나 제한 요인들에 적응하기 위한 고려가 포함되어야 한다. 또, 사업에 소요되는 비용의 분기별 추계도 기획에 포함되어야 할 요소이다.

실행단계에서 이루어져야 할 활동의 내용에 대해서도 단계적으로 살펴보기로 하자.

가) 필요한 활동의 우선순위 선정

기존에 주민들에게 제공되고 있는 서비스나 시행되고 있는 정책들을 재검토해 보고 각각의 내용과 차이를 확인하는 절차가 선행되어야 한다. 이 중에서 강화되어야 할 분야를 먼저 선택한다. 해당 분야에서 이루어지고 있는 세부활동의 장단점에 대해서도 면밀히 분석해 본다. 다음과 같은 질문을 각 세부활동 프로그램에 적용해 본다.

- 지역사회 주민들이 가장 잘 받아들일 만한 것은?
- 지역사회 주민들이 제일 싫어할 만한 것은?
- 성공 가능성이 가장 높은 것은?
- 실패 할 가능성이 가장 높은 것은?

일회적, 간헐적 노력만으로 지역사회주민의 건강관련 행동을 변화시키기 어렵다. 장기간에 걸친 집요한 노력이 요구된다. 지역사회 주민들의 관련된 규범에 영향을 미칠 수 있는 잠재력을 가진 다양한 전략들을 포괄적으로 활용하고 다양한 프로그램들을 연계하여 전개하는 것 또한 필요하다. 이러한 활동들을 통해 주민들에게 필요한 정보를 제공하고 건강에 바람직한 행동을 해야겠다고 자발적으로 선택하는 것을 돕는 경제적 유인이나 정책 등 지역사회 지지를 개발해야 한다.

이를 위해 기존의 프로그램과 차별성이 있는 새로운 프로그램을 개발할 것인가, 기존의 활동을 강화할 것인가를 선택해야 한다. 어떤 경우이든 지역사회에서 시행되는 다양한 프로그램들이 서로 보완적이고 다른 프로그램의 효과를 강화하는 시너지 효과를 발휘할 수 있도록 배치되어야 한다.

나) 순차적 사업계획의 개발

실행계획에는 업무의 진행순서와 일정이 포함되어야 한다. 즉, 단기적으로 해결되어야 할 문제와 이를 기반으로 하여 장기적으로 기획해야 할 문제를 선별하여 이를 순서에 따라 정리할 필요가 있다. 주민들 중에는 프로그램이 급속히 진행되기를 원하는 사람들도 있을 수 있고 여러 사람이 모여 사업을 진행하다 보면 의욕만 앞서 모든 일을 한꺼번에 추진하려는 경향도 생기기 마련이다. 지역사회 조직가는 이러한 열정을 유지시키면서도 일에는 선후가 있다는 것을 인식시키고, 주민들로 구성된 위원회나 업무추진단위들이 지역사회의 필요, 주민의 인지, 사업의 전반적인 프로토콜을 고려하여 점진적 사업의 실행 단계를 선택하고 개발할 수 있도록 도와야 한다.

다) 주민위원회에 대한 참여의 격려와 확대

실행단계의 전 과정에 걸쳐 지역주민들을 지속적으로 만나고 참여를 격려해야 한다. 이 중에서 사업에 참여하기를 주저하는 지역사회의 소수자 집단에 대해서는 특별한 배려가 필요하다. 지역사회의 소수자 집단의 구성원들을 만나서 대화해 보면 이들을 사업에 동참시키는데 제기되는 어려움들을 풀어나갈 단서를 발견하게 되는 경우가 많다. 주류 전문가 집단이 가지고 있는 문화적 배타성을 극복하기 위한 방안도 모색되어야 한다. 많은 지역사회 의사들이 지역주민을 위한 공적 활동에 대해 부정적 선입견을 가지고 있다. 주민을 대상으로 한 사업을 동일한 진료활동을 하는 공공보건기관과 함께 추진하면 고객을 뺏길 것을 우려하는 의사들도 있다. 지역사회의 의사들이 꼭 참여해야 하는 사업이라면 이들의 부정적 선입견이나 태도를 없애고 불필요한 우려를 잠재울 수 있는 진정성이 있는 접근방법이 모색되어야 한다. 이름을 내걸기를 주저하지만 필요한 도움을 줄 수 있는 조직이나 단체라면 굳이 단체연합의 정식 위원이나 구성원으로 참여할 것을 강제할 필요는 없다. 지역사회 조례 제정을 위한 캠페인이 진행되는 기간 동안만 일한다든지 특정한 사업의 추진을 위해 한시적으로 도움을 줄 수 있는 사람들을 모집해야 하는 경우도 있다.

라) 대중매체를 통한 홍보기획

사업에 참여하는 것을 촉진할 수 있는 유인이 무엇인가를 고려하여 홍보계획을 마련한다. 전체 주민을 대상으로 일반적인 메시지를 전달하는 홍보는 그 효과가 낮다. 따라서 홍보 대상을 세심하게 고려하여 대중매체를 통한 홍보나 이벤트, 촉진활동을 기획할 필요가 있다. 사회마케팅이나 미디어를 이용한 캠페인을 기획하는 데는 지역사회의 전문가를 활용하여 기술적 도움을 받는 것이 좋다. 이때 매체의 종류와 무관하게 지역사회 주민들의 주된 가치를 전달하려는 메시지에 통합해야 한다. 시행되는 사업에 대해서 지역사회의 신문이나 잡지가 호평하는 기사를 실었더라도 지역사회 주민들이 받아들일 수 있는 언어로 이를 설명하기 위한 노력을 별도로 기울여야 한다. 홍보의 목표는 지역사회 주민이 사업의 내용을 이해하고 사업 주체가 전달하고자 하는 메시지를 받아들이는 것이기 때문이다. 따라서 홍보를 염두에 두고 지역사회 대중매체나 홍보의 기획에 필요한 전문가가 사업에 참여할 수 있도록 미리 관계를 개선해 두는 것도 필요하다.

마) 필요한 자원에 대한 후원의 확보

이 활동은 사업의 성공을 보장하기 위해서 지지와 협력이 필요한 사람을 모두 확인하고 이들이 사업에 참여할 수 있도록 하는 것이다. 특정 인물을 자주 만나서 설득하는 등 시간 투자가 필요한 경우가 많다. 이러한 활동에 자신의 시간을 집중적으로 투자할 의지가 있는 사람을 사업에 참여시키거나 고용하는 것이 바람직하다.

주민을 위한 교육에 필요한 강사, 시설, 시청각 장비, 또는 이를 위한 재원이 필요한 경우도 있다. 조성되어 있는 기금을 고려하여 투자할 수 있는 예산을 편성하고 가능하면 지역사회에서 스폰서 역할을 할 수 있거나 장비, 시설, 강의시간 등을 제공할 수 있는 의지가 있는 사람을 확보한다.

바) 사업의 모니터링과 피드백 시스템 구축

사업의 효과를 측정하기 위한 지표와 기준을 선택한다. 선택된 지표나 기준은 사업의 효과를 피드백 받을 사람들이 쉽게 이해할 수 있는 것이어야 한다. 또, 평가는 사업기간과 규모가 늘어날수록 복잡하지만 더욱 필요한 일이라는 점을 명심해야 한다. 평가를 위한 자료의 수집방법을 결정하고 자료의 수집에 협력할 사람과 조직을 개발한다. 다음으로 사업을 통해 달성한 성과를 참여자, 지지조직, 지역사회 전체에 알릴 것인지를 결정한다 (사업 소식지, 언론, 지역사회 포럼, 기타). 평가가 이루어지면 그 결과를 주기적으로 위원회나 활동단위에 환류함으로써 사업을 개선하고 진행을 강화할 수 있도록 돕는다. 사업의 처음부터 사업의 지속성을 염두에 두고 지속적 모니터링이 가능하도록 시스템을 구축하는 것도 필요하다.

(4) 4단계 : 사업의 유지와 강화

이 단계에서 지역사회 주민들과 전담활동가들은 사업에 대한 경험과 성공사례를 확보한다. 사업을 추진하면서 여러 가지 복병을 만날 수도 있다. 이런 난관을 잘 극복하고 나면 조직은 지역사회 안에 튼튼한 토대를 확보하고, 주민들은 조직이 진행하는 사업을 받아들이게 된다. 그 결과 개별 프로그램은 지역사회에 안착한 구조로 통합되고 지역사회 주민들 사이에 '이 사업은 우리 일'이라는 주인의식이 생겨난다. 사업을 책임진 위원회는 지난 활동들을 재평가하고 새로운 업무를 결정한다. 이 단계에서 수행되는 핵심적 활동의 구체적 내용은 다음과 같다.

가) 사업을 지역사회 네트워크로 통합

사업을 통해 확립된 지역사회 조직에 사업을 인계하거나 통합하면 주민들이 건강증진을 위한 행동과 규범을 선택하고 유지하는데 유리한 정황을 조성할 수 있게 된다. 지역사회의 기존 조직구조가 처음부터 확립되어 있었다면 초기에 통합이 이루어질 수도 있고 그렇지 않다면 조직이 사업을 운영하면서 신뢰를 얻어감에 따라 단계적으로 이루어질 수도 있다. 지역사회의 핵심인물이나 조직은 사업이 지역사회 구조와 통합되어 가는 과정에서 사업의 적응이나 조직의 유지를 지원할 수 있다. 지역사회 주민위원회는 이 과정이 순조롭게 이루어질 수 있도록 적극적으로 노력해야 한다.

나) 긍정적 조직분위기의 조성

긍정적 분위기는 지역사회의 변화를 위한 프로젝트를 추진하고 성공적인 결실을 맺는데 결정적 요소이다. 긍정적 환경이 조성되면, 협력이 보다 원활하게 이루어지고, 조직의 임원이나 자원봉사자가 계속 남아서 사업을 추진하려는 의지를 가지게 될 뿐 아니라, 지역사회 주민이 사업에 대한 주인의식을 높이는 발판을 마련하는데 도움을 준다. 조직 내에 형성되는 신뢰와 개방적 태도가 조직 내에서 형성되면 활동그룹이 사업을 효과적으로 추진할 수 있게 된다. 따라서 조직의 임원이나 사업을 전담하는 요원들은 서로를 존중하고 자율성을 확보하는 등 신뢰를 조성할 수 있도록 행동해야 한다. 긍정적인 조직환경 아래서 사람들은 사업의 장애요인보다는 기회를 찾아내게 되고 함께 일하는 사람의 약점보다는 장점을 찾아내어 일하게 된다는 것은 조직행동을 통한 다양한 연구를 통해서 입증된 사실이다. 이러한 환경 속에서 일하는 사람들은 실수를 훈련의 기회로 활용하는 법을 배우게 되며 갈등이 있더라도 신속하게 열린 마음으로 해결한다. 큰 뜻을 품고 조직한 단체연합이나 조직이 깨지는 것은 외부로부터의 압력이나 재원의 부족과 같은 요인들로 인한 경우도 있지만 조직적 분위기를 만들어내는 데 실패했기 때문인 경우도 적지 않다.

다) 지속적인 모집계획의 수립

일년 이상 장기적으로 프로젝트를 진행하다 보면 자원봉사자가 그만두거나 유급 전담요원이 전직하는 경우도 발생한다. 이런 경우에 미리 대비하지 않으면 경험이 쌓인 담당자의 공백으로 사업은 추진력을 잃게 되는 수가 있다. 따라서 지속적으로 인력을 충원할 수 있도록 계획을 수립하고 새로운 구성원을 확충해가야 한다. 때로는 새로운 열정과 에너지를 가진 인물이 충원되어 몸과 마음이 지친 자원봉사자들에게 새로운 원기를 북돋아 주는 경우도 있다.

라) 자원봉사자의 활동보상

지역사회 조직화 사업을 추진하는데 있어서 아무런 보수 없이 다양한 활동에 참여하는 자원봉사자들은 큰 힘이 된다. 이들에게 무엇보다도 큰 보상은 사업의 성공과 그동안의 노고에 대한 인정이다. 이들을 포함하여 참여한 모든 이들의 만족도를 재평가하고, 이 결과에 따라 필요하다면 다른 사업을 배정해 주는 것을 고려한다.

마) 마을잔치

모든 지역사회 조직화를 통한 활동이 목표로 하는 바를 달성하고 나면 의례 잔치판이 벌어진다. 일회적인 모임도 흔히 뒷풀이를 가진다. 이러한 비공식적 모임의 중요성은 생각보다 크다. 정규 모임에서 논의되지 못한 것들이 다양한 작은 조직도 사업을 끝내고 나면 '쫑파티'를 통해 그 동안의 노고를 위로하고 팀워크를 다진다. 지역사회 주민들이 조직화된 노력을 통해 무엇인가 성취한 것이 있다면 당연히 축제가 뒤따라야 하며 이것은 단순한 파티 이상의 의미를 지닌다.

(5) 5단계 : 사업의 확산과 재평가

지역사회 조직화 사업이 어느 정도 매듭지어지면 그동안 달성한 결과에 대한 자료를 널리 보급함으로써 사업이 진행되고 있는 것을 잘 모르고 있던 사람들이나 어떤 내용의 사업인지 분명하게 인식하지 못했던 주민들에게 지역사회 조직화 사업을 보다 정확하게 소개하고 지역사회 주민이 사업을 받아들이고 참여할 수 있는 분위기를 더욱 확산시킨다. 다양한 매체를 통해, 결과를 알기 쉽게 반복적으로 알려서 지역주민들이 무슨 일이 있었는지, 앞으로 어떤 사업이 수행될 것인지, 어떤 문제가 있었고 이를 해결하기 위해 어떤 노력을 기울여 나갈지를 알게 되면 더 폭넓은 지역사회 주민의 참여를 이끌어 낼 수 있다. 지역사회에 대한 영향력이 큰 사람이나 조직을 통해서 사업의 결과를 발표하면 주민들에게 더 높은 신뢰를 받을 수 있다. 주민들이 무슨 일이 진행되고 있는지 알아야 지역사회에서 지속적으로 사업을 추진할 수 있기 때문에 사업의 결과에 대한 발표는 건강증진 사업을 수행하는 모든 단계에서 이루어져야 한다.

따라서 활동에 대한 평가 역시 지역사회 조직화의 전 단계에 걸쳐 지속적으로 이루어져야 한다. 과정평가나 형성평가를 통해 효과가 있었던 전략이나 난관에 봉착했던 전략을 재평가하는데 도움을 받을 수 있다. 이 결과에 따라 효과가 있었던 활동은 계속 추진하거나 확산시키고 그렇지 않은 활동은 수정하거나 중단한다. 프로젝트가 마무리되는 시점에서 지역사회 조직화를 통해 얻은 교훈을 공식적으로 평가하고 이에 근거하여 향후의 방향을 결정하는 것이 일반적이다. 다음 그림은 Kretzmann & McKnight(1993)의 방법을 활용하여 국내에서 지역사회역량의 평가를 한 경험적 연구 사례이다.

그림 8-7 지역사회역량의 구성요소에 대한 평가 : 서울시 D구와 Y구의 사례(정민수와 조병희, 2012)

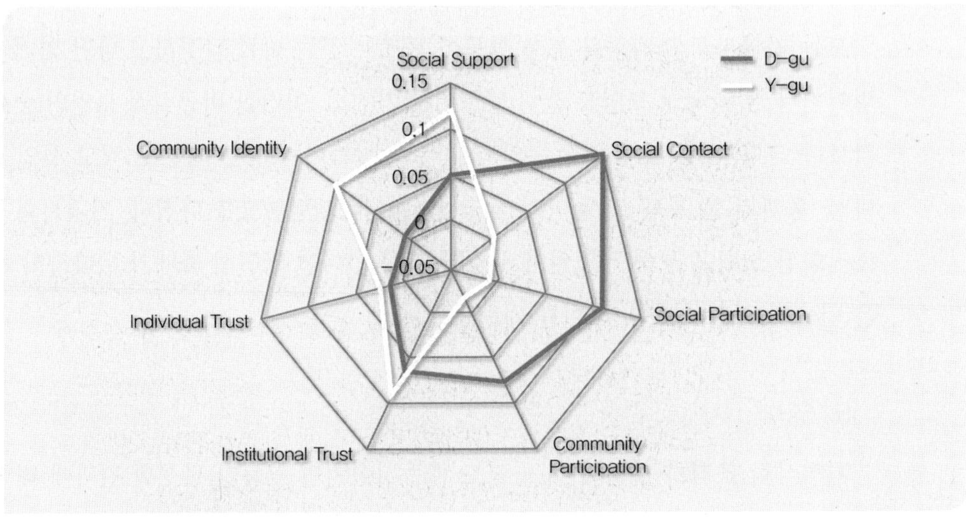

가) 지역사회 분석의 업데이트

지역사회는 끊임없이 변화한다. 지역사회 조직화 사업 자체가 변화를 목표로 하므로 이 사업자체에 의해서 지역사회가 새로운 모습으로 변모될 수도 있다. 이처럼 다양한 요인에 의해 지역사회는 끊임없이 변화하고 있다. 또 지역사회 조직화사업을 추진하다 보면 애초에 지역사회에 대해 파악했던 것 이상의 정보나 자료를 확보하게 된다. 따라서 이전에 시행했던 지역사회 분석과 이에 근거하여 정리되었던 지역사회 프로필은 보완 · 개선되어야 한다.

지역사회의 핵심 구성원, 여론 주도자, 지역사회의 조직들도 변한다. 따라서 보완된 분석에는 지역사회의 리더쉽과 조직관계의 변화가 포함되어야 한다. 이러한 변화를 검토하여 새로운 협력자, 위원회에 포함되어야 할 새로운 위원들을 찾아내고 모집한다. 건강증진 시범사업을 추진했던 한 지역사회에서는 보다 많은 신체활동 캠페인을 정기적 이벤트로 업무에 포함시키는 책임을 떠맡게 된 도시공원 및 여가활동을 관리하는 부서가 시범사업의 말기에 이르러 매우 활동적으로 변했다. 이처럼 프로그램이 지속되는 과정에서, 예전에는 소극적이어서 위원회 조직에 포함시키지 않았던 조직이 매우 활발하게 활동적으로 변하거나 부속조직이 생겨나서 그 대표를 위원회의 멤버로 충원해야 하는 경우도 있다.

나) 중재프로그램의 효과 평가

앞서 언급했던 바대로 사업에 대한 평가는 지속적으로 이루어져야 한다. 이 중에서 사업에 투입된 노력이 성공적이었는지를 평가하는 데는 형성평가 방법을 가장 많이 이용한다. 따라서 평가기획에는 프로그램과 활동에 대한 지속적 모니터링이 포함되어야 하는데 이를 통해 각 활동의 현황과 진척정도를 주기적으로 점검할 수 있다. 모니터링을 위해서는 분석과 요약에 쓰일 자료를 수집하는 적절한 기록관리 시스템이 구축되어야 한다. 이 작업은 지역사회 풀뿌리 조직에게는 힘들기 때문에 전문가의 기술적 도움이 필요하다. 지역사회의 대학과 연계하면 필요한 도움을 받을 수 있다.

다) 결과의 요약정리와 향후 방향의 제시

프로젝트가 지속되기 위해서는 핵심적 지역사회 집단과의 효과적인 커뮤니케이션을 통해서 이들에게 사업을 알리고 확산시킴으로써 사업을 가시화시켜야 한다. 핵심적 집단으로는 지역사회 지도자, 프로그램 참여자, 대중매체, 잠재적 지지자원 및 기타 영향력 있는 조직들이 있다. 이들을 포함하여 지역사회 전체에 구두나 서면으로 사업과 관련된 정보를 제공해야 한다. 지역사회의 언론매체는 사업에 대한 주민의 인지도를 높이고 사업 결과를 보다 효과적으로 전달하는데 도움을 준다.

향후의 방향을 기획하는 것은 보완 · 개선된 지역사회 분석과 이전 사업의 평가를 반영하여 목적과 목표를 수정하는 과정이다. 경우에 따라서는 지역사회 위원회가 향후 방향을 결정하는데 새로운 조사나 분석이 필요할 수도 있다. 이때 지속적인 협력관계와 네트워킹이 강조되어야 한다. 사업을 지속하기 위해 기존의 모금이나 기금 외에 새로운 기금의 모집이 필요한 경우도 있다.

건강을 위한 지역사회 조직화는 보건의료체계의 질과 접근용이성에 영향을 받는다. 건강보험이 보편화 되어 있고 보건의료서비스에 대한 접근성이 높은 국가에서는 지역사회 집단이 주민의 보건서비스나 보건사업의 옹호자 역할을 수행해야 할 필요성을 상대적으로 적게 인식한다. 또, 보건기획과 예방프로그램에 정부가 크게 관여해온 역사를 가지고 있는 국가, 예컨대 호주의 경우에는 민간의료보험 모델이 지배적인 미국에 비해 건강과 관련하여 적극적 행동주의가 나타날 가능성이 적다. 이와는 반대로 전통적으로 자원봉사가 활성화되어 있는 지역에서는 주민들이 자원봉사조직에 쉽게 참여하게 된다. 그러한 전통이 없는 국가의 주민들은 몇 가지 유형의 서비스 특히, 역사적으로 정부가 공적 서비스로서 제공해 온 영역에 대해서는 당연히 국가가 이를 시행해 줄 것으로 기대한다. 그러나 시민들이 의료서비스에 대한 한껏 높아진 기대감을 가지고 있는 국가들도 국민의료비의 상승을 이유로 보건예산을 줄임에 따라 대규모 시민행동이 일어나고 있다.

이렇게 지역사회 건강증진활동이 국제적으로 활성화되고 확산됨에 따라, 지역사회의 동원과 실행의 경험에 근거하여 핵심적인 기획과 조직화 과제에 있어 일련의 공통분모를 도출할 수 있게 되었다. 대상지역도 다르고 목표도 다른 다양한 프로그램들을 진행하다 보면 부딪히게 되는 공통적인 문제들은 대부분 예상할 수 있고 이는 기획을 통해 해결될 수 있다. 지역사회 조직화의 단계는 수많은 지역을 배경으로 시행되었던 시범사업들을 종합하여 도출한 공통 요소들을 참고하여 개발된 것이다. 이를 요약하면, 지역사회 대표자들의 선정, 효과적인 파트너십의 확립, 사명과 프로그램 경계의 명확한 설정, 지역사회에서 발생할 수 있는 저항을 확인하고 대비하는 것, 자원봉사자의 확보와 성공적 관리, 지속적인 훈련과 기술의 개발, 적절한 능력과 경험을 가진 현장 조직가의 모집, 사업의 유지와 지속을 위한 자원의 확보 등이다.

(6) 지역사회 개발 전략 단계

자원 맵핑을 통한 지역사회 개발 전략의 과정은 어떻게 수립해야 하는가? 우선 지역사회 주민대표 그룹의 논의를 통해 지역사회 자원의 지도를 그리는 것을 시작으로, 지역사회 개발 사업을 수행하는 지역사회 사업조직은 다음의 다섯 가지 과정을 거쳐야 한다. 이러한 과정이 진실로 효과적인 결과를 가져오기 위해서는 무엇보다도 다양한 능력과 자원들 간의 필수적인 연계 과정이 존재해야한다.

> Step 1. 지역 자원 지도 그리기
> Step 2. 자원과 역량의 관계(relationships)를 형성하고 지역 리더십 강화
> Step 3. 건강한 지역사회 개발을 위한 자원의 동원
> Step 4. 지역사회를 화합하고 미래를 위한 비전 개발
> Step 5. 지역의 주력 활동을 지지하기 위한 외부 자원에 대한 투자

이러한 과정을 거치는 동안 리더 조직과 사업자들은 다음과 같은 점을 주지하여야 한다. 지역사회 개발은 궁극적으로 지역 자원들 간의 관계를 형성하는 것이다.

가) 역량지도 이용하기(Using the Capacities Map)

저소득층 지역이라도 자원의 리스트는 이미 존재하고 있고 이것들은 목록화 되고, 지역사회를 개선하고자 하는 목적으로 전환되길 기다리고 있다. 하지만 지역사회마다 다른 전략으로 문제에 접근하려 할 것이다. 따라서 모든 지역사회 리더들은 개발사업을 수행하기 앞서 아래 3가지 질문을 해 볼 필요가 있다.

• 우리의 지역 안에서 어떠한 조직들이 가장 효과적인 "자원 개발 조직"으로서 활동할 수 있는가?
• 어떤 종류의 지역 전반에 대한 조사와 계획, 의사결정 과정이 가장 민주적이고 효

과적으로 지역 사회 재개발의 과정을 향상시킬 것인가?

- 지역사회 안에 존재하는 중요한 자산들의 참여 목록을 활용하여 지역사회 외부에 위치한 자원들과 유용하게 연계시키는 방법은 무엇인가?

나) 자원 개발 조직(Asset Development Organizations)

어느 누가 지역사회 형성 과정을 주도하고 어디에서 필요한 자원 개발 조직을 찾을 수 있을까 질문할 때 지역의 다양한 자원과 역량을 함께 엮는 역할을 담당할 기관은 지역 내 현존하고 있는 두 유형의 기관들이 적합할 터인데, 그 중 하나는 지역사회 내 이미 중심적 위치를 차지하고 있는 다목적 조직(multi-issue community organization)이다. 이런 기관의 조직자들은 이미 지역 거주민의 역량 강화와 지역구 웰빙에 연합적인 활동의 중요성에 대해 이해하는 집단이며, 이런 지역사회 조직들의 몇몇은 현재 시행하고 있는 그들의 활동에서 지역사회 형성(building)에 역량 기반 접근에 협력하는 것을 실시하고 있다.

또 다른 잠재적 자원개발 조직은 지역사회의 기업들(corporation)이다. 지역사회 경제개발을 위해 헌신한 기업들은 종종 그 지역구에서 이용 가능한 경제 자원을 모으는데 주력을 다해왔을 것이며, 지역의 구매와 고용을 강조하는 뛰어난 전략들을 갖추고 있을 것이다.

이 두 종류의 지역기반 조직들이 함께 가든 따로 가든지 그들은 지역의 강점개발에 적합한 기관으로서 역할을 할 수 있을 것이다.

다) 지역사회 기획 과정

자원개발 기관들을 파악하거나 조직하는데 있어 지역사회 대표들은 지역사회 계획과 광범위한 의사결정 과정을 만드는데 있어서 어려움을 경험할 것이다. 역량 기반 지역사회 계획이 다양한 형태를 가지는 것은 당연하지만 다음과 같은 공통적 성격을 공유한다.

- 지역구 계획 단계(the neighborhood planning process)는 지역 내 위치하고 자원을 관리하고 있는 대표자들을 가능한 많이 토론과 의사결정에 참여시켜야 한다. 지역사회 자원의 지도는 이런 계획단계의 노력에서 잠재적 참여자의 초기 명단을 제공한다.

- 지역구 계획 단계는 초기 단계에서 다양한 지역사회 역량 목록을 이용한다.
- 지역구 단계는 참여자의 관심영역과 능력을 최대한 장점으로 만들어 지역사회 형성 전략을 개발할 것이다. 지역의 미래상을 정의하고 관리하는 능력을 형성하는데 나아갈 것이다.

라) 외부자원과 연계형성하기

자원 개발 기관이 파악되고 나면 광범위한 의견수렴에 의한 기획과정에 지역구 의사결정자들을 동원시켜야 한다. 참여자들은 지역사회 형성을 추진하는데 필요한 많은 추가적인 자원들을 동원할 필요가 있다. 여기에는 지역구 외부의 사람이나 기관과의 연계형성도 포함된다. 저소득 지역 구민들이 혼자서 진행하는 것은 무리이다. 더구나 대다수 저소득 지역은 외부 및 서비스 시스템에 의존적인 것이 특징이었다. 하지만 그들이 필요한 것은 그들의 강점을 개발시키는 것이고 주류의 사람, 조직, 경제활동과 서로 상호 의존하고 도울 수 있어야 한다.

지역사회 개발을 주도적으로 이끄는 기관들은 대개 외부사회와 특별한 연계를 가지고 있다. 이런 연결은 정부에만 해당하는 것은 아니다. 은행, 조합, 교회, 다른 지역구 선동조직 등이 해당된다. 이런 연계된 관계들은 지역 주민과 사업체에 새로운 기회를 여는데 활력이 될 수 있다.

자원개발 기관의 역할은 지도를 그려내고 그것을 사용하는 데 있다. 이는 지역사회 관심사를 역량 기반 기획으로 이끌어내고, 지역구의 미래상의 지도가 만들어지는 과정에 조직적 힘을 창조해내는 역할을 담당한다.

자원 개발기관과 지역구 기획 과정에 참여한 모든 이들이 직면할 어려움은 그 과정이 불확실한 과정이란 점이다. 여러 가지 예상하지 못한 어려움에 직면하는 것이 보통이다. 하지만 그러한 어려움에 도전하는 것이 곧 역량을 배양하는 과정이기도 하다.

Ⅲ 주민참여의 실행과정

1. 기본모형

그림 8-8 지역사회 기반 참여적 행동연구의 기본모형

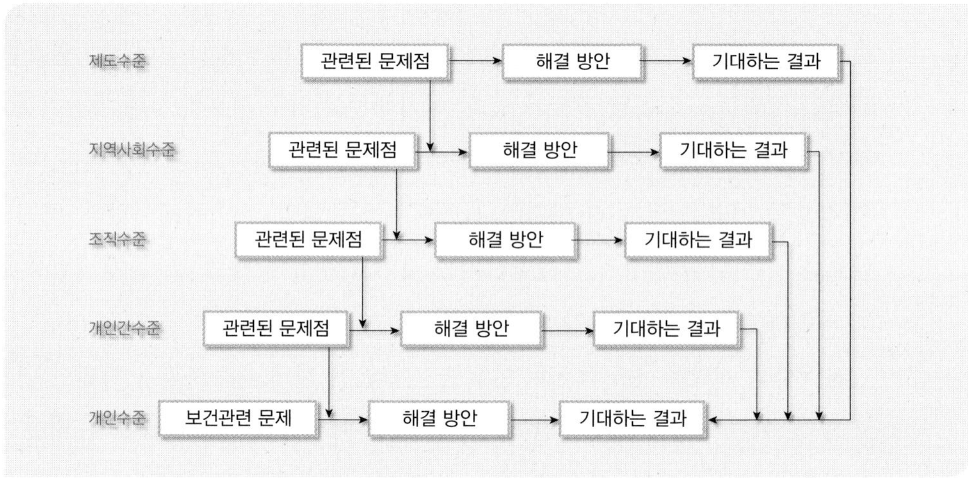

그림 8-9 과도한 음주문제에 기본 모델의 적용

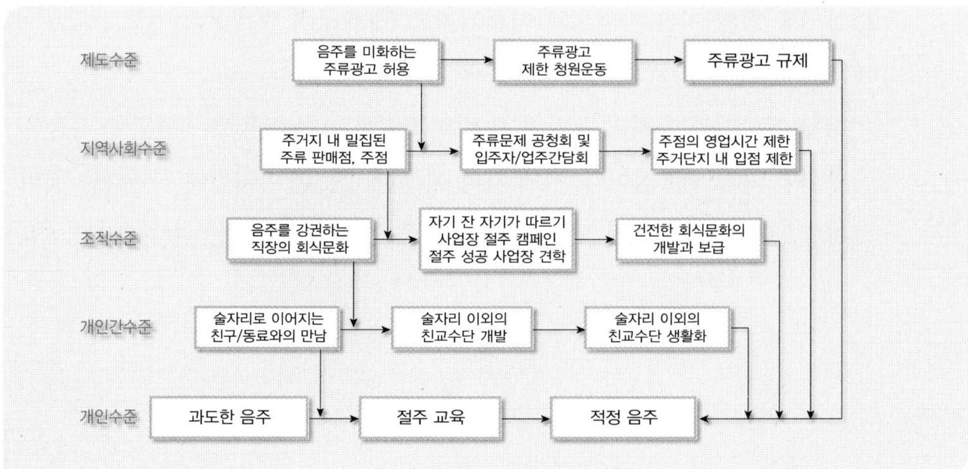

1) 1단계 : 지역사회와의 동화(Entry into Community)

지역사회와 연구기관, 이해당사자들이 지역사회참여연구(CBPR, community-based participatory research)를 위해 협력하기 위해서는 서로의 관심사, 기대치, 전문성, 경험, 제한점 등에 대한 이해가 선행되어야 한다(Israel et al., 2005). CBPR에 참여해서 이루고자 하는 바가 각기 무엇인지, 현 시점에서 참여가 어떤 의미를 가지는지, 이전에 보건 연구나 사업에 참여한 경험이 있는지, 경험의 결과가 어떠했는지, CBPR 참여와 관련한 지역사회나 연구기관의 분위기는 어떤지 등을 논의하고 관련 정보 수집을 통해 연구자는 대상 지역사회 공동체의 여건과 상황에 대한 이해를 얻고 잠재 참여자 조직 구성원은 CBPR 과정에 대한 이해 향상과 함께 동등한 협력자이자 진행의 주체로서의 위치를 가지게 된다. 이하 Yoo 등(2009)이 제시한 여섯 단계 모형을 바탕으로 지역사회 역량 증진을 위한 주민참여 과정을 알아본다.

이러한 일종의 선행학습의 방법으로는 설명회, 공청회와 같은 토의, 지역사회 행사나 반상회 등 모임의 견학과 참여관찰, 지역사회 현장 방문, 도보(walking tour) 또는 자동차로 지역사회 전반을 돌아보고 분위기를 체험하기(windshield tour), 신문이나 방송매체의 기사와 지방자치단체, 기관, 민간단체의 보고서나 홈페이지 같은 문헌자료 고찰 등을 예로 들 수 있다.

CBPR 협력의 발상과 제안은 대상 공동체 구성원, 관련단체나 부서가 하기도 하고 연구자 측에서 시작하기도 하는데, 지역사회/공동체 구성원들에 의해 시작될 때 실제 건강사업으로 이행될 가능성이 더 높다(Cook, 2008).

지역사회와 연구자가 함께 선행학습을 진행하는 과정에서 사업에 참여할 발군의 인물들을 비롯한 참여자 조직의 잠재 구성원들이 파악되므로, 이들을 모집하여 참여자 조직을 구성한다. 참여자 조직, 지역사회의 관련 기관과 단체들이 CBPR의 동등한 협력자로 참여하기에 동의하면 연구자와 양해각서나 합의각서 형식의 문서화된 협약을 체결한다. 이러한 문서화된 협의서는 특별한 법적효력은 없지만 CBPR에 참여하는 공동의 목적, 각자의 역할, 연구의 범위 등을 명문화하고 확인하는 상징적인 의미가 있다. 이는 앞 절의 지역사회조직화에서 언급한 것과 같다. 또한 연구자의 입장에서 보면 체결된 협의서를 소속기관 연구윤리위원회 심사에 참가동의서 용도로 활용할 수 있다.

구성된 참여자 조직은 일반적으로 월례회의 같은 정기 회의를 통해 활동하게 되는데,

표 8-7 지역사회기반 참여연구의 수행단계별 과제의 내용

단계	단계별 수행과제의 내용	참여자 조직		
		1	2	3
1단계	프로젝트 진행자 교육			
	지역사회 대표자와 프로젝트 팀의 상호 소개 회의 (회의일자)			
	협력 동의서 작성 (작성일자)			
	참여자 조직 구성 (구성일자, 명단, 연락처)			
	참여자 조직 내 역할 분담			
	참여자 조직 정기회의 운영 시작 (시작 일자)			
	1단계 과정 평가			
2단계	지역사회 보건 안건에 대한 논의			
	논의 결과 목록 작성			
	목록 내용에 대한 참여자 조직 구성원의 합의			
	2단계 과정 평가			
3단계	목록 상 항목의 우선순위 결정			
	제 1순위 안건에 대한 합의 (제 1순위 안건 명)			
	3단계 과정 평가			
4단계	제 1순위 안건이 지역사회 건강에 미치는 영향 토의			
	사회생태학 모형의 소개			
	사회생태학 모형 활용에 대한 합의			
	사회생태학 모형 구성			
	4단계 과정 평가			
5단계	사회생태학 모형에 따른 해결방안 실천계획 수립			
	실천계획 수행을 위한 참여자 조직 내의 역할 분담			
	실천계획 수행을 위한 일정표 마련			
	각 실천계획 항목 이행 완료 확인			
	5단계 과정 평가			
6단계	1–5단계 결과 평가			
	성과 및 개선 사항 논의			
	새로운 우선순위 안건으로 전환			
	새로운 우선순위 안건에 대해 상위 단계 반복			
	참여자 조직의 지속가능성 확보			
	참여자 조직과 프로젝트 팀의 협력에 대한 총괄 평가			

회의의 간격과 빈도를 비롯한 진행 형식, 의사결정 방식, 역할 분담 원칙, 회의록 형식과 작성 등의 운영지침이 1단계에서 준비되어야 한다. 요약하면, 1단계에서는 지역사회의 건강증진이라는 공동의 목표에 대한 각자의 입장과 역량, 기대치를 이해하는 한편 협력에 동의하여 이후 단계 진행을 위한 체계를 마련한다. 또한, 지역사회 내의 유관 기

관과 단체들과 협력하여 참여자 조직 구성을 추진하면서 지역사회 파트너십 개발의 기초를 다질 수 있다. 1단계는 CBPR의 기본 전제 중 하나인 동등한 협력과 참여가 갖춰지고 시작된다는 점에서 이후 단계에 근간을 제공하는 중요한 단계이며, 경우에 따라서는 1단계 자체가 하나의 연구 사업으로 상당한 시간과 자원을 요할 수 있다.

2) 2단계 : 보건문제 파악

운영체계가 갖추어진 참여자 조직의 일차적 과제는 해당 지역사회 공동체가 당면한 보건문제를 파악하는 것이다. 일단 보건문제들을 나열하기 위해 6단계 과정모형에서는 그룹 토론 방식으로 명목집단 기법을 활용한다. 참여자 조직 내에서 5~7명으로 1개 조씩을 구성한 뒤 각 조마다 '우리 지역사회의 보건관련 중요안건은 무엇인가' 또는 '우리 지역사회 구성원들의 건강에 영향을 미치는 요소는 무엇인가'라는 의제에 대해 조원 간 논의 없이 각 개인별로 응답목록을 작성한다. 조원 각자의 목록이 완성되면 돌아가면서 1인당 한 번에 한 응답씩 발표를 하고 그 응답을 칠판이나 플립차트에 적어서 조 내의 응답들을 총망라하는데, 이때 개개의 응답에 대한 토론은 보류한다. 응답들이 목록형식으로 기록되고 나면 그 중에서 의미가 불분명하거나 오해의 소지가 있는 의견들에 대해 비로소 토론을 해서 명료한 최종 목록을 작성한다. 참여자 조직이 1개 조 이상의 명목집단 과정으로 구성된 경우, 모든 조의 최종 목록을 취합하여 참여자 조직 전체의 최종 목록을 완성한다. 명목집단 기법에서 초반에 조별 논의를 생략하는 것은 모두의 의견을 균등히 반영하고 특정인에 의해 의사결정이 좌우되는 것을 방지하기 위해서이다.

그밖에 지역사회기반 참여연구에서 지역사회 장점의 발견과 이슈의 선택에 활용될 수 있는 방법들은 다음과 같은 것들이 있다.

- 공식 비공식 지도자, 지역토박이와의 면담
- 변형된 델파이 기법
- 지역사회 역량 조사표(Community Capacity Inventories)
- 지역사회 자원지도
- 위험지도 그리기
- 지역사회 대화
- 직접 투표

- 지역사회 지표개발
- 비전 만들기
- 창조적 예술
- 사진으로 말하기

사진으로 말하기(Photovoice)란 건강증진의 원리와 비판적 의식화에 대한 교육학 문헌, 페미니즘 이론 및 지역사회기반 사진술 등에 근거하여 개발된 참여방법론으로서 "특수한 사진기법을 통해 지역주민이 지역사회를 밝히고 대변하며 지역공동체를 강화하기 위한 과정"이다(Wang & Burris, 1997). 지역사회주민이 카메라를 들고 자신들의 일상적 건강과 활동의 실체를 찍는 것이다. 유사한 활동; 일본 의료생활협동조합 '꿈의 지도만들기'나 커뮤니티 디자인분야에서 사진 서베이의 형식으로 활용되고 있다. 포토보이스의 주요 목적은 다음과 같다(Wang, 1999).

- 주민들이 자신들의 지역사회가 보유한 강점과 관심사를 기록하고 반영할 수 있게 한다.
- 사진을 통해 대규모 또는 소규모 집단 토론을 활성화함으로써 지역사회의 중요한 이슈에 대한 비판적 대화를 통해 지식의 향상을 촉진한다.
- 변화를 위해 자원을 동원할 수 있는 정책결정자나 기타 주요 인물들에게 지역사회의 목소리를 전달한다.
- 요약하자면, 지역사회주민들이 사진을 찍고 스토리텔링을 통해 토론하고 지역사회 풀뿌리 수준이 가지고 있는 이슈들에 대한 정보를 정책결정자에게 제공

3) 3단계 : 보건문제 우선순위 선정

명목집단기법에서 완성한 최종 목록상의 응답들에 대해 점수화나 투표를 거쳐 우선순위를 결정한다. 우선순위 결정은 순차투표, 동시투표, 점수화, 스티커투표 등의 방법을 적용할 수 있다. 우선순위 1, 2, 3위까지를 결정하는 경우, 순차투표는 1순위 응답 선출을 위한 거수 또는 종이 투표를 한 뒤, 순서대로 2순위 선정 투표, 3순위 선정 투표를 하는 방식이고, 동시투표는 참여자 조직 구성원들이 각자 투표용지에 1, 2, 3순위를 적어낸 후 총득표를 개표하는 방식이다. 점수화 방식은 참여자 조직 구성원 한 사람 당 각

자의 1순위 항목에는 1점, 2순위 항목에는 2점, 3순위 항목에는 3점을 배점해서 모든 구성원들이 채점한 점수를 합산한 뒤 총점이 가장 적은 응답을 1순위로 한다. 스티커투표는 참여자 조직 구성원들에게 단순 도형 모양의 스티커를 1인당 3개씩 배부하고 각자 선택한 1, 2, 3 순위 항목마다 플립차트에 스티커를 하나씩 붙여서 부착된 스티커의 총합으로 우선순위를 결정한다. 이러한 결정방식 중 참여자 조직의 선호도와 여건에 따라 해당 지역사회의 보건문제 우선순위를 정하는 것이다. 실제 적용 사례에서는 사안과 상황에 따라서 명목집단 토론을 통해 만장일치의 단일의견이 파악되기도 한다(배상수, 2008).

명목집단기법은 참여자 모두에게 동등한 참여 기회를 부여하고, 의사결정이 일부의 의견에 압도되거나 집단역학에 의해 대표성을 잃는 것을 방지하려는 시도이다. 이는 지역사회 보건과 직결된 현장 당사자들의 다양하고도 정리된 의견을 직접, 평등하게 수렴할 수 있는 질적 방법인 반면, 안건과 의견에 따라 시간이 많이 소요될 수 있으므로 한 번에 복수의 안건을 다루기에는 무리가 있을 수 있으며, 숙련된 진행자가 필요하고, 참여자들이 제시된 질문에 대해 명료한 의견목록을 작성할 수 있는 역량을 보유하고 있어야 한다는 전제조건이 따른다.

4) 4단계 : 우선순위 보건문제에 대한 해결전략의 개발

4단계의 출발은 전 단계에서 제 1순위로 선정된 안건이 해당 지역사회 공동체의 건강에 미치는 영향, 1순위 건강문제가 해당 지역사회 공동체에서 발현하는 기전, 그동안 문제해결을 위해 시도했던 방안, 지역사회에 이미 존재하는 관련 서비스 등에 대한 참여자 조직원들의 심화 토의를 통해 1순위 안건에 대한 이해를 높이고 현재 상황의 맥락을 파악하는 것이다. 이 과정에서 정보수집과 자료 확보를 하고, 앞으로의 협력 가능성 타진을 위해 지역사회 내외의 유관기관과 단체와 연결망을 맺으며 지역사회 협력체(community partnership)를 구성하거나 기존의 연결망을 활용할 수 있다.

심화 토의 내용을 정리하고 해결방안을 구상하는 주요 도구로서 6단계 과정모형에서는 사회생태학 모델링(social ecological modeling) 기법을 이용한다. 건강문제를 개인차원, 개인 간 대인차원, 조직차원, 지역사회차원, 제도차원의 상호관계와 맥락상에서 이해하고 건강증진전략을 구상하고자 하는 보건학적 사회생태학의 전제에 기초하여, Yoo 등(2009)은 참여자 조직원들과 토의를 통해 그림 모형의 빈칸을 채워가는 사회생태학 모델링을 제안하였다. 사회생태학 모델링의 기본모형에서 보듯이 모형의 각 행은 건강행동에 연관된 사회체계 상의 여러 차원, 개인↔가족, 동료 등의 대인↔회사, 학교 등의 조직↔소속 지역사회↔법규, 규정 등의 제도 등으로 구성되고 각 열은 현재의 문제 상황-해결방안-기대결과의 3 요소로 되어 있다. 해당 건강문제나 지역사회의 상황에 따라 기본모형의 행수는 가변적이나 각 행이 문제 상황-해결방안-기대결과의 3개의 상자로 구성되는 것은 고정적이다.

예를 들어 6단계 과정 모형의 1단계에서 구성된 참여자 조직이 2-3단계에서 절주를 해당 지역사회 공동체의 1순위 보건문제로 선정하고 4단계에서 자신들의 음주문화와 절주문제, 지금까지 지역사회 내에서 시도했던 절주관련 노력들을 논의한다면 그림과 같은 사회생태학 모형을 구성할 수 있다. 이 예시에서는 개인의 위험행동인 과도한 음주를 동료/친구와의 음주문화(=대인차원), 직장/모임의 회식문화(=조직차원), 주류와 판매업소의 접근성(=지역사회차원)과 연계하여 해결방안을 모색하고 있는데, 이는 개인의 과음행동을 개선하는 데는 개인차원의 개입만으로는 불충분하고 대인, 조직, 지역사회 차원이 모두 고려된 종합적인 접근이 필요하다는 의미이다. 위에서 설명한 바와 같이, 그림 예시의 각 행별 '문제 상황 - 해결방안 - 기대결과' 구조는 그림의 기본모형과 같으나, 행의 수는 개인차원, 대인차원, 조직차원, 지역사회차원의 4개 층으로 구성되어 그림의 기본모형에서 변형된 양상을 보인다.

5) 5단계 : 해결방안의 실행

5단계에서는 4단계에서 사회생태학 모델링을 통해 참여자 조직이 구상한 해결방안들을 실행에 옮긴다. 실행을 위해서 참여자 조직 내의 역할분담이 필요하고, 지역사회 협력체 연결망을 활용하여 관련 기관, 단체와 협력적으로 해결방안을 수행한다. 과음 위험행동을 하는 개인들에게 절주 교육과 홍보를 하는 한편(=개인차원 해결방안) 친구 · 동료의 사회적 지지를 구하고 절주노력에 동참을 유도하는 동료교육(peer education)적 접근을 시도하고(=대인차원 해결방안), 직장 · 동호회와 주류 판매 업소에 바람직한 음주문화와 절주를 권장하는 캠페인(=조직차원 및 지역사회차원 해결방안)을 진행하기 위해 구청, 보건소, 시민단체, 사업체, 동호회, 관련 업소 등과의 연계가 필수적이다. 이 예시에서 참여자 조직원의 역할은 지역사회 협력체 연결망과의 연결책, 절주 교육 및 홍보 내용과 전달매체의 지역사회 타당성 검토, 캠페인 선도자 등으로 다양하게 모색될 수 있으며, 필요한 교육훈련을 이수한 후 일반인 보건지도자(lay health advisor)로서 직접 절주 교육 및 캠페인을 담당할 수도 있다.

여기서 강조할 점은 개인, 대인, 조직, 지역사회 등 다차원의 해결 방안 수행이 차원 간 연계 없이 병렬적이기 보다는 효과와 효율을 고려하여 전략적으로 연계되어야 한다는 것이다. 다차원으로 여러 협력자들과 해결방안을 실행하다 보면 내용이나 필요자원이 중복될 가능성이 있으므로 사전에 전략적으로 연계된 수행계획과 실행으로 중복과 자원낭비를 예방하고 상승효과를 도모해야 한다. 또한, 관련자들의 명확한 역할분장과 함께 구체적인 일정표와 정기 보고서, 간담회를 통해 진행상황을 관리하는 것이 실행측면 뿐 아니라 참여자들의 동기부여 측면에서도 도움이 된다. 자주 활용되는 일정표의 형식으로는 일정에 따라 진행도와 완료상황을 표시하는 형식(Gantt Chart)과 수행순서와 선후관계, 담당자를 일정과 함께 표시하는 형식(PERT Chart)이 있다.

6) 6단계 : 전환(Transition)

4단계에서 기획한 내용을 5단계에서 수행완료하고 나면 전환단계인 6단계에 이른다. 6단계의 전반부는 5단계까지의 수행내용과 결과에 대한 평가과정이고, 후반부는 2가지 유형으로 나뉜다. 유형 1은 5단계까지의 평가를 마친 후 차기 우선순위 안건으로 주제를 전환하여 이전 단계의 전략개발과 수행을 반복하는 것인데, 앞서 3단계에서 선정했던 제2순위 안건을 차기 안건으로 채택하여 3-5단계를 반복할 수도 있고, 새로운 제1순위 안건파악을 위해 2~5단계를 반복하기도 한다. 유형 2는 참여자 조직 회의의 진행양식을 변환하는 것으로, 참여자 조직 내의 리더십이 정착되어 참여자 조직 활동의 외부의존도를 줄이고 독립성을 향상시키는 것이다. CBPR이 참여자 위주이지만 처음 시도하는 지역사회 공동체의 경우 외부 연구자나 전문가의 진행 보조가 필요하게 되는데, 6단계 과정 모형의 반복실행을 거쳐 참여자 조직과 지역사회 협력체의 역량이 강화되고 지속가능성을 보유하는 시점에서 진행의 외부의존도를 줄이는 전환이 이루어진다. 유형 1, 2의 전환이 가능하기 위해서는 6단계 전 과정에 거쳐 각 단계마다 과정평가가 강조되어야 하며, 참여자 조직이 6단계 운영에 숙달될 때까지 필요한 협조를 제공할 관련담당자의 훈련과 자질이 충분히 준비, 고려되어야 한다.

제9장 사례관리와 지역사회 자원과의 연계

I 사례관리의 이해

사례관리는 복합적이고 다양한 문제를 가진 개인과 가족에게 서비스 전달을 위해 고안된 대인 서비스의 한 방편이다. 사례관리는 사업대상자의 욕구에 초점을 두고 지역사회에서 적극적 서비스를 제공하고 점검한다는 측면에서 보면 전통적 사회사업 기관에서 제공하는 서비스와는 차이가 있다. 다시 말하면 사업대상자를 프로그램에 맞추는 것이 아니라 대상자의 욕구에 기초해서 서비스를 개발하고 제공하는 것이다. 따라서 사례관리자는 적극적인 지역사회보호를 위해서는 지역사회에 존재하는 자원에 대한 지식과 정보를 충분히 가지고 사업대상자의 보건증진을 위해 활용할 수 있어야 한다. 과거에 사례관리는 서비스 전달체계의 일부로서 활용하였으나 최근 들어서는 독립적으로 제공되는 서비스로 자리 잡고 있다.

사례관리는 문제를 가진 개인이나 가족이 기능을 회복하고 건강을 증진할 수 있도록 주변 환경을 변화시키기 위해 지속적이고 통합적으로 개입하는 형태로 서비스되는데 정신보건영역, 재활영역, 발달장애영역 등에 실천모델로 활발히 활용되고 있다.

1. 사례관리의 개념

사례관리(case management)는 보호관리(care management), 관리보호(ma-naged care)라는 용어와 혼용되는 경우가 많다. 보호관리는 주로 노인에게 초점을 둔 통합서비스를 말하는데 이는 보호를 강조하는 개념으로서 사업대상자의 능동적인 역할보다 사례관리자에 대한 의존성을 강조한다. 관리보호는 미국의 건강보호 영역에서 발달한 개념으로 특정 부류에 속하는 사람들에 대한 재정원조와 서비스 전달에 관여하는 개념의 용어로 사용되고 있다.

70년대에는 사례관리가 사정하고 개입하여 대상자와 서비스를 연계하는 과정으로 이해되었으나 80년대에는 사례관리가 대상자들이 통제되고 관리된다는 개념으로 인식하게 되었다. 이후 2000년대에는 사례관리자가 서비스를 연계, 모니터링하고 직접 서비스를 제공하는 이중적 역할로 개념이 변화되었다. 오늘날은 사례관리가 대상자에게 최적의 사회적 기능을 강화할 수 있도록 하기 위한 사정, 상담, 교육, 설계, 그리고 옹호의 기술을 포함하는 창조적이고 협력적인 과정으로 보고 있다.

1) 사례관리 정의

사례관리에 대해서는 학자들에 따라 다양한 정의를 다음과 같이 내리고 있다.

- 사례관리는 복합적 문제와 장애를 가지고 있는 클라이언트의 이익을 위해 적절한 시기에 다양한 기관에 속한 실천가가 전문적 팀워크를 통해 적절한 형태의 서비스를 계획하고 실행하며 검토하는 일련의 과정이다(Barker, 1987).
- 사례관리는 클라이언트가 서비스 체계에서 서비스, 치료, 보호 등을 적절히 제공받을 수 있도록 하는 과정으로 자원의 조정과 공정한 분배를 통해 지지적, 효과적, 효율적, 비용 효과적 방식으로 필요한 서비스를 제공받을 수 있도록 보장하는 서비스망 내의 상호작용 과정이다(Weil & Karls, 1985).
- 사례관리는 질 높은 헬스케어를 제공하고, 분열을 감소시키고 클라이언트의 삶의 질을 강화하며 비용을 억제하고자 하는 목적을 가진 헬스 케어 전달과정이다(American Nurses Association, 1991).
- 사례관리는 특별한 클라이언트의 욕구를 충족시키기 위해 개별화된 건강, 사회서비스를 계획하고 조정하는 것이다(Moore, 1990).

이외에도 많은 학자들에 따라 사례관리에 대한 개념의 정의를 유사하게 내리고 있으나 요약하면 '사례관리란 보호를 원하고 있는 클라이언트에게 다양한 지역사회자원을 연결시켜 관리하는 서비스로서 클라이언트에게 필요한 다양한 욕구를 충족시켜 주기 위해 지역사회가 실시하는 보호서비스체계'라고 할 수 있겠다.

정의한 여러 개념을 종합하면 사례관리 개념은 다음의 내용들을 포함하고 있다.

- 복합적 욕구를 가진 사람들의 기능화와 복지를 위해 공식적, 비공식적 지원과 활동의 네트워크를 조직, 조정, 유지하는 활동이다.
- 특별한 대상을 위하여 지역사회복지실천의 노력과 직접적 서비스 실천인 개별접근이 혼합되어 있는 실천이다.
- 사회기능상의 문제를 가진 개인의 기능회복 및 증진을 유발할 수 있도록 개인과 주변 환경을 변화시키기 위해 지속적이고 통합적으로 개입하는 방법이다.
- 클라이언트와 클라이언트 집단을 위한 모든 원조활동을 조정하는 절차이다.

이와 같이 사례관리는 여러 분야의 전문가와 기관, 건강보호시설 그리고 대인서비스 프로그램을 필요로 하는 클라이언트의 욕구를 충족시키는 것으로 지역사회의 프로그램이나 단일한 거대조직 안에서 이루어진다.

2) 사례관리의 목적

사례관리는 복합적 욕구를 가진 사람들에게 케어의 지속성을 강화하고 포괄적이고 종적, 횡적 서비스를 전달하며 접근성 강화와 효율성을 강화하는데 목적을 두고 있다.

(1) 보호의 연속성

보호의 연속성이란 처음 의뢰에서부터 종결 이후까지 중단하지 않고 서비스를 제공하고 포괄적으로 보호함을 의미한다. 이것은 치료적 개입과 함께 클라이언트의 가족과 타인과의 관계지속, 위기개입, 그리고 단순한 서비스 연계를 넘어서는 사회적 관계망 형성 등의 환경적 지지를 말한다. 사례관리자는 클라이언트의 보호욕구를 충족시키기 위해 다른 서비스 제공자들과의 포괄적이고 지속적인 관계를 통해서 연속적으로 서비스를 제공한다.

(2) 서비스의 통합

서비스의 통합이란 다양한 서비스를 결합하여 클라이언트를 지원하기 위한 계획을 세워 실행하는 것을 의미한다. 사례관리자는 클라이언트의 욕구를 해결하지 위해 여러 기관과 전문가들의 활동을 통합한다. 서비스의 통합은 중복을 피하고 서비스 간에 긍정적 상호작용을 촉진하기 위해서이다(Woodside & McClam, 2003).

(3) 평등한 서비스 접근

서비스에 대한 평등한 접근이란 지원이 필요한 모든 사람들이 사례관리서비스에 접근하여 신청하고 사용하기 위해서 동등한 기회를 갖는 것을 의미한다. 이를 위해 사례관리자는 출장지원, 안내와 의뢰 등과 같은 적극적 접근방식을 통해서 클라이언트의 접근을 증가시킨다.

(4) 개별화된 서비스 제공

클라이언트 개개인이 가지고 있는 고유한 문제를 해결하기 위해서는 개인에게 적합하고 개별화된 서비스를 제공해야 한다. 클라이언트의 독특한 정서적, 신체적, 사회적 상황에 알맞은 서비스를 제공해야 한다(Gerhart, 1990).

(5) 효과성과 효율성 강화

사례관리에 필요한 자원을 효과적으로 분배하여 자원의 한계성을 극복함으로써 서비스의 효과를 극대화할 수 있다. 또한 클라이언트에게 적절한 서비스를 적절한 시기에 받게 하여 효율성을 강화할 수 있다(Intagliata, 1982).

사례관리자는 클라이언트가 직면한 문제들을 해결하기 위해 서비스의 효과성을 높여서 서비스 전달에 따른 비용을 감소시켜 비용효과성을 증가시켜야 한다.

3) 사례관리의 특성

사례관리는 클라이언트의 욕구에 기반을 두고 그들이 가지고 있는 복잡한 문제를 동시에 해결한다는 점에서 그 의의를 찾을 수 있고 전통적 개입방법을 포함하면서 더 확장된 개념을 가진 실천방법이라고 할 수 있다(Pilling, 1992).

사례관리의 특성을 구체적으로 정리하면 다음과 같다(Skidemore et al, 2000).

- 클라이언트와 사례관리자 간의 신뢰와 치료적 관계에 기반을 둔 실천과정이다.
- 클라이언트에 대한 개념은 환경 속의 인간을 이해하는 데 초점을 둔다.

- 다양하고 복합적인 문제와 장애를 가진 클라이언트에게 서비스의 연속성을 보장해 주는 것이 목적이다.
- 질병이나 기능상실을 동반하는 정서적 문제를 개선하기 위해 임상적 개입을 시도한다.
- 서비스 전달을 연계하는 중개와 옹호와 같은 기술을 활용한다.
- 경제적, 의료적, 사회적, 개인적 보호욕구를 포함하여 장기적 보호서비스를 필요로 하는 지역사회 클라이언트를 대상으로 한다.
- 최소한의 제한적 환경에서 서비스를 제공하는 것을 목적으로 한다.
- 개입의 범위를 결정하는 데 있어서 클라이언트의 기능적 역량과 지지망에 대한 활용을 요구한다.
- 자기결정의 원리, 인간의 존엄성, 의사결정에 대한 상호 책임의 개념 등 확고한 가치를 갖는다.

4) 사례관리의 원칙

사례관리가 모든 경우에 적용이 가능하지만 몇 가지 원칙을 가지고 있다(Cross et al, 1989).

- 클라이언트에게 사례관리자는 단일 접촉점을 제공한다. 사례관리는 잘 구조화된 서비스를 제공함으로써 클라이언트에게 연속성을 제공하며, 이때 사례관리자는 단일 접촉지점으로서 클라이언트에 대해 책임을 지게 된다.
- 클라이언트 주도적이고 클라이언트 욕구에 의해 추진된다. 사례관리는 클라이언트의 경험과 그들이 살고 있는 세계에 대한 이해를 기반으로 클라이언트가 자원을 획득하는데 초점을 둔다.
- 옹호(advocacy)를 포함한다. 사례관리는 클라이언트의 이익을 최우선으로 하는 것이 중요한다. 사례관리자들은 기관, 가족, 법률체계, 입법부를 포함하는 많은 체계와 함께 클라이언트를 옹호할 필요가 있고 클라이언트를 대신해서 기관들과 협상해야 한다.
- 지역사회에 기반을 둔다. 클라이언트의 경험을 확인하여 전문가로 하여금 클라이

언트가 직면하고 있는 실체를 이해하도록 돕고 더욱 적절한 개입목적을 설정하도록 돕는다. 지역사회에 기반을 둔 사례관리는 시설의 한계를 초월하고 사례관리자가 지역사회의 클라이언트의 삶에 더 참여하게 되므로 클라이언트의 참여에 의해 성공적일 수 있다.

- 실용주의적이다. 음식, 주거, 교통수단 등의 욕구에 반응하도록 사례관리자는 클라이언트가 있는 곳에서 사례관리를 시작한다. 이것은 관계를 발전시키고 효과적으로 개입할 수 있다.
- 예측 가능하다. 과정의 이해, 문제의 예측, 문제를 다루기 위해 이용 가능한 선택, 적절한 활동을 취하는 능력이 요구된다. 직접적 개입 또는 다른 사람의 개입에 책임지는 활동을 할 수 있다.
- 유연해야 한다. 기관구조, 특별한 자원의 결핍과 유효성, 사례관리자에게 허용되는 자율성과 권한 정도, 원인이 되어 발생하는 변화에 적응해야 한다.
- 문화적으로 민감해야 한다. 클라이언트의 다양성, 인종, 성, 민족성, 장애, 성적 취향, 생애단계 등에 대한 사례관리자의 이해와 적절한 대응은 사례관리자의 역량이자 사례관리의 과정으로 볼 수 있다.

5) 사례관리의 기능

일반적으로 사례관리의 기능은 사정, 계획, 연계, 모니터링, 옹호 등을 포함한다.

(1) 사정기능

사정기능은 사례관리의 중심기능으로 문제의 명확화에 초점을 두고 다차원적으로 클라이언트의 문제와 욕구, 그리고 자원을 파악한다.

Moxley(1989)는 사정의 차원을 클라이언트의 능력과 욕구에 대한 사정, 클라이언트의 사회적 네트워크에 대한 사정 등으로 크게 구분하고 있다. 사례관리자는 클라이언트를 중심으로 심리 사회환경적 상황을 명확히 하여 그들의 욕구를 이끌어 낸다. 그리고 클라이언트의 욕구와 그 정도를 명확히 하여 욕구에 부응하는 클라이언트의 능력을 평가하고 클라이언트에게 서비스를 제공하는 공식적 비공식적 지원체계에 대한 능력을 사정한다. 이때 클라이언트의 적극적인 참여를 유도하기 위해 사례관리자는 클라이언트가 스스로 욕구를 설정하고 의사소통할 수 있는 기회와 욕구의 우선순위를 결정할 기회, 전문가를 선택할 기회를 갖도록 해야 한다. 특히, 사례관리자는 자신의 전문지식과 기술을 기초로 사정하며 팀 내의 전문가들과 정보를 공유하고 합의를 도출하는 과정을 거쳐야 한다.

(2) 계획기능

계획기능은 사례관리가 클라이언트의 욕구를 충족시키는 적절한 수단을 구체적으로 선택하는 데 초점을 두는 기능이다.

사례관리자는 사회적 네트워크와 서비스, 그리고 사회적 지원활동을 통합할 수 있는 종합적 서비스 계획을 발전시키는 데 집중해야 한다. 이를 위해 클라이언트의 문제나 욕구를 명확히 제시하고 클라이언트의 주요 욕구에 대한 바람직한 목표나 결과를 설정한다. 아울러 서비스 제공과 사회적 지원의 역할 및 책임성을 명확히 하고 서비스계획을 평가할 수 있는 지표를 확인하여 여러 전문가의 다양한 관점을 조정하고 통합하기 위한 노력을 기울여야 한다. 특히 사례관리자는 클라이언트와 신뢰관계를 형성하고 유지해야 하며, 의사소통을 촉진하기 위한 노력을 기울여야 한다(Green, 1992).

(3) 연계기능

연계기능은 클라이언트의 욕구를 충족시키기 위해 필요한 유용한 서비스와 권리를 클라이언트에게 양도하는 것으로 체계의 경직성, 단편적 서비스, 비접근성 등을 극복하고 서비스의 지속성을 보장하기 위해 설계된 문제해결기능이다(Green, 1992).

사례관리자는 서비스를 확보하기 위해 네트워크 형성, 전화연락, 타 기관 방문과 같이 필요한 모든 것을 해야 한다. 그리고 클라이언트의 독립을 극대화하기 위해 클라이언트와 그 주변의 능력이 형성되도록 협력해야 한다(Steinberg & Carter, 1983).

(4) 조정기능

사례관리자는 클라이언트의 건강상태의 변화와 건강검진 등이 필요한 경우에는 관련 기관과의 협조를 통해 의뢰하고 클라이언트에게 제공되는 서비스가 적절하고 충분하게 제공되면 비용면에서도 저렴하고 양질의 서비스가 제공되도록 조정해야 한다.

6) 사례관리 구성요소

사례관리는 복합적이고 다양한 욕구를 지닌 대상자가 그들의 욕구와 문제를 해결하고 사회적 기능을 증진시키기 위해 필요한 보호와 서비스를 효과적으로 제공받을 수 있도록 공식, 비공식 지원체계를 통합, 조정, 관리하는 과정이다. 따라서 사례관리는 도움을 필요로 하는 사례관리 대상자와 대상자의 욕구를 충족시키는 사회자원 및 지원을 통합, 조정, 연계하는 사례관리자, 그리고 사례관리자가 속해 있는 사례관리 기관으로 구성되어 있다.

(1) 사례관리 대상자

사례관리 대상자는 복합적 욕구와 문제를 가지고 있으나 그것을 스스로 해결할 수 없는 사람들로서 장애인, 클라이언트의 가족(보호자), 노인, 아동 등을 포함한다.

(2) 사회자원

사례관리에서 클라이언트의 복합적 욕구를 충족시키기 위하여 다양한 자원을 확보하는 것이 중요하다. 사례관리자는 지역사회에 있는 자원에 대한 인식을 충분히 하고 새로운 자원을 창출할 수 있어야 한다. 사회자원은 그것을 제공하는 가족, 친척, 이웃 등 공급주체, 경제적 안정, 취업기회 욕구 등의 클라이언트의 욕구, 인적, 물적 자원의 질적 차이에 따라 분류한다.

(3) 사례관리자

사례관리자는 전문적 지식, 기술, 가치를 바탕으로 사례관리에서 클라이언트의 욕구 충족과 문제해결을 위해 서비스 체계를 연계하고 다른 서비스 제공자와의 협력을 통해 클라이언트를 보호하고 높은 수준의 사회적, 경제적, 신체적 통합을 달성하도록 하는데 일차적 책임을 진다. 사례관리자는 실천과정에서 클라이언트의 포괄적 욕구를 인식하고, 서비스에 연결하며, 제공하는 서비스를 점검하여 서비스의 적절성과 효과성을 사정하고 피드백을 한다. 그리고 사례관리자는 기능을 수행하는데 클라이언트의 욕구 파악과 계획을 세울 수 있는 능력, 지역사회 자원의 이해, 클라이언트와 타기관, 단체와의 의사소통기술을 갖추어야 한다(백정화, 1992).

(4) 사례관리 기관

사례관리 기관은 체계적 수준에서 서비스 조정과 연계를 책임지는 주체이다. 사례관리 기관은 클라이언트의 욕구를 사정하고 기관 간의 연계를 협상하며, 필요한 모든 서비스를 제공하기 위해 기관 간의 합의를 이끌어 낸다. 또한 사례관리자의 효과적 역할을 수행할 수 있도록 서비스 체계의 안정성을 보장하고 새로운 서비스 제공자를 개발함과 동시에 지역수준에서 사례관리자의 권위나 책임을 명백하게 부여해야 한다(Intagliata, 1992).

2. 사례관리 모델

사례관리모델은 매우 다양하며 클라이언트의 욕구와 서비스 환경에 의해 주로 결정된다. 어떤 모델은 사회서비스 전달에 초점을 두기도 하고 어떤 모델은 제공자의 서비스 전달조정에 초점을 두기도 한다. 사례관리를 이해함으로써 서비스 전달이 다양한 방식으로 발생할 수 있는 유연한 과정이며, 사례관리자의 책임성, 역할, 개입기간에 대한 관점을 제공하며, 어떤 특정 환경에 어느 모델이 가장 적합한지를 결정하는 데 도움을 준다.

1) 프로그램에 따른 분류

Rose(1980)는 사례관리를 최소모델, 조정모델, 포괄모델로 분류하였다.

최소모델은 출장원조, 클라이언트 사정, 사례계획 수립과 서비스 의뢰라는 최소한의 기능만을 수행한다. 조정모델은 최소모델의 기능 외에도 클라이언트 옹호, 직접적 개별 사회복지실천, 지지체계 개발, 재사정의 기능을 포함한다. 포괄모델은 조정모델의 기능 외에도 자원개발 옹호, 모니터링, 공공교육, 위기개입 등의 서비스를 제공한다.

2) 사례관리 기능에 따른 모델

Moore(1992)는 지역사회 내 자원의 정도와 서비스 통합정도에 따라 사례관리 기능이 결정된다고 하였다.

- 마케팅모델은 자원이 많고 서비스 통합수준이 높은 경우에 사례관리자가 클라이언

트의 욕구에 적절한 자원을 연결하는 역할을 한다. 여기에서 마케팅의 개념은 서비스를 판매하는 것이 아니라 클라이언트와 그들의 욕구에 적합한 서비스를 연결시키는 것을 의미한다.

- 분배모델은 자원은 불충분하지만 서비스 통합수준이 높은 경우에 사례관리자가 자원을 가장 효율적으로 분배하는 역할을 해야 한다.
- 중개모델은 자원은 충분하지만 서비스 통합수준이 낮은 경우에 사례관리자가 다양한 서비스를 클라이언트에게 중개하는 역할을 해야 한다.
- 개발모델은 자원수준과 서비스 통합수준이 모두 낮은 경우에 사례관리자가 자원을 개발하고 조정하는 역할을 해야 한다. 현실적으로 많은 어려움이 따르는 모델이다.

3) 한국적 모델

황성철(1995)은 사례관리의 한국적 모델을 단순형, 기본형, 종합형, 전문관리형의 네 가지로 구분하고 있다.

- 단순형 : 사례관리 모델은 클라이언트와 지역사회자원 및 서비스와의 연계를 근본 목적으로 한다. 사례관리자는 중개자로서의 역할을 하며 클라이언트의 욕구 인식 및 사정, 계획, 서비스 연계 그리고 서비스 효과성 점검의 기능을 수행하며 전문가 간 협력이 중요하다.
- 기본형 : 사례관리 모델은 클라이언트와 서비스의 연계를 도모할 뿐만 아니라 클라이언트의 동기부여 및 자조능력 배양을 위한 상담서비스 제공을 목적으로 한다. 기본형은 적극적 클라이언트 발굴, 사정 및 사례계획, 서비스 제공, 서비스점검의 기능과 클라이언트의 기술습득을 위한 정보제공 및 교육기능 등을 수행한다.
- 종합형 : 사례관리모델은 클라이언트와 서비스의 연계뿐 아니라 클라이언트의 문제 상황과 행동을 치료하는 직접적 서비스 제공을 목적으로 한다. 단순형과 기본형보다 포괄적 서비스를 제공하는 종합형 모형은 많은 양의 서비스와 자원이 투입되는 데 비해 상대적으로 효과가 크지 않을 수 있음을 고려해야 한다. 사례관리자는 중개자, 치료자, 옹호자로서의 역할을 하며 전문가적 역량이 요구된다.
- 전문관리형 : 모델은 직접 및 간접적 서비스 제공뿐 아니라 서비스 관리를 목적으로

한다. 사례관리자는 클라이언트의 가족과 지역사회를 대상으로 하는 활동과 상담 및 치료와 같은 직접적 서비스를 제공하고 관리자로서의 과업과 책무를 수행한다.

4) 현대 모델

Woodside와 McClam2003은 사례관리 모델을 사례관리자의 역할에 기반을 둔 모델, 조직에 기반을 둔 모델, 그리고 책임성에 기반을 둔 모델 등 3가지로 구분한다.

(1) 역할기반 사례관리모델

역할기반 사례관리모델은 사례관리자가 수행해야 할 역할에 중점을 둔다. 어떤 사례관리자는 주로 서비스의 중개자로서의 역할을 할 수도 있고 필요에 따라 서비스의 중개와 조정 책임을 가지고 있는 치료자의 역할을 한다. 또 다른 사례관리자는 비용절감과 비용효과성에 중점을 둔 역할을 한다.

(2) 조직기반 사례관리모델

조직기반 사례관리 모델은 포괄적 서비스를 제공하고 복합적 문제를 가진 클라이언트의 욕구를 충족시키는 데 초점을 둔 모델이다. 이 모델은 포괄적 서비스센터, 심리사회적 재활센터, 또는 학제 간 팀 접근과 같은 다양한 위치에서의 활동에 적용될 수 있다.

(3) 책임성 기반 사례관리 모델

책임성 기반 사례관리 모델은 사례관리를 수행하는 사람, 즉 가족, 지지적 보호 네트워크, 클라이언트 등에 따라 구분된다. 이 모델에서는 보호제공주체가 사회복지서비스 전문가에서 비전문가로 이동한다. 전문가의 서비스 제공 후에 지속적 서비스가 필요한 경우 가족과 같은 비공식적 체계를 통한 서비스 제공이 이루어질 수 있다는 것이다. 지속적 사례관리서비스를 충족시키기 위해 가족, 친구, 혹은 지역사회 자원봉사자들이 사례관리를 제공하기 위한 훈련을 받을 수 있다. 전문 사례관리자들은 비상시, 위기상황 혹은 스트레스 발생 시 도움을 줄 수 있다.

3. 사례관리 운영과정

사례관리는 클라이언트를 위한 서비스가 고도로 복잡하고 세분화되어 가는 현대사회에서 자원의 효율성을 높이면 보다 효과적인 방법으로 서비스를 전달하기 위한 노력이라고 할 수 있다. 학자에 따라 사례관리의 과정이 다양하게 제시되고 있기는 하지만 종합해 보면 사례관리의 과정은 클라이언트와 기관이 상호 연결되어 관련 정보를 수집하는 접수 및 자료수집단계, 클라이언트의 전반적 욕구와 문제, 필요한 서비스를 파악하는 사정단계, 이를 근거로 행동계획을 수립하는 계획단계, 계획을 실행하는 개입단계, 그리고 개입의 과정과 결과에 대한 평가단계, 종결단계의 6단계로 정리될 수 있다.

1) 사례관리 과정에 대한 학자들의 견해

(1) Ballew와 Mink의 사례관리과정

사례관리를 6단계로 설명하면서 제1단계는 개입단계로 클라이언트와 효과적인 작업관계를 수립하는 단계이며, 제2단계는 사정단계로 클라이언트가 해결해야 하는 문제들과 문제해결에 유용한 자원, 자원 활용의 장애물에 대한 정보를 획득하고 분석하는 단계이다. 제3단계는 계획단계로 사정과정에서 수집된 정보를 근거로 클라이언트가 필요한 도움을 획득하도록 돕는 일련의 활동을 설정하는 단계이다. 제4단계는 자원사정 및 접근의 단계로 이전단계에서 수립한 계획에 따라 클라이언트가 장애물을 극복하도록 필요한 자원을 사정하고 이에 접근하는 단계이다. 제5단계는 조정단계로 클라이언트와 자원이 연결되면 이들 간의 관계가 유용하고 효과적일 수 있도록 사례관리자가 양측에 개입하여 조정을 하는 단계이다. 제6단계는 철수단계로 클라이언트가 자원을 효과적으로 활용하여 문제를 해결해 나가면 사례관리자는 점차 사례에 대한 개입으로부터 철수하는 단계이다.

(2) Moxley의 사례관리과정

사례관리과정을 모두 5단계로 제시하고 있는데 사정단계, 계획단계, 개입단계, 점검단계, 평가단계로 나누고 있다.

(3) 김동원 등의 사례관리과정

사례관리과정을 모두 4단계로 제시하고 있는데 사정단계, 계획의 수립과 실행단계, 점검과 평가의 단계, 사례의 종결단계로 나누고 있다.

2) 사례관리 과정

(1) 제1단계 : 접수 및 자료수집

가) 사례발견

사례는 여러 경로를 통해서 발견될 수 있는데 크게는 자기의뢰, 타 기관 및 타인의 의뢰, 기관의 적극적 사례개발 등 3가지 경로를 통해서 발견되는 것이 일반적이다.

자기의뢰의 경우는 클라이언트가 자발적으로 기관을 방문하여 서비스를 의뢰하는 것으로 서비스 욕구가 강하여 개입하기에 매우 용이하다. 사례관리자는 지역 내 타 사례기관과 긴밀한 협조체계를 구축함으로써 사례를 보다 원활하게 발견할 수 있다. 또한 기관의 적극적 개발은 서비스정보로부터 소외된 사례관리 대상자를 발견하는데 매우 중요한 역할을 한다.

나) 접수

사례가 발굴되면 사례관리 기관에서는 해당 사례를 정식으로 접수하고 클라이언트의 욕구가 기관의 서비스와 일치하는지를 검토하는 과정이 필요하다. 이 단계에서는 클라이언트의 이름, 나이, 주소, 직업, 현재의 욕구 등 인구사회적 특성에 관련된 내용을 초기조사기록지에 기록하게 된다.

다) 자료수집 및 초기 조사 기록지 작성

클라이언트의 초기접촉이 이루어지면 사례관리자는 클라이언트가 어떠한 상황에 있으며 어떠한 욕구를 가지고 있는지 살펴보기 위해 초기조사를 실시하고, 이를 초기조사기록지에 기록한다. 초기조사 시에는 클라이언트의 신상정보, 가족사항, 심리적, 신체적, 환경적, 경제적 상황에 대한 정보를 수집한다. 아울러 가계도와 상태도 사회관계망 등도 활용할 수 있다. 기본정보들로는 클라이언트의 개인정보, 가족 및 구성원에 대한 정보,

경제상황에 대한 정보, 주거상황에 대한 정보, 건강상황에 대한 정보, 심리사회적 상황에 대한 정보, 클라이언트의 사회적 관계에 대한 정보, 문제와 욕구 그리고 강점이 있다.

(2) 제2단계 : 사정

사정은 접수 및 자료수집단계를 통해 수집된 클라이언트의 욕구, 문제 자원 등에 대한 정보를 종합하고 분석하여 다각적 차원에서 클라이언트의 사회심리적 기능, 인지능력, 경제, 환경, 사회적지지 등을 구체화함으로써 어떠한 유형의 서비스가 어떻게 제공되어야 하는지를 결정하는 것이다.

가) 사정도구들의 활용

일선의 사례관리 기관에서는 각 영역별로 클라이언트의 욕구와 문제를 점수화하여 객관적 사정이 이루어질 수 있도록 경제, 의료 및 건강, 심리사회적 영역 평가 등의 4개 영역으로 구분된 사정도구들을 활용하고 있다.

나) 사례회의

사례에 대한 사정은 사례회의를 통해 수행한다. 사례회의 전, 담당 사례관리자는 사례보고서를 작성하고 사례에 대한 정보와 이용 가능한 자원 및 서비스 목록을 준비하여 사례회의에서 검토할 수 있도록 해야 한다. 사례회의에서는 신규 사례관리 대상자의 선정, 사례관리 목표와 계획의 수정, 서비스 제공기준에 근거한 서비스 투입 및 조정, 대상자 종결판정에 대한 내용이 안건으로 다루어진다.

(3) 제3단계 : 개입계획 수립

개입계획은 사정에 근거해서 클라이언트의 어려움을 해결하기 위한 일련의 활동을 구조화하는 것으로 문제 확인, 목표선정, 그리고 이에 따른 목표설정이 매우 중요한데 그 이유는 목표가 명확할 때 행동전략이 분명해지며 나아가 평가지표의 설정 및 이의 평가를 통한 효과확인이 가능해지기 때문이다.

가) 사례관리 목표설정

사례관리 목표설정은 장기목표와 단기목표로 구분하여 설정하며, 이는 클라이언트의 욕구 및 문제와 관련된 것이어야 한다. 목표는 클라이언트가 선택하고 동의한 것이어야 하며, 현실적이고 달성 가능한 것으로 구체적이고 측정 가능한 형태로 설정해야 하며, 긍정적 상태를 기술하고, 성취될 시간계획을 포함하고, 기관의 기능 및 목적과 일치해야 한다.

나) 개입계획의 수립

개입계획은 클라이언트의 문제 및 욕구, 결과목표, 서비스 목표, 서비스 실행방법 등의 4부분으로 구분하여 제시하는 것이 바람직하다.

(4) 제4단계 : 개입

가) 개입단계에서 사례관리자의 역할

개입은 클라이언트의 문제해결과 욕구충족을 위해 직접, 간접적 개입활동을 수행하는 것이다. 기관차원에서 보호의 연속성을 확보하기 위한 행정가로 서비스 제공자 간 조정, 클라이언트에게 제공되는 서비스의 지속적 관찰, 효과성 관리 등의 역할을 중개자로서, 조직가로서 그리고 조정자로서 역할을 한다.

나) 사례관리자의 개입활동

사례관리자가 클라이언트의 문제해결을 위해 대응해야 할 3가지 장애로 선천적 무능력, 내적 장애, 외적 장애를 꼽고 있는데 이를 극복하기 위한 개입활동 역시 3가지로 제시하고 있다. 선천적 무능력은 전문가로부터 자문을 획득하여 사정과 서비스계획에 활용하는 활동, 자원체계의 개발, 주의 깊게 관찰하고 조정하는 등의 개입활동을 수행하고, 내적 장애를 극복하기 위해서는 장애본질 확인과 내적 자원을 확인하며 강점을 활용한 상담을 한다. 외적 장애는 서비스 제공자의 조직화 및 연결, 클라이언트와 서비스 제공자 간에 관계개선, 옹호 등의 활동을 수행해야 한다.

다) 개입을 기록하고 점검하기

사례관리자는 개입과정에서 어떤 서비스가 어떻게 제공되었으며 서비스가 계획에 따라 적절하게 제공되고 있는지, 실제 변화를 가져오고 있는지 등에 대한 내용을 기록으로 남겨 관리해야 한다. 기록의 검토를 통해 개입과정에 대한 점검도 함께 수행해야 한다. 개입단계에서 작성되는 기록은 진행기록이 대표적이며 필요에 따라 과제수행척도 등과 같이 서비스에 진척을 평가할 수 있는 기록이 포함될 수 있다.

(5) 제5단계 : 평가

사례관리자는 개입과정과 그 행동의 결과를 반드시 평가하여 이를 바탕으로 현재의 실천을 보다 바람직한 방향으로 수정하며 다음 실천에 반영하여 실천의 질 증진을 도모하게 된다.

가) 사례관리 평가의 제한점

첫째, 사례관리자가 동시에 다양한 과제를 수행하고 있어 평가를 적용하기가 쉽지 않다. 둘째, 다양한 과제수행과 관련하여 이를 객관적으로 측정할 지표를 찾기가 어렵다. 셋째, 많은 사례관리가 결과보다는 과정 중심으로 강조되고 있다. 그러나 어떠한 형태로든 사례관리 실천은 평가되어야 한다.

나) 사례관리 효과서의 평가방법

사례관리는 서비스가 제공되는 과정에서의 평가와 서비스 종결시점에서의 평가 등이 시행되어야 한다.

(가) 과정평가

그간 사례관리 실천은 사후점검, 즉 개입 후 변화를 측정하는 것을 강조해왔으나 사례관리의 평가는 점검을 강조한다. 점검은 과정평가를 의미하는 것으로 계획대로 서비스가 잘 전달되고 있는지를 점검하는 것이다.

(나) 결과평가

결과평가는 목표달성수준평가, 과제수행평가, 통계적 기법에 의한 사전사후평가, 단일사례평가 등을 적용할 수 있다. 목표달성수준평가와 과제수행평가가 종료 시점에서의 결과만을 보여준다면 사전사후평가와 단일사례평가는 개입 전후의 비교 혹은 개입과정에서의 변화까지 보여줄 수 있다.

(6) 제6단계 : 종결

사례관리 과정에서 목표가 달성되었거나 계약기간이 만료된 경우 상황의 변화로 인해 더 이상의 사례관리서비스가 필요하지 않게 되거나 수행할 수 없게 된 경우 서비스 제공을 중단하는 것을 종결이라 한다. 그러나 종결이 단순히 서비스 제공을 중단하는 것을 의미하는 것은 아니다. 필요에 따라서는 다른 기관에 의뢰할 수도 있다.

가) 사례관리의 종결사유

- 클라이언트가 사례관리의 종결을 원하는 경우
- 주요한 서비스 제공자가 종결을 권고하는 경우
- 사례관리의 목표가 달성된 경우
- 클라이언트가 다른 지역이나 기관 및 시설로 옮기게 된 경우
- 클라이언트의 욕구 및 문제가 완화되며 클라이언트 스스로 서비스 획득과 조정의 과업을 수행할 수 있게 되었다고 판단되는 경우
- 클라이언트 간 자원배분과 서비스 제공의 우선순위 결정에 근거하여 보다 긴박한 욕구를 가진 클라이언트를 우선 지원해야 해서 서비스 제공의 철회가 필요한 경우
- 클라이언트가 더 이상 서비스를 받을 수 없는 상황(사망, 약속불이행 등)

나) 종결 시의 과업

(가) 종결을 위한 준비

종결에 대해 어느 정도 준비가 되어 있는지 탐색하는 클라이언트의 준비상황 평가, 종결의 지표를 발견할 수 있도록 하는 클라이언트의 현재 상태 평가, 사례관리팀 회의에서 종결을 논의하고 결정하기 등이다.

(나) 종결과정 수행하기

종결과정에서 사례관리자는 클라이언트와 최종면접을 진행할 수 있고, 해결해야 할 문제가 남아 있거나 추가로 제공되어야 할 필요가 있을 경우 타 기관 및 서비스에 의뢰한다.

(다) 사례관리 전반을 요약하고 종결을 기록하기

- 클라이언트가 사례관리서비스를 받게 된 주요 문제
- 클라이언트를 위한 사례관리서비스의 목적과 목표
- 성취된 목적과 목표 및 이의 성취과정
- 클라이언트의 현재 상황에 대한 재사정
- 재사정결과에 대한 대응
- 종결과정 및 종결에 대한 반응
- 사례관리자의 개인과정 및 결과에 대한 평가

Ⅱ 지역사회자원과의 연계유지

1. 자원의 개요

1) 자원의 개념

인간이 욕구를 해결하기 위해서는 다양한 사회적 자원이 필요하다. 사회자원은 사례관리의 구성요소 중 하나로 클라이언트의 다양한 욕구를 충족시켜 줄 수 있는 중요한 역할을 한다. 자원이란 인간이 사회생활을 유지, 향상시키는데 유용하게 쓰이는 각종 물자를 비롯하여 인간의 잠재적 가능성까지 포괄하는 것이며, 사례관리에서 자원은 클라이언트의 이익을 목적으로 필요한 지역사회의 환경적, 물질적, 정신적, 사회적, 인적 자원 등을 총괄하여 이르는 말이다. 즉 자원이란 인간의 사회적 욕구를 충족시키기 위해 동원된 시설, 설비, 자금, 물자, 그리고 집단이나 개인이 가지고 있는 지식이나 기능을 총칭한다.(조추용, 권현주 2003) 사례관리자는 다양하고 복잡한 클라이언트의 욕구충족을 위해 필요한 자원을 개발하고 획득하며, 사정하고 연결하는 역할을 수행해야 한다.

2) 사회자원 동원의 필요성

사례관리자가 클라이언트의 욕구를 충족시키고 사회적 기능을 향상시키기 위해서는 지역사회에 존재하는 자원을 파악하고 확대하여야 하며 연계하는 역할을 수행해야 한다. 사회자원의 동원 필요성은 지역사회에 기반을 둔 클라이언트를 적절히 지원하고, 욕구에 대응할 사회자원의 범위를 확대하여 서비스 공급주체의 다양화를 기하며, 지역사회 공식, 비공식 지원체계를 적절히 연결시키며, 개인, 지역, 국가적 수준의 사회자원 개발과 서비스망을 형성하며, 클라이언트의 외적 사회자원 개발과 동원이 필요하다.

3) 지역사회자원의 종류

사회자원이란 개인이 생활을 유지하고 발전시키는 데 필요한 재화와 서비스를 제공하여 주는 사람들과 사회제도이다. 사회자원은 자원의 본질, 원천 및 유용성에 따라 개인이나 집단의 내외적 자원, 공식 비공식적 자원, 실재 잠재적 자원, 통제 가능 불가능 자원 등으로 나눌 수 있다(Siporin, 1987).

지역사회자원은 주민에 대해 재정적, 사회적, 상호부조적 가치를 가지고 있으며, 산업이나 학교 등 물질, 상점이나 극장 등의 상업적 서비스, 교회나 병원 등의 조직적 자원, 가족, 친구 등 내적 자원으로 나눌 수 있다(Thomas, 1975).

(1) 욕구의 관점에서 본 사회자원

인간이 사회생활을 수행하는데 필요한 욕구를 유형화하는 방법으로 Maslow(1954)는 인간의 기본적 욕구를 다섯 가지 수준으로 제시했다. 즉, 생리적 욕구, 안전의 욕구, 소속과 애정의 욕구, 자존의 욕구, 자아실현의 욕구의 5가지 차원이 있다.

(2) 공급주체에 의한 사회자원

공식적 자원은 공식적 조직을 통해 제공될 수 있는 자원으로 국가기관, 공공법인, 민간기관과 시설, 사회단체, 공식협의체, 회원조직 등이 있다. 비공식적 자원으로는 가족구성원, 친구와 이웃 또는 교회 등에 의해 제공되는 도움 등이 있다.

(3) 질적 차이에 따른 사회자원

질적 차이로는 물적 자원과 인적 자원으로 나누어진다. 물적 자원에는 금전, 물자, 시설, 설비, 제도 등이 포함되고 인적 자원에는 지식, 기능, 애정, 선의, 정보, 지위 등을 포함하고 있다.

2. 지역사회자원의 개발

클라이언트는 사회적 지지가 부족한 상황에서 많은 문제가 발생하므로 사례관리자는 클라이언트가 가지고 있는 기존 사회 가치체계를 활성화시키거나 적절한 지지체계를 개발하고 자원을 클라이언트에게 연계해주는 것이 필요하다(Hepworth & Larsen, 1990).

1) 자연적 가치체계의 활성화

사례관리자들은 클라이언트의 욕구충족을 위해 자연적 지지집단을 활성화하여 체계들이 클라이언트의 욕구에 맞게 적절히 기능하도록 도와야 한다. 지역사회에 있는 기존의 체계들을 연결하여 대체할 수 있도록 하는 것이다. 사회적 서비스가 상대적으로 부족한 경우에는 지역사회에 있는 교회, 교사, 학교, 병원, 미용실 등의 인적 물적 자원을 연결하여 활용할 수 있다.

2) 자조집단의 구성

자조집단이란 공통적 문제나 장애를 가진 사람들이 공동욕구를 해결하기 위해 상호원조를 목적으로 자발적으로 구성한 집단으로 클라이언트에게 물질적 원조뿐 아니라 정보를 제공하고 정서적 지지를 주고받는다(Zastrow, 1995).

3) 자원봉사자의 활용

자원봉사란 특정한 사회적 인식하에 사회적 책임감의 태도를 가지고 금전적 보상이나 이득에 관심 없이 의무감에 매이지 않은 상태에서 행동할 것을 자발적으로 선택해서 이루어지는 타인 지향적 활동이다(Smith, 1981). 자원봉사자란 자신의 친족이 아닌 사람들을 위해 자발적으로 무보수로 서비스하는 사람이라고 정의할 수 있다. 사례관리자는 클라이언트의 욕구충족을 위한 서비스 활동의 하나로서 자원봉사자를 지지체계로 활용한다. 사례관리자는 자원봉사자를 개발하고 적절한 수요자와 연결시켜 주는 역할을 한다.

4) 공식적 지지체계의 활용

공식적 지지체계 활용은 의료기관, 요양시설 등 다양한 사회단체나 공공기관의 서비스와 프로그램을 활용하는 것을 말한다. 공식적 지지체계를 적절히 활용하기 위해 사례관리자는 클라이언트의 특수한 욕구를 만족시킬 수 있는 지역사회 내 다양한 기관과 프로그램에 대한 정보를 가지고 있어야 한다(양정남, 최선령, 2007).

5) 지역사회자원 동원 장애요인 제거하기

지역사회자원의 동원에 장애요인은 자원체계와의 관계를 형성하는데 방해가 되는 요인을 말한다. 사회적 자원의 장애요인으로는 지원체계가 없는 경우, 지원체계의 존재를 모르거나 이용할 줄 모르는 경우, 필요한 원조를 못해주는 경우, 자원이 충분치 못한 경우 등이다(이근홍, 2006).

사례관리자는 지역사회자원 동원에 제약이 되는 요인을 극복하기 위해 다음과 같은 노력을 해야 한다.

- 클라이언트의 서비스에 대한 편견, 선입견, 잘못된 상식이나 오해를 수정하기 위해 교육이 필요하다. 교육의 대상은 서비스 제공자, 클라이언트 가족, 비공식적 네트워크 성원들 그리고 일반 대중에게까지 확장할 수 있다.
- 클라이언트의 옹호이다. 일반적으로 클라이언트는 자원이 부족하고 정보도 없기 때문에 자신의 상황을 스스로 대변하기가 매우 어렵다. 이러한 제약점을 극복하기 위해 사례관리자는 클라이언트를 위한 옹호자의 역할을 하는 것이다.
- 지역사회 내의 다른 서비스 기관과의 연계 또는 협력을 통해 장애를 극복하기 위한 노력을 기울인다(정순돌, 2005).

6) 지역사회의 잠재적 자원 개발

잠재적 자원이란 동기화되면 자원으로 활용이 가능한 자원을 의미한다. 사례관리자가 지역사회 내에 잠재적 자원을 개발하기 위해선 종교단체나 비영리단체, 시민단체와 같이 개인적으로 결성된 조직들을 접촉한다. 사례관리자는 사회자원을 찾기 위해 중요한 기관의 특성에 대해 파악하고, 서비스시스템 속에서 서비스 제공자에 대해 파악해야 한다. 사례관리자는 지역사회자원개발을 위한 지역사회 조사, 주요 인사와의 우호적 관계형성, 구조 직원, 기술 연계 패턴에 대한 정기적 조사, 공식 혹은 비공식적 만남 등의 역할을 수행해야 한다.

3. 지역사회자원과의 연계 유지

1) 연계의 개념

연계(network)는 연계(linkage), 연결망(networking), 협동(collaboration), 서비스통합, 조정, 기관 간의 상호작용 등을 포함하는 용어로 사용된다(정명찬, 2003).

연계는 서비스의 연속성과 전문직 서비스의 제공이 가능하고 자원이 절약될 수 있는 사례관리 네트워크의 역할로 매우 중요하다 하겠다. 연계는 서비스 대상자들의 다양한 욕구에 대응하기 위한 관련 조직과 그 구성원 간의 교환을 중심으로 한 연결관계로 정의할 수 있으며 이는 다학제 간 연계와 조직 간 연계, 공식, 비공식적 연계를 모두 포함한다(최말옥, 2003).

2) 네트워크의 필요성

클라이언트가 선택할 수 있는 다양한 서비스 프로그램뿐만 아니라 공급체계도 다양화되어 클라이언트가 희망하는 다양한 서비스를 이용할 수 있도록 체제를 갖추어야 할 것이다. 연계는 한 기관에서 제공할 수 없는 서비스를 타 기관을 통해 전달함으로써 이용자에게 보다 적합하고 효과적인 서비스를 제공하고자 하는 데 있으며 자원활용을 극대화하여 이용자의 복합적 요구에 부응함으로써 서비스 제공의 단편성, 비연속성을 줄이고 다양하고 포괄적인 서비스 제공이 가능하도록 한다(박영란, 2000). 따라서 클라이언트에게 적절한 서비스나 지원이 전달되도록 하기 위해서는 지역사회 네트워크가 반드시 형성되어야 한다. 사례관리 실천에 있어서 네트워킹이 중요한 이유는 다음과 같다.

- 클라이언트는 비공식적 원조망을 통해 지원을 받는다.
- 클라이언트는 때때로 낙인 등의 이유로 서비스를 구하지 않는 경우가 있다.
- 연계는 공식적 자원의 증가를 가져온다.

어떤 사회문제가 사회적 쟁점이 되기 위해서는 쟁점화하려는 주도자(initiator)가 있어야 하고 사람들의 주목을 끌 수 있는 사건과 같은 점화장치(triggering event)가 있어야 한다(예 : 성수대교 붕괴 후 교량 및 건축물 안전문제의 사회적 쟁점화, 빈번한 여성납치와 사회치안 문제의 쟁점화 등).

(다) 쟁점의 공중의제화(public agenda)

공중의제는 일반대중의 주목을 받을 가치가 있으며 정부가 문제해결을 하는 것이 정당한 것으로 인정되는 사회문제이다. 많은 사람들의 관심이 집중되어 있으며 정부가 그것을 해결할 수 있을 것으로 인정하는 사회문제이다. 삼겹살 값이 갑자기 오를 때 정부에서 이 문제를 해결할 수 있다고 믿게 되는 것과 같다. 그러나 정부가 무더위를 제거할 수 있다고 믿는 사람은 없기 때문에 여름에 아무리 무더워도 그것은 공중의제가 되지 않는다.

그러므로 사회적 쟁점(social issue)이 공중의제가 되려면 세 가지 전제조건이 필요하다. 첫째, 많은 사람들이 관심을 가지고 있거나 알고 있고 둘째, 어떤 방식이든 정부의 조치가 필요하다는 사람들이 상당수 있고 셋째, 문제가 정부의 적절한 고려대상이 될 뿐 아니라 그 문제해결이 정부의 권한에 속한다고 많은 사람들이 믿을 것 등이다.

(라) 쟁점의 정부의제화(governmental agenda)

정부의제는 제도적 의제(institutional agenda) 또는 공식의제(formal agenda)라고도 부른다. 정부의제는 정부의 공식적인 의사결정에 의하여 그 해결을 심각하게 고려하기로 명백히 밝힌 문제들이다(예; 국무회의 안건, 국회상정 안건 등). 즉 공중의제가 정부내부로 진입해 들어감으로써 정부의제화되는데, 공중의제가 정부의제로 변화하는 과정이 정책의제형성론의 핵심이라고 할 수 있다. 물론 정부의제로 채택되었다고 해서 모두가 정책결정의 대상이 되는 것은 아니다. 그러나 정부의제로 채택된 문제가 정부가 해결책을 강구할 가능성이 높은데, 그 이유는 문제에 대한 해결책이 없을 경우 정책의제 설정자에 의해 그 의제가 공식의제로 채택되지 않았을 것이기 때문이다.

하지만 모든 사회문제가 앞서 살펴본 단계를 밟아서 정부의제가 되는 것은 아니며 일부의 단계만 거쳐 정부의제가 되기도 한다. 예를 들어 권위주의 정치체제에서는 사회문제에서 곧바로 정부의제로 채택되는데 이는 정부지도자가 압도적인 역할을 하는 저개발국(Lesser-Developed Country)에서 종종 나타난다. 또 다른 예로는 사회문제가 사회적 쟁점 과정을 거치지 않고 공중의제를 거쳐 정책의제로 채택되는 것이 있다. 쟁점화의 과정을 거치기도 전에 갑자기 많은 공중 또는 일반대중에게 알려지고, 정부가 이에 개입하여 이 문제를 해결해야 된다는 여론이 확산되면서 정책문제로 채택되는 경우다(예 : 여객선침몰로 많은 사람이 사망하면 정원초과탑승에 대한 정부의 공식검토가 이루어지는 경우).

나) 주도집단에 따른 정책의제설정 과정

Cobb과 그의 동료들은 미국과 같이 선진 · 다원화된 정치체계에서 주로 나타나는 국민주도의 외부주도형과 저개발국에서 흔히 나타나는 동원형, 그리고 양자의 성격이 혼합된 또 하나의 유형인 내부접근형을 제시하였다.

(가) 외부주도형(outside initiative model)

외부주도형은 정부 밖에 있는 집단이 압력을 가하여 사회문제를 해결해 줄 것을 요구하는 형태를 말한다. 이 모형은 정부에 대하여 압력을 가할 수 있는 집단들이 발달하고 다원화되고 민주화된 선진국 정치체계에서 나타나는 유형으로 언론기관과 정당의 역할

그림 10-1 정책형성 유형

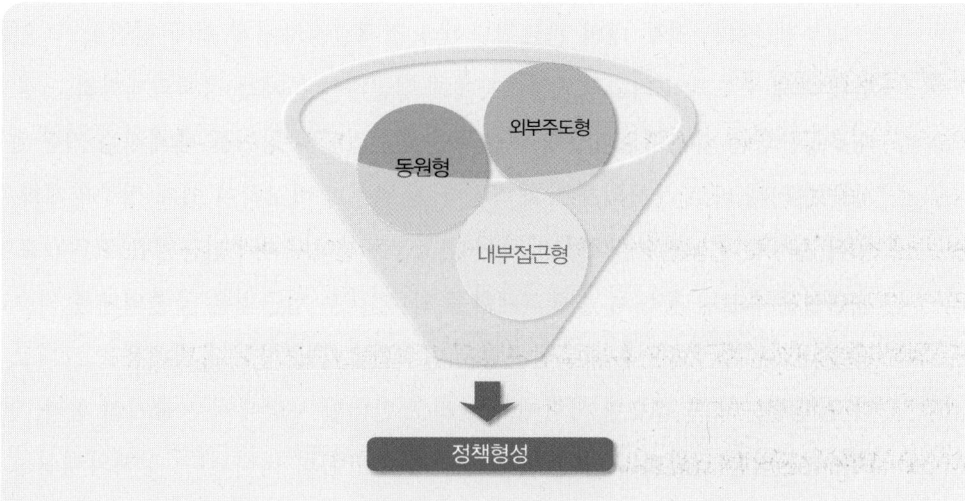

이 매우 중요하다. 정책의제 설정과정은 사회문제 → 공중의제 → 정부의제의 순서로 진행된다.

이 모형에 의한 대표적인 정책으로는 낙동강 수질오염 개선, 군필자 가산점 폐지, 금융실명제, 개방형임용제, 양성평등채용목표, 그린벨트지정 완화 등이 대표적인 예이다(하상균, 2005).

(나) 동원형(mobilization model)

정책결정자가 새로운 정책이나 사업계획을 채택하여 발표하면 자동적으로 공식적인 정부정책으로 확정되며 이러한 정책이나 사업계획을 효율적으로 집행하는데 필요한 공중의 관심과 지원을 확보하기 위해서는 공중의 동원이 요청된다고 하는 모형이다. 즉 정부의제가 먼저 채택되고 정부의 의도적인 노력에 의해서 공중의제로 확산되는 것이다. 동원형은 정부의 힘이 강하고 민간부문의 이익집단이 취약한 저개발국가에서 나타난다. 정책의제설정과정(political agenda setting process)은 사회문제→정부의제→공중의제의 순서로 진행된다.

이 모형에 의한 정책의 가장 대표적인 것은 우리나라 가족계획사업이다. 그리고 새마을 운동, 의료보험제도 실시, 서울시 지하철건설, 서울올림픽 유치, NEIS 도입, 행정수도 이전계획 등이 대표적인 예이다.

(다) 내부접근형(inside access model)

내부접근형은 정부 내의 관료집단이나 정책결정자에게 쉽게 접근할 수 있는 외부집단에 의해 주도되어 최고정책결정자에게 접근하여 문제를 정책의제화하는 경우이다. 즉 내부접근형은 의제형성과정에 일반국민이나 집단의 참여를 배제시킨 가운데 정책담당자들에 의해 바로 정책의제로 채택된다. 동원형과 비교하여 쉽게 정부의제화 된다는 점에서 유사하나 동원형은 주도세력이 최고통치자이나 내부접근형은 고위관료이다. 또한 동원형은 홍보를 통해서 공중의제화를 하나, 내부 접근형은 공중의제를 막으려 한다는 점에서 차이가 있다. 즉 내부접근형은 고위관료가 준비한 정책내용을 그대로 집행하거나 집행하는데 꼭 필요한 사람에게 알리고 반대할 사람에게는 숨기려 한다. 일반적으로 내부접근형은 권력이나 부가 집중된 나라에서 흔히 나타난다. 정책의제설정과정은 사회문제 → 정부의제의 순서로 진행된다(조계표, 2004).

이의 대표적인 정책을 보면 국가 이익과 관련되거나 특수 이익 집단이 비밀리에 정부의 혜택을 보려는 경우에 나타나게 되는데 전투경찰대 설치, 국방부의 무기구매, 마산수출자유지역 지정, 이동통신사업자 선정 등을 들 수 있다. 따라서 이를 음모형이라고도 한다(하상군, 2005).

2. 정책결정

1) 정의 및 특징

정책결정이란 주로 정부기관에 의한 장래의 활동지침을 의미하며 이러한 지침은 최선의 방법으로 공익을 공식적으로 추구하려는 복잡하고 동태적인 과정이라고 할 수 있다.

정책결정이 가지는 특징은 정책결정의 주체는 정부기관이라는 점, 결정과정에 정치권력이 개입된다는 점, 정책결정은 국민전체의 공익을 우선시하여 공공성을 띤다는 점, 정책결정은 장래의 일반적인 정부의 활동 지침이라는 점, 정책결정의 수준은 주로 정치 및 행정체계의 발전수준에 따라 이루어진다는 점, 매우 동태적인 과정이라는 점 등이다.

그림 10-2 정책결정과정

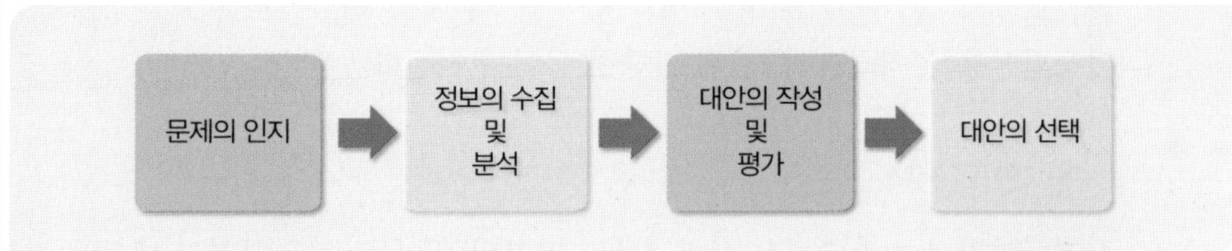

2) 정책결정과정

가) 문제의 인지

정책결정의 첫 번째 단계로서 상황분석을 통해 정책문제가 무엇인지에 대한 정확히 인지할 필요가 있다. 문제를 인지하는 데는 결정자의 행태, 조직구조적인 요인, 정치 · 경제 · 사회 · 문화적인 환경에 따라 달라질 수 있다. 또한 사회적 가치관이나 국민의 의식수준에 의해서도 달라질 수 있다.

나) 정보의 수집 및 분석

문제가 인지되고 나면 그 문제의 해결을 위하여 관련된 정보와 자료를 수집하고 분석하는 단계이다. 정보는 정책대안의 평가와 선택에 필요한 지식을 제공함으로써 정책결정자가 합리적이고 효과적인 정책을 채택할 수 있게 한다. 이러한 분석내용으로는 다음과 같은 사항이 고려되어야 한다(백정현, 2005).

- 어떤 행정활동을 강요하거나 견제하는 요소의 탐색
- 과거의 경험적 · 미래상황 예측에 관한 것
- 현실적이거나 행동진로를 진행시키기 위해 필요로 하는 정보의 수집 및 분석
- 기타 불확실하고 급변하는 상황에도 적절하게 대처할 수 있는 정보자료의 수집 · 분석 등

다) 대안의 작성 및 평가

정보자료의 수집과 분석이 끝나면 문제해결을 위한 대안의 작성 및 분석 · 평가를 한다. 이 단계에서는 다양한 과학적 관리기법이 활용되고 작성된 각각의 대안에 대한 비교 · 분석이 이루어진다. 정책 대안의 비교 · 평가 시 고려하는 일반적 요소로는 효과성, 비용편익분석, 파급효과, 실현 가능성 등이 고려된다.

라) 대안의 선택

정책결정의 최종단계는 이미 작성 · 평가된 대안들 중에 최적의 대안을 선택하는 것이다. 그러나 항상 만족할 만한 대안이 있는 것은 아니며 최종 선택을 하기 전에 다시 한 번 재검토를 해보는 것도 중요하다. 결정자는 선택안의 시행에 따른 위험과 시행착오, 이해당사자들 간의 갈등 등을 충분히 고려하고 이것을 극복할 준비와 함께 최종안을 선택하여야 한다.

그림 10-3 정책결정과정의 참여자

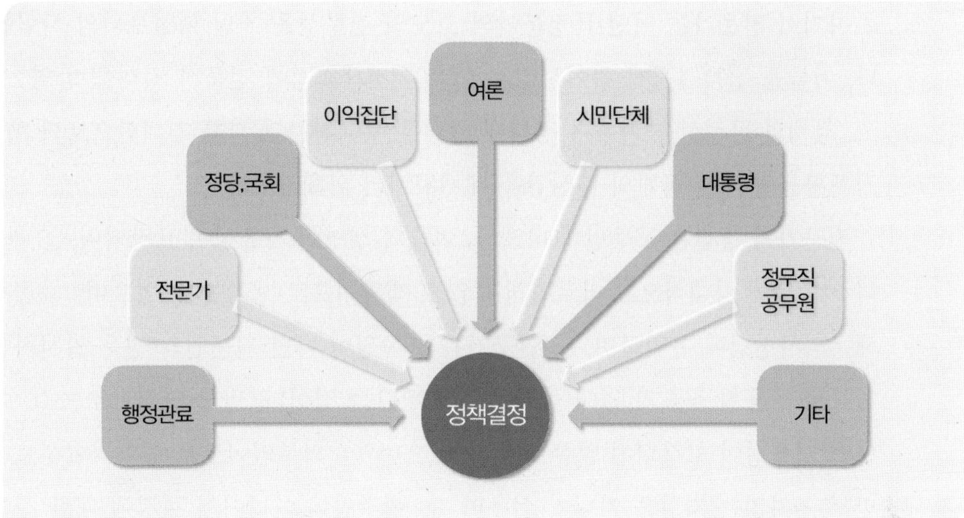

3) 정책결정과정의 참여자

가) 행정관료

행정국가화의 추세, 정부주도의 경제발전, 안보강조 등으로 오늘날 우리나라의 정책결정에 행정관료는 매우 중요한 역할을 담당하고 있다. 정무관(장 · 차관)은 정책문제를 인식하고 해결방안을 제시하며 정책의 최종적인 결정과 그 결정에 대한 정치적 책임을 진다. 행정관은 전문적 지식을 가지고 정책문제를 분석하고 정책대안을 제시하며 정책을 집행한다.

정책의제형성단계에서 행정관료들의 역할이 강조되고 있는 이유는 행정관료가 장기간의 재직기간으로 인해 업무상 관련된 정보를 독점하고 전문적 지식과 기술의 우위성을 가지고 있기 때문이다. 정책결정단계에서는 행정관료에게 의존할 수밖에 없다. 왜냐하면 정치인은 정책대안을 비교 · 평가할 수 있는 전문성이 부족하기 때문이다. 정책집행단계에서는 현실적으로 행정조직에 광범위한 재량권이 위임되어 행정관료가 깊이 관여하고 있다(조계표, 2004).

나) 전문가

여기서 전문가는 어떤 특정분야의 고도의 전문성을 지닌 행정부외의 사람을 의미한다. 이들을 정책결정에 참여시키는 이유는 정책과정에 전문적 지식을 반영 · 흡수시키고, 정책의 공정성을 기하며 정책에 권위를 부여하는 효과를 기대함으로써 행정기관의 정책활동에 대한 국민의 불신감을 배제시키기 위해서이다.

전문가의 장점은 공무원에 비해 ① 이들의 생명인 자율성이 보장되며, ② 관료이익이나 기득권에 상대적으로 사로잡히지 않고 객관적으로 생각할 수 있으며, ③ 공사간의 이해 · 의사전달에 유익하며, ④ 연구기관 소속원이 아닌 전문인의 경우 일시적으로 참여하므로 상용할 필요가 없어 예산절약이 된다는 점이다. 반면 단점으로는 ① 이들의 생명인 자율성이 보장되지 않은 경우가 있으며, ② 외부인이므로 현실적합성보다 합리성만 추구하려는 경향을 지니기 쉬우며, ③ 행정인이 아니어서 결정에 대한 책임을 지는 위치에 있지 않으므로 결정의 결과에 대한 신중한 배려가 적을 가능성이 많으며, ④ 외부의 전문인은 내부의 행정인들 간에 지니고 있는 이해관계 및 갈등을 잘 알고 있지 못해 내부공무원간 및 이들과의 알력을 조장할 가능성이 있다는 것이다(박동서, 2002).

우리나라 보건의료분야의 전문가 기관으로서는 보건의료관련 대학, 한국보건사회연구원, 한국보건산업진흥원, 한국한의학연구원, 국립암센터연구소, 한국개발연구원 등을 들 수 있다.

다) 정당 · 국회

정당 · 국회가 정책결정에 참여하는 이유는 기본적으로 그들의 존립이 선거에 의존하므로 민의에 가장 충실할 수 있다는 점에서 전문성을 이유로 하는 행정부와 다르다. 정당은 정책과정에 강력한 영향을 미친다. 정치체계의 특징이나 사회경제적 환경에 따라 기능 · 역할에 차이가 있으나 정당이 이익집단을 비롯한 각종 사회집단의 특정요구 또는 일반국민의 요망을 정책결정에 반영토록 하는 이익집약(interest aggregation) 기능을 수행하는 것은 의의 있는 일인 것이다.

일반적으로 정당은 비공식적 참여자로 인식되지만 집권여당은 당정협의를 통하여 정책결정과정에 공식적으로 참여하고 있다. 정당은 이익집단에 비하여 정책에 대한 관심의 폭이 넓고 정책형성과정에서 특정 이익을 주도적으로 대표하기보다 중개자로서 역할을 취하는 경향이 있다(김규정, 2002).

라) 이익집단

이익집단은 특정문제에 관하여 직접적 · 간접적인 이해관계 및 관심을 공유하고 있는 사람들의 자발적인 집단을 의미하며 압력단체라고도 한다. 이익집단은 오늘날 선진국, 개발도상국, 저개발을 막론하고 실질적으로 정책과정에 중요한 영향을 미치고 있다.

이익집단은 다양한 행태를 보인다. 즉 이익집단은 정당에 참여하며 그들의 영향력을 발휘하기도 한다. 정당은 국민의 지지를 필요로 하므로 이익집단의 힘을 빌리려 한다. 이익집단은 여론을 형성하거나 정책결정과정에 중요한 역할을 수행하는 의원이나 관료를 자기집단의 일원으로 흡수하거나 그들에게 우호적인 입장을 견지하도록 각종 수단을 동원한다(조계표, 2004). 이익집단이 정부에 접근하는 방식으로는 ① 정부에 대한 직접적 접촉시도(정부관료의 직접접촉, 이익집단 대표의 정치엘리트로의 변신 등), ② 정당을 통한 간접 영향력 행사(정치자금제공, 정보제공 등), ③ 여론을 통한 간접적 영향력 행사, ④ 시위나 폭력을 통한 영향력 행사 등을 들 수 있다(주재현, 2008).

우리나라의 경우 이익집단 활동이 지도자의 개인적 영향력의 형태를 취하고 있고 정치세력과 밀착되어 권력의존도가 높고 때로는 이익집단이 실질적으로 집권당의 하위조직으로서의 역할을 담당하기도 한다. 우리나라 보건의료부문의 대표적인 이익집단은 대한의사협회, 대한약사회, 대한치과의사협회, 대한한의사협회, 대한간호협회, 대한병원협회 등을 들 수 있다.

마) 여론과 시민단체

민주국가의 경우 정책결정에 여론이 중시되고 있다. 집권자는 다수의 유권자가 원하는 정책을 채택하지 않거나 여론을 정책결정에 반영하지 않는 경우 계속적인 집권이 어려워진다.

국가에 대한 사회의 자율성이 높아지고 책임정치가 진전됨에 따라 정책결정이나 집행에 시민단체의 참여가 선진국에서는 근래 활성화되고 있으며 우리의 경우 늦었지만 활성화의 속도는 매우 빠르다. 이제는 여론의 중시여부를 결정권자에게 맡기는 것이 아니라 시민단체가 직접 국정의 각 분야에 참여함으로써 국정의 공개, 투명성 및 공익성이나 책임성을 향상시키고 있다. 이러한 새로운 현상을 거버넌스(governance)라고 하는데 국정에 참여하는 시민단체의 기능은 권력에 대한 견제와 협조, 복지보완, 갈등해결 및 교육이라고 할 수 있다(박동서, 2002).

바) 대통령 및 정무직 공무원

선진국에서는 다원화된 세력에 의해 대통령의 권한은 어느 정도 제한이 따르나 개발도상국가의 경우 그 역할은 막강하다. 지나친 권력비대로 종종 독재체제로 변질되는 경우가 많다. 우리나라에서 대통령은 여전히 입법, 사법, 행정을 불문하고 가장 큰 영향력을 행사하고 있다. 하지만 대통령의 정보 및 시간부족 등으로 인해 실질적인 정책결정 권한은 비서관들에게 많이 위임되어 있다.

정무직 공무원도 정책결정에 많은 영향을 미치게 된다. 정무직공무원은 선거에 의하여 취임하거나 임명시에 국회의 동의를 요하는 공무원으로서 정치적 판단이나 정책결정을 주도하는 고급공무원으로서 국무총리, 장관 및 차관, 감사원장, 행정조정실장, 국정원장, 시 · 도지사, 시장 · 군수 · 구청장, 중앙선거관리위원회 위원 등이 대표적이다. 대통령도 물론 정무직 공무원에 포함된다.

4) 정책결정의 이론 모형

불확실한 미래를 향하여 인간이 결정을 한다는 것이 얼마나 어려운가 하는 것은 우리가 두 말하지 않아도 이해할 수 있다. 이러한 정책결정에 관한 연구가 본격화된 후 여러 가지 모형이 제시되고 있다. 대표적인 것이 합리모형, 만족모형, 점증모형, 혼합주사모형, 최적모형이다. 이외에도 엘리트모형, 회사모형, 쓰레기통모형, Allison모형, 공공선택모형 등 많은 모형들이 개발되어 제시되고 있다. 여기서는 가장 대표적인 모형만 살펴보기로 한다.

가) 합리모형(rational model)

(가) 의의

이것은 초창기에 결정에 관한 연구가 많이 이루어지기 전에 너무나 안이하게 낙관적으로 생각하였던 시대의 산물로서 인간은 누구나 이성과 이해타산에 따라서 결정하고

그림 10-4 정책결정의 여러 모형들

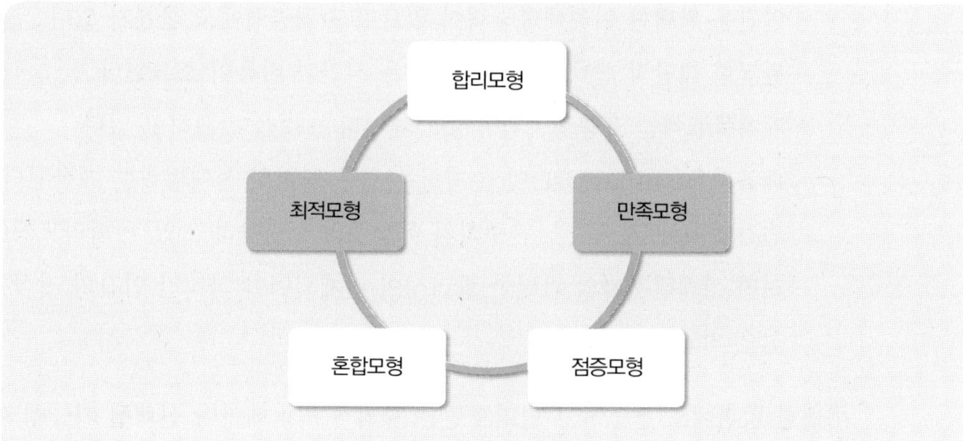

행동을 한다는 것이다. 따라서 의사결정자들은 관련된 모든 대안들을 탐색할 수 있고, 그 대안들에 대한 모든 정보를 고려하고 분석 · 예측하여 최선의 대안을 선택한다는 것을 전제로 한 이론모형이다.

이것은 인간의 전능성을 전제로 하고 있어 현실적으로 적용가능성이 없는 모형이며, 근래의 모든 연구는 결국 합리모형을 수정하는데 있다고 하는 점에서 그 의의를 찾아 볼 수 있다.

(나) 특징

- 의사결정자의 전지전능성의 가정을 전제로 한다.
- 각 대안으로부터 나타날 모든 결과가 계산되고 예측이 가능하여 최적의 대안을 선택한다.
- 결정자는 목표나 가치를 극대화하는 대안을 선택한다.
- 정치적 합리성은 고려하지 않고 경제적 합리성만을 추구한다.
- 문제와 대안의 분석을 위해 관리과학의 제 기법 등을 활용하여 문제해결의 총체주의를 실현하려고 한다.

(다) 비판 및 평가

- 합리모형은 과학적 분석에만 주력하므로 인간의 주관적 가치판단을 무시하고

있으며 우리가 원하는 궁극적인 가치를 제시하지 못한다.
- 인간은 완벽한 미래예측능력이 없으며 지적능력에도 한계가 있다.
- 완전한 대안의 선택 · 발견에는 많은 시간과 비용이 소요된다.
- 정책목표에는 유동성 · 변동성을 지닌다는 것을 간과하고 있다.
- 매몰비용(sunk cost)이 존재하는 경우 합리적 선택범위는 제한된다.
- 인간에 대한 지나친 낙관주의와 이상주의에 입각하고 있다. 합리모형이 적용되려면 정책결정자의 완전한 합리성이 전제되어야 하지만 인간의 지식은 불완전성을 지닐 수밖에 없다.

이러한 비판에도 불구하고 합리모형은 합리적 최적대안이 선택될 가능성 여부에 관계없이 이러한 선택이 이루어지도록 최선의 노력을 경주하는데 중점을 두고 있다. 따라서 보다 나은 의사결정에 기여할 수 있고 합리성에 대한 저해요인을 규명하는 데 도움을 준다.

나) 만족모형(satisficing model)

(가) 의의

이 모형은 합리모형의 현실적 제약점을 극복하기 위해 제시된 것으로 합리모형과 같이 완전무결한 합리성이 아닌 제한된 합리성(bounded rationality)에 기초하여 현실적으로 만족할만한 수준에서 결정된다는 이론이다. 조직인이 어떤 결정을 하는 경우 최적의 결정(optimal decision)을 한다고 일반적으로 기대할 수 없으며, 현실적으로 만족할 만한 결정(satisfying decision)에 그친다고 Simon과 March는 말하고 있다(박동서, 2002). 예를 들면 누가 1,000만원을 투자하려고 하는 경우 시중금리 7%정도의 이윤이 있을 것으로 예견되면 7%내외에서 만족하고 보다 높은 이윤을 얻을 수 있는 기회 · 대안의 모색은 중지한다는 것이다.

이는 조직인의 심리에 현실적으로 입각한 것이라고 할 수 있으나, 문제는 만족의 정도라고 하는 것이 극히 주관적이어서 보편성이 문제되며 또한 자칫하면 보수주의에 빠질 우려가 있다.

(나) 특징

- 현실적으로 완전한 합리성이란 존재하지 않으며 제한된 합리성을 추구한다.
- 결정자의 개인적, 심리적 차원(만족)에 치중하여 정책을 설명하고자 하는 모형이다.
- 모든 대안을 동시에 평가할 필요가 없으므로 결정은 단순화되어 현실의 의사결정자의 능력으로도 가능하다고 본다.

(다) 비판

- 지나치게 주관적이다. 현실적으로 정책결정자의 만족수준을 측정할 객관적 기준도 모호하고 정책결정자마다 만족수준이 다르므로 모형을 일반화하기 곤란하다.
- 개인적 의사결정에 초점을 둠으로써 조직이나 집단의 의사결정에 적용하는데 제약이 많다.
- 현실에 만족할 만한 수준에서 대안의 탐색이 그치므로 쇄신적이고 창조적인 정책은 고려되지 않아 보수주의에 빠질 우려가 있다.

다) 점증모형(incremental model)

(가) 의의

이 모형은 목표달성을 위해 여러 대안을 평가하여 최적의 것을 선택하는 방법과는 달리 기존의 정책이나 결정을 일단 긍정적으로 검토하고, 그것보다 약간 향상된 대안(현존정책$\pm\alpha$)에 대해서만 부분적 · 순차적으로 탐색하여 의사결정을 하는 현실적 · 실증적 접근법에 의한 모형으로 Lindblom과 Wildavsky가 대표적인 학자이다. 원래 합리모형에서는 현존의 정책만이 아니라 이와 전혀 다른 정책을 광범위하게 대안으로 탐색할 것을 요구하는데 비해, 점증모형은 현존의 정책에서 약간 수정 · 보완된 것만을 정책대안으로 고려한다. 그래서 비유하자면 합리모형은 나무의 뿌리부터 재검토하는 방법이므로 근본적 방법(root method, 뿌리방법)이라고 부르고 점증모형은 나무의 뿌리는 건드리지 않고 가지들만 건드리는 방법이라고 해서 지엽적 방법(branch method)이라고 부르고 있다.

(나) 특징

- 정책결정자는 여러 대안을 포괄적으로 분석 · 평가하기 보다는 현재의 수준보다 좀 더 향상된 수준에만 관심을 갖는다.
- 미래의 사회목표 증진보다는 현재의 사회문제에 대한 개선에 중점을 둔다.
- 비교적 한정된 수의 중요한 정책대안만 검토한다. 즉 완전무결한 정책보다는 현실개선적인 정책을 강조하여 특정정책을 계속적으로 수정 · 보완해 나간다.
- 시민과 정치인의 지지를 얻을 수 있는 정치적 합리성이 중시된다. 즉 현재 정책에 소폭적인 변화만을 중시하므로 정치적 조정을 하자는 입장이다.

(다) 비판 및 평가

- 의사결정의 평가기준이 없고 계획성이 결여되어 있다. 타성에 젖기 쉽고 보수적인 결정을 조장한다.
- 급격한 변동과 쇄신이 필요한 정책을 실현할 수 없다.
- 단기정책에 관심이 집중되어 장기적인 정책을 수립할 수 없다.
- 과감한 정책변동이 요구되고 경제 및 사회개발이 시급한 개발도상국에는 적용하기 어렵다.

이러한 비판이 있는 반면 점증주의는 안정된 민주사회에서는 적용 가능한 모형이며 예산결정 분야에서는 매우 설득력 있는 모형이다.

라) 혼합(주사)모형(mixed-scanning model)

(가) 의의

Etzioni는 합리모형과 점증모형의 장점을 상호 혼용하는 혼합모형을 제시하였다. 즉 합리모형은 모든 대안의 모든 결과를 정확하게 예측할 것을 요구하는 등 지나치게 엄격하고 이상적인 지적작업을 정책결정자에게 요구한다. 따라서 실제 적용이 불가능할 뿐 아니라 논리적으로 무수하게 존재할 수 있는 대안들 중 몇 가지를 다 검토하기도 전에 결정자의 시간, 정력, 비용 등으로 소모하게 될 것이므로 바람직한 의사결정 전략이 아니라는 것이다. 즉 합리모형은 비현실적이며 바람직스럽지도 않다는 것이다.

한편, 점증주의는 근시안적이고 방향감각이 없고 너무 보수적이며 반혁신적인 정책결정을 정당화시켜 주는 역할을 하는 경향이 있어서 양자 중 어느 것도 바람직한 정책결정 전략은 아니라고 주장한다. 결국 그는 합리모형과 점증모형의 장점을 뽑아 놓은 혼합주사(탐사)모형을 제시하였다(정정길 등, 2004).

여기의 혼합형은 합리모형과 점증모형의 입장을 혼용하여 우선 기본적인 방향의 설정과 같은 것은 합리형의 방법을 택하나, 그것이 설정된 후의 특정문제의 결정은 점증형의 입장을 취해 깊은 검토를 하는 것이 보다 현실적이라고 하는 것이다.

그 예로서 전 세계의 기후를 관찰하는데 있어 합리모형에 따라 처음부터 하늘 전체를 세밀히 고찰 할 수는 없는 것이며, 또한 반대로 점증모형과 같이 일부분만을 깊은 관찰을 하는 것도 옳지 않으며, 보다 현명한 방법은 합리모형에 따라 우선 하늘 전체(근본적 결정)를 대략 파악한 후 보다 더 깊은 관찰을 요하는 부분만 지적한 후 점증모형에 따라 깊이 관찰(세부적 결정)을 해야 한다는 모형이다.

(나) 특징

- 합리모형의 한계인 비현실성과 점증모형의 한계인 보수성을 동시에 극복할 수 있다.
- 근본적 결정에는 합리모형을 적용하고 세부적 결정에는 점증모형을 적용한다.
- 상황에 따라 융통성 있게 활용되어야 한다. 즉 정책결정자가 유능할 경우는 합리모형, 무능할 경우는 점증모형으로 접근하고, 상황이 안정적인 경우에는 점증모형, 불안정하고 급변하는 경우에는 합리모형으로 접근해야 한다.

(다) 비판

- 전혀 새롭거나 독창적인 모형이 아니라 기존 두 모형의 결합에 불과하다.
- 현실적으로 이러한 방법을 순서적으로 얼마나 따를 수 있을지 미지수다.
- 현실적으로 양 모형을 신축성 있게 전환시키면서 결정하는 것은 매우 어렵다.

마) 최적모형(optimal model)

(가) 의의

Dror가 제시한 최적모형은 만족모형이나 점증모형이 지니는 보수성에 불만을 품고 특히 과거에 선례가 없는 비정형적인 의사결정을 하는 경우에 합리성 및 경제성을 고려하는 것 외에도 불가피하게 적극적인 요인으로서 초합리적인 요인, 즉 직관 · 판단 · 창의와 같은 잠재의식(subconscious process)이 개입하게 됨을 중시하는 모형이다. 즉 제한된 자원, 불확실한 지식 및 정보의 결여 등이 의사결정과정에서 합리성을 제약하므로 초합리성(extra-rationality)의 개입은 불가피하다는 것이다.

(나) 특징

- 합리적 모형과 초합리성 요인을 함께 고려한다.
- 대안의 탐색이나 선택에 있어서는 합리모형을 사용할 것을 강조한다. 즉 경제적 합리성을 중요시하며 이러한 면에서는 계량적 모형의 성격을 가진다.
- 현실여건이 합리성을 제약하므로 초합리성을 함께 중요시한다. 경제적 합리성과 아울러 최고결정자에게 흔히 볼 수 있는 직관 · 판단력 · 창의력과 같은 초합리적인 요인을 고려한다. 이 점에서 질적 모형의 성격을 지닌다.

(다) 비판 및 평가

- 초합리성의 구체적인 성격이 명확하지 못하고 너무 이상모형에 가깝다. 정책결정자의 직관, 영감, 육감이라는 것이 너무 비현실적이며 정확성이 떨어진다.
- 기본적으로 경제적 합리성을 지향함으로 정책결정의 과정에 대한 고찰이 불충분하다. 잘못하면 엘리트집단에 의한 비민주적인 정책결정을 초래할 우려가 있다.
- 인간의 결정능력에는 한계가 있으므로 최적수준의 결정이란 실제로 어렵다.

하지만 최적모형은 초합리성의 개념을 도입함으로써 합리모형을 보다 체계적으로 발전시키는데 공헌하였을 뿐만 아니라, 사회적 변동 상황에서 혁신적 의사결정이 거시적으로 정당화될 수 있는 이론적 근거를 제시해주었다는 장점을 가진다.

5) 합리적 정책결정의 제약요인

가) 인간적 요인

정책결정자가 가지고 있는 감정 · 동기 · 가치관 그리고 과거의 경험이나 개인적 판단에 의해서 영향을 받는다. 또한 인간은 근본적인 한계가 있다. 즉 정책결정자는 근본적으로 전문지식과 시간의 부족, 인지능력의 한계 등으로 불확실한 장래에 나타난 결과를 정확하게 예상한다는 것은 불가능하다. 그리고 정책결정자의 전근대적 가치관(가족주의, 운명주의, 연고주의, 권위주의, 정적인간주의)과 병리적 행태(무사안일, 선례답습주의, 무능, 보수주의) 등도 합리적 정책결정의 제약요인으로 작용한다(하상균, 2005; 조계표, 2004).

나) 구조적 요인

정책결정기구의 지나친 집권화, 지나친 전문화로 인한 할거주의 현상이 있다면 합리적 정책결정의 제약요인이 된다. 의사전달체계가 왜곡되어 있거나 전문적인 정책결정 전담기구의 부족, 복잡한 정책결정절차로 인한 문서주의(red tape) 등도 제약요인이 된다. 또한 정책결정자의 관례적 · 경직적 · 답습적인 결정의 선호도 역시 제약요인으로 작용한다.

다) 환경적 요인

정책결정은 또한 환경적 영향을 받는다. 즉 조직 활동의 대안으로 선택할 수 있는 목표나 문제가 다양하고 복잡한 경우, 이익집단이나 정치세력의 반대에 직면하는 경우, 사회관습과 규범의 요인에 의해서 영향을 받는다. 일반적으로 사회관습에 배치된 결정을 취한다는 것은 현실적으로 어렵다. 또한 매몰비용(sunk cost)의 문제도 제약요인으로 작용한다.

3. 정책집행

1) 의의

정책집행(policy implementation)은 정책의 내용을 실현시키는 과정을 의미한다. 정책의 내용을 실현시키는 과정은 일련의 활동들로서 구성된다. 정책의 내용은 정책목표와 정책수단으로 이루어지는데 정책의 내용을 실현시킨다는 것은 정책수단을 실현시키는 것이 핵심이다. 예를 들어, 건강검진률을 향상시키는 것을 정책목표로, 홍보를 정책수단으로 하는 국가암검진사업의 경우 정책수단은 암 건강검진 대상자를 조사 · 파악하고 본인으로 하여금 검진의 중요성 인지, 적극적인 검진참여를 높이도록 하는 활동 등으로 볼 수 있으며, 이러한 활동들이 없으면 정책수단이 이루어지지 못하게 된다.

2) 정책집행의 순응과 불응

가) 의의

순응이란 정책집행자나 정책대상집단이 정책결정자의 의도나 정책에 대해서 일치된 행위를 하는 것을 말하며 그렇지 않은 경우는 불응이라 한다. 정책에서 정책집행자가 정책을 집행하지 않거나 정책대상집단이 정책내용이 요구하는 행태변화를 수반하지 않으면 정책은 실패로 돌아가기 때문에 순응은 성공적인 정책집행의 중요한 요소이다(조계표, 2004).

나) 순응의 원인

- 정책담당기관의 정통성과 신뢰성이 있고 정책이 정당한 절차에 따라 결정되었다는 신념을 갖게 되면 정책에 순응한다.
- 정책내용이 실현가능성이 있고 목표가 적합하며 정책수단이 효과적이고 능률적이면 정책에 순응한다.
- 개인이나 집단이 정책의 수용을 통해 직접이익을 얻을 수 있다고 생각하는 사람들은 정책에 순응한다.
- 정책에 대해 불응하면 벌금이나 처벌 등이 수반되는 경우는 정책에 순응한다.

- 정책에 대한 수용력은 시간의 경과에 따라 증가한다. 처음에 논란이 많은 정책도 사람들에게 친밀하게 되면 수용력이 높아진다.

다) 불응의 원인

- 정책목표를 달성할 수단이 결여되어 있을 때, 정책집행자들이 정책의 목표에 동의하지 않을 때 불응이 일어난다.
- 정책결정기관의 정통성이나 도덕성에 대한 믿음이 결여된 경우, 순응에 필요한 자원이 부족할 경우에는 불응이 일어난다.
- 정책담당자의 공정한 태도나 일관성이 결여된 경우, 정확한 정보를 획득하지 못하여 정책내용을 모르는 경우에는 불응이 일어난다.

라) 순응의 확보방안

- 교육과 설득을 통하여 순응을 확보한다. 정책집행기관은 교육과 설득을 통하여 정책이 합리적이고 필요하며 사회적으로 유익하다는 것을 이해시키고 동의를 구한다.
- 편의의 제공을 통하여 순응을 확보한다. 정책담당자는 정책에 순응하는 사람에게 경제적 이익과 같은 편익을 제공함으로써 대상집단의 자발적인 순응을 유도할 수 있다.
- 처벌과 강압과 같은 제재수단을 통하여 순응을 확보한다. 정책의 불응에 대한 벌금을 부과하거나 혜택을 박탈함으로써 순응을 확보한다. 그러나 이 방법은 개인의 인권과 재산권이 침해되며 감정적 적대심을 자극할 수도 있다.
- 순응을 확보하기 위해서는 정책목표를 명확히 하고 정책집행이 일관성 있고 공정하게 이루어질 경우에 순응확보가 가능하다.
- 정책을 잘 모르는 집단에게 정보를 제공하여 정책에 협조하도록 한다.

3) 정책집행에 영향을 미치는 요인

가) 내부요인

- 정책목표가 명확하게 정의되어 있는지 없는지에 따라 정책집행에 영향을 미친다.

- 정책자체의 성격, 즉 신규정책, 분권화된 정책, 논란이 많은 정책, 복잡한 정책, 위기정책 등에 의해 제약을 받는다.
- 정책집행에 필요한 인적 · 물적 자원확보 정도와 정보, 권한 정도 등이 영향을 미친다.
- 정책집행자의 성향, 즉 집행자의 심리적 태도나 가치관 등은 물론 행태적 특징도 정책의 집행에 영향을 미친다.
- 집행기관의 조직구조이다. 집행기관은 비교적 권위적이고 집권적인 계층구조를 가지게 되는데 효율적인 정책집행을 위해서는 신속한 대응구조를 가져야 하며 민주적이고 분권적인 구조를 신축성 있게 활용하여야 한다.
  - 집행기관의 규칙이나 절차 및 커뮤니케이션 체계 등도 지대한 영향을 미친다.

나) 외부요인

- 정치 · 경제 · 사회 등 환경적 여건의 변화는 정책집행에 큰 영향을 미친다.
- 정책집행시 해당정책과 연계된 관련단체들이 정책집행에 적극성을 보이고 자원을 지원하면 정책집행이 용이하다.
- 정책결정기관의 지지이다. 대통령과 국회와 같은 정책결정기관은 정책집행에 중대한 영향을 미친다. 왜냐하면 정책집행에 필요한 자원의 배분권한이 있기 때문이다.
- 대중매체의 관심과 여론의 지지이다. 대중매체와 국민의 여론이 정책에 얼마만큼 지속적으로 관심을 표명하느냐가 중요하다.

4. 정책평가

1) 의의 및 목적

정책평가(policy evaluation)는 정책이나 사업계획의 집행결과가 의도된 정책목표를 실현하였는가, 당초 생각되었던 정책문제의 해결에 기여하였는가, 어떤 파급효과 내지 부차적 효과를 가져왔는지를 체계적으로 탐색 · 조사 · 분석하려는 활동을 의미한다.

정책평가의 목적은 정책이 국민의 요망에 어느 정도 대응하고 있는가, 합리적 정책결정에 도움이 되는 정보를 제공하며, 정보의 분석을 통해 정책의 수정 · 보완과 자원의 재배분을 가능케 하며, 정책 · 사업계획을 집행하는 행정인이 평가를 통하여 자기활동을 새로운 관점에서 파악할 수 있게 하는 데 있다(노화준, 2003).

2) 정책평가의 유형

가) 과정평가(process evaluation)

형성평가(formative evaluation) · 도중평가 · 진행평가라고도 하며 집행과정을 평가대상으로 하고 집행계획 · 집행절차 · 집행활동을 검토하며 정책집행과정에서 제기되는 문제점을 분석하여 보다 바람직한 집행전략 · 집행방법을 모색하기 위하여 행하여지는 평가를 말한다. 과정평가는 정책집행 완료 전에 행해지는 사전평가를 포괄하는 개념이다.

과정평가의 주된 대상은 자원투입의 적절성, 규정이나 절차의 준수여부, 정책효과를 발생시킨 인과경로 추적, 의도대로 집행되었는가의 여부, 관련사업과의 균형적 추진여부, 일정이나 진도대로 집행되고 있는지 여부, 효율적인 정책집행의 전략수립 등을 들 수 있다.

나) 총괄평가(summative evaluation)

총괄평가는 결과평가(outcome evaluation) · 영향평가(impact evaluation) · 종결평가라고도 하며, 정책이 집행된 후에 그 정책이 의도했던 효과를 성취하였는가를 판단하는 활동이다. 총괄평가는 정책이 집행된 후에 사회에 미치는 영향을 확인하려는 사실 판단적 활동으로 정책의 영향에는 정책효과 뿐만 아니라 부수적 효과도 평가한다. 주로 정책평가는 총괄평가를 의미한다.

총괄평가의 내용으로는 효과성평가, 능률성평가, 공평성 평가가 있다(조계표, 2004). ① 효과성평가는 총괄평가의 가장 핵심적 작업으로 의도한 정책효과가 그 정책 때문에 효과가 있었는지를 알아보는 것이다. 즉 정책목표의 달성도인 효과성을 판단하는 것이다. ② 능률성평가는 투입과 산출의 비율로 표현되며 능률성평가는 정책효과 뿐만 아니라 정책의 비용까지도 고려한다. ③ 공평성평가는 정책효과와 비용이 사회집단 간 또는 지역 간의 배분이 공정한가의 여부를 평가하는 것이다.

3) 정책평가 기준

정책의 평가기준은 정책의 좋고 나쁨을 판단하는 기준을 의미한다. 일정한 기준에 따라 정책을 검토하여 정책의 잘잘못을 가리게 될 때 그 기준이 정책의 평가기준이다. 따라서 개인 하나가 아니라 사회전체의 입장에서 정책의 좋고 나쁨을 평가할 수 있는 기준이 되어야 하는 것이다. 일반적으로 중요시되는 정책평가의 기준은 다음과 같다(조계표, 2004; 정정길 등, 1987).

그림 10-5 정책평가 기준

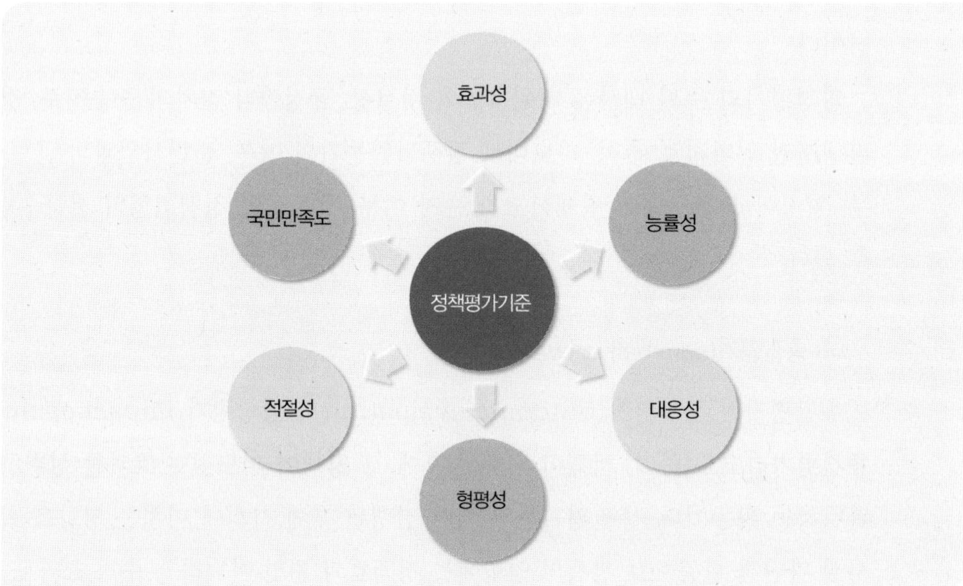

가) 효과성(effectiveness)

목표의 달성도를 의미하는 효과성은 정책이 의도한 본래의 목표를 달성하였는가를 파악하는 것으로 총괄평가의 가장 핵심적 작업이다. 예컨대 건강검진 확대 실시로 국민의 건강수준이 높아졌는지, 교통정책 실시로 출퇴근 시의 교통문제가 완화되었는지를 판단하는 것이다. 효과성평가에서 가장 중요하면서도 어려운 점은 '의도했던 정책효과가 과연 그 정책 때문에 나왔는지의 여부'를 판단하는 것이라 하겠다.

나) 능률성(efficiency)

능률성은 흔히 투입과 산출의 비율로서 표현되는데 적은 비용으로 산출의 극대화를 달성했는지의 여부를 의미한다. 즉 적은 투입으로 보다 많은 산출을 의미한다.

다) 대응성(responsiveness)

정책이 특정집단의 요구나 선호·가치를 만족시키는 정도를 의미한다. 대응성 평가의 방안으로 정책실시 전의 여론조사가 정책실시 후의 여론조사와의 일치성 여부를 보면 알 수 있다.

라) 형평성(equity)

형평성이란 비용과 편익이 상이한 집단 간에 공정하게 배분되고 있는가에 대한 기준을 말한다. 형평성은 정치적 합리성을 측정하는 중요한 기준이 된다.

마) 적절성(적합성, appropriateness)

정책문제 해결을 위해 사용된 수단이나 방법들이 바람직한 수준에서 이루어졌는가를 평가하는 기준이다. 예를 들면 우리는 일상생활에서 '비행을 저지른 청소년에 대해 체벌을 가하는 것이 적합한가 혹은 부적합한가?'라는 질문을 한다. 여기서 목표는 '비행청소년을 선도하는 것'이고, 채택된 대안(수단)은 '체벌'이며, 적절성(적합성)은 목표와 채택된 대안과의 관계를 보고 판단하는 것이다.

바) 국민의 만족도(satisfaction)

정책결정자들이 자신들의 추진하는 정책에 대한 일반국민의 광범위한 지지를 얻는 것을 말한다. 정책을 입안할 때 국민들의 요구가 얼마나 잘 수렴되어 반영되었는지를 검토하는 것이다.

Ⅳ 한국의 보건정책

우리나라는 그동안 급격한 경제성장을 바탕으로 보건의료분야에서 단기간에 큰 성과를 거두었다. 1977년 의료보험도입 이후 12년 만에 전국민의료보험을 실현하여 의료이용의 보편화를 확보했고, 병원급 의료기관의 급속한 증가, 활동 의사 수 등 보건의료 인력 및 시설 · 장비의 비약적인 양적 확대로 의료접근성도 획기적으로 개선되었으며, 그동안의 난제였던 의약분업도 실시하였다. 이제는 의료전달체계의 비효율성, 병원경쟁력 약화 등의 문제를 개선 · 보완하고, 건강보험의 재정 건전화와 보장성 강화를 조화시키며, 고령화에 따른 노인의료 수요급증, 의료시장개방에 대비한 대응방안을 마련해야하는 중요한 시점에 와있다.

1. 보건의료정책의 현황 및 여건변화

1) 국민의 건강수준이 높아졌다

보건의료기술의 발전, 생활수준의 향상 및 영양상태의 개선 등으로 국민의 건강수준은 비약적으로 향상되었다. 출생 시 기대수명이 현저하게 늘었고(1965년 52.4세 →2010년 80.7세), 영아사망률은 뚜렷하게 감소하였다. 남성의 평균수명은 1960년 51.1세에서 2010년 77.2세로 증가했으며, 여성 또한 53.7세에서 84.1세로 증가하여 전체 국민의 기대수명은 80.7세에 이르고 있다. 영아사망률은 1960년대 출생아 1,000명당 61명에서 2010년에는 3.2명으로 줄어들었다(OECD Health Data, 2012).

2) 보건의료체계가 민간우위, 치료중심이다

우리나라의 보건의료체계는 민간중심의 의료체계로 공공보건의료 부문이 양적 · 질적으로 취약하다.

민간중심의 의료체계는 가용자원이 부족하던 경제성장기에 예산 부담 없이 단기간내에 무의촌을 없애고, 국민의료 수요에 부응하는 보건의료서비스 체계를 이룩하는데

표 10-1 보건의료관련 여건변화와 수요전망

여건변화	보건의료수요전망
① 경제선진국 진입	– 복지 · 건강에 대한 욕구의 양적확대와 질적 다양화 – 시혜적 복지보다는 권리로서의 복지요구 증가
② 고령화사회 도래	– 노인의 의료수요 급증 – 빈곤노인의 의료보장 욕구 증대
③ 정보화 · 지구촌화 · 지식기반 경제의 급진전	– 의료시장에서의 전자상거래 확산 – 경쟁력이 떨어지는 고령자 · 빈곤층의 교육 · 훈련 필요 증대
④ 지방화진전	– 지역별로 특성화된 복지 · 건강수요대책 수립 필요 – 중앙 · 지방자치단체간 재원배분 · 정보연계 · 전달체계 조정 필요
⑤ 소요재정의 급속한 증가	– 건강욕구를 사회가 흡수하는 시스템으로의 이행 – 재정지출이 증가하는 반면, 대규모 지속적인 재원조달은 곤란
⑥ 질병구조의 다양화	– 만성퇴행성 질환의 증가로 재가 · 장기요양서비스 욕구증대 – 신종 · 재출현 감염병 확산으로 새로운 의료수요 증가 – 건강위해요인 증가로 의료서비스 수요증대 – 정신질환 증가에 따른 정신보건서비스의 중요성 및 수요증대
⑦ 취약계층에 대한 의료보장	– 노인 및 취약계층 증가에 따른 의료안정망 강화 등 국가지원 필요 증가 – 희귀난치성 질환 및 중증질환에 대한 지원책 마련
⑧ 보건의료서비스 소비행태의 변화	– 의료수요의 다양화, 전문화된 서비스에 대한 수요 급증 – 가족내에서의 간병기능 약화로 의료관련 부대서비스에 대한 수요 급증
⑨ 보건의료서비스 공급체계의 효율화	– 의료의 질에 대한 국민의 기대수준 향상에 부응한 세분화된 특수전문진료서비스 개발 · 보급 증가 – 병원경영의 합리화를 위한 비용절감적인 경영기법의 도입과 전문화 – 저가의 장기요양서비스 확충 – 보건의료서비스 공급체계의 비효율성 개선
⑩ 보건산업의 발전	– 미래형 성장주도 산업으로서 국가 간의 경쟁 심화 – 새로운 치료기술이나 신약개발 등 고부가가치 창출
⑪ 의료시장의 개방	– 세계무역기구/도하개발 아젠다 협상전략 개발과 의료서비스의 국제경쟁력 확보 노력
⑫ 보건의료분야 대외협력 증진	– 최빈국 및 개도국의 빈곤과 질병퇴치를 위한 지원 – 신종감염병 출현 등으로 인한 인접국가들의 공동노력 요구

기여해 온 것이 사실이다. 그러나 민간우위의 보건의료체계는 치료위주의 공급구조를 유지하고 있어 예방과 건강증진서비스를 발전시키는데 한계가 있고, 저소득층에 대한 의료서비스 지원, SARS, 신종인플루엔자(H1N1) 등 신종감염병 대응에 취약성을 가지게 된다.

3) 보건의료자원 분포가 심한 불균형 상태이다

보건의료 인력 · 시설 · 장비 · 의약품 등 의료자원의 전반에 걸친 불균형과 중복이 문제되고 있다. 활동의사 중 대부분이 전문의이며 안과, 피부과, 성형외과 등 특정 인기과목에 선호도가 편중되어 있고, 전체 의원 중 90% 이상이 전문의인 것으로 나타나 의료인력 활용면에서 비효율성이 큰 문제가 되고 있다. 또한 병 · 의원의 91.4%, 전체병상의 88.2%가 도시지역에 편중되어 있어 지역간 불균형문제가 국민의 의료접근도를 떨어뜨리는 주요인이 되고 있다.

고가장비의 과잉 · 중복 도입 또한 문제가 되고 있다. MRI(magnetic resonance imaging, 자기공명영상기)를 기준으로 볼 때 인구 100만 명당 19.9대로 OECD 평균 보유 대수 12.5대보다 7.4대 많은 수치이다. CT(computed tomography, 전산화단층촬영기)의 경우 인구 100만 명당 35.3대는 OECD 평균 보유 대수 23.3대보다 훨씬 많은 수치이다. 이는 의료의 불균형뿐만 아니라 고가장비의 회전을 위한 유인수요 창출, 고소득자와 저소득자의 의료이용 불균형 심화현상을 초래하고 있다.

4) 보건산업의 경쟁력이 부족하다

보건의료산업(healthcare industry)은 질병의 치료와 건강의 유지 및 증진과 관련된 재화 및 서비스의 생산과 유통을 담당하는 산업으로 의약품, 의료기기, 식품, 화장품의 4개 보건제조산업과 병의원, 약국 등이 제공하는 보건의료서비스산업을 포괄하는 개념이다. 인간의 생명 유지 및 건강과 직결되는 보건의료기술은 신약, 의료기기 등을 통한 부가가치 창출이라는 산업적 측면과 함께, 질환으로 인한 경제 · 사회적 문제를 해결해 주는 측면까지 고려한다면 그 중요성은 매우 크다고 할 수 있다. 평균수명 연장과 소득증가로 국민들의 건강에 대한 관심과 수요가 높아짐에 따라 보건의료산업의 급성장이 예상되고 있고, 고령화 사회로 접어들면서 만성질환이 증가추세에 있어 보건의료기술의 역할이 그 어느 때보다 증가되고 있다.

그러나 우리나라 보건산업의 기술수준은 최고기술보유국인 미국의 78~80% 수준으로 5~6년의 기술격차가 있다.

5) 건강보험 본인부담률이 높고 재정이 불안정하다

건강보험은 당초 저부담 · 저급여 체계로 운영되어온 바, 급여범위와 수준이 낮다. 이에 따라 건강보험의 보장성강화에 대한 국민의 요구가 끊임없이 제기되고 있다.

한편 만성적 수입 · 지출 불균형, 수가인상, 의료이용률 증가 등 여러 가지 요인으로 건강보험재정 불안정 상태가 계속되고 있다.

6) 보건의료여건변화에 따른 대응이 필요하다

고령화의 급속한 진전으로 노인건강문제가 사회적 관심사로 부각되고 있어 노령층의 의료보장을 강화할 필요성이 급격하게 증가하고 있다. 또한 암 · 뇌혈관질환 · 고혈압 · 당뇨병 등 만성퇴행성질환의 증가로 장기요양, 호스피스, 장기이식 등 새로운 보건의료서비스 욕구가 증가하고, 신종감염병 등 예상치 못한 감염성질환이 다발할 것으로 예상되고 있어 이에 대응할 수 있는 보건의료자원과 조직체계의 설립이 긴요해지고 있다.

아울러 양질의 보건의료서비스와 건강유지에 대한 관심이 높아지면서 국민의료비의 증가속도가 점점 빨라지고 있어, 국민의료비를 통제 · 관리할 수 있는 방안마련이 점차 필요해지고 있다.

2. 우리나라 보건정책의 방향

현재 보건복지부가 추구하고자 하는 보건의료정책방향은 모든 국민이 계층이나 경제적 능력에 구애됨 없이 적정수준의 보건의료서비스를 보장받고 건강한 삶을 영위할 수 있도록 함으로써 모든 국민의 건강권이 보장되는 '건강공동체'의 구현이 그 목표이다. 이러한 보건의료정책의 기본적인 목표와 전략은 정부가 교체된다 하더라도 용어의 변경이나 외형적인 모습만 조금 바뀔 뿐 궁극적인 내용은 이러한 내용을 토대로 진행될 수밖에 없다.

이를 위한 구체적인 추진전략으로는 모든 국민의 건강한 삶을 보장하기 위해 '평생국민건강관리체계 구축', '보건의료서비스의 보장성 강화', '보건의료체계의 효율화 및 질적 제고', '보건산업의 경쟁력 제고'등의 정책 추진전략을 실천하고 있다.

21세기 보건의료의 제반문제를 해결할 수 있는 시스템을 구축하고, 보건의료정책의

그림 10-6 우리나라 보건복지부의 보건의료정책방향

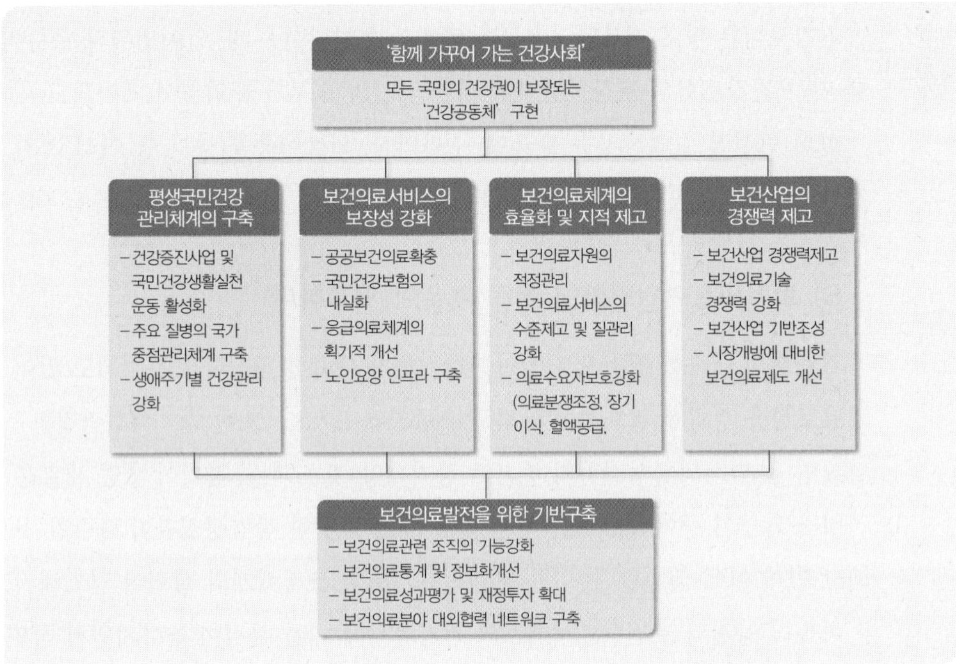

주된 사항을 질병치료로부터 국민의 건강보호와 생활습관, 식생활 · 영양, 운동 · 여가 등을 포괄하는 건강증진 활동 강화에 집중하는 한편, 중앙과 지방정부간, 공공과 민간 부문간 협력체계를 구축하여 국민건강증진관리체계 전반의 사업내실화를 도모하도록 해야 한다.

의료의 공공성과 형평성을 강화해나가기 위하여 보건의료자원의 공급과 분포의 적정화를 기하고 획기적인 공공보건의료정책의 확충을 도모하여 보건의료서비스 이용이 어려운 취약계층의 의료접근성을 높여가면서, 보건의료기술 개발 지원과 산업육성으로 보건산업의 경쟁력을 강화해 나가야 한다.

보건의료서비스의 보장성을 강화하고 질적 수준을 제고하기 위하여 건강보험을 포함한 보건의료 전반의 재정확충이 함께 이루어질 필요가 있다. 따라서 정부의 일반 재정뿐 아니라 담배부담금 인상 등 다양한 재원조달 방안을 강구하여 보건의료분야의 획기적인 발전을 도모해나가야 한다.

제11장 보건기획

I 보건기획의 개요

1. 개요

1) 정책과 기획

가) 기획(planning)의 정의

정책(policy)과 기획(planning)의 관계를 정리해 볼 필요가 있다. 기획이란 '특정한 목표를 달성하기 위하여 최상의 이용 가능한 미래의 방법 · 절차를 의식적으로 개발하는 과정'이라고 정의할 수 있다. 이 경우 특정목표란 기획의 경우 특정정책을 의미하며 따라서 기획이란 장래의 변화를 합리적으로 기도하는 보건행정인의 시도라고 하는 점에서는 동일하나, 다만 구별을 한다면 정책은 보다 일반성을 지니고 있는데 반해 기획은 정책보다 특정성(specific) · 구체성을 띤다고 하는 상대적인 차이를 가지고 있다. 따라서 정책은 목표달성을 위한 방향 · 사업을 제시하는 것이라고 하면, 기획은 이러한 정책을 보다 효율적으로 구체화하기 위한 미래의 방법 · 절차를 사전에 결정하는 것이라고 할 수 있다. 따라서 양자는 상대적인 의미에서 목표(정책)와 수단(기획)의 위치에 있다고 할 수 있다(박동서, 2002). 기획은 본질적으로 목표지향적인데 목표달성을 위한 최적을 수단을 찾아서 필요한 권한과 자원을 활용하여 전략을 실행하는 일련의 의사결정이라는 점에서 보건사업에 매우 중요하다(배상수, 2008).

나) 유사용어

기획과 유사하지만 구별해야 할 용어들이 몇 가지 있다.

첫째, 계획(plan)을 들 수 있다. 계획은 기획의 결과 얻어지는 산물로서의 최종안을 의미하는 것으로 이해하면 된다. 그래서 계획을 기획의 최종산물을 의미하는 '기획서'로 부르기도 한다. 하지만 기획의 특성중의 하나가 계속적인 과정이므로 최종산물의 의의는 크지 못하다. 따라서 기획이라고 하면 으레 일이 이루어지는 과정(planning)을 의미하는 것으로 생각하는 것이 당연하다(박동서, 2002).

둘째, 영어의 program, project와의 구별이다. 이는 기획과의 관계에서 볼 때 기획이 보다 세분화 · 구체화되어 가는 정도를 상대적으로 의미하는 것으로 견해의 일치를 보이고 있으나, 우리나라의 경우 이의 일치를 보지 못하고 혼란을 야기하고 있다. 따라서 program은 사업계획서, project를 세부사업계획서로 명명하는 것이 무난하다고 본다. 따라서 구체화 · 세부화 되는 정도를 기준으로 열거하면 planning(기획) → plan(계획) → program(사업계획) → project(세부사업계획)으로 나열할 수 있다.

2) 기획의 발달 배경

① 세계대공황의 발생으로 자본주의를 보호하기 위한 정부의 간섭이 불가피해졌으며 케인즈 혁명과 수정자본주의가 초래되었다. 이는 자본주의 변경, 즉 경제의 운영계획에 계획의 논리가 대폭적으로 도입되는 것을 의미하며, 이의 대표적인 도입형태는 미국의 뉴딜정책이다.

② 제1차, 2차 세계대전으로 인해 전시동원 체제의 신속한 구축을 위해서는 인적 · 물적 자원의 계획적 동원이 필요하면서 기획이 발달하였다.

③ 도시계획의 발달이다. 도시의 문제가 시장의 자율적 논리에 맡겨지면서 범죄, 환경오염, 교통난, 주택난 등 다양한 도시문제가 발생하였다. 이러한 도시문제를 해결하기 위해 계획적인 도시운영이 필요하게 되었다.

④ 구소련의 제1차 경제개발 계획(1929년)의 성공적인 추진으로 개발도상국가의 발전계획 추진을 위해 기획이 필요하였으며, 소련의 성공에 자극받은 서구 자본주의 국가도 계획경제 논리를 도입하게 되었다. 프랑스의 1946년 모네(Monnet)계획은 서구 자본주의 최초의 국가계획이었다.

⑤ 기획에 필요한 사회과학이 발전하였다. 정확한 미래예측을 위한 제반 사회과학기법이 발달함으로써 계획이 과학적인 근거를 획득하게 되었다.

3) 보건기획의 정의와 목적

가) 정의

기획은 관리에서 가장 중요한 기능으로 간주되고 있는데 이는 모든 관리의 기능이 기획에 따라 이루어지기 때문이다. 즉 관리의 조직, 인사, 지휘, 통제의 활동은 세워진 관리기획에 따라 이루어지는 것이다. 기획은 조직의 목표설정 뿐만 아니라 이를 효과적으로 달성하기 위한 수단으로서의 행동과정도 포함한다. 다시 말하면 기획은 무엇을 할 것인가, 어떻게 할 것인가, 언제 그것을 할 것인가, 그리고 누가 그것을 할 것인가를 사전에 결정하는 것이다. 의사결정은 관리활동의 기본적인 기능이다. 특히 기획은 여러 대안적 행위 중에서 하나의 대안을 선택하는 행위이므로 의사결정과 밀접한 관련성을 갖는다.

따라서 앞서 언급한 기획의 정의를 바탕으로 보건기획을 정의하면 '국민이 당면하고 있는 보건문제를 해결함으로써 보건복지를 증진시키고자 합리적인 보건정책의 수립과 보건자원의 동원을 효과적으로 하기 위한 제반 보건활동'(유승흠 등, 1998), '의도된 미래의 상에 맞추기 위해 현재를 변화시키는 과정, 따라서 모든 기획에는 현재의 상태, 미래의 원하는 방향(목적), 원하는 방향으로 가기 위한 방법(전략과 세부사업)이 기본적인 구성요소로 포함되어야 한다(배상수, 2004)'. 또한, '보건기획은 보건상의 목표를 달성하기 위해 복수의 대안 중에 최선의 안을 선택하여 조직적으로, 의식적으로, 계속적으로 노력하는 것(WHO)'등으로 표현되고 있다.

나) 보건기획의 목적

미국공중보건협회에 따르면 보건기획의 목적은 다음과 같다(유승흠, 1995).

① 보건사업을 위한 조직의 개선
② 새로운 필요사업의 발전 촉진과 기존 사업의 강화 및 그 활용의 추진
③ 보다 나은 협조로 보건사업의 질적 향상
④ 지역사회의 불필요한 사업계획 중지

⑤ 정부와 민간기관간 사업의 중복 회피
⑥ 보건사업의 지역 간 배분 개선
⑦ 신규 사업계획의 우선순위 결정, 보건사업기획의 균형 발전, 지역사회 특수보건수요 서비스
⑧ 부족한 보건인력의 효율적인 이용과 훈련시설의 개발 육성
⑨ 보건요구도 파악, 해당지역의 특성에 맞는 변화를 위하여 현실적인 목표설정 지원
⑩ 새로운 보건지식의 신속한 적용
⑪ 보건사업의 연구와 훈련의 밀접한 관계 조성
⑫ 지역사회발전을 위한 경제적, 물리적 계획과 보건수요의 종합적 조정 등이다.

2. 보건기획의 특성과 필요성

1) 보건기획의 특성

기획의 본질적 특성은 무엇인가? 보건기획의 특성을 개략적으로 정리하면 다음 다섯 가지로 정리할 수 있다(배상수, 2008; 문재우, 2002).

가) 기획은 본질적으로 미래지향적이다

기획은 현재 지향적이 아니다. 우리가 얼마나 미래를 잘 예측하고 통제할 수 있을지 모르나, 거의 모든 경우에 기획이란 미래의 행동에 관한 것이다. 따라서 경제변수, 환자의 필요와 수요, 보건의료서비스 이용, 사회환경, 정치적 변수 등에 대한 예측이 필요하다.

나) 기획은 본질적으로 목표 지향적이며 의도적이다

기획은 우리의 미래를 우리의 의도에 맞게끔 변화시키고자 하는 인간의 희망을 반영하는 수단이다. 기획은 이미 수립된 목표를 달성하기 위한 보다 구체적인 방법을 제시하는 활동이다. 즉 기획은 미래를 우리의 의도대로 만들어 가고자 하는 수단의 하나이다.

다) 기획은 본질적으로 목표달성을 위한 최적의 수단을 제시한다

기획은 막연히 바람직한 미래를 상상하는 것과는 다른 것이다. 우리가 이상향을 꿈꾸

는 것과 마찬가지로 기획도 어떤 현상이나 사건의 바람직한 미래를 그린다. 그러나 기획이 꿈과 다른 것은 기획은 그것을 달성하는 구체적인 수단을 제시한다는 점이다. 기획이란 목표에 도달하기 위한 최적의 수단을 계획적으로 제시하는 것이다.

라) 기획은 본질적으로 권한과 자원을 동반하는 행동 지향적이다

어떤 전략을 실행할 의도가 없거나 실행할 권한이 없더라도 변화를 위한 전략을 강구하는 것은 바람직하지 못하다 할 수는 없다. 그러나 기획이 이런 무책임한 생각과 다른 것은 기획이 단지 계획을 수립하기만 하는 것은 아니라는 점이다. 기획이 나름대로 가치를 가지기 위해서는 기획가에게 권한을 부여하여 계획을 성공적으로 수행할 수 있도록 하여야 한다.

마) 기획은 본질적으로 체계적인 일련의 의사결정과정이다

기획은 일회적이거나 단편적인 의사결정들이 아니라 하나의 연속적인 과정으로 이루어지며, 기획과정의 여러 단계는 체계적으로 연결되어 상호영향을 미친다. 즉 기획은 단절된 행위가 아니고 하나의 과정으로서 계속적이고 반복적이다. 조직은 기획의 반복과 수정을 통하여 바람직한 상태로 변화한다. 기획은 단순한 행동이 아니라 상호작용하고 상호 의존하는 여러 단계로 이루어진 과정이다. 또한 기획은 앞으로 집행할 결정, 즉 계획을 준비하는 과정이다. 기획은 집행자체가 아니다.

2) 보건기획의 필요성

제한된 인력과 자원, 시설, 예산으로 국가 또는 지역사회 보건사업 목표를 효과적으로 달성하기 위해서는 기획이 반드시 필요하다. 보건기획이 필요한 이유는 다음과 같다(유승흠, 1995).

가) 각종 요구와 희소자원의 효과적인 배분

요구되는 모든 사업을 충족시켜주기 위해서는 인적 자원, 물적 자원, 재정 등이 충분히 확보되어야 하나 자원은 유한하다. 그러나 개인이나 지역사회는 자신의 개발수준을 향상시키기 위한 욕구를 가지고 이를 성취하기 위해 노력한다. 그러므로 개인이나 지역사회의 각종 기대를 충족시키기 위해서는 부족한 자원을 사회경제적 중요성에 따라 우선순위를 결정하여 요구와 자원의 배분을 상호 조정하여야 하기 때문에 기획이 필요하다.

나) 이해대립의 조정 및 결정

많은 지역사회는 서로 다른 집단마다 서로 다른 가치와 견해를 갖기도 한다. 각 정책 간에는 목표달성을 위한 방법과 수단의 결정과정에서 상호 상충되는 가치와 의견을 가질 수 있으므로 이러한 갈등을 사전에 해결하기 위하여 기획이 요구된다.

다) 새로운 지식과 기술개발

현대 정보사회와 같이 정보가 급속도로 발전하는 사회에서는 보건정책이나 기획에 필요한 새로운 지식과 기술을 필요로 한다. 따라서 사전에 검토나 조정 없이 새로운 지식과 기술만 도입한다면 지역사회 발전에 장애가 될 수 있다.

라) 합리적 의사결정

보건의료조직은 환경에 대처하고 보다 효과적이며 효율적으로 기능을 발휘할 수 있어야 한다. 기획이 잘되어 있지 않으면 외부환경의 변화에 능동적으로 대처하지 못하게 된다. 보건정책 과정과 희소자원의 효과적인 배분을 위한 합리적인 의사결정을 하기 위해서는 상황분석과 장래추이분석, 우선순위 및 목표설정 등을 통한 효율성의 원리가 기초가 되어야 한다.

3. 보건기획의 대상과 범위

보건기획은 국민의 건강수준을 향상시켜 인적 자원을 보전하는데 있으며, 국민 개개인이 건강하게 살아야 한다는 것은 국민의 권리이고 의무로서 보건의료는 의식주 다음의 제4의 수요이다. 따라서 국민의 건강수준을 효과적으로 증진하는데 필요한 모든 사회적 활동영역이 보건기획의 대상과 범위라 할 수 있다. 보건기획의 대상과 범위를 나누어 보면 다음과 같다(유승흠, 1995).

가) 인적자원기획(manpower resource planning)

각종 보건의료인력 양성 및 관리, 의료인력의 지역적 분포 및 활용목표에 대한 기획을 말한다.

나) 물적자원기획(physical resource planning)

물적자원기획은 각종 보건의료 시설과 의료장비 및 소모품의 생산, 분배 및 관리에 관한 기획을 말한다.

다) 행정기획(administrative planning)

보건행정기획은 보건의료전달체계의 발전과 재원의 조달, 분배 및 보건사업정보체계의 개발 등에 관한 기획을 말한다.

라) 환경기획(environmental planning)

쾌적한 생활환경의 확보에 관련되는 보건사업, 즉 기본환경관리, 공해관리 및 상하수도관리 등에 관한 기획을 말한다.

마) 보건교육기획(health education planning)

보건교육기획은 예방보건사업과 건강한 생활을 영위하기 위한 국민보건교육 및 홍보에 관한 기획을 말한다.

바) 조사 및 연구기획(survey and research planning)

국민보건실태를 분석하기 위한 제반 활동과 보건과학 및 의학기술의 향상에 관련된 조사연구에 관한 기획을 말한다.

기획의 목표는 사람들의 미래에 대한 소망을 반영하고 있다. 목표는 일반적으로 추상적이고 불분명한 상태에서 실현 가능한 목적으로 구체화하는 과정이다. 목표는 조직의 모든 노력이 집중되는 표적이다. 현황 분석 및 장래추세의 예측에서 파악된 문제점과 자료의 제약 등을 고려하여 전반적인 보건행정의 정책목표를 설정하고 보건정책의 기초 방향을 정립하여 정책수단을 발전시키는데 지침으로 삼도록 한다.

2. 정보의 수집 · 분석

목표가 설정되면 미래의 목표를 달성하는데 문제점을 파악하고 장애요인을 규명하는 것을 말한다. 관련된 사항의 정보를 수집 · 분석하는데 있어 제일 큰 문제는 정확한 통계치를 얻는 것이다.

기획대상에 관한 지식과 정보를 수집하여 해결하려는 문제와 어떤 상호 관련성이 있는 지를 분석한다. 문제해결을 위한 미래의 상태, 필요성 그리고 목적달성을 위한 제약요건을 고려하지 않고서는 합리적인 대안 도출이 불가능하다. 따라서 이를 극복하기 위해서 자료의 수집, 분석기술, 정보처리 등이 매우 중요하며 계량적인 분석과 질적인 분석을 통하여 결과를 사전에 어느 정도 예측할 수 있다(문재우, 2002).

3. 대안의 작성 및 평가

기획은 구체적인 활동의 순서를 사전에 정하는 것이므로 정책과 달리 가용자원이 실제로 동원 · 배분되어야 하는 것이다. 물론, 처음에 적극적으로 자원이 필요할 때는 더 동원할 수 있는 것을 전제로 하여 출발할 수도 있으나, 마지막 대안의 작성 · 평가단계에 가서는 이를 재검토하게 되고 이에 대한 고려 · 제약을 받게 되는 것이 실제의 기획에서 흔히 볼 수 있는 현상이다(박동서, 2002). 주의할 것은 이러한 대안의 평가에 있어 자칫하면 측정이 가능하고 쉬운 양적인 것에 치우쳐 보다 중요한 질적인 것이 경시되기 쉽다는 것이다. 그러므로 질적인 것이 경시되지 않도록 특별히 유의하여야 한다. 일반적으로 대안의 작성 및 평가단계에서는 실현가능성, 형평성, 효과성, 능률성 등을 고려하기 때문에 이 단계에서 계량적인 통계기법이 가장 많이 활용된다.

4. 선택

기획과정의 마지막 단계는 최종안을 선택 · 결정하는 일이다. 불확실성으로 인해 최적대안의 선택은 쉽지 않다. 경제적 합리성뿐만 아니라 실현가능성과 확실성의 확보, 예산의 뒷받침, 지역사회 주민이나 국민의 지지와 같은 정치적 합리성을 고려해야 한다(문재우, 2002).

최종안의 선택에 있어서 직관이나 개인적 · 주관적 가치판단을 가능한 한 배제하여야 하며, 최고관리층이나 상급자의 영향을 살피기보다는 공익이나 객관적 기준에 충실해야 하고, 비현실적인 최적대안보다 적정수준에서 만족스러운 현실적인 대안을 선택하는 것도 필요하다. 현실가능성에 대한 충분한 검토가 있어야 하고, 계획의 신축성에 대한 고려가 있어야 한다.

여기서 중요한 것은 기획안이 누구의 이익을 위한 것인가 하는 고려이다. 책임정치가 고도화된 선진국에서는 문제가 없겠으나 우리나라와 같이 아직 책임정치가 높지 못하고, 대통령에 의해 임명되는 경우가 많은 책임자는 대통령의 의도에 지나치게 영합하여 정책이 부실하게 되는 경향을 갖게 될 수도 있으므로 대통령, 유력한 정치인의 영향을 지나치게 받아서는 안 된다.

Ⅳ 보건기획의 성공요건

기획은 미래에 대한 행동노선의 합리적 선택과 실천과정이다. 이 과정에는 필연적으로 기득권 유지를 위한 저항과 현실적 어려움이 발생하기 마련이다. 특히 보건의료분야의 기득권은 다른 분야보다 더 응집되어 움직이고 보다 더 민감한 반응을 보이는 경향이 있다. 예를 들어, 건강증진사업의 경우 그 효과성은 매우 다양하다. 그러나 건강증진사업의 성공은 사업을 실행하기 이전 단계인 기획에 달려있다. 주로 기획과정을 통하여 잘 계획된 사업이 가장 성공적이 될 수 있다(Mckenzie & Smeltzer, 1997). 반면, 바람직한 기획을 제약하는 요인으로는 미래의 불확실성, 기획의 경직성, 매몰비용, 시간과 경비, 행정적 · 정치적 요인들이 있을 수 있는데 이를 좀 더 세분화하여 기획수립단계, 기획집행단계, 행정적 · 정치적 요인으로 구분하여 살펴보고 바람직한 기획요인을 설명하고자 한다.

1. 보건기획의 제약요인

1) 기획수립상의 제약요인

가) 기획목표설정상의 갈등과 대립

기획목표의 설정에는 기획당사자와 이해당사자간의 이해대립, 정치적, 경제적 요인 등의 작용으로 명확한 목표설정이 어렵다.

나) 미래예측의 곤란성, 비용과 시간

인간능력의 한계로 미래에 대한 정확한 예측이 곤란하며, 예측자체가 불확실하다면 효과적이고 건전한 계획을 세울 수 없게 된다. 또한, 모든 기획에는 비용이 뒷받침 되어야 실효성을 거둘 수 있으며, 많은 시간이 소요된다는 것이다.

다) 자료 · 정보의 부족과 부정확성

정보자료의 중요성에도 불구하고 계획의 수립과 분석은 한계가 있으며 정확한 자료의 입수가 어렵고, 개발도상국의 경우 정보가 왜곡되거나 변질되는 경우가 많다.

라) 개인적 창의력 위축

기획이 지나치게 포괄적이고 세부적인 경우와 기획의 과정이 집권적인 경우에는 일반직원이나 감독자의 창의력을 저해하게 된다.

마) 기획의 그레샴의 법칙

특별한 노력이 요구되지 않은 정형화된 기획에 주력하고 비정형적인 기획을 기피하는 경향이 있다.

2) 기획집행상의 제약요인

가) 기획의 경직성

일단 수립된 기획은 경직성으로 말미암아 새로운 사태가 발생하여도 관계당사자의 압력으로 인해 기획을 수정하는 것은 곤란하다. 경직성은 융통성 없는 행정을 초래할 수 있는 바, 변동하는 사회에 대한 적응력도 약하게 된다.

나) 이해관계자의 저항

기획의 집행에 대해 일부 국민이나 관료로부터 이해관계로 인한 저항, 반발이 발생될 수 있다.

다) 즉흥적 · 권위적 결정에 의한 빈번한 수정

최고관리층이 전임자의 기획을 법적 구속력이 없다는 이유로 즉흥적 · 권위적 결정에 의해 빈번하게 수정되는 경우가 많다.

라) 자원배분의 비효율성

한정된 자원의 배분이 행정수요의 우선순위에 따라 이루어져야 하는데, 각 행정조직 단위간의 대립 · 갈등으로 왜곡되면 계획집행에 차질이 생긴다.

3) 정치적 · 행정적 제약요인

가) 기획능력 부족

저개발국의 경우 기획에 관련된 경험의 부족과 기술의 낙후성으로 기획요원의 능력이 부족한 경우가 많다.

나) 번잡한 행정절차 및 행정조직의 비효율성

신생국의 경우 red tape(문서주의, 관료적 형식주의), 비합리적인 사무처리 절차 등으로 기획을 저해하고 있다. 또한 효율적인 행정조직의 결여는 발전기획을 저해한다.

다) 조정의 결여

신생국의 경우 여러 행정기관의 발전기획이 상호 조정되지 않음으로써 합리적인 사업계획의 집행이 저해되고 있다. 특히 정부기관의 확산은 더욱 조정을 어렵게 하며, 빈번하고 무원칙적인 행정기구개혁은 오히려 기획의 집행을 저해하고 있다.

라) 기획과정의 참여부족

신생국의 경우 기획과정의 참여가 제대로 이루어지지 않아 대내외적으로 기획에 대한 동의 내지 적극적 협조를 받지 못하고 있다.

2. 보건기획의 성공요인

기획이 성공적으로 수립되기 위한 요건은 다음과 같다(유승흠 등, 1998; 이시백 등, 1998).

① 기획은 변화 지향적이고 목적 지향적이며 의식적이어야 한다.

② 몇 개의 서로 연관된 기획은 기능적인 조화를 이루어야 한다. 기획 작업 이전에 기획의 과정과 목표, 방법에 대한 합의를 이루어야 한다. 그리고 장기기획은 단기기획과 통합되어야 한다.

③ 기획의 목표와 목적이 명백하게 제시되어야 한다. 장래에 대한 전망이나 바람직한 목표를 설정하는 데는 여러 가지 의견 상충이 있을 수 있다. 서로의 의견을 수렴하고 이를 명확히 하는 데 많은 시간을 투자하여야 한다. 또한 기획수립은 누구라도 이해할 수 있도록 명확해야 한다.

④ 논리적으로 볼 때 기본 기획은 전체적인 것이어야 하므로 이들 기본기획은 최고경영층에서 수립되어야 한다. 그리고 모든 상급관리자는 기획수립에 있어서의 장애를 제거해 주고, 그의 부하들이 기획을 수립할 수 있는 분위기를 만들어 주어야 한다. 기획수립에는 조직전체가 기획의 과정에 참여하여야 한다. 특히 실제사업수행자의 의견을 충분히 반영하여야 한다.

⑤ 기획의 범위(공간적, 시간적)를 정하여야 한다. 경험이 부족한 경우는 처음부터 포괄적이고 종합적인 기획을 하기보다는 부분적이고 단계적으로 접근하는 것이 바

람직하다. 또 모든 사업을 대상으로 하기보다는 가장 필요가 크고, 사업효과가 큰 전략적 부분부터 시작하는 것이 좋다.

⑥ 기획수립을 뒷받침할 수 있도록 조직이 구조화되어야 한다. 즉 직무가 적절히 분할되고 권한이 명확히 위양되었을 때, 관리자들은 자신의 권한과 책임 하에서 기획을 효율적으로 수립할 수 있을 것이다.

⑦ 기획은 간단하고 구체적이되 과학적인 근거에 기반하여야 한다. 과학적인 근거가 없는 사업이 단순히 기획가의 선호나 주민의 요구에 따라 실시되어서는 안 된다. 보건의료분야는 효과가 입증되지 않은 다양한 기술이 범람하고 있으므로 주의가 요망된다.

Health Service Management

PART 6

보건사업의 실제

제12장 질환중심 보건사업

I 감염병관리사업

1. 개요

20세기 이후 경제성장, 치료기술의 발달 및 위생 향상 등에 힘입어 감염병(infectious disease)의 발생율이 큰 폭으로 감소하였으나, 최근 지구온난화 · 국제교류증가 · 식품수출입 증가 및 생활습관 변화 등의 요인으로 감염병의 발생 가능성이 증대되고 발생양상이 다양화되고 있다. 과거 유행하던 세균성 이질 · 말라리아 · 홍역 · 결핵 등과 같은 감염병이 종종 재출현하고 있으며, 신종인플루엔자 · 중증급성호흡기증후군(SARS) · 조류인플루엔자 · vCJD(new variant Creutzfeldt-Jacob disease)와 같은 신종감염병 및 생물테러감염병의 위협이 증가되고 있는 추세이다.

20세기에 들어서 감염병으로 인한 사망은 급속히 감소하였다. 폐렴, 결핵, 설사 및 장염, 디프테리아 같은 감염병에 의한 5세 미만의 영유아 사망이 줄면서 전체적인 사망이 감소하였기 때문이다. 19세기 질병발생의 주요 원인이었던 결핵, 콜레라균 등의 미생물이 발견되면서 이들 병균에 대한 통제수단이 확보되었기 때문이다.

하지만 21세기 들어 인류는 새로운 어려움에 직면하고 있다. HIV/AIDS와 같은 감염병의 등장, 약제내성 결핵균 및 황색포도구균으로 인한 사망의 증가, 조류인플루엔자, 식품매개감염병의 유행 증가, 생물테러질병의 발생, SARS의 국제적 전파 등 인류를 새로운 감염병의 위험에 처하도록 하고 있다. 이러한 상황은 전 세계적으로 새로운 질병의 유행에 대한 체계적인 대응 및 협조체계를 요구하고 있다(김화중, 2005). 이에 대한 대처방안의 하나로 우리나라는 2004년 기존의 국립보건원을 질병관리본부(CDC)로 확대 · 개편하여 체계적인 관리를 도모하고 있다.

2. 법정감염병관리 및 감염병감시체계

세계보건기구(WHO)는 질병감시를 '질병관리의 계획, 집행 그리고 평가를 위한 역학적 정보의 체계적 수집과 사용, 즉 조치를 위한 정보(information for action)'라고 하였으며, 미국 질병예방센터(CDC, 1988년)는 '공공보건정책을 기획 · 실행 · 평가하기 위해 기본적인 자료들을 지속적 · 체계적으로 수집 · 분석하여 필요로 하는 사람들에게 적시에 배포하고, 이를 질병의 예방과 방역에 사용하는 것'이라고 하였다. 감염병 감시자료 수집을 위한 감염병 감시체계는 감염병의 지역별 · 계절별 발생양상을 신속 정확히 파악하고 분석하여 질병의 발생 및 유행을 조기 감지함으로써 감염병 발생에 신속히 대응, 유행 확산을 방지하는데 필수적인 역할을 하고 있다. 최근 10년간 홍역, SARS, 조류인플루엔자, 신종인플루엔자 등 감염병의 유행시, 국가감염병감시(National Infectious Diseases Surveillance) 체계는 신속한 전략을 수립하는데 근거자료가 되어 효과적인 대응전략을 수립하고 인적, 물적 자원의 피해를 최소화하는데 기여하였다.

우리나라 감염병에 대한 체계적 감시는 1954년 「전염병예방법」이 제정되면서 이루어지기 시작되었고, 그간 14차례에 걸쳐 법정 감염병의 종류를 재구성하여 왔다. 2010년에는 그간 감염병 발생 및 유행의 국내 · 외 현황 등을 고려하여 「전염병예방법」을 「감염병의 예방 및 관리에 관한 법률」('10.12.30 시행)로 전면 개정하였다. 현행 법령에서 감염병은 "감염병의 예방 및 관리에 관한 법률"에 의거 2020년 1월 1일 부터는 국가 감염병 분류체계가 변경되어 제1급감염병, 제2급감염병, 제3급감염병, 제4급감염병, 기생충감염병, 세계보건기구 감시대상 감염병, 생물테러감염병, 성매개감염병, 인수(人獸)공통감염병 및 의료관련감염병 등으로 분류하여 규정하고 있다. 이들 감염병에 대해서는 국가나 지방자치단체가 환자의 발생신고의무, 예방접종실시, 방역사업 등의 규정을 두어 발생과 유행을 방지하기 위한 행정적 관리를 하고 있다.

제1급~제4급 법정감염병(인플루엔자 제외)은 모든 의사(또는 한의사) 및 의료기관에 신고의 의무가 있으며, 의사가 감염병환자 등을 진단하거나 사체를 검안한 경우 관할 보건소로 신고하여야 한다. 그리고 감염병에 따라 신고범위를 각각 정하고 있어 환자는 물론 의사환자, 병원체보유자를 신고하여야 한다.

표 12-1 법정감염병 분류

구분	제1급감염병 (17종)	제2급감염병 (20종)	제3급감염병 (26종)	제4급감염병 (23종)
유형	생물테러감염병 또는 치명률이 높거나 집단 발생 우려가 커서 발생 또는 유행 즉시 신고하고 음압격리가 필요한 감염병	전파가능성을 고려하여 발생 또는 유행시 24시간 이내에 신고하고 격리가 필요한 감염병	발생 또는 유행 시 24시간 이내에 신고하고 발생을 계속 감시할 필요가 있는 감염병	제1급~제3급 감염병 외에 유행 여부를 조사하기 위해 표본감시 활동이 필요한 감염병
종류	가. 에볼라바이러스병 나. 마버그열 다. 라싸열 라. 크리미안콩고출혈열 마. 남아메리카출혈열 바. 리프트밸리열 사. 두창 아. 페스트 자. 탄저 차. 보툴리눔독소증 카. 야토병 타. 신종감염병증후군 파. 중증급성호흡기증후군(SARS) 하. 중동호흡기증후군(MERS) 거. 동물인플루엔자 인체감염증 너. 신종인플루엔자 더. 디프테리아	가. 결핵 나. 수두 다. 홍역 라. 콜레라 마. 장티푸스 바. 파라티푸스 사. 세균성이질 아. 장출혈성대장균감염증 자. A형간염 차. 백일해 카. 유행성이하선염 타. 풍진 파. 폴리오 하. 수막구균 감염증 거. b형헤모필루스인플루엔자 너. 폐렴구균 감염증 더. 한센병 러. 성홍열 머. 반코마이신내성황색포도알균(VRSA) 감염증 버. 카바페넴내성장내세균속균종(CRE) 감염증	가. 파상풍 나. B형간염 다. 일본뇌염 라. C형간염 마. 말라리아 바. 레지오넬라증 사. 비브리오패혈증 아. 발진티푸스 자. 발진열 차. 쯔쯔가무시증 카. 렙토스피라증 타. 브루셀라증 파. 공수병 하. 신증후군출혈열 거. 후천성면역결핍증(AIDS) 너. 크로이츠펠트-야콥병(CJD) 및 변종 크로이츠펠트-야콥병(vCJD) 더. 황열 러. 뎅기열 머. 큐열 버. 웨스트나일열 서. 라임병 어. 진드기매개뇌염 저. 유비저 처. 치쿤구니야열 커. 중증열성혈소판감소증후군(SFTS) 터. 지카바이러스 감염증	가. 인플루엔자 나. 매독 다. 회충증 라. 편충증 마. 요충증 바. 간흡충증 사. 폐흡충증 아. 장흡충증 자. 수족구병 차. 임질 카. 클라미디아감염증 타. 연성하감 파. 성기단순포진 하. 첨규콘딜롬 거. 반코마이신내성장알균(VRE) 감염증 너. 메티실린내성황색포도알균(MRSA) 감염증 더. 다제내성녹농균(MRPA) 감염증 러. 다제내성아시네토박터 바우마니균(MRAB) 감염증 머. 장관감염증 버. 급성호흡기감염증 서. 해외유입기생충감염증 어. 엔테로바이러스감염증 저. 사람유두종바이러스 감염증
감시	전수	전수	전수	표본

그림 12-1 감염병 신고 · 보고 체계도

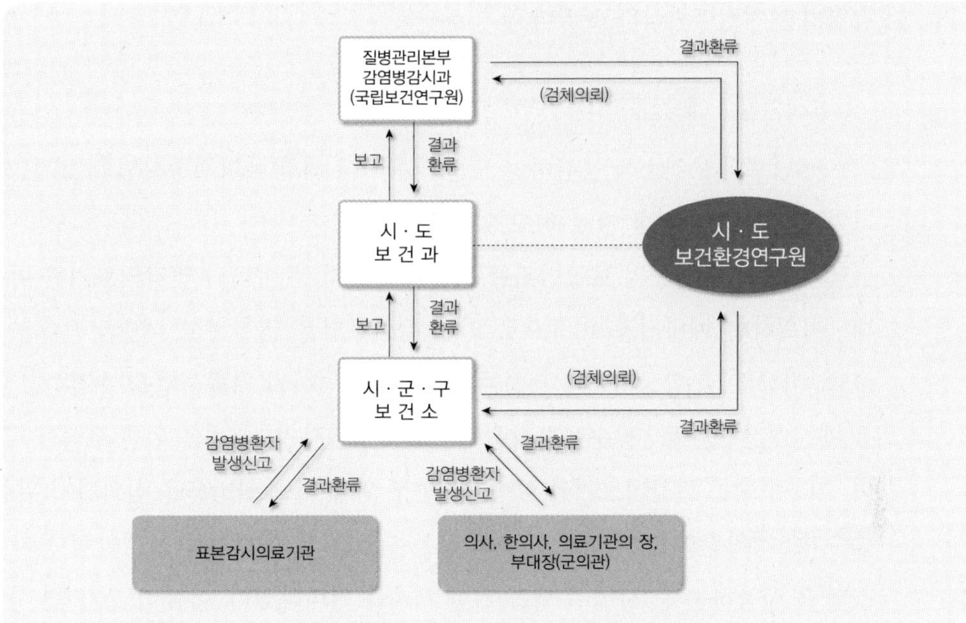

의사(또는 한의사)는 인터넷신고시스템이나 팩스로 감염병 발생 신고를 하며, 신고된 자료는 보건소와 시 · 도를 경유하여 질병관리본부로 보고된다. 2000년부터 법정감염병 전산보고시스템이 도입되었고, 2007년 감염병 웹통계시스템이 오픈되어 대국민에게 실시간 감염병 통계정보를 제공하고 있다. 또한 2009년 병의원 인터넷신고시스템을 도입하여 의료기관 신고의 편의성을 도모하였으며, 「감염병 예방 및 관리에 관한 법률」 개정으로 변경된 감염병에 대한 병의원 인터넷신고시스템을 보완해가고 있다.

3. 예방접종 관리

가) 의의

예방접종관리는 감염병을 퇴치하기 위한 가장 효율성이 높은 강력한 질병예방수단으로 개인보호 뿐 아니라 감염성 병원체를 차단하여 질병의 발생을 크게 감소시킨다. 그동안 지속적인 예방접종 백신의 개발로 예방 가능한 질병발생이 급격히 낮아지는 등 집단면역효과를 극대화시켜 감염병의 유행을 예방하여 인류의 건강증진에 기여해왔다. 우리나라의 예방접종 사업은 '감염병 예방 및 관리에 관한 법률'에 의하여 예방접종대상 감염병을 지정 · 관리하고 있다.

(나) 국가필수 예방접종 시행

1996년부터 보건소에 등록하는 모든 영유아에 대한 예방접종사업을 보건(지)소를 통하여 실시(모자보건법 개정)하고 있다.

국가필수예방접종의 보장범위를 보건소 이용자 뿐 아니라 민간의료기관 이용자로 확대 · 지원하며 예방접종 비용으로 인한 육아부담을 경감하고 예방접종률을 퇴치수준(95% 이상)으로 향상시키기 위하여 2005~2007년까지 시범사업을 추진하고 관련 법령을 제 · 개정하는 등「필수예방접종비용 국가부담사업」시행을 위한 초석을 마련하였으며, 2008년에는 민간의료기관 예방접종업무 위탁 시 지원비용을 심의하기 위한 '예방접종수가조정위원회'를 구성하고 '비용상환 시스템 및 예방접종 일정알림 문자서비스 시스템'을 구축하는 등 사업 수행을 위한 체계를 정비하였다. 아울러, 2009년 사업 시행을 위하여 중앙 및 지자체별 전담조직과 '필수예방접종 국가부담사업자문단'을 구성하고 세부 사업관리 지침을 개발하고 보건소 및 민간의료기관을 대상으로 교육을 실시하였다.

2009년 3월부터 만 12세 이하 아동에 대한 필수예방접종 업무를 민간의료기관에 일부 위탁하고, 위탁시 예방접종비용의 일부(약 30%)를 지원하였으며 2011년 사업 운영을 통해 총 6,769개소의 민간의료기관이 지자체와 예방접종업무 위탁계약을 체결하고 327만건여건(약 215억 원) 이상의 예방접종 시행 건에 대해 비용상환이 신청되었다(보건복지백서, 2012).

최근 의과학 분야의 급속한 발달로 새로운 백신이 개발되고 전통적인 예방접종도 그 역학적 의의와 실시기준이 변화함에 따라, 국가필수 예방접종 사업방향 또한 이러한 변화 추세에 신속히 대응할 필요성이 있다. 이에 예방접종심의위원회 운영을 통해 예방접종의 실시기준 · 방법 및 예방접종대상 감염병관리에 대한 정책 및 퇴치계획을 수립하고 있다.

다) 예방접종 후 이상반응 관리

예방접종은 감염병예방의 가장 효과적인 수단이지만 백신의 생물학적 특성상 예방접종 이후 이상반응이 불가피하게 발생하기도 한다. 따라서 안전한 예방접종 보장과 이상반응으로 인한 국민의 불안감을 해소해야 한다. 정부에서는 예방접종 후 이상반응 조기발견 및 원인규명을 통해 국민의 피해를 최소화하고 안전한 예방접종 및 접종률 향상을 위해 감염병예방법을 개정하여 예방접종피해에 대한 원인규명 및 제3자의 고의 또는 과실 등 피해조사를 담당하는 예방접종피해보상심의위원회의 업무를 지원하기 위한 예방접종피해 조사반을 설치 · 운영하고 있다.

Ⅱ 만성병 관리사업

1. 만성병의 개념

가) 정의

우리나라에서 만성병(chronic diseases)은 1970년대 이래 증가하기 시작하여 현재 전체사망이나 유병의 60~80%를 웃도는, 국민보건상 가장 중요한 보건문제로 대두되었다. 만성퇴행성 질환은 성인병, 인조병(man-made disease), 생활습관병, 비감염성질환 등 다양한 용어로 표현하고 있다. 역학과 질병관리 분야의 발전에 따라 이들 만성질환에 대한 사망과 불능의 많은 부분은 금연, 식생활개선, 신체적 운동의 증강 등을 통한 위험요인의 수정, 조기발견사업의 확대, 각종 환경정화를 위한 법령제정과 집행 등 광범위한 노력으로 예방이 가능하다는 것이 확인되었다. 미국, 일본 등은 지난 30여 년간의 노력으로 뇌혈관질환, 허혈성심질환, 위암, 자동차사고 등 주요사망원인에 의한 사망을 40~50% 감축시켰다.

만성병을 정의하면 '만성병이란 불명확한 원인, 유전적 소인 및 생활양식과 관련된 환경요인 등 여러 가지 복합적 요인에 의해 발생되며 장기간의 잠재기와 이환기간을 거쳐 완전치유는 어렵고 결국 기능장애나 불능으로 진행하는 퇴행성질환군을 총괄한다'라고 정의할 수 있다(김정순, 2001b).

즉 위의 정의를 중심으로 만성질환의 특징을 분류하면 다음과 같다.

- 원인이 불명확하고 여러 가지 요인이 복합적으로 작용하여 발생된다.
- 잠재기가 길며 일단 발생하면 3개월 이상 오랜 기간의 경과를 취한다.
- 호전과 악화를 반복하면서 악화가 거듭될 때마다 병리적 변화는 커지고, 생리적 상태로의 복귀는 적어 결국 기능장애와 불능으로 진행되며 완치는 어렵다.
- 퇴행성이란 어휘가 의미하듯이 대부분의 만성퇴행성 질환은 연령증가와 비례적으로 그 유병률이 증가한다.

나) 만성질환의 위험요인

만성질환의 원인은 불명으로 남아있지만 여러 만성병과 관련된 위험요인들은 많은 학자들에 의해 밝혀졌다. 아래 표는 잘 알려진 만성질환별 위험요인들, 특히 우리의 노력과 건강행태를 통해 변화시킬 수 있는 위험요인들이다(표 12-7). 이에 따르면 한 질환에 여러 위험요인이 관여하고 있을 뿐 아니라 한 위험요인이 여러 종류의 만성질환에 관여하고 있음을 알 수 있다.

현대 사회에서 감염성 질환이 전반적으로 감소하고 있는데 비하여 만성질환은 지속적으로 증가하고 있다. 만성질환이 증가하고 있는 이유는 대략 4가지를 들고 있다. ① 평균수명의 증가, ② 생활양식의 변화, ③ 산업기술의 발달로 건강에 대한 위해 요소의

표 12-2 만성질환별 변화시킬 수 있는 위험요인

위험요인	심혈관계 질환	암	만성 폐질환	당뇨병	간경화증	근골격계 질환	신경계 질환
흡연	+	+	+	−	−	+	
음주		+	−	−	+	+	+
고콜레스테롤	+	−	−	−	−	−	−
고혈압	+	−	−	−	−	−	−
식이	+	+			−	+	
운동부족	+	+	−	+	−	+	−
비만	+	+	−	+	−	+	+
스트레스			−	−	−	−	−
간접흡연		+	+	−	−	−	−
직업	−	+	+	−		+	
환경오염	−	+	+	−	−	−	+
저소득	+	+	+	+	+	+	−

+ : 확정된 위험요인, ? : 가능성 있는 위험요인, − : 아직 모르는 상태

자료 : 김정순(2001b) 재인용

증가, ④ 진단기술의 발전이다.

고령화 되어가는 고도 산업사회의 도시중심 생활환경 가운데서 늘어가고 있는 공해 및 식생활의 가공식품화와 함께 만연하고 있는 스트레스와 운동부족과 같은 각자의 생활습관에 그 원인이 있다는 것이다. 특히 서구가 200년에 걸쳐 감염병의 감소와 만성질환의 증가를 경험했다면 우리는 약 50년 정도의 매우 짧은 시간에 이러한 질병발생의 변천을 겪고 있다.

만성퇴행성 질환은 자각증상이 없이 진행되어 질환의 조기발견이 어렵고, 의료기관을 찾았을 때에는 대부분 치료효과를 기대할 수 없는 단계에 이르는 특성이 있으므로 예방이 무엇보다도 중요하다. 특히 만성질환 중 심 · 뇌혈관질환은 치명적인 사망을 초래하면서 동시에 장기간의 장애를 가져와 국민적 부담이 매우 크다. 반면 주요 위험요인을 제거 또는 감소시킴으로써 실질적인 예방을 할 수 있어 정책적으로 중요한 만성질환이라고 할 수 있다.

2. 만성질환 관리의 중요성

가) 주요 사망원인

만성질환의 유병률과 이로 인한 사망률이 점점 높아져 현대인의 주요 사망원인이 되고 있다.

나) 고령인구의 증가

평균수명 연장으로 65세 이상 노인인구가 지속적으로 증가하고 있으며, 우리나라와 같이 세계 최고속도의 고령화 추세가 지속될 경우, 한국은 2050년경(37.4% 추정) 노인인구 비율이 세계 최고수준에 이를 전망이다.

만성질환은 연령이 증가함에 따라 잘 이환되는 질환이므로 연령이 증가할 수록 이에 대한 대비가 필요하다. 우리나라는 급속한 고령화의 진행으로 고령화 속도는 고령화 사회(aging society, 65세 이상 인구가 차지하는 비율이 7%)에서 고령사회(aged society, 65세 이상 인구가 차지하는 비율이 14%)로 진행하는데 17년(2000년 → 2017년), 고령사회에서 초고령 사회(super-aged society, 65세 이상 인구가 차지하는 비

표 12-3 주요국의 인구 고령화 속도

순위	도달 연도			소요 연수	
	고령화사회 (7%)	고령사회 (14%)	초고령사회 (20%)	고령사회 (7%→14%)	초고령사회 (14%→20%)
한국	2000	2017	2026	17년	9년
일본	1970	1994	2005	24년	11년
미국	1942	2014	2032	72년	18년
프랑스	1864	1979	2018	115년	39년

자료 : e-나라지표(www.index.go.kr)

율이 20%)에 도달하는데 불과 9년(2017년 → 2026년) 정도 소요될 것으로 예측되어 사회 경제적 불안감이 증가되고 있는 실정이다.

다) 국민의료비의 증가

만성질환은 이환된 후 완치가 어렵고 거의 평생을 관리하여야 한다. 이는 곧 환자의 고통과 더불어 의료비의 지속적인 증가로 인해 개인, 가족의 사회경제적 어려움에 봉착하게 만든다. 이는 더 나아가 국가의 의료비부담으로 이어지고 이는 또 수가인상으로 되풀이 된다.

3. 만성질환 사업

가) 개요

우리나라의 주요 사망원인은 만성병이며 의료비 및 조기사망에 의한 경제력 손실 등 사회경제적 부담이 지속적으로 증가하고 있다. 건강수명을 연장하고 질병부담을 줄이기 위해서는 적극적인 정책으로 만성병을 예방하고 합병증을 줄이는 것이 중요하다. 과학적 근거기반의 질병관리정책을 위해서는 건강위험요인과 만성병에 대한 지속적, 체계적인 감시체계(surveillance system)를 구축하는 것이 중요하다.

나) 국가중점관리 만성질환

보건복지부에서 추진하고 있는 만성병 감시체계는 우선순위를 고려하여 국가중점관리가 필요한 만성병을 대상으로 비용효과적이고 지속가능한 감시체계를 구축하는 것이다. 국가중점관리가 필요한 만성병과 감시체계 구축방안을 살펴보면 다음과 같다(표 12-18).

표 12-4 만성질환 국가 중점관리영역 및 감시체계

	국가중점 관리영역	감시체계
건강위험행태	- 흡연, 음주 - 신체활동, 식이/영양 - 성행태	- 국민건강영양조사 - 청소년 건강행태조사 - 지역단위 건강위험행태조사
만성질환	- 고혈압, 당뇨 - 고지혈증, 비만 - 암 - 심혈관 질환(뇌졸중, 심근경색) - 만성간질환(B형간염, C형간염, 간경변) - 만성폐쇄성폐질환, 천식 - 관절염, 골다공증 - 만성신부전증, 우울증	- 국민건강영양조사 - 암등록 자료 - 환자조사 - 심혈관질환감시체계

자료 : 감화중(2005), 재인용

제13장 대상자 중심 보건사업

I 학교보건사업

1. 개념

가) 정의

학교보건사업은 학생과 교직원의 건강보호와 유지 · 증진을 목적으로 하는 사업이다. 학교보건사업의 목적은 학생 및 교직원의 건강을 보호 · 증진케 함으로써 학교교육의 능률화를 기하며 졸업 후까지도 건강한 생활을 할 수 있게 하고 미래의 사회를 짊어지고 나갈 수 있는 튼튼한 심신을 갖도록 하는데 목적이 있다.

나) 학교보건사업의 중요성

- 학생인구가 전 인구의 25%를 차지하고 있다. 초등학교부터 대학교까지의 수가 전 인구의 1/4이나 되므로 우리나라 전체 인구의 보건문제를 해결하기 위해서는 반드시 학교보건 문제의 해결이 우선되어야 한다.
- 학교보건사업의 주요 대상이 되는 학생은 성장과 발육과정에 있기 때문에 각 연령층에 따라 육체적, 정신적으로 새로운 보건문제가 발생하며, 질병이나 외부자극에 대한 저항력이 미숙하므로 질병의 발생이나 확산이 용이하기 때문이다.
- 학교는 여러 가지 측면에서 지역사회의 중심적인 역할을 한다. 그러므로 지역사회 문제를 다룰 때 그 중심이 되는 학교의 보건문제를 먼저 해결하여야 한다.
- 학생들은 보건교육의 대상자로서 가장 효과적이다. 그들을 통해서 가정에까지 보건지식을 전파할 수 있다. 또한 학생들은 교육열이 왕성하여 교육효과가 빨리 나타

나면 일찍부터 보건에 관한 지식을 습득하여 생활하도록 유도할 수 있다.

- 학교는 교육을 목적으로 하는 곳이므로 학생들의 건강한 성장 · 발육에 필요한 효과적이며 효율적인 교육이 가능하다.

2. 학교보건 사업의 내용

학교보건사업을 크게 구분하면 학교보건서비스, 보건교육 및 상담, 학교환경위생관리, 학교급식, 지역사회와의 연계 등으로 나눌 수 있다. 하지만 이는 편의상의 분류일 뿐 상호 유기적인 연계하에서 사업이 진행되어야 하는 것은 당연하다.

가) 학교보건서비스

(가) 학교건강검사

학교의 건강검사는 신체의 발달상황, 신체의 능력, 건강조사 및 건강검진으로 구분하여 실시하고 있다(학교건강검사규칙).

- 신체의 발달상황 : 키와 몸무게를 측정하는 것이다.
- 신체능력검사 : 체력요소를 평가하여 신체의 능력등급을 판정하는 필수평가와 신체활동에 대한 인식정도 및 필수평가에 대한 심층평가를 하는 선택평가로 구분한다. 신체능력검사의 대상은 초등학교 제5학년 및 제6학년 학생, 중학교 및 고등학교 학생이 그 대상이다. 필수평가의 요소로는 왕복오래 달리기, 오래달리기-걷기, 스텝검사, 앉아윗몸앞으로굽히기, 종합유연성검사, 팔굽혀펴기(남), 무릎대고팔굽혀펴기(여), 윗몸말아올리기, 악력, 50미터 달리기, 제자리 멀리뛰기, 체질량지수(BMI), 체지방률 등이며 선택평가요소는 심폐지구력정밀평가, 비만평가, 자기신체평가, 자세평가 등이 있다.
- 건강조사 : 예방접종 및 병력, 식생활 및 비만, 위생관리, 신체활동, 학교생활 및 가정생활, 텔레비전 · 인터넷 및 음란물의 이용, 안전의식, 학교폭력, 흡연 · 음주 및 약물의 사용, 성 의식, 사회성 및 정신건강, 건강상담 등에 대하여 실시한다.
- 건강검진 : 근 · 골격 및 척추, 눈 · 귀, 콧병 · 목병 · 피부병, 구강, 기관능력, 병리검

사 등에 대하여 검사 또는 진단하는 것을 말한다.

교직원에 대한 건강검사는 국민건강보험법 규정에 따라 2년마다 실시하는 건강검진으로 갈음할 수 있다.

(나) 감염성 질환관리

학교는 학생들이 밀집해서 공동생활을 하므로 한번 감염병이 발생하면 급속도로 전파되기 때문에 감염성 질환관리에 각별히 신경을 써야 한다. 학교보건대상 인구에 대한 면역증진 및 감염병 예방 보건교육, 적정기간에 예방접종 실시, 감염성질환의 조기발견, 신고 및 학생조치 등을 효과적으로 관리 · 유지함으로써 감염성질환의 예방에 일차적 관심을 가져야 한다.

(다) 학교내 환자관리

학교보건실을 설치하고 이에 맞는 시설 및 기구를 갖춰 학생 및 교직원의 응급처치 등에 대처한다. 대부분 가벼운 증상의 환자들이 대부분이지만 동시에 학생이 넘어지거나 다수의 외상성 압좌성 질식환자, 계단사고 등 안전사고가 증가하고 있어 신속한 응급처치 및 후송체계를 충분히 습득하고 활용하여야 한다.

나) 보건교육 및 상담

학교의 보건교육은 건강의 가치를 인식시키고 건전한 건강행태를 유지하도록 하는 매우 중요한 역할을 담당한다. 학교보건교육은 학생들이 가지고 있는 잘못된 지식, 태도, 행동 등에 교육이라는 방법을 가하여 올바른 양상으로 이끌어 가는 활동으로 학교보건사업에서 가장 중요한 부분이다.

건강관련 위험행동 감소를 위한 동기유발과 지원을 위해서는 이에 대한 지식의 전달뿐만 아니라 태도변화와 실천으로의 연계가 중요하며 이를 위해서는 기술습득도 병행되어야 한다.

학교보건교육의 내용으로는 개인, 가족 및 지역사회 보건, 환경과 건강, 성교육, 정서 및 정신보건, 상해예방 및 안전, 영양, 신체활동, 질병의 예방과 관리, 흡연, 음주, 약물오 · 남용 등이 있다.

다) 학교환경위생관리

학교의 교육효과를 높이기 위해서는 또한 학생들이 건전하고 안전하며 명랑하게 생활할 수 있는 생활환경이 매우 중요하다. 학교환경은 학교의 교실 및 의자 · 책상, 운동장, 교사(校舍) 뿐만 아니라 주변 환경까지도 포함하는 의미이므로 물리적, 사회적, 심리적, 문화적 환경까지 고려되어야 한다.

물리적 환경은 건강에 위협이 되는 생물학적 혹은 화학적 인자 및 온도, 소음, 채광과 조명, 냉 · 난방, 먹는 물, 화장실 및 오물 처리 등이 포함 된다. 사회심리적 환경은 학생과 교직원의 안녕에 영향을 줄 수 있는 신체적, 정서적, 사회적 요건이 모두 포함된다.

라) 학교급식

학교급식은 학생들의 바람직한 식생활을 확립하고 학생들의 영양상태 개선, 체위향상, 건강증진을 도모하는 것이며, 나아가 국민식생활 수준 향상에 기여하고자 하는 집단 급식이다. 청소년들의 식습관 교육은 학교에서 실시하는 것이 가장 효과적이라는 연구결과가 있다. 급식을 통한 생활교육은 미래의 건전한 식습관 형성에 도움을 준다.

학교 급식을 통해 얻을 수 있는 보건교육적 효과를 보면 성장기 어린이 및 청소년의 발육과 심신발달, 건강증진, 올바른 식생활습관 형성, 식생활 예절교육, 편식교정, 질서의식과 협동심 함양, 영양에 대한 지식, 학력향상 등을 가져올 수 있다.

Ⅱ 모자보건사업

1. 개념

가) 정의

모자보건이란 모성보건(maternal health)과 영유아보건(infant and child health)으로 나누지만 실제로는 모자가 밀접한 관계를 갖고 있으며 보건문제에서도 모성보건과 영유아보건을 서로 분리할 수 없다. 따라서 모자보건사업이란 임산부와 영유아(출생후 6년 미만의 자)의 신체적, 정신적, 사회적 건강을 유지하며 나아가 건강을 증진시키기 위해 실시되는 조직적이고 지속적인 지원체계를 말한다.

모성의 범위를 광의로 보면 보통 15~49세의 가임기의 모든 여성을 말하며, 협의로는 임신, 분만, 산욕기, 또는 수유중인 여성을 말한다. 우리나라 모자보건법에서는 모자보건사업을 임산부와 영유아를 사업대상으로 보았으며 임산부를 '임신 중에 있거나 분만 후 6개월 미만의 여자'로 정의함으로써 우리나라는 협의 모성개념과 거의 동일하게 보고 있다.

나) 중요성

모자보건사업이 중요한 이유로는 다음과 같이 구분할 수 있다.

- 모자보건의 대상인구가 매우 광범위하다.
- 모자보건사업은 제한된 자원의 투입으로 영구적이고 확실한 효과를 거둘 수 있어 투자효과가 크다.
- 모성은 임신, 분만 및 수유, 영 · 유아는 성장과 발육에 따른 생리적 욕구가 크며, 이로 인해 건강상의 취약성을 가지고 있어 포괄적인 사업이 가능하다.
- 임산부와 어린이의 질병을 방치하면 사망률도 높고 치유된 후에도 기형 및 불구의 후유증이 지속될 가능성이 높아 사회경제적 부담이 크다.
- 임산부와 어린이의 질병은 관리 여하에 따라 예방이 가능하다.

다) 모자보건사업의 목적

모자보건의 사업목표는 WHO에 의하면 첫째, 모든 임산부들로 하여금 건강을 유지 · 증진케 하고 영유아보건에 대한 지식을 습득시키며 정상분만 및 건강한 어린이를 출산토록 한다. 둘째, 모든 어린이로 하여금 가정내의 건전한 환경에서 사랑과 보호를 받으며 성장하게 하고 적당한 영양과 건강지도 및 효과적인 의료봉사를 제공해주며 생활태도를 길러주는 것이라고 정의했다.

이외에도 미국 간호협회(1974)는 ① 개인이나 가족에 대한 최적의 건강유지 및 증진, ② 가족연대감의 증진 및 지지, ③ 취약가정의 조기발견 및 처치, ④ 영유아의 발달적 장애요인을 극복하도록 가족구성원을 돕는 것이라고 했다.

2. 모자보건사업 내용

가) 모성보건사업

모성보건사업의 주요 내용으로는 산전관리, 분만관리, 산후관리, 수유관리로 나눌 수 있다.

(가) 산전관리

산전관리는 임신 중의 모성을 대상으로 건강관리를 하는 것으로 모성, 태아 및 새로 태어날 신생아의 건강을 보호하고 유지 · 증진하기 위해 여러 가지 지도와 진찰, 검사를 정기적으로 받는 것이다. 임신초기에 시작된 건강관리는 흔히 임신 중에 발병할 수 있는 합병증을 방지하는 좋은 방법이 된다. 산전관리는 시기적으로 구분해서 임신 전 관리, 임신초기(임신 2~3개월), 임신중기(임신 4~7개월), 임신말기(임신 8개월~분만)로 구분하여 관리하여야 한다. 산전관리에는 임신진행과 상태의 관찰과 진단을 통한 이상임신 및 임신합병증의 조기진단과 처치, 임신섭생에 대한 지도, 교육 등이 포함된다.

산전관리는 무엇보다 임신 후 일찍 시작하는 것이 좋으며 산전관리는 7개월까지는 매 4주에 1회씩, 그 후에는 2주에 1회, 임신말기는 매주 방문토록 한다. 물론 합병증이 있는 경우에는 더 자주 산전관리를 받도록 해야 한다.

(나) 분만관리

분만이란 자궁 내에 있던 태아와 그 부속물이 만출 기전에 따라 산도(産道, passage)를 지나 모체 밖으로 배출되는 현상이다. 분만과정은 특히 짧은 시간 내에 위험한 과정이 진행되므로 분만 전에 철저한 준비와 관리가 요구된다.

분만 전에는 어디에서 분만을 할 것인지 정해 놓아야 하며, 초산부, 고령임산부, 합병증, 사산 경험이 있는 임신부 등은 반드시 의료기관에서 분만하는 것이 좋다.

분만 시 관리를 위해서 분만시간을 아는 방법 교육, 의사나 간호사를 부르는 시간, 병원에 가는 시간 등의 지도, 직접분만개조 및 분만을 개조하러 온 의사나 조산사와의 협력 등이 뒤따라야 한다.

분만직후 관리는 산후출혈, 제대처리, 아기의 상태 등을 포함한 산모와 아기의 증상

관찰, 영양섭취 및 휴식, 위생관리, 심리적 안정유도 등이 뒤따라야 한다.

(다) 산후관리

임신 및 분만에 의해 생긴 모체의 해부학적, 기능적 변화가 임신이전의 상태로 회복될 때까지의 기간을 산욕기(産褥期)라고 하는데, 약 6주 내외며 일반적으로 분만 후 6주까지를 산욕기로 본다.

분만 후 처음 1시간 사이는 산모에게 출혈이 잘 일어나는 시기이므로 관찰을 요하며 분만 직후 잠을 자게해서 피로가 회복되게 해야 한다. 산욕기 이상으로 가장 흔히 나타나는 것이 산욕열이다. 산욕열은 근래에 와서는 항생제의 사용과 위생적 분만으로 많이 감소되고 있으며 선진국이나 도시에서는 그 발생률이 낮다.

산욕기 중에는 신생아와 산모를 격리시키지 말아야 하며 산후에는 통상적인 가정 일을 도와줄 사람이 있어야 한다.

(라) 모유수유 관리

분만 2~3일 후부터 모유가 분비되기 시작하는데 이때 처음 분비되는 모유를 초유라 한다. 이 초유는 반드시 먹이도록 한다. 인공수유가 불가피한 경우를 제외하고는 모유수유를 실시하는 것이 좋다. 모유수유는 산모에게나 아기에게나 유익한 점이 많다. 다음과 같은 장점들이 있기 때문이다.

- 모유에는 항체를 지니고 있어 각종 감염으로부터 장을 보호하고 설사를 예방하는 효과가 있다.
- 배란을 억제하며 임신을 예방하는 효과가 있으며 대개 5~8개월간 지속된다.
- 아이가 정서적으로 안정감을 느낀다.
- 모유는 살아 있는 액체로서 항상 신선하고 완전 무균상태이므로 각종 감염이나 부패, 변질될 우려가 없다.
- 소화가 잘되고 먹기에 알맞은 온도이다.
- 경제적이고 먹이기 간편해서 시간이 단축된다.
- 자궁수축이 잘되어서 산욕기가 단축된다.
- 모유수유로 인하여 산후 비만증 발생을 억제해 주는 효과가 있다.

나) 영유아보건

영유아는 영아와 유아로 구분하여 출생 후 28일 미만을 신생아, 1년 미만, 즉 0세 인구를 영아(infant), 초등학교 취학 전인 6세 미만을 유아라 한다.

영유아기는 신체적, 정신적 성장이 급속도로 이루어지므로 특별한 관심과 보호가 요구된다. 영유아기는 특히 질병에 대한 저항력이 매우 낮은데 이는 성인은 선천면역과 후천적으로 얻은 면역이 함께 작용하지만 영아는 선천적인 면역만이 작용하기 때문이다. 이 시기는 영양관리가 중요하며, 위생관리 및 예방접종 실시, 조산아, 기형아 등에 대한 특별한 의학적 관리가 필요하다. 영유아기의 건강관리에서 가장 기본적인 사항은 예방접종이다. 예방접종은 기본접종, 추가접종 등이 있으며, 예방접종으로 인한 피해에 대해서는 국가가 보상할 수 있는 제도적 장치가 마련되어 있다.

Ⅲ 노인보건사업

1. 개념

가) 노인의 정의

노인이란 생리적, 신체적 기능의 쇠퇴와 더불어 심리적인 변화가 일어나서 자기유지기능과 사회적 역할기능이 약화되고 있는 사람으로 정의하고 있다. 우리나라에서 노인의 연령기준은 노인복지법에서 정한 65세를 일반적으로 사용하고 있다.

오늘날 노인인구는 구성비가 증가하고 있지만 가족생활이나 문화가 서구화됨에 따라 노인부양문제, 경제적 소득보장, 보건의료문제, 노인복지문제 등이 심각하여 한 가정의 문제가 아닌 국가 전체적인 대비책으로 전환되고 있다.

나) 노인보건사업이 중요한 이유

(가) 노인인구의 급속한 증가이다

노인인구가 평균수명의 연장으로 현저하게 증가하고 있다. 우리나라의 65세 이상 노인인구의 추계는 2000년 7.2%, 2018년 14.3%, 2026년 20.8%로 추정하고 있다(통계청, 2006).

(나) 과학적 또는 학문적 이유이다

노인인구가 증가함에 따라 노화(aging)에 관하여 노화의 기전이나 유전적 조절 등에 대한 관심이 증가하고 있다.

(다) 역학적인 이유이다

노인인구의 급증에 따라 질병과 장애의 유병률과 발생률이 높아져 '소리 없는 유행병(silent epidemics)'이라 불리는 질병들이 급격하게 증가하였다. 미국의 경우 알츠하이머병(alzheimer's disease)이 사망원인 중 4번째를 차지하고 있다(김동석, 2002).

(라) 의료비의 지속적인 증가이다

노인성질환은 단기치료로 끝나는 것이 아니기 때문에 국민의료비의 측면에서 볼 때 노인성질환에 대한 예방이나 비용이 적게 들면서 치료할 수 있는 체계가 마련되어야 한다.

노년기에 잘 나타나는 만성병 중 의료비부담이 높고 생명에 영향을 미치는 대표적인 질환으로는 동맥경화, 고혈압, 뇌졸중, 악성신생물, 심장질환, 호흡기질환, 빈혈, 골관절질환, 감각기질환, 치아질환, 정신장애 등이 있으며 이러한 질환에 대한 관리체계가 선진화되어야 한다.

다) 노인보건의료의 특성

노인보건의 목적은 가능한 노화의 진행을 억제하며, 노인들의 건강을 유지시키고 질병을 감소하게 하여 수명을 연장시키는 역할은 물론, 노인이 지역사회에서 의미 있는 삶을 영위할 수 있도록 하는데 있다. 하지만 노인들이 필요로 하는 보건상의 다음과 같은 특성 때문에 애로점이 있다.

- 노인의 질병이나 장애는 만성적이고 복잡하여 장기간의 관리가 필요하다. 또한 여러 가지 질병을 복합적으로 갖고 있는 경우가 많다.
- 노인의 보건요구는 다른 연령층에 비해 높으나 노인의 의료비부담은 일반적으로 낮

아 의료이용에 제한을 가져다 줄 수 있으며, 의료이용 시 가족에게 부담을 주게 된다.

- 노인을 포함하여 그 가족에게는 임종을 대비한 관리가 필요하다.
- 노인환자는 젊은 연령층에 비해 현저히 많은 양의 수발을 필요로 한다.

2. 노인보건사업 내용

노화는 누구나 경험하는 공통적 과정으로 노년기를 건강하게 보내기 위해서는 노화가 진행되기 시작하는 40대 이전에 올바른 건강습관을 실천하는 것이 무엇보다 중요하다. 우리나라의 노인문제는 유례없는 급속한 고령화로 정부정책이 고령화 속도에 따라가지 못하고 있다. 또한 노인을 복지수혜의 대상으로 인식하는 면이 강해 경로연금 등 소득보장 측면에 편중되어 왔다. 노인에게 있어 소득보다는 오히려 건강문제가 더 심각하고 중요한 요인이다.

노년기를 더욱 건강하게 보내려면 식사, 배설, 수면 등의 일상생활 활동을 적절히 하도록 유도하고 이를 실천할 수 있는 지원체계 마련, 정보제공 등이 마련되어야 한다. 현재 수행하고 있는 노인보건관련 서비스 내용과 노년기 건강관리를 위한 몇 가지 방안을 제시하고자 한다.

가) 노인복지시설

우리나라에서 현재 제공하고 있는 노인복지시설로는 노인주거복지시설(양로시설, 노인공동생활가정, 노인복지주택), 노인의료복지시설(노인요양시설, 노인요양공동생활가정, 노인전문병원), 노인여가복지시설(노인복지관, 경로당, 노인교실, 노인휴양소), 재가노인복지시설(방문요양서비스, 주 · 야간보호서비스, 단기보호서비스, 방문 목욕서비스 등을 제공하는 시설), 노인보호전문기관 등이 있다.

나) 노인건강관리

(가) 생활습관

인간의 생리적 리듬과 생활리듬을 조화시키는 것은 노년기 건강유지에 가장 필요한 조건이다. 환경조건은 될 수 있는 한 일정하게 유지하고 일상생활도 규칙적으로 체력에 맞추어 무리하지 않게 하고 생리적 리듬을 깨뜨리지 않도록 해야 한다.

(나) 식사

영양섭취가 부족하면 곧 영양장애를 일으키고 지나치게 많으면 각종 장애를 일으킨다. 노인의 하루 소요열량은 성인의 20%를 감량시켜 약 2,000*cal*, 단백질은 신체조직을 형성하는데 사용되므로 노인의 경우는 1일 65~70g, 체중 1*kg*당 1.0~1.5g이 필요하다. 그 외에 칼슘이 부족하지 않도록 하여야 하는데 칼슘이 부족하게 되면 뼈가 부러지기 쉬우며 비타민도 부족하게 되기 쉽다. 세끼에 걸쳐 골고루 섭취하는 것이 좋다.

(다) 술과 담배

건강과 술과의 평가는 다양하나, WHO에서는 술은 건강에 이익이 되지 않으며 건강에 좋을 정도의 술의 양은 없다고 발표하였다. 폐암과의 연관성을 연구한 결과 흡연의 폐해를 심각하게 경고하고 있다. 또한 지난 20년간 수행된 연구들을 보면 금연이 노인을 포함한 모든 연령대의 사람들에게 즉각적이거나 장기간에 걸친 건강상의 이득을 이끌어 낸다고 명확하게 밝히고 있다(유승흠 등, 2008).

(라) 수면과 운동

노년기에는 낮 동안의 활동량이 적어 적절한 피로가 없으며, 낮잠 등으로 야간에 숙면이 잘 안되며 또한 야간 빈뇨 등으로 수면이 중단되기 쉽다. 낮 시간의 활동과 수면과는 하나의 리듬을 가지므로 낮 시간은 되도록 자지 않도록 하며, 몸을 움직여서 가볍게 피로를 느끼는 것이 야간에 깊은 수면을 취할 수 있다.

노년기의 운동은 피로하지 않을 정도로 매일 규칙적으로 적당하게 행하는 것이 바람직하다. 개인에게 알맞은 적절한 운동을 선택하여 실시하고 운동도중 휴식을 하거나 운동 후는 충분한 휴식을 취하도록 해야 한다. 실외에서 운동할 때는 겨울과 여름에 특히 날씨에 유의하고 겨울에는 하루 중 따뜻한 시간에 실시하고 여름에는 아침과 저녁의 서늘한 때 실시한다.

(마) 목욕과 배설

목욕은 피부의 땀과 때를 씻어냄과 동시에 혈액순환과 피부의 탄력 및 청결을 위해서도 필요하다. 노인들은 너무 더운물을 사용하면 혈압이 올라 뇌졸중을 일으킬 수 있으므로 40도를 넘지 않는 선에서 온욕을 한다. 노년기에는 소화가 잘되는 부드러운 것만을 섭취하면 분변량이 줄어 변비를 일으키는 원인이 된다. 그러므로 너무 부드러운 것만을 섭취하지 말고 소화에 지장이 없을 정도로 섬유질이 있는 음식을 섭취하여야 한다.

(바) 질병예방 및 정기검진

노인의 질병예방에는 1차예방, 2차예방, 3차예방이 있다. 1차예방은 상담, 예방접종 및 화학적 예방이 있다. 상담은 행동의 변화를 얻기 위한 것으로 흡연, 신체적 비활동, 영양, 음주 및 사고예방, 구강검진, 우울증 등에 대하여 실시한다. 예방접종은 B형간염, 인플루엔자 등이 있고 화학적 예방에는 뇌졸중에 대한 예방으로 저용량의 아스피린 요법 등이 있다(김동석, 2002).

2차예방은 선별과 치료가 주된 요소이다. 선별은 문진에 의한 확인, 이학적 검사에 의한 확인 및 선별 검사에 의한 확인이 있다. 3차예방은 노인들에게 특히 강조된다. 노인재활의 가장 중요한 목적은 일상생활활동에 있어 잃었던 독립성을 재획득하는 것이다.

Ⅳ 정신보건사업

1. 개념

세계보건기구에서도 건강을 정의하면서 육체적 요소와 더불어 정신적, 사회적 안녕 상태를 포함하는 개념으로 접근하고 있다. 정신건강은 인간존재의 전 영역에 지대한 영향을 끼치고 있으며 정신건강은 또한 단지 정신질환이 없는 상태가 아니다. 프로이트는 '일을 열심히 할 수 있는 사람 그리고 사랑을 할 줄 아는 사람이 건강한 사람이다'라고 하였다. 더 나아가 정신건강은 개인과 상호 집단 간 또는 주어진 환경과 효과적으로 관계를 맺도록 해주는 영역이며, 개인 또는 집단의 주요 자원이라 할 수 있다.

정신보건이란 개인뿐만 아니라 집단 · 사회전체의 정신건강을 보다 적극적인 방법으로 취급하는 분야라 할 수 있다. 즉 정신보건은 지역사회의 대중을 대상으로 정신불건강의 원인이 되는 사회적 제 요인을 추적하고 이것을 제거하여 정신건강을 추구하는데 중점을 두고 있다(이시백 등, 1998).

정신보건의 관리목적은 모든 국민들이 정신질환을 예방하고 건전한 정신기능을 유지 · 증진하는데 있기 때문에 정신보건사업은 정신장애의 예방, 건전한 정신기능의 유지 · 증진, 정신병의 조기발견, 치료자의 재활 및 사회복귀 등이 주요한 목표라 할 수 있다.

지역사회 내에서 정신질환자를 조기에 발견하여 상담, 치료, 재활 및 사회복귀를 지원하는 등 그동안 사회로부터 소외되어 왔던 정신질환자에게 필요한 정신보건서비스를 효율적으로 제공하고 이들에 대한 사회적 지지체계를 구축하기 위해 정책적 관심과 재정적 지원을 늘려왔다. 그동안 우리사회에 뿌리 깊게 박혀 있는 정신질환에 대한 편견을 해소하고 정신질환자의 인권을 보호하는 한편, 정신보건센터, 사회복귀시설 확충 등을 통해 지역사회 정신보건사업 수행을 위한 전달체계를 마련하고 있다. 아울러, 정신질환자가 적정한 치료 · 요양 및 재활서비스를 받을 수 있도록 정신보건시설에 대한 정부의 지원을 확대하고 지도 · 감독을 강화해 왔다.

이밖에도 2001년과 2006년, 2011년에는 전국 규모의 정신질환실태 역학조사를 실시하여 정신 보건정책의 기초 자료를 수집하였고, 2008년에는 「정신보건법」을 개정하여 정신질환자 인권보호제도를 강화하고, 퇴원 및 처우개선 심사청구제도를 개선하는 등 정신보건서비스 향상을 위한 제도적 기반을 마련하였다.

2. 정신질환의 분류

가) 원인

정신질환의 원인은 아직 밝혀지지 않고 있으나 유전적 요인, 심리적 요인, 사회문화적 요인, 신체적 요인, 이들의 복합적 요인 등이 있다. 즉 정신장애는 특정한 원인 하나보다는 특정한 중심적 원인에 몇 가지 보조적 원인이 복합적으로 작용하여 발생하는 경우가 많다(구성회, 2004).

- 정신질환의 유전적 요인에 대해서는 많은 의문이 있으나 정신분열증, 양극성장애, 공황장애, 알코올중독증, 정신지체, 간질 등은 유전적 경향이 있다고 알려진 정신

과 영역의 질환이다. 하지만 이들은 유전 하나로만 발병이 결정되지는 않는데, 이는 병이 유전되기보다 그 병에 걸릴 소질이 유전되는 수가 많기 때문이다.

- 심리적 요인에서 개인의 본능적 충동과 그와 관련된 감정은 정신장애의 원인이 된다. 그리고 대인관계 특히 어린 시절의 모자관계, 아버지와의 관계는 장래의 정신건강에 큰 영향을 미친다. 과잉보호나 거절은 의존적이고도 미숙한 사람으로 만들어 정신건강이 병적으로 될 소지를 만든다. 그 밖에 생물학적 본능과 사회문화적 요구사이의 갈등, 사랑의 상실, 자존심의 상실, 의존의 상실, 이별 등은 절망, 미움, 분노와 억압이 합병하여 여러 가지 정신장애를 일으킬 수 있다.
- 사회문화적 요소들이 정신질환의 양상이나 크기를 결정한다. 가정의 파탄, 사회적 불안정이 정신질환과 관계되는 것은 잘 알려진 사실이다. 사회문화요소의 하나인 사회계층간에 정신질환의 양상이나 분포가 다르다. 미국의 연구결과에 의하면 사회계급(직업, 교육, 주택을 고려했음)에 따라 정신질환의 차이가 있음을 보았다. 즉 정신질환은 사회계급이 낮을수록 많았다. 정신분열증은 사회계급이 낮을수록 많고 사회계급이 높을수록 신경증강박장애, 공포불안장애와 성격장애가 많다. 히스테리는 사회계급이 낮은 층에 많다. 그 외 결혼, 독신, 이혼 등도 정신장애와 관계가 있는 것으로 알려져 있다(양재모, 1992).
- 신체적 요인은 뇌조직의 손상, 독물에 의한 중독증, 외상, 종양 등과 노인성 정신병 및 임신중독 등에 의한 정신장애가 있다.

나) 종류

정신질환의 종류는 여러 가지 증상이나 상태에 따라 많은 종류가 있으나 몇 가지만 살펴보면 다음과 같다.

(가) 정신분열증(schizophrenia)

정신분열증은 정신병환자 중에서 가장 많으며 대개는 청년기에 발생하여 만성적으로 진행되는데, 20~40세 인구에 다발하는 정신질환이다. 주 증상은 사고장애로서 망상, 사고의 두절, 사고연상의 장애 등이 있고 정동장애(情動障碍, 기분장애)로서 불합리한 감정표현, 비현실적인 감정, 기괴한 감정반응, 무감동 등이 있다. 환청이나 환각, 환시 등을 경험하고 현실과의 접촉을 피하고 대인관계를 피하고 판단능력을 상실한다. 양친 중의 한쪽에 정신분열증이 있으면 자녀의 9~10%가 발병되고 30~40%가 본증과 유사한 병적인격자로 발현된다는 보고가 있다.

(나) 조울병(manic depressive psychosis)

조증기(manic phase)와 우울기(depressive phase)가 교대로 나타나든가 또는 한 가지 증상이 반복적으로 나타난다. 조증기에는 기분이 들뜨고 과대망상을 하며 쉬지 않고 많은 활동을 한다. 그러나 결과가 생산적이지 못하고 자신이나 사회에 손해되는 경우가 많다. 우울기에는 반대로 우울한 기분과 무력감, 절망감으로 의욕을 잃고 삶을 포기하기도 한다. 조울증은 주기적으로 발병하기 때문에 계속적인 병원치료가 필요하다. 발병원인은 복합적인데 양친 중 어느 한쪽이 조울병일 경우 자녀의 30% 전후에서 발병되며 양친이 모두 증상을 가진 경우 60% 가까이 발병한다는 보고가 있다.

(다) 진성간질(essential epilepsy)

진성간질은 원인이 정확하지 않으나, 주로 경련발작, 정신발작, 불쾌증을 나타내는 정신질환인데 간질은 알코올 중독, 뇌막염, 매독 감염 등에 의한 외적 요인도 있다. 양친 중 한쪽이 진성간질이면 자녀의 10% 정도 발병한다는 보고가 있다.

(라) 정신박약(mental deficiency)

정신박약의 정도는 3등급으로 나누는데, 성인의 6세 또는 IQ25이하의 상태를 백치(idiocy)라고 하며, 7~12세 이하 정도를 치매(imbecility), 13~14세 정도를 노둔(debility)이라 한다. 정신박약의 원인은 유전적 요인 및 후천적 요인으로 발병하는 것으로 알려져 있다.

(마) 신경증(neurosis)

신경증은 노이로제증, 불안신경증, 우울신경증이라고도 하는데 히스테리, 강박신경증, 신경쇠약증 등을 총칭하는 증후군으로 최근에는 불안장애 증후군으로 분류하기도 한다. 신경증은 현실 판단이나 행동이 사회적으로 이해되는 범위이지만 공포증, 강박증, 건강염려증 등이 심한 증후군이다.

(바) 인격장애

타인에 대한 의심이 강하고 책임전가를 잘하며 타인에 대해 무관심하고 사회적 관계 형성 능력의 결함을 보인다. 폭력적이며 지나친 우월감이나 유아독존적이며 이기심이 강하지만 자신의 의무에는 충실하지 못하다. 특히 반사회적 인격장애를 갖고 있는 경우 가정과 사회에 큰 불편과 물의를 일으키며 타인의 권익을 침해하는 반사회적 행동을 반복한다.

3. 정신보건 관리

가) 발육단계에 따른 정신보건관리

발육단계를 좀 더 세분화하여, 영 · 유아기, 초기아동기, 학동기, 사춘기, 청년기, 중년기, 노년기 등 7단계로 구분하여 제시하기도 하지만 여기서는 주로 언급되는 4가지 단계로 살펴보고자 한다(김양호 등, 2003).

(가) 영유아기(0~6세)

영유아기는 정신보건에 있어 가장 중요한 시기로서, 특히 어머니의 영향을 받아 장래의 인격형성에 기초가 성립되는 시기이다. 수유하는 일, 배설의 훈련, 식사의 태도와 습관, 친구 사귀기 등에 많은 관심을 가지고 관찰하여 영유아의 불만요소들을 사전에 제거하는 일이 중요하다.

(나) 학령기(학동기(7~11세))

학령기의 어린이의 생활권은 그들이 초등학교에 입학함과 동시에 현저하게 확대되며, 초등학교에서 기초교육을 받음으로써 풍부한 지식을 얻고 친구관계 안에서 인생경험을 쌓아간다. 학령기에는 부모의 과보호나 과도한 간섭적인 상태가 일어나기 쉬운데 이를 탈피하여 자율적인 건강한 상태에 도달할 수 있도록 지도하여야 한다.

(다) 청년기(12~22세)

청년기는 인생에 있어 격동의 시기이다. 지금까지 경험 못한 신체의 외관상 변화나

성적 성숙에 눈을 뜨게 되어 불안해지고 신체에 대한 고민이나 열등감을 가지기 쉽다. 또한 청년기는 지능의 발달이 최고로 되어 사고력의 발달도 현저해지며, 기성세대에 대한 반항의식이 생기기도 한다. 청년기는 사회적으로나 심리적으로 욕구저해 상황에 놓이기 쉬운 시기이다. 따라서 물리적이고 억압적인 것보다는 논리적인 이해를 돕도록 해야 한다.

(라) 장 · 노년기(23세~)

장년기는 신체나 정신의 발달이 끝나고 신체적으로나 정신적으로 성숙 안정단계에 이른 시기이다. 반면에 노년기는 쇠퇴의 시기로서 신체적으로나 심리적으로 활력과 기능이 쇠퇴하여 여러 가지 기능이 원활하게 되지 못하며 생산적인 활동이 어렵게 된다. 장년기에서 노년기로 넘어가는 초로기(初老期)에 심한 갈등을 겪기 쉬우며, 노년기에도 심리적 갈등이 있게 된다. 노년기에는 일거리 및 가족 내의 대화의 참여 등의 기회를 갖도록 본인이나 가족의 배려가 필요하다.

나) 지역사회 정신보건 및 예방

(가) 지역사회정신보건

처음으로 Pinel이 정신질환자를 족쇄에서 해방한 것을 정신의학사의 1차 혁명, Freud의 정신분석학이 2차 혁명, 1950년대의 향정신성약물의 개발을 3차 혁명이라고 한다면 지역사회정신보건사업을 4차 혁명이라고 할 수 있다(김동석, 2002).

정신보건의 지역사회화는 정신보건의 문제가 개인의 문제라기보다는 지역사회전체의 문제라는 인식에서 비롯된다. 그러므로 지역사회정신보건은 예방과 조기발견, 조기치료 및 사회복귀이다. 이를 위해 미국에서는 1963년 케네디 대통령 당시 공포된 지역사회정신보건법(Community Mental Health Act)을 분기점으로 정신질환자들의 치료를 전통적으로 병원을 중심으로 한 입원치료방법에서 입원보다는 외래치료로, 병원치료보다는 보건소 수준 또는 이외의 시설로서 하향조정을 시행하였다. 이 법에 의해 지역사회정신건강센터(mental health center)가 설립되고 운영되기 시작하였다.

(나) 예방정신보건

정신보건의 예방은 정신질환의 발생률과 유병률을 감소시키는데 있다. 이에는 1차 예방, 2차 예방, 3차 예방으로 나뉜다.

1차 예방은 새로운 환자의 발생을 감소시키는 예방으로 생체기술적 방법과 심리사회적 방법이 있다. 예를 들어, 펠라그라를 방지하는 식이요법이나 3기 매독을 감소시킨 혈청검사와 페니실린 치료, 비타민 보충, 혈액검사, 독성물질의 제거, 신체적 조정 등이 전자에 속하며, 후자는 개인습관의 변화, 생활방식의 변화, 집단조정, 가족조정 및 지역사회 지원체계의 발전 등이 포함된다.

2차 예방은 효과적인 조기조정을 통해 장애의 기간을 줄여준다. 조기에 치료함으로써 질환으로부터 올 수 있는 위험도, 합병증, 불쾌도 및 이병기간을 감소시키고 정신장애의 유병률을 가장 효과적으로 떨어뜨린다.

3차 예방은 합병증을 방지하고 만성 정신질환의 합병증을 감소시키는데 그 주된 목적이 있다.

세계보건기구는 1984년 건강증진을 위한 프로그램에 착수하였는데 Ottawa(1986, 제1차), Adelaide(1988, 제2차), Sundsvall(1991, 제3차), Jakarta(1997, 제4차), Mexico-City(2001, 제5차), Bangkok(2005, 제6차), Nairobi(2009, 제7차)에서 개최된 건강증진국제회의에서 행동지침을 세우고 있다. 건강증진의 원칙은 제1차 건강증진국제대회인 캐나다 오타와(Ottawa) 헌장에서 발전되었다. 중요 원칙은 다음과 같다.

① 건강에 좋은 공공정책 수립
② 지지적인 환경조성
③ 정보와 대처전략을 포함한 개인의 기술함양
④ 사회적 지지와 네트워크를 포함한 지역사회 행동강화
⑤ 치료와 간호로부터 떨어져서 의료서비스를 재인식하고 의료서비스의 접근성을 향상

또한 오타와 헌장은 3가지의 과정적 방법론도 포함하고 있는데 조정(mediation), 옹호(advocacy), 가능성(enablement)의 과정은 건강을 증진시킬 수 있는 방법으로 규명되었다.

1988년 호주의 애들레이드(Adelaid)에서 건전한 공공정책의 수립(build healthy public policy)에 초점을 맞춘 제2차 건강증진국제회의를 개최하였다. 즉 건강한 공공정책수립이 건강증진의 수단으로서 매우 강조되었고 특정한 우선순위를 갖는 정책이 윤곽 지어졌다. 그 정책들은 여성보건을 지원하는 정책, 영양정책, 알코올 · 금연정책, 환경과 관련된 정책들이었다(WHO, 1988).

1991년 6월 스웨덴의 썬즈볼(Sundsvall)에서 제3차 건강증진국제회의가 열려 오타와와 애들레이드에서의 합의사항을 재확인함과 동시에 그 실현을 위해 건강을 위한 지지적 환경 구축을 강조하였고, 모든 국가들로 하여금 이를 보다 적극적으로 행동할 것을 촉구하였다. 건강과 물리적인 환경간의 필수적인 관계를 조명하였으며 6개 분야에 초점을 맞추었는데, 교육, 식품과 영양, 가정과 이웃, 업무, 운송, 사회적 지지와 돌봄이었다.

1997년 인도네시아 자카르타(Jakarta)에서 열린 제4차 건강증진국제회의는 건강을 위한 사회 · 경제발전의 중요성을 강조하였다. 즉 건강에 영향을 미치는 결정요인들에 대한 인식 높이기, 건강개발에 필요한 관계 구축과 협력개발 지원하기, 건강증진을 위

해 자원동원하기, 실천을 위한 지식 축적하기, 지식을 전달하는 학습하기, 단결하여 행동하기, 건강증진에 대한 대중의 책임과 투명성 높이기 등이다.

2000년에는 멕시코의 멕시코시티(Mexico-City)에서 제5차 건강증진국제회의가 열렸다. 본 회의에서는 건강을 위한 사회적 책임감의 증진, 건강증진 및 개발을 위한 투자의 증대, 지역사회의 역량과 개인의 능력 향상, 건강증진을 위한 과학적 근거의 강화, 보건조직과 서비스의 재구성 등에 대한 발표 및 토의가 있었다.

2005년 8월 태국의 방콕(Bangkok)에서 제6차 건강증진국제회의가 개최되었다(디지털청년의사, 2005). 동 회의에서 글로벌 시대의 건강증진을 위한 전략으로는 ① 인권에 기초한 건강에 대한 지지, ② 건강 결정요소에 지속적으로 대처하기 위한 정책, 조치, 기간산업에 대한 투자, ③ 정책개발, 리더십, 건강증진 실천, 지식의 전이 및 연구, 그리고 건강에 대한 인식 고양 등을 위한 능력 신장, ④ 위험으로부터 최상의 보호를 보장하고, 모든 사람들에게 건강과 안녕에 대한 동등한 기회를 제공하는 규제와 정책 입안, ⑤ 지속 가능한 활동을 위한 공적기관, 사적기관, 비정부기관(NGO) 그리고 시민사회와의 파트너십 및 연대 형성을 강조하였다. 그리고 모든 사람들의 건강을 위한 노력으로, ① 건강증진을 전 세계적인 발전 안건의 핵심이 되도록 한다. ② 건강증진을 정부의 각 부처가 책임져야 할 핵심 사안으로 만든다. ③ 건강증진을 지역사회와 시민 사회의 주요 초점으로 삼도록 한다. ④ 건강증진을 훌륭한 기업 활동의 필요조건으로 만들어야 한다는 등의 내용을 천명하였다.

2009년 10월 케냐의 나이로비에서 제7차 건강증진국제회의가 개최되었다. 역대 가장 큰 규모로 개최되었으며 '건강증진과 개발-수행역량 격차해소'라는 슬로건 아래 다섯 주제, 즉 지역사회 권능부여, 건강지식 및 건강행동, 보건시스템 강화, 파트너십 및 부분간 활동, 건강증진 역량 구축 등의 논의와 토의가 있었다(고성진 등, 2010).

그리고 2013년 6월 핀란드의 수도 헬싱키에서 "건강을 모든 정책들에서"를 주제로 한 제 8차 대회가 열렸으며, 이어 2016년 11월 세계보건기구와 중국 위생계획위원회 주관으로 상하이에서 제 9차 세계 건강증진국제회의가 열렸다. 이번 회의에서는 논의된 내용을 바탕으로 향후 15년간 세계 건강증진을 위한 주요 전략들이 포함된 '상하이 선언문'을 채택했다.

건강증진을 요약하자면 건강증진은 개인 · 가족 · 지역사회가 보다 나은 건강수준을 영위할 수 있도록 불건강과 질병을 예방하고 더 나은 생활양식을 교육하고, 건강에 영향을 미치는 광범위한 사회적, 환경적 요인을 지원하는 것으로 볼 수 있다. 따라서 건강증진활동에는 질병의 치료활동 및 예방관리활동(1차, 2차, 3차) 뿐만 아니라 건강과 관련된 모든 행위를 긍정적으로 변화시키기 위한 건강교육 및 조직적, 정책적, 환경적 지원이 포함된다.

건강증진의 특성을 보면 건강증진은 질병이나 특정건강문제 중심이 아니며, 질병예방이 회피성 행위인데 반해 건강증진은 접근성 행위라는 점, 질병예방이나 건강보호가 건강과 안녕에 대한 병리적 발생을 위축시키는 것에 비해 건강증진은 건강에 대한 긍정적 잠재성을 확대하는 특징을 가지고 있다. 한 마디로 건강증진은 질병의 확대를 회피하는 소극적 행위라기보다는 건강을 지향하는 긍정적이고 역동적인 과정이라고 할 수 있다.

3. 건강증진활동 영역

건강증진사업의 효과성은 매우 다양하다. 그러나 건강증진사업의 성공은 사업을 실행하기 이전단계인 기획에 달려있다. 주로 기획과정을 통하여 잘 계획된 사업이 가장 성공적이 될 수 있다(Mckenzie & Smeltzer, 1997). 실제로 건강증진활동이 어떤 특정 환경에서 실시될 경우에는 특정 환경에 속해 있는 개인이나 집단을 대상으로 그 개인이나 집단의 특성에 따라 적절한 목표와 목적을 달성할 수 있도록 시행되어야 한다.

예를 들면, 건강증진의 중요한 장은 학교, 직장, 보건의료조직, 그리고 지역사회조직이라 할 수 있다. 이러한 장소는 물리적인 특성뿐만 아니라 참여형태도 각자 다르다. 학교와 직장에서 건강증진 프로그램 대상자는 어느 정도 강제적 참여의 형태를 취하는 편이나 보건의료조직이나 지역사회에서는 자발적 관심이나 참여를 중요시한다. 물론 대상자들의 건강문제와 건강요구도 다르다. 건강증진의 주요 활동영역인 학교, 직장, 병원 등에 대한 일차적인 미션과 대상자들에 대한 비교를 요약하면 다음과 같다(Simon-Morton et al., 1995).

표 14-1 건강증진서비스의 미션(mission)과 대상자

장 소	일차적인 미션(mission)	대 상 자
학교	교육	어린이, 청소년
사업장	수익성 있는 제품생산과 서비스 제공	제품 및 서비스 소비자
병원	질병과 장애 치료	환자
지역사회	상병과 장애 예방, 발견 및 관리	환자
보건담당 부처	만성 및 전염성질환 예방 및 관리	국민
보건관련기관	질환 예방 및 관리	국민

Ⅱ 건강증진 실천요인

1. 개요

인간의 건강은 앞에서 살펴본 바와 같이 유전적 요인, 환경적 요인, 보건의료적 요소, 개인행태 등으로 구분할 수 있는데 이 중 개인의 행태가 건강에 가장 강력한 요소라는 것을 살펴보았다. 개인을 둘러싸고 있는 외부환경은 개인이 통제할 수 있는 것도 있고 없는 것도 있다. 그런데 어떤 사람들은 자신을 둘러싼 외부환경의 영향을 잘 극복하면서 건강을 유지시키지만 외부환경의 영향이나 장애요소를 극복하거나 이용하지 못하여 불건강한 상태를 겪게 되기도 한다. 따라서 건강을 유지하는 데에는 개인의 생활태도, 신념, 지식, 경험에 따라 여러 가지 다양한 방법이 있다고 할 수 있다.

질병이나 불건강한 상태에 도달하지 않기 위해 개인이나 사회가 하는 활동들이 예방적인 활동이라 할 수 있다. 그러나 질병이나 불건강한 상태를 예방하는 것은 소극적인 건강생활 태도라고 할 수 있다. 건강생활의 적극적인 형태는 바로 건강증진의 생활이라고 할 수 있는데 건강의 잠재력을 키우는 모든 활동을 일컫는다. 즉 일상생활에서 적당한 영양섭취, 운동과 휴식, 스트레스 관리 등은 긍정적이고 적극적인 건강생활이라고 할 수 있다. 반면 흡연이나 음주, 약물남용 등은 부정적인 건강생활습관이며 장차 질병이나 건강장해를 유발할 위험요인이 내포된 행동이라고 할 수 있다.

건강은 국가의 책임이기도 하지만 개인의 책임이 더욱 크다고 할 수 있다. 건강에 대한 개인적인 책임은 개인의 생활 속에서 바꿀 수 있는 행동을 바꿈으로써 실천할 수 있다. 예를 들어서 흡연을 하지 않거나, 과도한 음주를 하지 않고 적당한 식사를 함으로써 건강을 유지하는 것이 책임이라고 할 수 있다.

건강에 대한 책임을 수행하기 위해서 건강을 위한 지식과 기술이 필요하다. 건강에 대한 지식이란 건강에 영향을 주는 생활 습관들을 알고, 자신의 건강을 증진하기 위해서 좋은 선택을 할 수 있도록 하는 정보이다. 우리나라 국민의 주요 사망원인인 심장병, 암, 뇌졸중, 사고 등은 생활습관을 적절히 함으로써 예방할 수 있다. 만성질환이나 사고는 흡연, 음주, 체중관리, 영양, 스트레스, 운동 등 생활습관과 밀접한 관련이 있다.

한 예로 미국인의 경우 사망의 50%가 비건강행위로 인하여 초래되며(US DHHS, 1979, 1980), 따라서 담배를 끊고, 식생활패턴을 향상시키고, 하루에 30분씩 걸으며, 부주의하게 음주하지 않는다면 매년 120만명의 사망을 예방할 수 있을 것으로 보고되고 있다(US DHHS, 1990). 따라서 만성질환의 부담을 실질적으로 감소시킬 수 있는 효과적인 예방방법이 건강행위의 변화임을 밝혔는데, 지역사회 심혈관관리사업, 유방 및 자궁경부암 조기발견을 위한 검진사업, 금연사업, 당뇨병 관리사업 등을 통한 건강행위의 변화로 인하여 암 사망의 28%, 심혈관질환사망의 45%, 당뇨병부작용의 50%이상을 예방할 수 있었다(이정렬 등, 2004).

따라서 여기서는 우리가 건강증진을 위해 할 수 있는 대표적인 건강증진 실천전략으로서 거론되고 있는 식생활관리, 운동, 금연, 스트레스 관리, 체중조절, 음주 등에 대해 살펴보고자 한다. 또한 각 건강행위에 대한 세부적인 사업내용 및 전략을 나열하기보다는 건강증진을 위한 건강행위 요소들에 대한 중요성, 건강에 미치는 영향 등을 중심으로 서술하고자 한다.

2. 식생활 관리

식습관은 여러 가지 유병률에 심각한 정도로 영향을 미친다. 따라서 생활양식의 가장 중요한 부분이라고 할 수 있다. 정기적으로 적당한 영양을 섭취한다는 것은 건강을 유지하는데 필수적인 조건이 된다. 우리나라에서는 영양과 관련된 질병의 이환율 및 사망률이 증가하고 있으며 과거에는 영양부족이나 영양불량이 문제가 되었지만 최근에는 영양과다에 의한 문제가 늘어나고 있다.

영양과 관련된 질병으로는 비만, 당뇨병, 고혈압, 고지혈증 등 일반적으로 성인병으로 알려진 대부분들이 그에 속하고 일부 암, 즉 위암, 대장암, 유방암, 전립선 암도 거론되고 있으며 치료의 일부분으로 식이요법을 해야 되는 질병 또한 다수에 속한다. 특히 노인집단에서 불규칙적인 식사 혹은 과식은 고지혈증, 당뇨병, 혈중콜레스트롤치의 증가 및 심장병 등과 관계가 있으며, 젊은 층에서는 식사 빈도의 변화와 연관되어 신진대사의 변화가 일어남이 보고되고 있다(이정렬 등, 1996).

뇌혈관 질환이 한국인 사망원인에서 상위를 차지하고 있고 관상동맥질환의 유병률이 늘어나면서 그로 인한 사망률이 증가하는 것도 식이 섭취와의 관련이 많다고 하겠다(대한가정의학회, 1995). 최근 우리나라 식습관의 경우 국민건강통계에 의하면 아침식사를 결식하는 사람이 늘고있다. 특히 젊은 연령층인 19~29세의 비율이 매우 높아 이들이 향후 고령화될수록 영양문제가 심각해질 수 있다는 것을 의미한다.

3. 운동

운동이 도움이 되는 질병은 관상동맥질환, 고혈압, 당뇨병, 골다공증, 비만, 심리적 질환 등이다. 운동의 생리적 효과를 보면 심장기능을 향상시키고, 산소섭취능력을 향상시키며 혈압을 감소시킨다. 또한 신진대사율을 증가시키고 수명을 연장하며 질병에 대한 면역력을 증대시킨다.

운동의 심리적 효과를 보면 스트레스를 극복하는 능력과 함께 자아존중이 향상되며 만성적 우울증을 해소할 수 있다고 한다(전국대학보건관리학교육협의회, 1996). 다시 말해 규칙적인 운동은 평균수명을 증가시키고 노년층에게는 기능적으로 독립성을 유지할 수 있도록 해주며 모든 연령층에게 삶의 질을 향상시켜 준다. 규칙적인 운동은 대장암과 뇌졸중을 예방시켜주고 척추손상 가능성을 감소시켜 주며 고혈압, 당뇨병, 골다공증 그리고 비만을 예방하고 관리하는데 도움을 준다. 동시에 정서적으로 우울감이나 불안감을 감소시켜 주며 자아 존중감을 높여 주는 효과가 있다. 또한 한 연구에 의하면 신체활동이 적은 군은 활발한 군에 비해 순환기 질환이 두 배로 많고 고혈압 발생위험이

35~52% 증가한다고 한 바 있다(대한가정의학회, 1996).

4. 금연

흡연은 암의 확실한 원인으로 모든 암의 30%가 담배 때문에 생긴다. 담배연기와 직접 접촉되는 장기(구강, 식도, 폐, 기관지)들의 암 중 90% 정도가 흡연에 의해 생기며 담배연기와 직접 접촉하지 않는 장기도 비흡연자에 비해 1.5~3배 정도 높다. 1986년 미국보건성의 공식보고서에 의하면 흡연하는 배우자를 가진 사람은 폐암발생률이 30%, 심장병발생률이 40%가 더 높으며, 부모가 흡연하는 가정의 어린이는 천식, 중이염 등의 발현율이 6배나 더 높으며 폐기능은 전반적으로 낮아지고 있다. 그 외의 천식, 기침, 중이염 등의 발병률도 부모가 담배를 피우는 어린이에게서 6배나 높고 폐기능도 전반적으로 낮다(류황건 등, 2008).

흡연은 고혈압, 고지혈증과 함께 뇌혈관 질환, 관상동맥질환, 복부대동맥류, 말초혈관 질환과 같은 죽상경화 질환의 대표적 인자이다(대한가정의학회, 1997). 금연은 질병과 사망을 예방할 수 있는 가장 중요한 결정요인이며 따라서 흡연으로부터 피해를 최소화하기 위해서는 국가보건목표에서 가장 중요한 우선순위로 주어져야 한다고 강조하고 있다(전국대학보건관리학교육협의회, 1996).

따라서 흡연자가 금연하는 경우에는 각종 건강문제의 발생위험이 크게 감소한다고 보고되고 있는데 현재 흡연자가 금연할 경우 모든 암으로부터의 발생위험이 21%정도 감소할 것이며, 폐암에서는 85%, 구강암에서는 46%의 암 발생 위험이 감소한다고 한다(이정렬 등, 1996).

5. 스트레스 관리

모든 인간의 활동은 스트레스와 함께하며 현대사회에서 어느 누구도 스트레스로부터 자유로워질 수는 없다. 과도한 스트레스는 여러 가지 스트레스 반응을 보이며 신체적, 정신적 질병으로 이어지게 된다. 스트레스를 받으면 어떤 사람은 명쾌하고 맑은 정신을 갖고 긍정적인 반응을 하는 반면, 또 어떤 사람들은 짜증을 내거나 질병을 일으키는 등

부정적인 반응을 보이기도 한다.

대부분의 사람들은 스트레스 상황에 직면하게 되면 여러 가지 대처전략을 적용하여 특정상황에 대처하지만 스트레스 상황이 자기가 가지고 있는 능력을 넘어서거나 자기의 대처상황이 별 효과가 없는 경우 혹은 스트레스가 장기적으로 지속되면 특정한 형태의 질병에 걸리게 된다. 즉 스트레스를 자주 경험하게 되면 혈압이 증가하거나 땀이 나고 위장계의 기능이 낮아지고 신진대사가 증가되는 등 신체적으로 부담이 되는 반응이 나타나게 되고 이는 궁극적으로 신체적 질병을 갖게 된다.

스트레스는 환경적이고 사회적이며 신체적일 뿐만 아니라 정신적인 것이다. 따라서 어느 한 가지 기법으로 스트레스가 조절되거나 통제 혹은 감소되는 것은 아니다. 따라서 다양한 접근이 필요하다. 스트레스 관리에 주로 사용되는 방법으로는 호흡법, 점진적 근육이완법, 바이오피드백, Benson의 명상이완법, 심상법 등이 있다.

6. 체중조절

과체중과 비만은 고혈압, 당뇨병, 관절염, 지질성 간, 유방암 및 대장암 등 많은 만성병의 위험요인으로 알려져 있다(김정순, 2001; 이정렬 등, 1996). 비만의 위험은 5D(disfigurement, discomfort, disability, disease, death)로 표현되는데 그 자체보다도 여러 가지 합병증을 동반하고 그로 인한 사망률을 증가시키기 때문에 예방하고 치료하여야 한다. 또한 고도비만(BMI≥35kg/m^2)은 전체 사망률에 있어 정상인보다 2배 정도 위험이 높으며 급사의 위험이 40배정도 높다는 보고가 있다(대한가정의학회, 1996). 미국과 캐나다의 1935~53년 기간의 500만명의 생명보험가입자를 대상으로 분석한 결과 비만은 높은 사망력과 연관됨이 제시되었다.

체중이 10% 높아지면 사망률은 남자는 13%, 여자는 9% 높아지고 체중이 30% 증가하면 사망률은 남자가 42%, 여자가 30% 더 높아졌다. 이렇게 높아지는 사망률은 주로 심장과 순환기계 질환에 의하여 야기되었다(이정렬 등, 2004). 또한 과소 체중과 건강과의 관계도 과다체중과 건강수준과의 관계만큼 유의하게 만성질환 이환과 관련이 있는 것으로 나타나고 있다(김영임, 1991).

7. 음주 관리

소량의 음주는 혈중 고밀도지질을 증가시켜 동맥경화증에 예방적 효과가 있다는 보고가 있으나 우리나라의 음주문화는 높은 지질성 간(fatty liver)의 유병률을 유발하고 있다. 음주는 신체의 거의 모든 부분에 영향을 미쳐 과음은 간질환, 위염, 고혈압, 중풍, 식도염, 당뇨병, 그리고 심장병 등 많은 질환을 일으킨다(노인철 등, 1997). 우리나라는 음주가 위험 요인으로 되는 간 질환 중에서, 인구 10만 명당 간암으로 인한 사망률(1990)이 24.1(일본 13.9, 미국 1.4, 영국 1.4), 만성 간질환으로 인한 사망률은 29.6(일본 13.0, 미국 10.9, 영국 6.2)으로 간질환 관련 사망률이 세계에서 가장 높게 나타나고 있다(송건용 등, 1993).

문제성 음주와 정신 심리적인 증상인 불안, 우울, 적대감, 강박증, 공포증 등의 문제는 밀접한 관계가 있음이 많은 연구에서 보여주고 있다. 이미 외국에서는 1990년대에는 알코올 문제가 있는 대상자에게 이중 진단(dual diagnosis)의 교육을 하고 있어 알코올 남용 예방 및 회복에 정신 심리적인 증상 해결이 중요시되고 있다. 또한 음주는 교통사

표 14-2 생활양식의 특성으로 나타나는 행동요인과 이에 관련된 질병

행동요인	내 용	질 병
① 담배	니코틴중독	암, 만성기관지염, 폐기종, 동맥경화증, 심근경색증, 위산과다증, 위궤양, 유산, 태아발육부진, 치은염
② 술	알코올중독	위궤양, 간경변증, 정신질환, 자살
③ 운동	운동부족	심장병, 뇌혈관질환, 당뇨병, 근육위축, 암
④ 스트레스	좌절, 과도경쟁	심장병, 뇌혈관질환, 위궤양, 안전사고, 암, 자살, 정신건강문제
⑤ 식습관	편식, 동물성고단백질 식품의 과다섭취, 과도한 자극성 음식	심장병, 암, 위궤양, 당뇨병
⑥ 체중	과체중	심장병, 고혈압, 당뇨병, 동맥경화증
⑦ 신체검사	혈당, 혈압, 오줌, 콜레스트롤, 유방 및 자궁경검사, 간기능	당뇨병, 심장병, 암, 동맥경화증, 간장질병
⑧ 의약품사용	오·남용	중독, 정신건강장애, 범죄
⑨ 안전사고예방	자동차 안전벨트, 무기보관, 건물구조, 시설관리 미비	사망, 화상, 골절
⑩ 성생활	중첩적 성관계	각종 성병, 후천성면역결핍증(AIDS)

자료 : 김영임 등(1997) 재인용

사고 등 각종 사고의 원인이 되며, 사회 및 가정문제의 주요 원인이 되고 있다. 위에서 살펴본 여러 생활양식과 행동에 따라 걸릴 수 있는 질병을 정리하면 다음과 같다(표 14-2).

Ⅲ 한국의 건강증진사업

1. 개요

우리나라 대부분의 건강문제는 환경위생이나 감염성질환보다는 국민의 생활양식 변화 및 급속한 고령화로 인한 만성퇴행성 질환이나 사고 등이 대부분을 차지하고 있다. 또한 이들 질병은 조기사망의 원인이 될 뿐만 아니라 난치성이 높아 긴 기간의 투병을 요구함으로써 삶의 질을 저해하고 의료비를 증가시키는 요인이 되고 있다. 우리나라 국민의 건강수명은 2020년 WHO가 발표한(2019년 기준) 자료에 따르면 71세로 나타났다. 건강 수명은 평균 수명에서 질병이나 장애 등으로 인해 정상적인 활동을 하지 못하는 기간을 뺀 것이다.

따라서 우리나라 건강증진사업의 주무부처인 보건복지부는 질병이 발생한 후의 사후관리에 치중하던 종래의 보건의료정책에서 질병의 예방 · 발견 치료와 안전사고 예방에 초점을 두는 적극적인 건강증진 정책을 추진하고 있다. 국민건강증진정책의 기본방향은 건강생활 실천을 통한 건강의 향상 및 질병예방, 질병발생시의 조기치료, 치료 후의 신속한 재활 등 일련의 과정이 밀접하게 연계되는 평생건강관리체계의 기반구축을 지향하고 있다.

이러한 관점에서 사업추진의 가장 중요한 기본정책방향은 우선적으로 국민들에게 건강생활 실천의 중요성을 인식할 수 있는 기회를 제공함과 동시에 건강과 관련된 정보의 홍수 속에서 정확한 건강정보를 가지고 건강생활에 필요한 실천행동을 할 수 있도록 올바른 건강정보를 다양한 방법으로 제공할 수 있는 기반을 조성하는 것이다.

보건복지부의 건강증진정책 주요 사업내용은 국민건강증진종합계획 수립 및 집행, 국민건강교육 및 홍보사업, 금연사업, 보건소건강증진사업, 국민영양개선사업, 모자보건사업 등을 중심으로 설명하고자 한다.

그러나 건강증진사업에서 가장 중요하면서도 주된 관심사는 건강생활실천을 통한 건강증진사업이라고 할 수 있다. 따라서 최근 정부에서 국민건강증진에 대해 포괄적으로 수립한 「제5차 국민건강증진종합계획(Health Plan 2030)」 수립 내용을 살펴보고 정부 단위 또는 민간단체 등에서 이루어지고 있는 건강생활실천위주의 건강증진사업 중 대표적인 사업내용을 살펴보고자 한다. 보건복지부의 건강증진종합계획은 확정적인 의미라기보다는 환경변화, 정책방향, 국민들의 요구도 등에 따라 조금씩 수정 · 보완되면서 진행되는 것이 원칙이다.

2. 국민건강증진종합계획 수립 및 집행

최근의 건강문제는 주로 잘못된 생활습관에 의한 것이므로 과거의 사후 치료중심의 보건의료체계로는 그 대응에 한계가 있으며 보다 적극적인 차원의 사전예방적 건강증진정책의 추진이 요구되고 있다. 즉 지난날에는 개인의 흡연, 운동부족 등에 의한 질병이 전적으로 개인의 책임이었으나 최근에는 단순한 개인만의 책임이 아닌 국가 차원의 흡연예방, 절주, 운동보급 등 건강생활실천 지원사업이 요구되고 있는 것이다. 이러한 요구와 추세에 발맞추어 만성질환을 사전에 예방하고, 우리나라 보건의료인프라를 새롭게 정비함으로써 우리 국민들의 건강수준을 제고하고자 2002년 제1차 국민건강증진종합계획('02～'05), 2005년 제2차 계획('05～'10)을 수립한 이후 2021년 제5차 계획('21～'30)을 수립하였다. 이미 세계 각국은 80년대부터 국가 보건의료정책의 틀을 사전예방적 건강증진사업으로 전환하기 위해 구체적인 목표를 설정하고 장기적인 건강증진사업 비전과 추진계획을 제시하기 위해 장기계획을 수립하여 이를 시행하고 있다. 즉 미국의 「Healthy People 2000」, 「Healthy People 2010」, 일본의 「국민건강가꾸기 운동(1978～1987년)」, 「활력있는 인생 80 건강계획(1988～1997년)」, 「건강일본 21(1998～2010년)」 등이 그것이다.

제5차 국민건강증진종합계획은 '모든 사람이 평생 건강을 누리는 사회'를 비전으로 하고, '건강수명연장('18년 70.4세→'30년 73.3세)' 및 '건강형평성 제고'를 총괄목표로 지향하고 있다. 이를 달성하기 위하여 총 28개의 중점과제를 선정하여 각 중점 과제별로 목표지표 및 세부사업을 계획하고, 국민건강수준과 건강정책 효과를 측정할 수 있도록 64개 대표지표를 선정하였다.

〈대표지표〉
성인남성 현재흡연율, 성인여성 현재흡연율, 성인남성 고위험음주율, 성인여성 고위험음주율, 식품 안정성 확보 가구분율, 성인남성 유산소 신체활동 실천율, 성인여성 유산소 신체활동 실천율, 영구치(12세) 우식 경험률, 자살사망률, 남성 자살사망률, 여성 자살사망률, 치매안심센터의 치매환자 등록 · 관리율, 정신건강 서비스이용률, 암 발생률 등

1) 국민건강증진종합계획 기본 구조

그림 14-2 국민건강증진사업 개념도

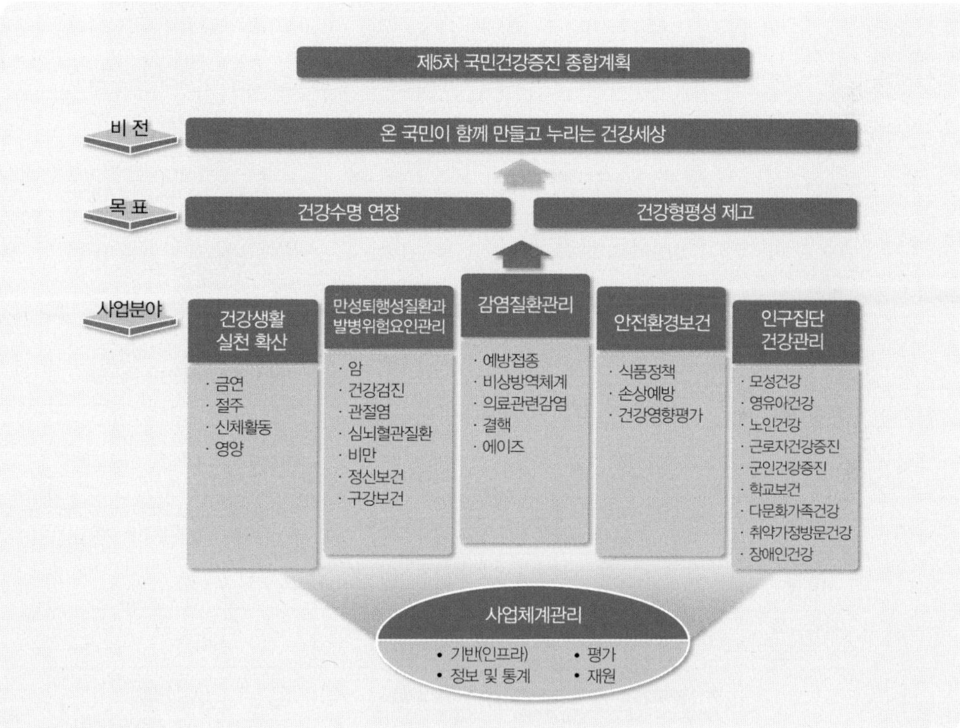

2) 총괄 목표

우리나라 건강수명은 2019년 현재 73.1세로 세계 3위를 기록하고 있으며, 2023년 기대수명 추계치(전체 83.3세, 남성 81세, 여성 84.68세) 및 주요 선진국의 건강수명(일본 74.1세, 미국 66세)를 고려하여 2030년까지 건강수명이 73.3세에 달하는 것으로 총괄목표를 설정하였다.

표 14-3 HP 2030의 건강수명 목표

HP 2030 목표	전체	남자	여자
	73.3세	71.4세	75세

표 14-4 HP2030 대표지표 및 자료원

중점 과제	대표지표		형평성 지표	
	지표명	자료원	지표명	자료원
금 연	성인 남성 현재흡연율(연령표준화)	국민건강영양조사(질병관리청)	소득 1-5분위 성인 남성 현재 흡연율 격차(연령표준화)	국민건강영양조사(질병관리청)
	성인 여성 현재흡연율(연령표준화)	국민건강영양조사(질병관리청)	소득 1-5분위 성인 여성 현재 흡연율 격차(연령표준화)	국민건강영양조사(질병관리청)
절 주	성인 남성 고위험음주율(연령표준화)	국민건강영양조사(질병관리청)	소득 1-5분위 성인 남성 고위험음주율 격차(연령표준화)	국민건강영양조사(질병관리청)
	성인 여성 고위험음주율(연령표준화)	국민건강영양조사(질병관리청)	소득 1-5분위 성인 여성 고위험음주율 격차(연령표준화)	국민건강영양조사(질병관리청)
영 양	식품안정성 확보 가구분율	국민건강영양조사(질병관리청)	소득 1-5분위 식품안정성 확보 가구분율 격차	국민건강영양조사(질병관리청)
신체활동	성인 남성 유산소 신체활동 실천율(연령표준화)	국민건강영양조사(질병관리청)	소득 1-5분위 성인 남성 유산소 신체활동 실천율 격차(연령표준화)	국민건강영양조사(질병관리청)
	성인 여성 유산소 신체활동 실천율(연령표준화)	국민건강영양조사(질병관리청)	소득 1-5분위 성인 여성 유산소 신체활동 실천율 격차(연령표준화)	국민건강영양조사(질병관리청)
구강건강	영구치(12세) 우식 경험률	아동구강건강실태조사(질병관리청)	-	
자살예방	자살사망률(인구 10만 명당)	사망원인통계(통계청)	지역 상-하위 20% 남성 자살사망률 격차(인구 10만 명당)	사망원인통계(통계청)
	남성 자살사망률(인구 10만 명당)	사망원인통계(통계청)	지역 상-하위 20% 여성 자살사망률 격차(인구 10만 명당)	사망원인통계(통계청)
	여성 자살사망률(인구 10만 명당)	사망원인통계(통계청)		
치 매	치매안심센터의 치매환자 등록·관리율(전국 평균)	중앙치매센터 내부자료	지역 상-하위 20% 치매안심센터의 치매환자 등록·관리율 격차	중앙치매센터 내부자료
중 독	알코올 사용장애 정신건강 서비스 이용률	정신건강실태조사(보건복지부)	-	
지역사회 정신건강	정신건강 서비스이용률	정신건강실태조사(보건복지부)	-	
암	성인 남성(20-74세) 암 발생률(인구 10만 명당, 연령표준화)	암발생통계(중앙암등록본부)	지역 상-하위 20%의 성인 남성 암 발생률 격차(인구 10만 명당, 연령표준화)	암발생통계(중앙암등록본부)
	성인 여성(20-74세) 암 발생률(인구 10만 명당, 연령표준화)	암발생통계(중앙암등록본부)	지역 상-하위 20%의 성인 여성 암 발생률 격차(인구 10만 명당, 연령표준화)	암발생통계(중앙암등록본부)
심뇌혈관 질환	성인 남성 고혈압 유병률(연령표준화)	국민건강영양조사(질병관리청)	소득 1-5분위 성인 남성 고혈압 유병률 격차(연령표준화)	국민건강영양조사(질병관리청)
	성인 여성 고혈압 유병률(연령표준화)	국민건강영양조사(질병관리청)	소득 1-5분위 성인 여성 고혈압 유병률 격차(연령표준화)	국민건강영양조사(질병관리청)
	성인 남성 당뇨병 유병률(연령표준화)	국민건강영양조사(질병관리청)	소득 1-5분위 성인 남성 당뇨병 유병률 격차(연령표준화)	국민건강영양조사(질병관리청)
	성인 여성 당뇨병 유병률(연령표준화)	국민건강영양조사(질병관리청)	소득 1-5분위 성인 여성 당뇨병 유병률 격차(연령표준화)	국민건강영양조사(질병관리청)

중점과제	대표지표		형평성 지표	
	지표명	자료원	지표명	자료원
	급성 심근경색증 환자의 발병 후 3시간 미만 응급실 도착 비율	응급의료현황통계 (국립중앙의료원)	급성 심근경색증 환자의 발병 후 3시간 미만 응급실 도착비율의 최고-최저 시도간 격차	응급의료현황통계 (국립중앙의료원)
비 만	성인 남성 비만 유병률 (연령표준화)	국민건강영양조사 (질병관리청)	소득 1-5분위 성인 남성 비만 유병률 격차(연령표준화)	국민건강영양조사 (질병관리청)
	성인 여성 비만 유병률 (연령표준화)	국민건강영양조사 (질병관리청)	소득 1-5분위 성인 여성 비만 유병률 격차(연령표준화)	국민건강영양조사 (질병관리청)
손 상	손상사망률(인구 10만 명당)	사망원인통계 (통계청)	-	
감염병 예방 및 관리	신고 결핵 신환자율 (인구 10만 명당)	결핵환자신고현황연보 (질병관리청)	-	
감염병 위기 대비대응	MMR 완전접종률	질병관리청 내부자료	-	
기후 변화성 질환	기후보건영향평가 평가체계 구축 및 운영	기후보건영향평가 결과보고서(질병관리청)	-	
영유아	영아사망률 (출생아 1천 명당)	사망원인통계 (통계청)	영아사망률 최고-최저 시도간 격차(출생아 1천 명당)	사망원인통계 (통계청)
아동·청소년	고등학교 남학생 현재흡연율	청소년건강행태조사 (질병관리청)	-	
	고등학교 여학생 현재흡연율	청소년건강행태조사 (질병관리청)		
여 성	모성사망비 (출생아 10만 명당)	사망원인통계 (통계청)	-	
노 인	노인 남성의 주관적 건강인지율	국민건강영양조사 (질병관리청)	소득 1-5분위 노인 남성의 주관적 건강인지율 격차	국민건강영양조사 (질병관리청)
	노인 여성의 주관적 건강인지율	국민건강영양조사 (질병관리청)	소득 1-5분위 노인 여성의 주관적 건강인지율 격차	국민건강영양조사 (질병관리청)
장애인	성인 장애인 건강검진 수검률	장애인 건강보건통계 (보건복지부 국립재활원)	성인 남성 장애인 건강검진 수검률	장애인 건강보건통계 (보건복지부 국립재활원)
			성인 여성 장애인 건강검진 수검률	장애인 건강보건통계 (보건복지부 국립재활원)
근로자	연간 평균 노동시간	경제활동인구조사(통계청) Labor Force Statistics(OECD)	-	
군인	군 장병 흡연율	연간 군 장병 흡연 실태 조사(보건복지부, 국방부)	-	
건강정보 이해력 제고	성인 남성 적절한 건강정보이해능력 수준	통계원 생성 예정	소득 1-5분위 성인 남성 적절한 건강정보이해능력 수준 격차	통계원 생성 예정
	성인 여성 적절한 건강정보이해능력 수준	통계원 생성 예정	소득 1-5분위 성인 여성 적절한 건강정보이해능력 수준 격차	통계원 생성 예정

3. 금연사업

우리나라의 성인 남성 흡연율은 경제협력개발기구(OECD) 국가 중 최고 수준으로, 흡연으로 인한 조기사망, 질병발생, 화재, 간접흡연 피해 등에 의한 사회 · 경제적 손실은 연간 10조 원 이상으로 추정될 정도이다.

우리나라는 흡연율이 낮아지고 있지만, 여전히 높은 흡연율은 인구 노령화에 발맞추어 앞으로 수많은 사회 · 경제적 부담을 가중시키게 될 것이다. 이에 더욱 강력한 금연정책이 요구된다 하겠다. 이를 위한 주요사업들을 보면 다음과 같다.

먼저 금연공익 광고 등을 통한 금연의 사회적 분위기 확산을 위해 유명연예인 등을 통한 대중매체 금연광고를 실시하고 언론매체의 흡연 장면을 자율적으로 규제토록 유도하고 있다.

둘째, 금연실천지원을 위한 직장인 금연교육 등의 실시이다. 사업장, 군부대, 경찰서 등에서 현장 금연교육과 금연실천을 위한 금연교실을 운영, 금연희망자에 대하여 금연침 시술, 금연안내 책자 배부, 흡연량 측정을 실시하여 금연실천에 실질적인 도움을 주는 활동을 전개하고 있다.

셋째, 청소년에 대한 흡연예방교육을 실시하고 있다. 중 · 고교의 학교 흡연예방교육 실시를 위하여 시 · 도교육청의 흡연예방 교육사업을 지원하였고 여름철 청소년 건강캠프 등을 통한 건강한 취미생활을 유도하였으며 중학생 흡연예방 비디오, 담배의 해독실험 비디오 등 청소년 흡연예방 교육자료를 개발 · 보급하였다. 동시에 금연캠페인 실시 및 흡연실태 조사 등을 통해 금연운동을 강화하고 있다.

넷째, 금연구역 확대 등을 위한 법령개정을 추진하고 있다. 간접흡연으로부터의 비흡연자 보호와 금연구역 확대를 위한 제도적 마련을 위하여 국민건강증진법 개정을 지속적으로 추진하고 있다.

다섯째, 담배가격인상 정책이다. 가격정책인 담배가격인상은 저소득층과 청소년의 흡연율을 낮추는데 비용효과적인 규제정책이다. CDC, 세계은행 등에서의 연구결과를 보면 청소년은 성인에 비해 담배가격에 3배 더 민감하며, 비가격정책으로 가격정책과 동일한 금연효과를 얻기 위해서는 7.8~155.8배의 비용이 소비된다고 하였다.

4. 보건소 건강증진사업

2005년도부터 전국적으로 확대 시행되던 보건소 건강생활실천사업은 사업의 양적 증가는 있었으나, 교육 및 홍보위주의 단절된 영역별 사업실시, 금연사업과의 중복, 사업대상 선정의 근거미약, 지자체 추진의지 반영과 관계없는 일률적 예산 지원 및 지역사

그림 14-3 통합건강증진사업목표 수립방법

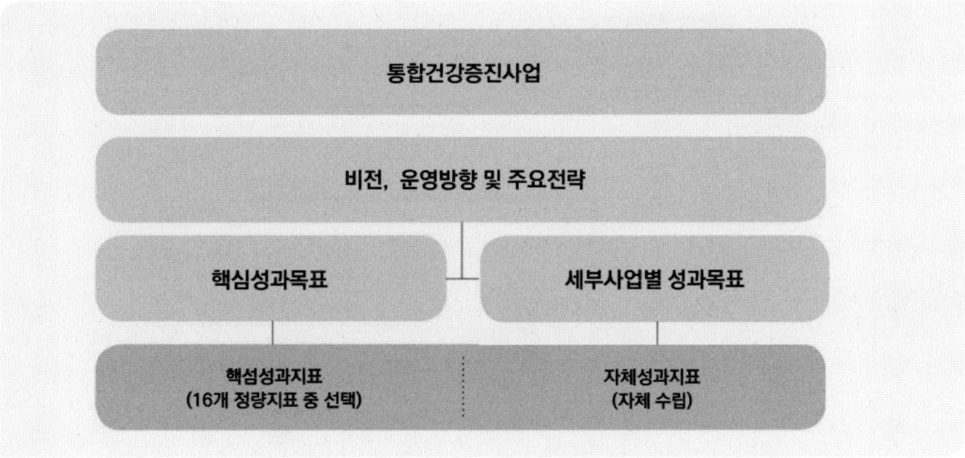

회 프로그램과의 연계 부족 등 문제점이 제기되었다. 그래서 2008년도부터 객관적 건강지표를 활용하고, 건강행태와 관련된 위험인구중심의 포괄적 접근방식을 적용하며, 결과 중심의 평가체계와 3단계 예산차등지원 방식을 도입하며, 지역특화 건강행태 개선사업을 확대하는 방향으로 사업을 변경 추진하였다.

2013년부터는 '지역사회 통합건강증진사업'으로 사업명을 변경하여 지역사회 주민의 건강수준 향상을 위한 사업을 지자체가 주도적으로 발굴하여 추진함으로써 지역주민의 건강증진사업 체감도 향상을 목적으로 하고 있다.

각 지자체가 지역사회 주민을 대상으로 실시하는 건강생활실천 및 만성질환 예방, 취약계층 건강관리를 목적으로 하는 사업을 통합하여 지역특성 및 주민수요에 맞게 기획 · 추진하는 사업이다.

기존 획일적인 국가주도형 top-down 방식을 탈피하여 지자체의 선택권과 자율성을 제고하여 지역여건에 맞는 건강증진사업을 추진할 수 있도록 제도를 개선하였다.

보건소 건강증진 국고보조사업 통합(17개 개별사업 → 1개 보조사업) 및 국가 건강증진 목표에 부합하도록 사업구조 재편성하였다.

주요 사업내용으로 지자체(보건소)별 예산액을 기준으로 다양한 건강증진 사업 분야에서 지역 여건에 따라 단위사업을 자율적으로 기획 · 추진하고 있으며, 사업분야로는 음주폐해예방(절주), 신체활동, 영양, 비만예방관리, 구강보건, 심뇌혈관질환예방관리, 한의약건강증진, 아토피 · 천식 예방관리, 여성어린이특화, 지역사회중심재활, 금연, 방

그림 14-4 통합건강증진사업 구성 요소

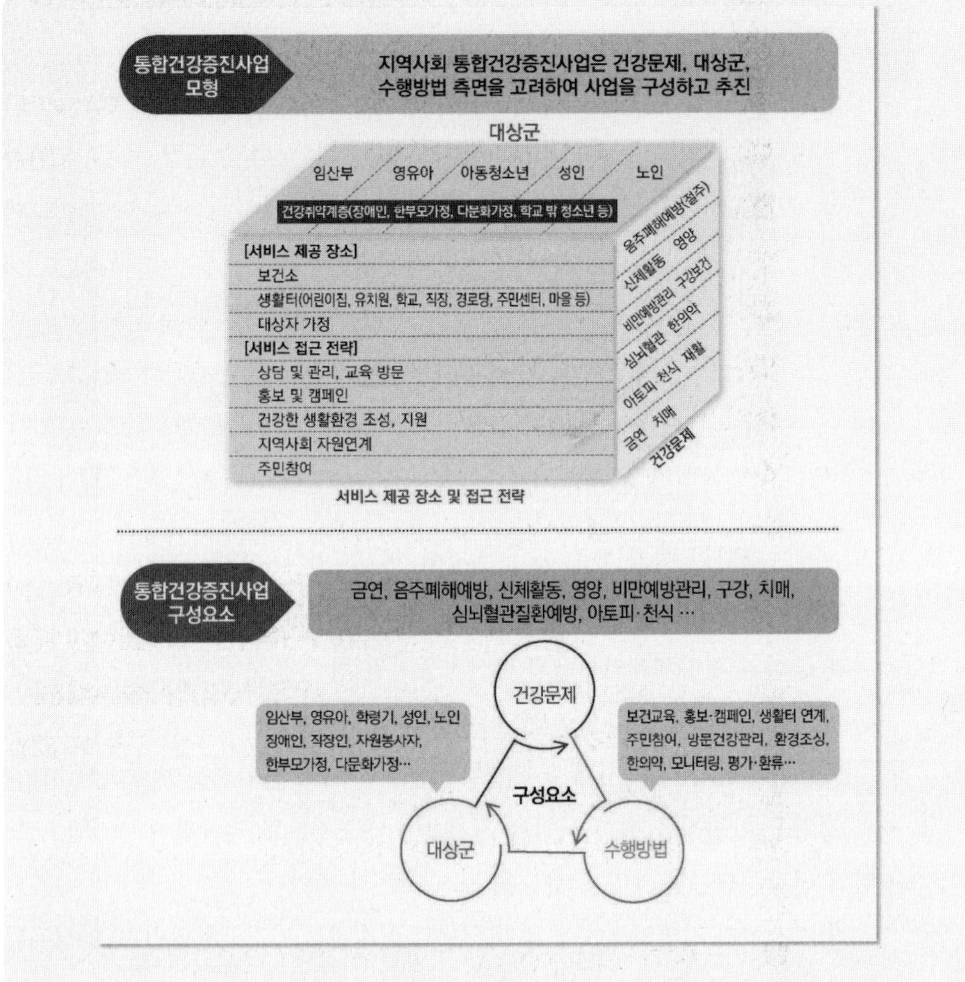

문건강관리, 치매관리 등이 있다.

기본 개별사업 간 경계를 없애고 개인별 · 생활터 · 인구집단별 특성에 맞는 서비스 제공을 수행하는 사업방식이다.

5. 국민영양개선사업

그 동안 국민의 소득수준 향상에 따른 식생활 행태의 변화로 우리나라 국민의 영양섭취 상태도 상당히 좋아진 것으로 나타나고 있다. 그러나 일부계층의 영양과잉섭취 및 영양소의 불균형섭취로 인한 비만과 성인병 증가 등의 영양문제가 대두되어 영양지도의 필요성이 증대되고 있다. 국민영양개선사업은 영양결핍의 해소뿐만 아니라 과잉섭취의 억제와 체력증강을 위해서도 추진해 나가고 있다.

먼저 3년 주기로 국민건강 · 영양조사를 실시하고 있다. 본 조사결과는 국민의 전반적인 건강상태와 영양상태를 파악하여, 주요 질환 및 주요 건강위험요인에 대한 전국 규모의 대표성과 신뢰성이 있는 통계를 산출하고 그 추세를 제시함으로써, 국가 보건정책 기획의 우선순위 목표를 설정하고, 국민건강증진을 위한 중장기 계획수립 및 전략개발, 사업평가 등에 필요한 기초자료로 활용하고 있다.

또한 국민의 연령층별 식생활지침을 개발하여 보급하고 있다. 국민의 건강 · 영양문제와 국가 관련 부처의 정책 및 전통문화 등 다각적인 측면을 고려한 식생활 목표를 설정하고 식생활 지침을 개정하며, 이를 토대로 우리 국민의 대상별 영양 및 건강상태 개선에 적합한 식생활 실천지침을 개발하여 보급하고 있다.

6. 모자보건사업

모자보건사업은 임신 및 출산지원, 임산부 및 영유아 건강관리, 미숙아 및 선천성이상아의 장애발생 예방 및 모유수유율 제고 등을 통하여 영유아의 사망 및 장애를 사전에 예방하고 모성건강을 증진시키며, 난임부부에게 시술비 일부를 지원하여 사회 · 의료적 장애를 제거함으로써 임신 · 출산지원 정책을 강화하고자 하는 사업이다.

국가에서 시행하고 있는 사업의 내용을 구체적으로 살펴보면 첫째, 영유아 사전예방적 건강관리를 위해 ① 선천성대사이상 검사 및 환아관리, ② 신생아 청각선별검사 지원 실시(신생아 난청 조기진단), ③ 미숙아 및 선천성이상아 등록관리 및 의료비 지원, ④ 모유수유 클리닉 운영 및 엄마 젖 먹이기 홍보사업 등을 수행하고 있다. 둘째, 모성건강관리 강화를 위해 ① 가임기 여성 건강증진 지원사업(여성생식 건강프로그램 지원, 인공임신중절 예방, 임신 · 출산 · 육아 종합정보 제공 등), ② 임산부의 날 행사 및 임산부 배려 캠페인 실시, ③ 찾아가는 산부인과 사업(산부인과가 없는 지역), ④ 난임부부 지원사업 등을 수행하고 있다.

제15장 보건교육과 건강증진

I 보건교육

보건교육을 가장 간단한 말로 표현하면 건강에 대해 사람들을 교육하는 과정이다. 보건교육에 대한 일반적인 정의는 두 가지가 있다.

첫 번째는 보건교육용어합동위원회(Joint Committee on Health Education Termino-logy, 1991) 보고서에서의 정의인데, 이 위원회에서 보건교육과정을 개인과 사회구성원들로 하여금 건강향상을 위해 자발적인 의사결정, 행동변화, 사회상황들을 변화시킬 수 있는 지속적인 학습과정으로 정의하였다.

두 번째는 Green 등(1980)이 정의한 것으로 보건교육을 건강에 도움이 되는 행동을 자발적으로 채택하도록 촉진하기 위해 계획된 학습경험의 조합이라고 정의하였다. Green은 다른 정의가 언급치 않은 몇 가지 중요한 것을 포함하고 있다. 즉 행동과 관련된 다양한 결정인자들과 잘 어울리는 다양한 학습경험 혹은 중재의 중요성을 강조하였다. 사소하고 우발적인 학습을 배제하고 계획된 것이 되도록 함으로써 학습경험의 복잡성에 대한 필요성을 인정하였다. 또한 계획된 학습이란 보건교육이 체계적으로 계획된 활동으로 우연적인 학습경험과 구별됨을 강조하고 있다. 이 정의에서 사용된 촉진(facilitate)이라는 것은 보건교육가와 학습대상자간의 관계를 묘사하는 것으로서 교육가의 전통적인 역할인 가르침과 더불어 교육가가 도와주고 보조하며 지지하는 역할을 포함하고 있다.

이러한 촉진은 강제성 없이 의도하는 건강효과를 성취하기 위해서 개인이나 지역사회나 집단에 의해서 취해야 되는 행동의 목적에 대한 충분한 이해와 수용성을 자발적으로 이끌어 낼 것임을 가정하고 있다. 또한 이 정의는 학습대상자의 자발적인 참여 상황을 명시함으로써 행동에 영향을 미치는 조작적인 형태와 교육사이의 선을 명확히 하고 있으며 모든 활동의 목표결과로서 건강행동을 중요시하고 있다.

Ⅱ 건강증진과 보건교육의 관계

보건행태는 보건문제의 근원이다. 1900년대 주요 사망 원인들이었던 물과 공기를 통한 전염성 질환들(폐렴, 인플루엔자, 결핵, 설사, 장염 등)은 점차 사라졌고 오늘날은 만성퇴행성 질환이 조기 사망과 장애의 주요 원인이다. 실제 사망 원인들로 밝혀진 요인의 대부분은 사람들의 건강하지 못한 행위와 생활양식 때문이며, 특히 모든 원인들은 보건교육과 건강증진 사업으로 예방될 것으로 기대되기 때문이다(표 15-1).

표 15-1 미국과 한국의 주요 사망원인

	미국(2018)	한국(2018)
1	심장질환	악성 신생물
2	암	심장질환
3	사고	폐렴
4	만성호흡기질환	뇌혈관질환
5	뇌졸증	자살
6	노인성 치매	당뇨병
7	당뇨	간 질환
8	인플루엔자와 폐렴	만성하기도질환
9	신장질환	노인성 치매
10	자살	고혈압성 질환

출처 : CDC 「Mortality in the United States, 2018」, 통계청 「2018년 사망원인 통계」

보건교육과 건강증진 용어는 종종 혼용되어서 사용되는데, 건강증진은 보건교육보다 좀 더 광범위한 용어이다. 건강증진에 대한 초창기 용어 정의 중의 하나는 건강증진이 건강을 개선하거나 건강을 보호할 수 있는 행위 및 환경적 적응을 촉진하기 위해 계획된 조직적, 정치적, 경제적 중재(intervention)와 보건교육의 조합이라는 것이다(USDHHS, 1980). 이 정의에서 중재(intervention)는 체계적으로 계획된 건강증진사업들을 의미한다.

Green과 Kreuter가 제시한 최근의 건강증진개념을 보면 초기 건강증진개념을 단순화 시켰는데 건강증진을 건강에 도움이 되는 행동에 대한 교육적, 환경적 지원의 조합이라고 정의하였다(Green & Kreuter, 1999). 여기서 교육적이라는 용어는 보건교육을 의미하고, 환경적이라는 용어는 건강에 대한 사회, 정치, 조직, 정책, 경제 및 규제 환경을 의미한다.

보건교육용어합동위원회는 건강증진과 질병예방을 행태변화전략, 보건교육, 건강보호측정, 위험요인 발견, 건강향상 및 유지 등 전략들의 조합을 통하여 개인 및 공중보건을 향상시키기 위해 계획된 의미 있는 모든 활동의 총합이라고 정의하였다.

위에서 살펴본 3가지 건강증진을 통해 우리는 보건교육이 건강증진의 매우 중요한 요소이며 건강증진이란 개념 속에 깊숙이 내포되어 있다는 것을 알 수 있다(그림 15-1). 다시 말해 보건교육은 건강을 증진시키는데 사용될 수 있는 몇 가지 다른 중재활동의 하나로 볼 수 있다. 만약 보건교육이 없다면 건강증진은 아마 허상에 불과할 것이다.

앞서 언급한 바와 같이 보건교육과 건강증진은 상호보완적인 속성을 지니고 있으며 보건교육은 개인의 행위변화를 통한 자기건강능력 개발을 통해 대상주민의 건강을 유지 · 증진하려는데 있다면, 건강증진은 이러한 개인들이 건강에 유익한 행동을 실생활에서 보다 쉽게 실천하며 살 수 있게 하는데 필요한 법 제도의 도입(국민건강증진법의 금연구역 설정 등), 각 부처가 동의한 포괄적인 정책수립, 기금마련 등을 통해 국민의 건강을 최상으로 유지 · 증진시키기 위해 추가된 개념이며 그 내용은 다음과 같다.

즉 건강증진은 다양한 수단을 동원하여 주민들이 건강생활을 실천하게 하는 것이며 보건교육은 이 목적을 가능케 하는데 주요수단이 된다(박노례, 2003).

그림 15-1 보건교육과 건강증진과의 관계

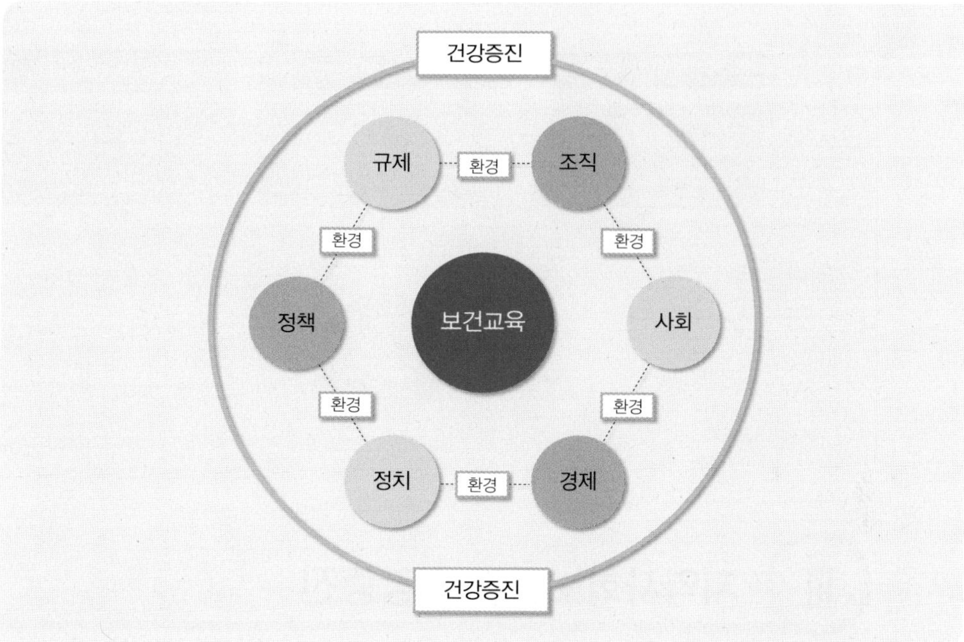

보건교육과 건강증진은 결국 지역사회보건을 통해 실천적으로 함양되어야 한다. 이것은 지역사회 의학에서 출발한다. 지역사회 의학(community medicine)은 "의료제공자와 지역사회 주민의 자발적인 상호작용을 기반으로 하여 모든 주민에게 포괄적인 의료를 효율적으로 제공하는 것"이다. 이를 통해 지역사회보건의 바탕이 마련되면 3Ps를 달성하기 위해 조직화된 지역사회의 공동노력이 요청된다. 이때 3Ps는 Preventing disease, Prolonging life, Promoting health이다. 3Ps는 건강증진 사업을 지역사회 안에서 터잡게 한다.

그림 15-2 보건교육과 건강증진의 차이

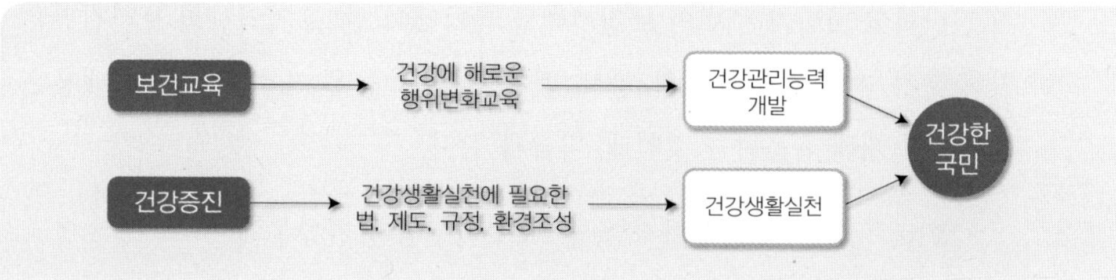

그림 15-3 건강증진실천영역과 보건교육과의 관계

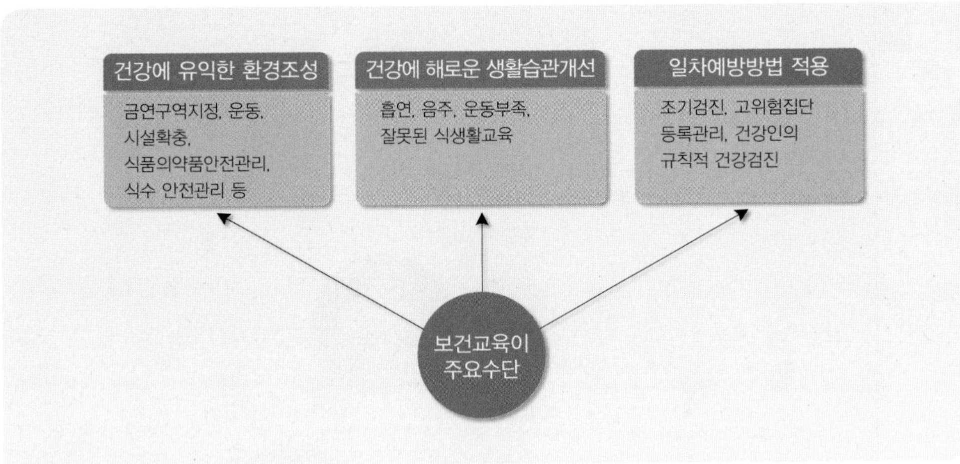

Ⅲ 지역사회보건과 건강증진

지역사회 건강증진이란 건강을 유도하는 행위를 위해 필요로 되는 교육적, 사회적, 환경적 지원을 조화시키면서 건강증진 전략을 추진하는 것이다. 여기에는 세 가지 접근방법이 있다. 첫째, 교육적 접근이다. 고위험군의 개인, 가족, 또는 지역사회에 대해 대중매체, 학교, 산업장, 조직체를 통해 건강증진 사업을 지원을 한다. 둘째, 사회적 접근이다. 즉, 건강을 유도하는 활동을 지원하기 위하여 고안된 경제적, 정책적, 법적, 조직적 변화를 시도하는 것이다. 셋째, 환경적 접근이다. 이는 물리적, 화학적, 생물학적 자원이나 시설구조를 지원함으로써 건강을 보호하는 제반 조건을 갖추도록 지원하는 것이다. 그래서 지역사회보건은 지역사회의학의 실천과학이라고도 불린다.

의사 또는 보건의료 전문가가 지역사회에서 보건활동을 하려면 지역사회 환경을 먼저 진단하고 나아가 주민의 보건행태를 파악해야 한다. 지역사회 보건진단은 지역의 역학적 특징, 지역환경, 수자원, 풍토, 문화, 식습관 등을 아우른다. 주된 내용은 질병 또는 불건강에 대해 질문하는 것인데, 다음과 같다.

- Who : 인구구조, 역학적 특징, 특수인구집단 건강문제

- Where : 보건문제는 어디에서 발생했는가?
- When : 불건강이 언제 발생하였는가?
- What : 보건문제들은 무엇인가?
- Why : 불건강의 발생 요인은 무엇인가?

지역사회보건은 공동체의 다양한 건강 취약점을 파악하는 활동이기도 하다.

- 보건서비스 활동이 주민들의 보건요구에 적절하게 대처해 왔는지?
- 서비스 대상자 선정과 그들의 접근성, 이용도가 충분한지?
- At risk 그룹을 파악하고 있는지? 그들에 대한 케어가 충분한지?
- 지역보건의료 자원파악
- 보건서비스 제공자 또는 주체는 누구인가?
- 재원조달은 어떻게 이루어지는가?
- 주민의 참여 등 서비스 대상자는 어떤 역할을 하는가?
- 보건 프로그램에 대한 의사결정은 어떻게 이루어지는지?
- 보건의료서비스는 형평적으로 달성되는지?

결국 지역사회 보건조사에 포함되는 내용은 예방접종, 질병발생 및 이환, 보건의료서비스 이용양상, 인구학적 특징, 주거특징, 주민의 보건에 대한 태도, 건강신념이나 실천 등이다. 따라서 보건 프로그램은 상호 접촉하는 사회구조적 인간 집단을 대상으로 적용된다. 이들은 공식, 비공식 멤버십을 유지하면서 커뮤니케이션 패턴을 가진다. 같은 보건교육 메시지라도 학교, 직장, 지역사회, 보건의료기관 등 인구집단의 특성을 고려하여 개발되고 전달되어야 한다. 각 세팅에 속한 인구집단은 다음과 같은 역할을 한다(Mullen et al., 1995).

- 보건교육 프로그램 실시를 위한 효과적인 채널을 제공한다.
- 그들만의 정체성과 건강 습관을 대표한다.
- 프로그램 전파를 도와준다.
- 프로그램 제공자와 이용자의 관계를 잘 유지시켜 준다.
- 통제 또는 영향력이 있는 사람의 지지를 받게 해준다.

- 인프라를 구성하고 보건 관련 정책을 수행하게 해준다.
- 특정 인구 집단에 대한 정보를 주고, 보건의료 서비스를 도와준다.
- 세부 관심분야에 따라 재원 조달에 도움을 준다.

참고문헌

강명근 등(2007), 보건의료관리, 보문각

강성철 · 김판석 · 이종수 · 최근열 · 하태권(2008), 새인사행정론, 대영문화사

강신규 · 이기돈 · 이철호 · 추헌(2005), 조직행동론, 형설출판사

강신익 등(2009), 의학오딧세이 : 인간의 몸 과학을 만나다, 역사비평사

건강보험심사평가원(www.hira.or.kr)

고성진 등(2010), 보건행정학, 수문사

교육부(www.moe.go.kr)

구드비히 폰 버트란피(1990), 일반체계이론, 민음사, 27-29쪽, 34쪽

구성회(2004), 공중보건학, 고문사

국민건강보험공단(2004), 건강보험제도 개요(건강보험제도 교육용 교재)

국민건강보험공단(www.nhic.or.kr)

국회보건복지위원회(2003), 공공성부여를 통한 중소병원 육성지원 연구

권이혁(1985), 최신보건학, 신광출판사

기획재정부(http ://www.mosf.go.kr/)

김광호 · 남철현 · 이기남 · 이선동 · 소경순 · 강탁림 · 황귀서(1998), 예방의학과 보건학, 계축문화사

김규정(2002), 행정학개론, 법문사

김동석 등(2006), 공중보건학, 수문사

김동석(2002), 공중보건학, 수문사

김병섭 · 박광국 · 조경호(2008), 휴먼조직론, 대영문화사

김병환 등(2005), 현대공중보건학, 지구문화사

김양호 등(2003), 공중보건학, 현문사

김영란(1997), 건강증진/보건교육, 정담

김영임(1991), 생활양식, 체중과 건강수준의 상관성 분석, 대한간호학회지, 5(1)

김영임 · 이시백 · 정연강(1997), 보건교육, 한국방송통신대학교

김영임 · 이시백 · 정연강 · 이규성(1994), 보건교육, 한국방송통신대학교

김정순(2001a), 한국인의 건강과 질병양상(I . 한국인의 건강수준 및 질병양상의 개관, II . 감염병), 신광출판사

김정순(2001b), 한국인의 건강과 질병양상(III . 만성병과 손상 및 중독), 신광출판사

김정순 · 안수연 · 양숙자 · 이성은 · 이원희 · 이인숙 · 이정애(1996), 역학과 지역사회 보건관리, 서울대학교출판부

김종오 등(2004), 공중보건학, 청구문화사

김창엽. 건강보장의 이론. 한울, 2009

김태성 · 김진수(2008), 사회보장론, 청목출판사

김호섭 · 김판석 · 강제상 · 유홍림 · 박통희(2004), 조직행태의 이해, 대영문화사
김화중(2005), 2003~2004년 한국 보건복지정책론, 수문사
노인철 · 서문희 · 김영래(1997), 음주의 경제사회적 비용과 정책과제, 한국보건사회연구원
노화준(2003), 정책평가론, 법문사
대한가정의학회(1995), 한국인의 평생건강관리, 고려의학
대한가정의학회(1996), 한국인의 건강증진, 고려의학
대한가정의학회(1997), 가정의학, 계축문화사
대한가정의학회(2004), 한국인의 건강증진, 계축문화사
대한민국 국회(www.assembly.go.kr)
대한병원협회(www.kha.or.kr)
대한의사협회(2004), 의료법해설집, 대한의사협회
디지털청년의사(www.fromdoctor.com)
류지성(2007), 정책학, 대영문화사
류황건 등(2008), 건강과 웰빙, 계축문화사
문상식 · 안상윤 외(2012). 병원경영학. 보문각
문상식 · 최만규(2013). 보건행정학. 보문각
문성기 등(2002), 공중보건학, 고문사
문옥륜 등(2004), 건강보장론, 신광출판사
문옥륜 등(2000). 의료보장론, 계축문화사
문재우 등(2011). 보건행정학(제5판), 계축문화사
문재우(2002), 보건정책론, 계축문화사
문재우 · 김기훈(1998), 보건행정학, 계축문화사
문재우 · 김기훈(2010), 보건행정학(제5판), 계축문화사
문창진(1997), 보건의료사회학, 신광출판사
민진(2004), 조직관리론, 대영문화사
박남영(1993), 보건행정학, 고문사
박내회(1989), 조직행동론, 박영사
박노례(2003), 보건교육, 수문사
박동서(1991), 인사행정론, 법문사
박동서(2002), 한국행정론, 법문사
박석돈(2005), 사회보장론, 양서원
박수영 등(2004), 현대사회와 행정, 대영문화사
박연호 · 오세덕(1988), 조직관리론, 법문사
박웅섭 엮음(2009), 보건관리, 보문각
박재갑 · 강윤구(2004), 보건복지정책: 과제와 전망, 국립암센터
박창제 · 이응호 · 조덕래(2000), 보건경제학, 형설출판사
박형종 · 김공현 · 김광기(1997a), 보건교육, 신광출판사

박형종 · 임재은 · 김대희(1997b), 보건교육원리, 신광출판사
배상수(2004), 보건사업기획, 계축문화사
배상수(2008), 보건사업기획(제2판), 계축문화사
백기복(2007), 조직행동연구, 창민사
백승기(2010), 정책학원론, 대영문화사
백완기(2000), 행정학, 박영사
백정현(2005), 최신행정학요론, 학문사
법제처(www.moleg.go.kr)
병원경영통계(2006), 한국병원경영연구원
보건복지부 통계포털(http://stat.mw.go.kr/)
보건복지부(2001), 국민건강증진사업 편람
보건복지부(2011), 국민건강증진종합계획 : Health Plan 2020
보건복지부(2012), 2011 국민건강통계(국민건강영양조사 제5기 2차년도
보건복지부(2012. 10), 보건복지백서
보건복지부(2012. 11), 2012 보건복지통계연보
보건복지부(2012. 9), 2012 주요업무 참고자료
보건복지부(2013), 2013년 의료급여 사업안내
보건복지부(www.mw.go.kr)
보건복지부 · 한국보건사회연구원(2000), 우리가족 행복지킴이 건강소백과
보건복지부 · 한국보건사회연구원(2012), OECD Health Data 2012
서문자 · 박영임 · 유재순 · 김인자(2000), 건강증진과 건강교육, 수문사
서울대학교 의과대학 의료관리학교실 옮김(1993), BM 클레츠코프스키, MI 로머, A 반 데르 베르프 지음, 인류모두의 건강을 위한 국가보건의료체계의 방향 재설정(세계보건기구), 한울
서울대학교 의과대학 의료관리학교실 옮김(1994), BM 클레츠코프스키, RH 엘링, DL 스미스 지음, 일차보건의료를 위한 국가보건의료체계의 지원(세계보건기구), 한울
서울대학교 의과대학 의료관리학교실 옮김(1996), 의료의 질: 개념과 방법론(세계보건기구), 한울
서울대학교 의과대학 의료관리학교실 옮김(1997), 지역사회진단을 위한 역학조사의 실제(세계보건기구), 한울
서울대학교병원 역사문화센터(2009), 사진과 함께보는 한국근현대의료문화사, 웅진지식하우스
송건용 · 남정자 · 최정수(1993), 1992년도 국민건강 및 보건의식행태조사, 한국보건사회연구원
신복기 · 박경일 · 장중탁 · 이명현(2005), 사회복지행정론, 양서원
신순애(2011), 국민건강보험공단의 만성질환 사례관리사업. 지역보건연구회 편. 지역보건사업의 실제. 계축문화사, 231-252쪽
신유근(2005), 인간존중경영: 조직행위론적 접근, 다산출판사
신유근(2009), 경영학원론: 시스템적 접근, 다산출판사
안해균(2000), 정책학원론(제3판), 다산출판사, 34-41쪽
양봉민(1999), 보건경제학, 나남출판사

양재모(1992), 공중보건학강의, 수문사
양정남 · 권구영 · 김화선 · 최은정 · 한혜경(2009), 사례관리, 양서원
엄영진(2008), 건강과 의료의 경제학, 계축문화사
원석조(2005), 사회복지개론, 양서원
원융희(2003), 병원경영학, 대학서림
유승흠 등(1998), 보건행정학강의, 수문사
유승흠 등(2004), 예방의학, 계축문화사
유승흠 엮음(2006), 양재모의 보건학, 계축문화사
유승흠(1993), 양질의 의료관리, 수문사
유승흠(1995), 보건기획과 관리, 수문사
유승흠 · 양재모(1994), 의료총론, 수문사
유승흠 · 이윤환(2008), 노인보건학, 계축문화사
유종해(1990), 현대조직관리, 박영사
윤병준 · 이준협(2006), 보건행정, 한국방송통신대학교출판부
윤병준 · 이준협 · 김병환(2010), 건강보험의 이론과 실제, 계축문화사
윤순녕 등(2000), 건강증진, 수문사
윤영진(2008), 새재무행정학, 대영문화사
이계탁(1994), 복지행정학강의, 나남
이규식(2008), 의료보장과 의료체계, 계축문화사
이동모(1993), 보건정책의 결정과정, 대한의학협회 제27차 종합학술대회
이두호 · 차흥봉 · 엄영진 · 배상수 · 오근식(1992), 국민의료보장론, 나남
이상욱(2004), 현대조직의 리더십 적용, 시그마프레스
이시백 등(1998), 보건학개론, 서울대학교출판부
이정렬 · 박신애(1996), 역학과 건강증진, 수문사
이정렬 · 박신애 · 김봉임 · 양경희 · 유재순 · 정운숙 · 정의남 · 황미혜 · 한주희(2004), 역학과 건강증진, 수문사
이정애(2011), 노인 보건복지 통합서비스 사업, 지역보건연구회 편. 「지역보건사업의 실제」. 계축문화사, 53-86쪽
이종수 · 윤영진 등(2008), 새행정학(5판), 대영문화사
이주열 · 이무식 · 유광수 · 이진용(2013), 보건사업관리, 군자출판사
이준구 · 이창용(2005), 경제학원론, 법문사
이창원 · 명승환 · 임영제(2005), 정보사회와 현대조직, 대영문화사
이창원 · 최창현(2003), 새조직론, 대영문화사
이학종 · 박헌준(2006), 조직행동론, 법문사
임승주(2011), 의료급여사례관리, 지역보건연구회 편. 「지역보건사업의 실제」. 계축문화사, 253-290쪽
임창희(2008), 조직행동, 비앤엠북스

전국대학보건관리학교육협의회(1996), 21세기를 향한 생활과 건강증진, 계축문화사, 183-221쪽
전국대학보건관리학교육협의회(2013), 보건교육사를 위한 보건사업관리(2판), 한미의학
정민수 · 조병희 · 이성천(2007), 지역사회 자발적 결사체의 연결망과 지역사회역량. 보건행정학회지, 17(4) : 54-81
정민수 · 정유경 · 장사랑 · 조병희(2008), 지역사회 기반 참여연구 방법론, 보건교육건강증진학회지, 25(1) : 83-104
정민수 · 이보혜 · 최만규(2009), 보건의료 조직에서 리더십 유형, 직무만족, 조직몰입 간의 구조적 관계: 간호 및 행정직을 중심으로, 산업경영시스템학회지, 32(3): 49-58
정민수 · 길진표 · 조병희(2009). 지역사회 기반 조직을 이용한 지역사회역량의 측정과 건강증진 기획: 서울시 S구를 중심으로, 보건교육건강증진학회지, 26(3): 35-48
정민수 · 조병희(2012), 개인 및 조직 수준에서의 지역사회 역량 측정과 주관적 건강 수준과의 관계 분석 : 서울시 D구와 Y구의 비교, 보건교육건강증진학회지, 2012; 29(1): 39-57
정상혁(2005), 중소병원 경영위기 타개를 위한 정책방향, 중소병원전국대회
정수진 · 김양호(2005), 현대조직행동론, 삼우사
정용덕(2003), 현대국가의 행정학, 법문사
정정길(1989), 정책학원론, 대명출판사
정정길 · 성규탁 · 이장 · 이윤식(1987), 정책평가: 이론과 적용, 법영사
정정길 · 최종원 · 이시원 · 정준금(2004), 정책학원론, 대명출판사
제니 나이두 제인윌스 저(2001), 지역보건연구회 역, 건강증진 이론과 실제, 계축문화사
조계표(2004), 신행정학, 대영문화사
조원정 · 김진순 · 권윤정 · 유명란 · 이영자 · 권인숙(2003), 건강관리론, 현문사
주재현(2008), 정책과정론, 대영문화사
중앙공무원교육원(2002), 초급관리자과정 교육교재(I II)
중앙인사위원회(www.csc.go.kr)
지역보건연구회 역(2004), 건강증진 · 보건교육 · 질병예방 프로그램 평가, 계축문화사
엔드류 그린(2002), 보건의료기획: 이론과 실제, 계축문화사
지역보건연구회 옮김(2003), 프리드 BJ, 게이도스 L 지음, 세계각국의 보건의료체계: 도전과 전망, 계축문화사, 25-37쪽, 251-268쪽
지역사회간호학회(1992), 보건학강좌, 수문사
질병관리본부(2009. 12), 2008 국민건강통계 : 국민건강영양조사 제4기 2차년도(2008)
질병관리본부(www.cdc.go.kr)
통계청(2001), 장래인구추계
통계청(2010), 2009년 사망원인통계결과 보도자료
하상균(2005), 행정학 원론, 대영문화사
한국보건사회연구원(www.kihasa.re.kr)
한국보건산업진흥원(www.khidi.or.kr)
한국보건정보교육학회 역(2000), 보건정보학개론(Handbook of Medical Informatics), 현문사

한국의학원(2002), 21세기 한국보건의료정책 개혁방향, 한국의학원총서
허만형(2004), 사회복지행정론, 법문사
허정 옮김(1972), 보건행정의 제원리, 문교부
허정(1998), 보건행정학원론, 신광출판사
황윤원(2008), 행정학원론, 형설출판사
케트너 PM, 정무성, 머로니 RM, 마틴 LL. 사회복지 프로그램 기획과 관리: 효과성에 기초한 접근. 서울, 나눔의 집, 2001

Aday LA et al. Evaluating the Healthcare System. AHSR, 1998
Barnard CI. Organizations and Management, Harvard University Press, 1949
Baum F. Health for All Now! Revising the Spirit of Alma Ata in the Twenty-first Century : An Introduction to the Alma Ata Declaration. Social Medicine, 2007; 2(1): 34-41
Baum F. The New Public Health: An Australian Perspective. Oxford, England: Oxford University Press, 1998: 12-21
Blake RR, Mouton JS. The managerial grid. Houston. TX, Gulf Publishing, 1964
Briggs CJ, Garner P. Strategies for Integrating Health Services in Middle and Low-income Countries at the Point of Delivery (Review). The Cochrane Colla-boration, John Wiley & Sons, 2006
CDC. Ten great public health achievements: United States, 1900-1999. Morbidity and Mortality Weekly Report 1999; 48(12): 241-243
Chaskin RJ, Brown P, Venkatesh S, Vidal A. Building Community Capacity. NY: Aldine Transaction, 2001.
Chavis D, Hogge J, McMillan D, Wandersman A. Sense of community through Brun-swik's lens: A first look. Journal of Community Psychology, 1986; 14: 24-40.
Coleman JS. Social capital in the creation of human capital. American Journal of Sociology, 1988; 94: S95-120.
Committee on Assuring the Health of the Public in the 21the Century, Century, Board on Health Promotion and Disease Prevention, Institute of Medicine of the National Academics. The Future of the Public's Health. Washington, DC: National Academies Press, 2003
Cottel RR, Girvan JT, Mckenzie JF. Principles and Foundation of Health Promotion and Education, NY: Benjamin Cummings, 2011
Dahlgren G, Whitehead M. Policies and strategies to promote social equity in health. Stockholm: Institute for future studies, 1991

Dever GEA. Managerial Epidemiology: Practice, Methods, and Concepts. London, Jones and Bartlett Publishers, 2006, pp 9–15

Deykin EY, Levy JC, Wells V. Adolescent depression, alcohol and drug abuse. American Journal of Public Health, 1987; 77(2): 178–182

Dowine RS, Tannahill C, Tannahill A. Health Promotion: Models and Values. NY: Oxford University Press, 1996

Epp J. Achieving Health for All: A Framework for Health Promotion. Canadian Journal of Public Health, 1986; 77(6): 393–430

Fry J. Medicine in Three Societies: A Comparison of Medical Care in the U.S.S.R., U.S.A., and U.K. NY, American Elsevier Publishing Co., 1970

Gochman DS. Handbook of health Behavior Research (Vol. Ⅳ: Relevance for pro–fessionals and Issue for the future). Newyork and London: Plenum Press, 1997

Green LW, Kreuter MW. Health Promotion Planning: An educational and ecological approach. London: Mayfield Pub., 1999

Hillery Jr. GA. Definitions of Community: Communes and Utopias in Sociological Perspective. NY: Harvard University Press, 1955

Horder J, Horder E. Illness in General Practice. Practitioner, 1954; 173: 177–185

Israel BA, Eng E, Schulz AJ, and Parker EA. Introduction. In BA Israel, E Eng, AJ Schulz, and EA Parker (eds.), Methods in Community–Based Parti–cipatory Research for Health. CA: Jossey–Bass, 2005

Joint committee on Health Education Terminology. Report of the 1990 joint committee on Health Education Terminology. Journal School Health, 1991; 61(6): 251–254

Jung M. Sexual behavior and condom use among gay men, female sex workers, and their customers: Evidence from South Korea. PLoS ONE. 2013; 8(6): e66867

Jung M. Sexual, behavioral, and social characteristics of female sex workers and their risk of sexually transmitted infections: In South Korea. Sexuality and Disability, 2012; 30(4): 421–431

Jung M, Chung D. Evidence of social contextual effects on adolescent smoking in South Korea. Asia–Pacific Journal of Public Health, 2013; 25(3): 260–270

Jung M, Viswanath K. Does community capacity influence self–rated health?

Mul-tilevel contextual effects in Seoul, Korea. Social Science & Medicine, 2013; 77: 60–69

Jung M. Task conflicts and exclusive professionalism in nursing in South Korea. The Health Care Manager, 2014; 33(1): 53–63

Kark SL. Epidemiology and Community Medicine. NY: Appleton- Century-Crofts, 1974, pp 269–275, pp 430–462

Kawachi I. Social capital and community effects on population and individual health. Annals of the New York Academy of Sciences, 1999; 896: 120–130

Kickbusch I. The Contribution of the World Health Organization to a New Public Health and Health Promotion. American Journal of Public Health, 2003; 93(3): 383–388

Kingston S, Mitchell R, Florin P, and Stevenson J. Sense of community in neigh-borhoods as a multi-level construct. Journal of Community Psychology, 1999; 27(6): 681–694

Klein R. The Politics of the National Health Service(2nd Ed.). London, Longman, 1989, pp 4–6

Kretzmann JP and McKnight JL. Mapping Community Capacity. IL: Center for Urban Affairs and Policy Research, Northwestern University, 1990

Kretzmann JP and McKnight JL. Building Communities from the Inside Out: A Path Toward Finding and Mobilizing a Community's Assets. IL: Center for Urban Affairs and Policy Research, Neighborhood Innovations Network, Northwestern University, 1993

Kushner MG, Sher KJ, Beutman BD. The relation between alcohol problem the anxiety disorder. American Journal of Psychiatry, 1990; 147(6): 685–695

Labonte R. Community development and partnerships. Canadian Journal of Public Health, 1993; 84(4): 237–240

Lalonde MA. A New Perspective on the Health of Canadians, Ottawa, 1976

Lantz PM, Israel BA, Schulz AJ, and Reyes A. Community-based participatory research: Rationale and relevance for social epidemiology. In JM Oakes and J Turner (eds.), Methods for Social Epidemiology. CA: Jossey-Bass Press, 2006, pp. 239–266

Larry A Green, George E Fryer Jr, Barbara P Yawn, David Lanier, Susan M Dovey. The ecology of medical care revisited. The New England Journal of Medicine 2001: 344(26) 2021–2026

Leichter H. A Comparative Approach to Policy Analysis : Health Care Policy in Four Nations. Cambridge, Cambridge University Press, 1979 recited from Buse K, Mays N, Walt G. Making Health Policy, NY: Open University Press, 2004, pp 11–13

Lynch J, Smith GD. A Life Course Approach to Chronic Disease Epidemiology. Annual Review of Public Health, 2005; 26: 1–35

Marmot M, Wilkinson R. Social Determinant of Health: The Solid Facts, WHO Region Office for Europe, 2003

Mckenzie JF, Smeltzer JL. Planning, Implementing and Evaluating Health Promotion Programs. Allyn & Bacon, 1997

Minkler M. Community Organizing and Community Building for Health. Rutgers University Press (2nd ed.), 2005

Minkler M, Wallerstein N. Community–Based Participatory Research for Health. CA: Jossey–Bass, 2003

Minkler M, Wallerstein N, and Wilson N. Improving health through community organization and community building. In K Glanz, BK Rimer, and K Viswanath (eds.), Health Behavior and Health Education (4th ed.), CA: Jossey–Bass, 2008, pp. 287–312

Mokdad A, Makrs J, Stroup D, and Gerberding J. Actual causes of death in the United States, 2000, Journal of the American Medical Association, 2005; 293–298

Msuya J. Horizontal and Vertical Delivery of Health Services: What Are the Trade Offs? Background study on 'Making Services Work for Poor People' prepared for the World Development Report 2004/2005 NY: World Bank, 2003

O'Neill M, Lemieux V, Groleau GL, Fortin JP, Lamarche PA. Coalition theory as a framework for understanding and implementing intersectoral health–related interventions Health Promotion International, 1997; 12(1): 79–87

O,Donnell M. Health promotion: An emerging strategy for health enhancement and business cost savings in Korea, 1999 (Unpublished)

OECD, OECD Health Data, 2012

Office of Public Health and Science, U.S. Department of Health and Human Services. Consensus Statement on Quality in the Public Health System. 2008

Office of the Assistant Secretary for Health Public Health Quality Forum August 2008

Roemer MI, National Health Systems of the World. London: Oxford University Press, 1991

Roemer MI. National Health Systems of the World. (Volume II, the Issues). NY: Oxford University Press, 1993

Rothman J, Erlich JL, and Tropman JE. Strategies of Community Intervention, 6th ed. IL: Peacock Publishers, 2001.

Rose G. Sick Individuals and Sick Populations. International Journal of Epidemiology, 1985; 14: 32–38

Rose G. Strategy of prevention: Lessons from cardiovascular disease. British Medical Journal, 1981; 282: 1847–1851

Rose G. The Strategy of Preventive Medicine. Oxford, Oxford University Press, 1992

Rose J. Sick Individuals and Sick Populations. International Journal of Epidemiology, 1985; 14: 32–38

Rubin HJ and Rubin IS. Community Organizing and Development. MA: Pearson Education (4th ed.), 2008

Sampson RJ. Linking the micro– and macro–level dimensions of community social organization. Social Forces, 1991; 70(1): 43–64

Sampson RJ. Neighborhood–level context and health: Lessons from sociology. In LF Berkman and I Kawachi (eds.), Neighborhoods and Health. Oxford: Oxford University Press, 2003, pp. 132–146

Scriven A. Healthy Public Policies: Rhetoric or Reality? 2007

Seedhouse D. Reforming Health Care: The Philosophy and Practice of International Health Reform. NY: John Wiley & Sons, 1995

Shediac–Rizkallah MC, Bone LR. Planning for the Sustainability of Community–based Health Programs: Conceptual Frameworks and Future Directions for Research, Practice and Policy. Health Education Research, 1998; 13(1): 87–108

Shortell SM, Kaluzny AD. 김한중 외 옮김. 병원조직관리론. 서울, 가톨릭대학교출판부, 2003

Simons–Morton BG, Greene WH, Gottlieb NH. Introduction to Health Education and Health Promotion (2nd ed). IL: Waveland Press, Prospect Heights, 1995

Smith MB, Graham YJ, Guttmacher S. Community–Based Health Organizations:

Advocating for Improved Health. SF: Jossey-Bass, 2005.

Stogdill R, Coons A. Leader Behavior: Its description and measurement (Research Monograph No. 88). Columbus: Ohio State University, Bureau of Business Research, 1957

Subramanian SV, Lochner KA, Kawachi I. Neighborhood differences in social capital: A compositional artifact or a contextual construct? Health & Place, 2003; 9: 33-44.

Swiss J. Public Management System. Engelwood Cliffs, NJ, Prentice Hall, 1991

Terris M. The Three World Systems of Medical Care: Trends and Prospects. (Volume I, the Countries). NY: Oxford University Press, 1991

U.S. Department of Health and Human Services. Promoting Health/Preventing Disease: Objectives for the nation. USDHHS, 1980

Uplekar M, Raviglione MC. The "vertical · horizontal" debates: time for the pendulum to rest (in peace)? Bulletin of the World Health Organization, 2007; 85(5): 413-414

US DHHS. Healthy people 2000. National Health Promotion and Disease Prevention Objectives, Washington, DC: Public Health Services, 1990

Vaandrager HW, Koelen MA. Consumer involvement in nutritional issues: the role of information. American Journal of Clinical Nutrition, 1997; 65(suppl) : 1980S-1984S

Victora CG, Hanson K, Bryce J, Vaughan JP. Achieving universal coverage with health interventions. Lancet, 2004; 364: 1541-1548

Wallerstein NB and Duran B. Using community-based participatory research to address health disparities. Helath Promotion Practice, 2006; 7(3) : 312-323

Walt G. Health Policy : An introduction to process and power. NY : Witwaterand University Press, 1994

Wang C, Burris MA. Photovoice : concept, methodology, and use for participatory needs assessment. Health Education & Behavior, 1997; 24(3): 369-387

Wang CC. Photovoice : a participatory action research strategy applied to women's health. Journal of Women's Health, 1999; 8(2) : 185-192.

Weinbach R. The Social Worker as Manager. Boston: Allyan and Bacon, 1998

White K. The Ecology of Medical Care : Origins and Implications for Population-based Healthcare Research. Health Service Research, 1997;

32: 11–21

White KL, Williams TF, Greenberg BG. The Ecology of Medical Care. The New England Journal of Medicine 1961; 265: 885–892

Whitehead M, Dahlgren, G. What can be done about inequalities in health? The Lancet 1991; 338: 1059–1063

WHO Health Promotion in the Working Place. Geneva, 1993

WHO Health Promoting Universities. Geneva, 1998

WHO Health Settings. Geneva, 2000a

WHO Improving Provider Skills. Geneva, 2000b

WHO Health Villages. Geneva, 2002

WHO Health Market Place. Geneva, 2003

WHO The Global Burden of Disease, Geneva, 2004

WHO Working paper, Health system work, Geneva, 2005

WHO Improving Service Availability Mapping(SAM). Geneva, 2005–2006

WHO A Guide to Health Food Markets. Geneva, 2006

WHO Strengthening Health Systems to Improve Health Outcomes, Geneva. 2007a

WHO Alliance. Sound Choices. Geneva, 2007b

WHO Human Resources for Health, Geneva, 2009a

WHO Alliance. System Thinking, Geneva, 2009b

WHO Quality Assessment Guidebook. Geneva, 2009c

WHO Monitoring the Building Blocks of Health System, Geneva. 2010

Wills J. Practicing Health Promotion: Dilemmas and Challenges. London: Bailliere Tindall, 1998, pp 18–24

Yoo S, Butler J, Elias TI, Goodman RM. (2009) The 6–step model for community empowerment: Revisited in public high–rise communities for low–income senior citizens. Health Promotion Practice, 10(2): 262–275

Yukl G. 이상욱 옮김. 현대조직의 리더십 이론. 서울, 시그마프레스, 2006

찾아보기